SCHRIFTENREIHE DER
CLEMENS VON BÖNNINGHAUSEN-AKADEMIE
Band 20

DIE HEREDITÄREN CHRONISCHEN KRANKHEITEN

von Yves Laborde und Gerhard Risch

70 Abbildungen, 1 Farbtafel

Verlag Müller & Steinicke München

ISBN 3-87569-129-6

unveränderter Nachdruck 2004

Gesamtherstellung: Grafik + Druck GmbH, München

Inhaltsverzeichnis

Geleitwort

Mit diesem Band soll erstmals der Versuch unternommen werden, die teilweise vergessene, teilweise mißachtete, teilweise völlig unbekannte Lehre von den hereditären chronischen Krankheiten darzustellen. Nach HAHNEMANNs großartigem Entwurf der „Chronischen Krankheiten“ (1828), der sich aber nur auf die **erworbenen** chronischen Miasmen bezieht, gab es unter seinen Nachfolgern den einen oder anderen, der begriff und beobachtete, daß dieser Typ von Krankheit auch auf die Nachkommenschaft **vererbt** werden und dort Krankheitserscheinungen hervorrufen kann, die zwar genauso oder noch schlimmer destruktiv sein können wie die erworbenen, die aber durchaus ihre eigenen Bilder, Zeichen und Symptome haben können. Die Aussagen darüber sind weit in der Literatur verstreut, und oft haben die Autoren auch unterschiedliche Schlußfolgerungen aus ihren Beobachtungen gezogen. Dies alles einmal – in der Kürze eines Buches – zusammenzufassen und darzustellen, ist die Absicht dieses Bandes.

Über die Anfänge der Homöopathie und der Lehre von den chronischen Krankheiten herrscht bei den Homöopathen meist völlige Verwirrung, da man das „Geburtsjahr“ der Homöopathie auf 1790 (Selbstversuch HAHNEMANNs mit der Chinarinde) willkürlich festgesetzt hat und alles, was HAHNEMANN vorher erforscht und getan hat, einfach ignoriert. Dahinter steckt die Ideologie derjenigen Homöopathen, die mit der Lehre HAHNEMANNs von den chronischen Miasmen nichts anfangen können, und für die Homöopathie nur diejenige Heilmethode ist, bei der ein Simile zur gegenwärtigen Symptomatik des Patienten gefunden werden muß. Für sie kann die Geburtsstunde der Homöopathie natürlich nur die Entdeckung der Arzneimittelprüfung am Gesunden sein. Daß die Anfänge der Homöopathie aber in der Erforschung und Behandlung der venerischen (und damit chronischen) Krankheit durch HAHNEMANN liegen, wird völlig außer Acht gelassen. Doch HAHNEMANNs großes Lebensthema waren die chronischen Krankheiten, und nur wenn man seine Anfänge kennt, wird man sein abschließendes Werk von 1828 und seine Aussagen in der 6. Auflage des Organon verstehen. Und vielleicht wird von daher auch verständlich, warum er nur von erworbenen chronischen Krankheiten redet.

HAHNEMANN hat mit seiner Lehre von den chronischen Krankheiten die Grenzen der Homöopathie, die sehr schnell erreicht werden, wenn man nur Symptomendeckerei (Krankheitsbild = Arzneimittelbild) betreibt, erheblich erweitert. Und doch stößt man auch hierbei noch an Grenzen, die wiederum erheblich erweitert werden, wenn man die Lehren einiger seiner Nachfolger von den hereditären chronischen Krankheiten ernst nimmt und nach ihren Maximen handelt. Dazu aber ist es nötig, die Manifestationen der hereditären chronischen Krankheiten Syphilis, Sykosis, Psora, Tuberkulose und Krebs genau zu kennen, damit man diagnostisch und therapeutisch immer weiß, auf welchem Felde man sich bewegt. Die wichtigsten Zeichen, Symptome und klinischen Erscheinungsformen dieser Krankheiten sind in Teil II dieses Bandes aus der erreichbaren Literatur zusammengestellt.

Oktober 1997 — Yves Laborde, Gerhard Risch

Teil I

Die Entwicklungsgeschichte der Lehre von den chronischen Krankheiten bis zu den hereditär-chronischen Krankheiten

von Gerhard Risch

Dr. S. HAHNEMANN, der Entdecker und Begründer der Homöopathie, hat mit der Erstellung seiner Lehre von den chronischen Krankheiten eine Revolution in der medizinischen Wissenschaft begonnen, deren umwälzende Bedeutung in der offiziellen Medizin so gut wie gar nicht und selbst innerhalb der Homöopathie nur sehr wenig verstanden wird. Und doch lassen sich mit Hilfe dieser Lehre alle Phänomene von Krankheit sowohl erklären als auch therapieren.

Als er 1779 seinen Doktorhut auf der Universität Erlangen erworben hatte und in den Beruf des Arztes eintrat, kannte die damalige medizinische Welt nur eine Krankheit, die sie als „chronisch" bezeichnete: die „venerische Krankheit". Sie wurde auch Syphilis, Lustseuche, Morbus gallicus, usw. genannt. Unter diesen Namen wurden alle Erscheinungen von Syphilis und Gonorrhoe zusammengefaßt, die man noch nicht als zwei verschiedene Erkrankungen erkannt hatte. Die meisten medizinischen Autoritäten verstanden den Schanker und den Tripper als eine rein lokale Erkrankung, die man (mit meist drastischen Mitteln) schnellstens therapieren mußte, damit es nicht zur sogenannten „zweiten Ansteckung" kommt. Diese trat – nach damaliger Vorstellung – auf, wenn die „idiopathischen Gifte“ in den allgemeinen Blutkreislauf gelangt waren, und sie wurde als die eigentliche venerische Krankheit, Lustseuche, Syphilis bezeichnet. Und dies war dann erst die gefürchtete chronische Krankheit, denn sie schritt unaufhaltsam voran und endete in fürchterlicher Destruktion des Organismus. Keine andere Krankheit konnte den Menschen so verunstalten und zerstören – sie konnte sogar die Knochen zerfressen. Und in der damaligen Zeit waren diese Zerstörungen auch für die Öffentlichkeit sichtbarer als heute: die fressenden Geschwüre, die typischen Hautausschläge, die zerstörten Gesichtsknochen, die Lähmungen, die mentalen und psychischen Veränderungen konnten noch nicht so verborgen oder korrigiert werden wie heute. Neben chirurgischen Maßnahmen und einigen wenigen (manchmal geradezu abenteuerlichen) inneren Mitteln kannten die meisten medizinischen Autoritäten als Hauptmittel nur das Quecksilber, das man einsetzte, weil man mit seiner Hilfe die „Gifte“ und „krankmachenden Stoffe“ ausleiten wollte, denn es erzeugte Erbrechen und Durchfälle, starke Schweiße und erheblichen Speichelfluß. Über diese „Entleerungen“ hoffte man, das „venerische Gift“ aus dem Körper zu bekommen. Um diese Effekte zu erreichen, griff man oft zu – heute fast nicht mehr vorstellbaren – Mengen bei der Dosierung, so daß es vorgekommen sein soll, daß bei Leichenöffnungen Quecksilbertropfen aus den Adern rannen. Und es sind sicher viele Menschen an einer Quecksilbervergiftung gestorben, noch bevor der syphilitische Tod sie ereilt hätte. Aber trotz all dieser drastischen Maßnahmen konnte niemand die venerische Krankheit heilen, sie schritt immer mehr oder weniger schnell voran, und der Mensch endete immer in der Destruktion.

Kein Arzt, dem es wirklich um das Heilen kranker Menschen ging, kam an diesem Thema vorbei. Es wird in den üblichen Biographien HAHNEMANNs zumeist übersehen, daß auch für ihn die „venerische Krankheit“ Gegenstand eifriger Forschung und Therapie gewesen sein muß, und zwar von Anfang an. Bereits drei Jahre nach Beginn seiner ärztlichen Tätigkeit veröffentlichte er einige kleinere Abhandlungen in *Kreb's Medicinische Beobachtungen* (1782). DUDGEON schreibt dazu: Ich war nicht in der Lage, sie mir zu beschaffen, aber aus einem Hinweis in dem nächsten Werk [„Anleitung, alte Schäden und faule Geschwüre gründlich zu heilen“, Leipzig 1784] kann ich feststellen, daß eines von ihnen sich mit einer Methode beschäftigt, wie man den Speichelfluß schon bei seinem Beginn stoppen kann, wahrscheinlich mit Hilfe von Hepar sulfuris oder Schwefelwasserstoff-Gas, wie es in den Venerischen Krankheiten beschrieben wird. (Dudgeon, S. VIII). Und so sehen wir also HAHNEMANN schon gleich zu Beginn seiner ärztlichen Tätigkeit mit der Syphilis und ihrer Behandlung beschäftigt. Daß dies nicht nur nebenbei geschehen sein kann, sondern ein Hauptthema seiner ersten 10 Jahre als Arzt gewesen sein muß, geht daraus hervor, daß er 1789 ein Buch mit dem Titel *„Unterricht für Wundärzte über die venerischen Krankheiten“* veröffentlichte, das mehr als den doppelten Umfang des späteren *Organon* hatte (das *Organon* in der 6. Auflage hat 291 Paragraphen, der *„Unterricht für Wundärzte...“* 693!), und das den Anspruch erhob, „das praktizierende Publikum“ mit „gesunder Theorie“ und „geläuterter Behandlung“ über die venerischen Krankheiten zu belehren (Unterricht, S. 2). Und 1790 gab er nochmals eine kleine Abhandlung mit dem Titel *„Mittel, dem Speichelfluß und den verwüstenden Wirkungen des Quecksilbers Einhalt zu thun“* (J. Fr. Blumenbachs medic. Bibliothek, Bd. III., 543-548, zit. bei Haehl II,

S. 27) heraus – abermals ein Zeugnis dafür, daß die venerische Krankheit ihn außerordentlich beschäftigte. Aus allen drei Schriften geht hervor, daß HAHNEMANN von Anfang an die damals gängige Praxis schärfstens ablehnte, das Quecksilber zur Ausschwemmung des „venerischen Giftes" einzusetzen. Obwohl für ihn *Mercurius* bis an sein Lebensende das Spezifikum gegen die Syphilis blieb, kämpfte er ebenso lange gegen die Art und Weise, wie die offizielle Medizin ihn einsetzte! Wir werden gleich sehen, daß er – noch vor 1790! – einen besseren Weg gefunden hatte.

Ebenfalls in *Kreb's Medicinischen Beobachtungen* von 1782 findet sich ein Aufsatz „Über ein katarrhalisches Faulfieber, beobachtet vom August 1780 bis Anfang Februar 1781 von D. Samuel Hahnemann". Hierbei geht es also um eine akute Krankheit, und er schreibt u.a. darin: „Ich wage nicht zu viel, wenn ich behaupte, daß Epidemien in ihren Anfängen größtenteils zu unterdrückende Krankheiten einzelner Personen sind, die nur durch Nachlässigkeit und Unwissenheit zu einem allgemeinen Würgeengel ausarten ... Nehme ich eine anhaltende ungesunde Witterung, nehme ich Mangel und Armut aus, so fällt die übrige Schuld fast allein auf Anstalten, Krankenwärter und Ärzte, die durch vereinigtes schlechtes Betragen allein schon im Stande sind, mittelmäßige Krankheiten zu bösartigen umzuschaffen." (Haehl II, S. 19) – So beobachtete HAHNEMANN die Ansteckungsmöglichkeit schon nach den äußeren Verhältnissen: „Wer die innere Haushaltung eines jeden genau kannte und die Mittel untersuchte, die jeder zu seiner Hilfe anwendete, der konnte ... so ziemlich gewiß voraussagen, daß in diesem Hause wohl keiner, in jenem alle sterben würden, die mehrere oder mindere Ansteckung und die besondere Körperbeschaffenheit eines jeden in Anschlag gebracht." (ebd.) – Seine Behandlung war: frische Luft, verminderte Bettdecken, kaltes, kräftiges Getränk, Reinlichkeit.) Daran anschließend bespricht er noch zwei Fälle von Veitstanz, wobei ihm ebenfalls Zweifel an der Zuverlässigkeit der Schulmedizin aufkommen: Eine Frau rät, nachdem seine Behandlungsweise erfolglos war, das kranke Kind in ein warmes Halbbad täglich zweimal zu setzen. Er schreibt: „Zusehends nahmen hier alle Zufälle ab und in wenig Tagen war sie völlig wieder hergestellt, welches sie auch noch jetzt (nach einem Jahre) ist. Wo bleibt nun unsere Theorie --? Kaltes Bad würde ich im Veitstanz eher verordnet haben – hier weiß ich nichts zu sagen, als quanta sunt quae nescimus! (Wie vieles gibt es, was wir nicht wissen!)" (ebd.) Bei der Faulfieberepidemie sehen wir HAHNEMANN also mit den epidemischen Krankheiten beschäftigt, und es ist erstaunlich, was er – ohne Kenntnis der Bakteriologie! – bereits über Ansteckung wußte. Hier liegen mit Sicherheit die Anfänge seiner späteren Lehre von den epidemischen Krankheiten, die ja übrigens eng mit der Lehre von den chronischen Krankheiten verknüpft ist, denn er sagt ja später, daß es mit der Vielfalt der Erscheinungen, die eine chronische Krankheit hervorbringen kann, die aber alle aus einer Wurzel stammen, genau so ist wie bei den epidemischen Krankheiten, wo es auch zu vielfältigen Erscheinungen aus einer Wurzel kommen kann, und wo man zur Heilung nicht die vielfältigen Erscheinungen, sondern die eine Wurzel bekämpfen muß [Organon § 102 f]. – Aus beiden Aufsätzen aber geht hervor, daß Hahnemann von Anfang an – sowohl bei den epidemischen als auch bei den chronischen Krankheiten – im Gegensatz zur Schulmedizin steht, und zwar da, wo es um die Schädlichkeit der Mittel geht. Mit diesem Prinzip, von dem wir nicht wissen, warum er es hatte und von woher er es hatte, geht er in sein Arztleben hinein, und am Ende seines Lebens gilt es für ihn mehr denn je. Einer seiner Hauptcharakterzüge war die unabdingbare Konsequenz, mit der er seinen Prinzipien treu blieb.

In *Crell's chem. Annalen* erschien 1788 ein Aufsatz „Über die Galle und Gallensteine". HAEHL schreibt dazu: Hahnemann untersuchte die frische Galle eines durchaus gesunden Mannes, der erschossen worden war, ließ verschiedene Salze auf die Galle einwirken, um dann dieselben Salze bei Lebererkrankungen und ›Gallenstockungen‹ entsprechend zu benützen. (Haehl II, S. 24) Hier sehen wir HAHNEMANN als den Experimentator, der er zeitlebens auch blieb, und es ist ja fast schon echte Homöopathie, daß er das, was die Galle verändert, dann bei entsprechend verändertem Gallenfluß als Heilmittel einsetzen wollte.

In der gängigen medizin-historischen Literatur wird immer gesagt, daß 1790 das Geburtsjahr der Homöopathie sei, weil HAHNEMANN in diesem Jahre seinen Selbstversuch mit der Chinarinde unternommen und das Ähnlichkeitsgesetz entdeckt habe. Andere nehmen lieber das Jahr 1796, weil er da zum ersten Mal literarisch mit seiner neuen Entdeckung an die Öffentlichkeit gegangen sei (*„Versuch über ein neues Princip zur Auffindung der Heilkräfte der Arzneisubstanzen nebst einigen Blicken auf die bisherigen"*, KmS I). HAHNEMANN selbst belehrt uns aus seinen Schriften eines besseren: In seinem *„Unterricht für Wundärzte über die venerischen Krankheiten"* aus dem Jahre 1789 beschreibt er bereits die **homöopathische** Heilung der Syphilis! Wenn Homöopathie das ist, was er 1796 in seinem *„Versuch über ein neues Princip...."* schrieb: Man ahme die Natur nach, welche zuweilen eine chronische Krankheit durch eine andere hinzukommende heilt, und wende in der zu heilenden (vorzüglich chronischen) Krankheit dasjenige Arzneimittel an, welches eine andre, möglichst ähnliche, künstliche

Krankheit zu erregen im Stande ist, und jene wird geheilet werden. Similia similibus. (KmS I, S. 154), dann hat er genau dies in seinem *„Unterricht für Wundärzte.....“* bereits ausführlich beschrieben und angewandt. So heilte er damals nämlich die Syphilis. Er erzeugte eine Kunstkrankheit, die er das „Merkurialfieber“ nannte, indem er den Patienten winzige (!) Gaben von *Mercurius solubilis* fortlaufend einnehmen ließ. Den *Mercurius solubilis* hatte er extra zu diesem Zweck entwickelt – er war ja nicht nur Arzt, sondern auch Chemiker und Apotheker! – und hielt ihn für die mildeste, unschädlichste und praktischste Aufbereitung von Quecksilber. Davon nun sollte – je nach Schwere des Falles – der Patient täglich 1 – 6 Gran [1 Gran = ca. 0,06 Gramm!] einnehmen, bis sich das *Merkurialfieber* einstellte. Nur wenn dieses sich deutlich und klar zeigte, konnte die Syphilis geheilt werden. (Unterricht, § 286): Könnten wir nun eine leichtere und sicherere Methode ausfindig machen, Schanker mit Gewißheit zu heilen, so dächte ich, müßte sie die bisherige verdrängen, und dem Arzte und Kranken weit annehmungswürdiger seyn. Dergleichen hoffe ich, hier vorzulegen; ob ihr aber das Vorurtheil fürs Alte Eingang verstatten wird? Und dann gibt er eine kurze Zusammenfassung seiner neuen Methode: (§ 287): .....um einen Schanker gründlich zu heilen, muß das auflösliche Quecksilber in aufsteigenden Gaben so lange gebraucht werden, bis das entstandene Merkurialfieber, ohne Anwendung des mindesten topischen Mittels, den Schanker völlig geheilt hat. Sieben bis vierzehn Tage sind hiezu in gewöhnlichen Fällen hinreichend. Und er beschreibt dann, wie dieses „Merkurialfieber“ aussieht: (§ 289): Ich entscheide nicht, ob die Tilgung des venerischen Giftes durch Quecksilber auf einer chemischen Zersetzung [Anm. Harrison impfte nach Schwediauer frische Schankermaterie, die er vorher mit Plenks gummichten Quecksilber wohl vermischt hatte, zu wiederholten Malen in verschiedenen Körperstellen einer gesunden Person ein, ohne jemals ein venerisches Geschwür oder die Lustseuche hervorbringen zu können], oder vielleicht richtiger gesagt Neutralisation beruhe (etwa wie das ätzende Vitriolöl durch Verbindung mit Blei augenblicklich unschmackhaft wird, und milde, wie Arsenik durch Schwefel), oder – wie man sich ausgedrückt hat – auf dem spezifischen Reize, den es in unserem Körper erregt – wohl zu unterscheiden von dem schädlichen Reize (Reizbarkeit aus Schwäche, chronischem Zittern, usw.), den der langwierig fortgesetzte Gebrauch des Quecksilbers, auch ohne die Tilgung des venerischen Giftes, erregt; – soviel ist gewiß, daß die wahre Zerstörung des Miasms weder von der Einpfropfung der größtmöglichsten Menge Quecksilbers in den Körper binnen der kürzesten Zeit, wie man sich bisher einbildete, noch von dem Angriffe des Mundes (beim Speichelflusse, der hier oft so wenig hilft, ist er gewiß angegriffen) noch auch von sonst einer starken Ausleerung, die das Metall in einigen Fällen hervorzubringen pflegt, dem Speichelflusse, dem Durchfalle, dem Schweiße (wie Sanchez behauptet) oder dem Harnflusse abhange, vielmehr von jener spezifische Veränderung des Körpers, die man, wie ich glaube, nicht uneigentlich Merkurialfieber nennen kann, wobei eine üble Empfindung im Munde ein zwar gewöhnliches, doch nur zufälliges Symptom ist. (§ 290): Der Kranke bekömmt einen metallischen Geschmack im Munde, einen widrigen Geruch in seiner Nase, ein unschmerzhaftes, hörbares Kollern in den Gedärmen, ein erdfahles Ansehen, eine spitzige Nase, blaue Ränder um die Augen, blasse, bleifärbige Lippen, einen ununterbrochnen, oder oft (immer stärker) wiederkehrenden Schauder, der tief, selbst das Innerste des Körpers durchbebt. Sein Puls wird klein, hart und sehr geschwind; es findet sich eine Reizung zum Erbrechen, oder doch ein Ekel gegen Alles, besonders gegen thierische Nahrungsmittel, vorzüglich aber ein sehr heftiger Kopfschmerz von reißender und drückender Art ein, welcher zuweilen im Hinterhaupte, oder über der Nasenwurzel unabgesetzt forttobt. Nase, Ohren, Hände und Füße sind kalt. Der

Durst ist unbedeutend, der Leib verschlossen. Der Schlaf schwindet, die kurzen Träume sind fürchterlich, mit häufigen kleinen Schweißen untermischt. Die Mattigkeit ist heftig, so wie die Unruhe und ängstliche Beklommenheit, wovon der Kranke nichts Ähnliches gefühlt zu haben glaubt. – Die Augen werden glänzend, wie voller Wasser, die Nase ist wie vom Schnupfen verstopft; die Halsmuskeln sind etwas steif, wie vom Rheumatism; der Rücken der Zunge ist weislicht. – Hier bekömmt der Kranke, wenn alles gut geht, eine leidliche Unbequemlichkeit im Schlucken, einen stechenden Schmerz an der Wurzel der Zunge auf beiden Seiten des Mundes, eine Lockerheit oder Stumpfheit der Zähne (das Zahnfleisch zieht sich ein wenig zur Wurzel der Zähne zurück, wird etwas schwammig, roth, schmerzhaft, geschwollen), eine mäßige Anschwellung der Mandeln und Unterkinnbackendrüsen, und einen erträglichen spezifisch ranzigen Geruch aus dem Munde, ohne daß jedoch der Speichel selbst beträchtlich häufiger abgesondert würde, und ohne daß Durchfall oder ein übermäßiger Schweiß entstünde. Vier Tage scheint die gewöhnliche vortheilhafteste Dauer eines starken Fiebers dieser Art zu seyn, und seine beste Crisis besteht allein in der dauerhaften Verschwindung jedes venerischen Symptoms, und der völligen Tilgung des Miasms. Dies Gemälde ist von einem exquisiten, sehr starken Merkurialfieber entlehnet. (§ 291): Zur Tilgung des venerischen Giftes gehört ein hinreichender, der Hartnäckigkeit des venerischen Uebels angemessener Grad erwähnter Fieberbewegungen. Auf diesen, nicht auf der Heftigkeit der Ausleerungen beruht der Erfolg der Kur. Es können bei geringen, oft unbedeutenden Fiebererschütterungen unbändige Schweiße, ein stinkender Harnfluß, ein kolikartiger Durchfall, oder ein Speichelfluß entstehen, wo täglich 10 Pfund Speichel abfließen; die venerischen Symptomen schweigen indes, aber sie kommen wieder; nicht weil letztere zu stark, sondern weil erstere zu schwach waren. Man kann diese Ausleerungen bei dem Merkurialfieber allemal für schädlich erklären, doch nur in Rücksicht der Schwächung des Körpers; denn die Heilung der venerischen Uebel können sie nicht hindern, wenn nur gehörig starke Fieberbewegungen angegebner Art sich eingefunden haben, als worauf alle Hülfe beruht. Kann man diese heftigen Ausleerungen verhindern, wie ich mich bei der Kur der Lustseuche zu zeigen bemühen werde, so verstärkt man hiedurch das so hülfreiche Fieber, und erspart dem Kranken eine Menge Kräfte. (§ 292): Während man, Schanker zu heilen, das auflösliche Quecksilber bis zu dieser Wirkung gibt, verbindet man das Geschwür mit lauem Wasser oder läßt es unverbunden. (§ 293): Indes die beschriebenen Erschütterungen des Körpers, das Merkurialfieber, seinen Fortgang nimmt, beginnt der Schanker ohne Zuthun örtlicher Mittel das Ansehen einer reinen, eiternden Wunde anzunehmen, und heilt in wenigen Tagen zu, das ist, es erzeugt sich (ohne nachfolgende Zeichen der Lustseuche, und ohne Schmerzhaftigkeit oder Anschwellung der Leistendrüsen) eine gesunde Narbe, von der natürlichen Weiche und Farbe des angränzenden Theils; sie behält zwar anfänglich eine etwas tiefere Röthe, und an manchen Stellen eine kleine Erhabenheit, wenn der Schanker sehr alt war, aber beide verschwinden almälig. Größtentheils ist das Geschwür geschlossen, ehe noch das Merkurialfieber völlig verschwunden ist. Es ist gleichviel, ob es ein oder mehrere Schanker, ob sie alt und groß oder klein und frisch waren, wenn nur die Stärke und Vollkommenheit (§ 290) des Merkurialfiebers denselben angemessen ist.

Hier lernen wir also schon vor 1790 oder 1796 das Prinzip kennen, daß eine Kunstkrankheit eine natürliche heilt. Und unschwer ist zu sehen, daß die Beschreibung des Merkurialfiebers eine Arzneimittelprüfung ist – allerdings nicht an einem Gesunden, sondern an einem Kranken, und nicht an sich selbst, sondern an einem Fremden. Und wenn man 1796 in seinem „*Versuch über ein neues Prinzip...*" hört, daß chronische Krankheiten durch Hinzutritt einer ähnlichen gelöscht werden, dann wird uns durch das Werk von 1789 deutlich, daß HAHNEMANN hauptsächlich die Syphilis damit meint, und daß es sich dabei beileibe nicht um eine blasse Theorie handelt, sondern daß er auf diesem Gebiet jahrelang kräftig experimentiert und viele Erfahrungen gesammelt haben muß. Da das Buch 1789 erschienen ist, wird man annehmen dürfen, daß er bereits um etwa 1785 **homöopathisch** die Syphilis geheilt hat. Mit einigen instruktiven Fallschilderungen untermauert er seine Lehre, von denen aus Platzgründen nur zwei hier zitiert werden sollen:

1) Ein Frauenzimmer, welche seit einigen Tagen einen Bubo und seit einem Jahre mehrere Schanker auf dem inneren Rande der großen Schamlefze derselben Seite hatte, wovon die größten vier bis fünf Linien [1 Linie = 1/12 Zoll] im Durchschnitt hatten, die übrigens aber ziemlich gesund war, nahm, ohne etwas örtlich aufzulegen, überhaupt drei Gran auflösliches Quecksilber in fünf Tagen. Das künstliche Fieber erschien kräftig und exquisit; vier Tage nachher, als sich alle Kopfschmerzen und alles Fieber gelegt hatte, waren die Schanker nebst der kleinen Leistenbeule vollkommen verschwunden; sie befindet sich seit anderthalb Jahren vollkommen frei von allen Beschwerden. (ebd., S. 122 f.)
2) Ein geringes Weibsbild von etlichen und vierzig Jahren hatte seit einigen Jahren verschiedne venerische Geschwüre an dem behaarten Theile über der Stirne und an der obern Gegend derselben, auch mitunter einen trocknen Husten dabei. Im Jahre 1787 da diese Geschwüre durch Merkurialpflaster zugeheilt waren, brachen die vordern Theile der Ober- und Unterschenkel in viele Geschwüre derselben Art aus. Auch hier legte sie Dinge auf, die eine Menge derselben zuheilten. Nun bekam sie einen stärkern Husten, eine erstaunliche Engbrüstigkeit und ein mäßiges Fieber, das sich durch Auswurf einer eiterartigen Materie aus der Brust milderte. Der Auswurf war in großer Menge; ihre Kräfte nahmen aber nicht verhältnismäßig dabei ab [= Abgrenzung zur Tu-

bekulose! – Anm. d. Verf.]; die Geschwüre an den Unterschenkeln waren noch in ziemlicher Menge vorhanden, doch, wie sie sagte, unschmerzhaft. Ich ließ ihr das Pflaster beiseite legen und innerhalb acht Tagen sechs Gran auflösliches Quecksilber in aufsteigenden Gaben nehmen. Sie bekam starke Übelkeiten und Ekel vor Speisen und ein Übelbefinden, das sie nicht nennen konnte, ohne Spur von Speichelfluß. Sie war dabei hartleibig. Indes verlor sich Husten und Auswurf, der Odem ward so frei, als wenn ihr nie etwas daran gemangelt hätte. Die Geschwüre wurden in vierzehn Tagen, von der ersten Gabe des Mittels angerechnet, heil, und sie ist seit vierzehn Monaten von allen venerischen und Brustbeschwerden gänzlich frei. (ebd., S. 174 f.)

Damit es nun nicht zu Verwechslungen mit irgendwelchen modernen Verfahren der Hyperthermie kommt, muß ausdrücklich darauf hingewiesen werden, daß der Begriff „Fieber“ damals noch eine völlig andere Bedeutung als heute hatte. Heute wird „Fieber“ in erster Linie als Erhöhung der Körperwärme, die mittels eines Thermometers an einer Skala abgelesen werden kann, begriffen. Ende des 18. Jahrhunderts jedoch, als die exakte Messung der Körpertemperatur in der Praxis noch unbekannt war, verstand man unter „Fieber“ ganz allgemein eine Erkrankung, bei der vielleicht ein Frieren oder Frösteln anwesend sein konnte. „Er hatte ein Fieber“ bedeutete einfach: „er war krank“, wobei noch gar nicht ausgedrückt war, auf welche Weise er erkrankt war. Erst durch eine nähere Bezeichnung des „Fiebers“ wurde etwas Diagnostisches über die Krankheit ausgesagt, z.B. „gastrisches Fieber“, „biliöses Fieber“, „Erkältungs-Fieber“, „Nerven-Fieber“, „Typhoid-Fieber“, usw. Und so konnte auch so eine einfache Sache wie ein verdorbener Magen, bei der es dem Patienten übel war und er sich erbrechen mußte, bei der aber überhaupt keine Erhöhung der Körpertemperatur vorhanden war, als „gastrisches Fieber“ bezeichnet werden. Deswegen hat auch HAHNEMANNs Ausdruck „Merkurialfieber“ nichts mit einem Zustand zu tun, der am Fieberthermometer ablesbar wäre, sondern er bedeutet einfach „Merkur-Krankheit“. Und so geht es eben nicht darum, irgendeine unspezifische Pyrexie zu erzeugen, die durch irgendein anderes, fiebererregendes Mittel ebenfalls zustande gekommen wäre, sondern es geht darum, eine künstliche Krankheit durch Quecksilber zu erzeugen, die völlig unabhängig von einer Erhöhung der Körpertemperatur auftritt. Um die Syphilis zu heilen, braucht man nicht eine unspezifische Pyrexie, sondern man braucht die spezifische Krankheit, die durch Quecksilber erzeugt wird, und zwar deswegen, weil diese künstliche Quecksilber-Krankheit eine bestimmte Ähnlichkeit mit gewissen Symptomen der Syphilis hat. Das ist auch der Grund, warum HAHNEMANN schon 1789 den *Mercurius solubilis* – das „auflösliche Quecksilber“, das er extra für diesen Zweck entwickelt hatte – immer als das „Spezifikum“ gegen die Syphilis bezeichnete, wovon er ja bis an sein Lebensende nicht abging. Allerdings ist nun wichtig zu sehen, **wie** er dieses „auflösliche Quecksilber“ anwendete: nicht wie die offizielle Medizin, die es in großen Dosen gab und damit Durchfall, Schweiße und Speichelfluß – aber kein „Merkurialfieber“ – hervorrief, sondern in winzigen Dosen, die er fortlaufend und oft ansteigend gab. Das „Frauenzimmer“ aus dem o.a. Fall hatte innerhalb von fünf Tagen insgesamt ganze drei Gran [1 Gran = 0,06 Gramm!] erhalten, aber aus dieser minimalen Einnahme hatte sich das heilende „Merkurialfieber“ entwickelt. In anderen Fällen gab er innerhalb einer Woche 8 – 12 Gran, die er in Portionen aufteilte, so daß der Patient 2 – 4 x täglich eine winzige Dosis erhielt. Manchmal steigerte er von Tag zu Tag die Dosisgröße. Jeder

Kenner sieht, daß das alles wie die Versuchsanordnung bei einer Arzneiprüfung am Gesunden aussieht. Und was ist dies anderes als die Durchführung des berühmten Satzes aus der Einleitung des *Organon*: „wähle .. in jedem Krankheitsfalle eine Arznei, welche ein ähnliches Leiden (ομοιον παθος) für sich erregen kann, als sie heilen soll“? (Organon, S. 37)

Und zur Erhärtung der These, daß HAHNEMANN im ersten Jahrzehnt seines Arztdaseins sich nicht nur nebenbei, sondern äußerst gründlich und eifrig mit den chronischen Krankheiten beschäftigte, lassen wir ihn nochmals selbst zu Worte kommen. Seine kleine Abhandlung *„Striche zur Schilderung Klockenbrings während seines Trübsinns“*, die im Februar 1796 in der „Deutschen Monatsschrift“ erschien, begann er mit folgendem Satz: Als ich nach mehrjähriger, geflissentlicher Beschäftigung mit Krankheiten der langwierigsten und verzweifeltsten Gattung überhaupt, und mit allen venerischen Beschwerden, Kachexien, Hypochondrie und Wahnsinn insbesondere, vor drei Jahren ein eigenes Genesungsinstitut dieser Art in Georgenthal bei Gotha mit Hülfe des vortrefflichen Herzogs anlegte, ward auch ..... Klockenbring ..... zu mit gebracht (KmS II, S. 239). Deutlicher konnte er es in aller Öffentlichkeit nicht sagen, daß er sich jahrelang intensivst mit chronischen Krankheiten beschäftigt hatte und daß er – sozusagen – ein Facharzt für chronisch Kranke sein wollte. Wie wir alle wissen, wurde ihm dann als erster Fall ausgerechnet eine Geistes- und Gemütskrankheit schwersten Ausmaßes vor die Füße gelegt – der Fall des Königl. Rates *Klockenbring*, den er nicht nur heilte, sondern aus dem er auch reichlich lernte und so auch die Geistes- und Gemütskrankheiten in sein System einbauen konnte. Was er aus diesem Fall lernte, können wir heute noch sehr gut historisch nachvollziehen: *Klockenbring* verstarb ja nach seiner Heilung durch HAHNEMANN etwa zwei Jahre später an einer **körperlichen** Krankheit. Die Berichte sind sich nicht ganz einig darüber, welche Krankheit es war. Ein Zeitgenosse, Friedrich SCHLICHTEGROLL, berichtet von Brustkrämpfen [Herzinfarkt?] (HAEHL II, 39), HAHNEMANN sagt, er sei an den Folgen einer chirurgischen Operation infolge einer Harnverhaltung gestorben (KmS II, 239 und 246). Entscheidend jedoch ist, daß auf die „Heilung" der Geistes- und Gemütskrankheit durch *Stramonium*, das zwar von HAHNEMANN in seinem Bericht nicht genannt wird, das aber aus dem Text eindeutig als das Heilmittel hervorgeht, eine Körperkrankheit folgt. Das aber bedeutet, daß der eigentliche Urgrund der Krankheit durch das *Stramonium* nicht getroffen war, sondern daß es nur palliativ den Patienten aus der akuten manischen Phase herausbrachte. Hier liegen die Ansätze für das, was HAHNEMANN später in den §§ 214 – 230 seines *Organon* (6. Aufl.) über die Geistes- und Gemütskrankheiten lehrt, insbesondere im § 222, in dem er dringend eine antipsorische oder antisyphilitische Kur für jeden Patienten fordert, der mit Hilfe eines homöopathischen Mittels einen akuten manischen Schub überwunden hat, und im § 215, wo er die Geistes- und Gemütskrankheiten als aus ursprünglichen Körperkrankheiten (chronischen Miasmen) hervorgegangen lehrt.

Und dann veröffentlichte er 1796 in *Hufelands Journal der praktischen Arzneikunde* seine berühmte Schrift „*Versuch über ein neues Princip zur Auffindung der Heilkräfte der Arzneisubstanzen, nebst einigen Blicken auf die bisherigen*", in der er – wie wir alle wissen – zum ersten Mal öffentlich sein Heilverfahren nach dem Ähnlichkeitsgesetz und die Arzneimittelprüfung am Gesunden vorstellte. Und wieder ist diese Schrift voll von Erkenntnissen und Aussagen über chronische Krankheiten. So sagt er z.B. von der Methode, „die vorhandenen Symptome durch Arzneien zu unterdrükken, die eine gegenseitige Veränderung hervorbringen": „setzen wir sie chronischen Krankheiten im Ernste entgegen, dann erhält diese Heilmethode (Beschwerden durch Mittel, die das Gegenteil bewirken, zu bekämpfen) den Namen der palliativen und wird verwerflich. Bei chronischen Krankheiten lindert sie nur anfänglich, in der Folge sind stärkere Gaben solcher Mittel nötig, die die Hauptkrankheit nicht heben können, und so schaden sie um desto mehr, je länger sie in Ausübung gebracht werden....... Ich bitte meine Mitbrüder, diesen Weg (contraria contrariis) bei chronischen, auch schon den eben ins Chronische ausartenden acuten Krankheiten zu verlassen; er ist der unrichtige, ein Holzweg im dunklen Haine, der sich an Abgründen verliert. Ihn hält der stolze Empiriker für die gebahnte Heerstraße, und brüstet sich mit der elenden Macht, etliche Stunden lindern zu können, unbekümmert, ob das Übel unter dieser Tünche tiefere Wurzeln faßt". (KmS I, S. 149 f.) – Es ist zu hoffen, daß jeder Leser begreift, daß diese Sätze, die ja mit der 1790 gefundenen Arzneimittelprüfung am Gesunden selbst gar nichts zu tun haben, aus dem tiefsten Kern des medizinischen Systems *Hahnemanns* kommen, und wie sehr sie von seinem Wissen um die chronischen Krankheiten und deren Reaktionsweisen geprägt sind. Denn kurz zuvor hatte er diese Palliativmittel bei akuten Krankheiten durchaus erlaubt, „so lange wir den ... Stein der Weisen (die Kenntnis der Grundursache jeder Krankheit und ihre Abhülfe) noch nicht besitzen, oder so lange wir kein schnell wirkendes Specifikum haben..." (KmS I, S. 149) Aber chronische Krankheiten sind etwas anderes – das ist ja der Tenor fast aller Schriften *Hahnemanns* – und da ist ein solches Vorgehen nur schädlich! Und wenn er dann an den zentralen Höhepunkt seiner Schrift kommt und sein neues Prinzip vorstellt, dann formuliert er das so – wie oben schon zitiert: „Jedes wirksame Arzneimittel erregt im menschlichen Körper eine Art von eigner Krankheit, eine desto eigenthümlichere, ausgezeichnetere und heftigere Krankheit, je wirksamer die Arznei ist. Man ahme die Natur nach, welche zuweilen eine chronische Krankheit durch eine andre hinzukommende heilt, und wende in der zu heilenden (vorzüglich chronischen) Krankheit dasjenige Arzneimittel an, welches eine andere, möglichst ähnliche künstliche Krankheit zu erregen im Stande ist, und jene wird geheilt werden; Similia similibus". Genau da also, wo er das Ähnlichkeitsgesetz vorstellt, da macht er klar, daß seine Beobachtungen aus der Beschäftigung mit den chronischen Krankheiten stammen.

Wir stellen also – historisch richtig – fest:

- Die Homöopathie gab es schon vor 1790, und zwar von HAHNEMANN bei der Behandlung der Syphilis praktiziert!
- Er fand die Grundlagen dafür bei der Erforschung und Therapie der Syphilis – **der** chronischen Krankheit!
- Er hatte nur ein einziges „Spezifikum" dafür: *Mercurius solubilis.*

Was ihm fehlte, waren weitere „Spezifika" für andere Krankheitszustände. Und genau dies ist ein stereotyp im *„Unterricht für Wundärzte..."* vorkommender Satz, der immer wieder gleichbleibend lautet: „Wenn wir für dies oder jenes ein Spezifikum oder Mittel hätten, dann könnten wir diesen Zustand heilen." Ganz besonders häufig erscheint dieser Satz bei der Besprechung der Gonorrhoe und ihrer Folgen. Denn im *„Unterricht für Wundärzte..."* trennte HAHNEMANN erstmals klar die Syphilis und die Gonorrhoe ihrer Symptomatik nach, handelte ihre Erscheinungen und Folgen auch in zwei getrennten Teilen des Buches ab, ließ sie aber – wie die offizielle Medizin – noch aus einem „Gift" hervorgehen. Wir sehen hier bereits den – aus seinen späteren Schriften – uns so bekannten HAHNEMANN, der wie kein anderer die Symptome und Zeichen und Abläufe scharf beobachtete, für den zwei grundsätzlich verschiedene Symptomatiken auch diagnostisch zwei unterschiedliche Krankheiten sein mußten, und der sich natürlich auch Gedanken darüber machte, wie aus einem „Gift" zwei so verschiedene Krankheitserscheinungen entstehen konnten. Er löste im *„Unterricht für Wundärzte..."* diese Frage noch so, daß er sagte: wenn das „venerische Gift" auf „feuchte Körperflächen ohne Oberhaut" trifft, dann entstehen die Lokalübel der Gonorrhoe, wenn es dagegen auf „Körperflächen mit Oberhaut" trifft, dann entstehen die Lokalübel der Syphilis (Unterricht, S. 2 f). Er schloß sich damit der Meinung des großen HUNTER an, der dies offensichtlich durch Versuche, bei denen das „Gift" eingerieben oder eingeimpft wurde, herausgebracht hatte. Dementsprechend lehnte er auch die Therapie des Trippers mit Quecksilber, die damals üblich war, kategorisch ab, weil der *Mercur* nicht auf die Schleimhäute der Harnröhre einwirke, ja, er hielt die Quecksilbertherapie bei Gonorrhoe sogar für schädlich und gefährlich (ebd., §§ 65 – 70). Hier sehen wir schon den Forscher auf dem Gebiet der Arzneimittelkunde am Werk: ihm war schon damals wichtig, an welchen **Orten** und in welche **Richtungen** die Arzneikräfte eines Mittels wirken. Dementsprechend empfahl er für den akuten Tripper in seiner Anfangsphase „ein Getränk, das in der Entzündungsperiode des Trippers die Stelle aller anderen innern Heilmittel am besten vertritt: eine Emulsion aus drei bis sechs Pfund Wasser und sechs bis acht Loth Hanfsamen, etwa mit zwei Unzen Mohnkopfsirup und einer Unze Zitronensaftsirup versüßt" (ebd., § 60) – heute noch ist in der Homöopathie *Cannabis* beim frischen Tripper eines der erfolgreichsten Hauptmittel. Aber ansonsten beklagte er immer wieder die Tatsache, daß noch keine Mittel für viele Zustände der Gonorrhoe und ihrer späteren Folgen vorhanden waren, wobei er eben auch die Folgen dieser Krankheit – also das, was wir heute als die erworbene Sykose bezeichnen – schon sehr genau beschreiben konnte. Was ihm damals noch fehlte, war eine Methode, durch die er herausbekommen konnte, **wie** und **wohin** die ihm bekannten Arzneimittel wirken, damit er sie mit Sicherheit einsetzen konnte. Das einzige Mittel, von dem er dies bereits mit Sicherheit sagen und das er deswegen erfolgreich bei der Syphilis einsetzen konnte, war der *Mercurius solubilis Hahnemannii.* Aber bei der Gonorrhoe und ihren Folgen merkt man seinen Ausführungen an, wie hilflos seine Zeitgenossen und er im Grunde waren, was sich an seinen Empfehlungen für eine Polypragmasie deutlich ablesen läßt. Eines hatte er allerdings damals schon erkannt: für eine erfolgreiche Behandlung der üblen Folgen der Gonorrhoe bis hin zur sykotischen Ophthalmie muß der ursprüngliche Ausfluß wiederhergestellt werden. (ebd., §§ 120 – 125). Bei der Ophthalmie sagt er sogar wörtlich: Das erste und vorzüglichste Augenmerk ist die Wiederherstellung des Trippers (ebd., § 125). Hier gibt es also schon vor 1790 Erkenntnisse bei HAHNEMANN, die man später KENT und seinen Schülern zuschrieb, die aber fast ein Jahrhundert vor KENT schon von dem jungen HAHNEMANN formuliert wurden.

Eigenartig allerdings ist, was er damals über die Feigwarzen lehrte (ebd., §§ 340 – 361), und genau an dieser Sache kann man sehen, wie er in den fast 40 Jahren bis zur Veröffentlichung seiner „Chronischen Krankheiten..." immer weiter geforscht und beobachtet hat und dabei auch zu anderen Erkenntnissen als den anfänglichen gekommen ist. Zwar räumt er einleitend und fast entschuldigend ein, daß er auch noch nicht allzu viel über die Feigwarzen weiß: „Man findet wenig Gründliches über die Natur der Feigwarzen aufgezeichnet, und der Platz, den sie unter den venerischen Übeln einnehmen, ist noch so unbestimmt, daß ich mir die Erlaubnis nehmen muß, sie nicht für Symptom der Lustseuche anzusehen, sondern sie neben die idiopathisch venerischen Zufälle zu stellen“ (ebd., § 340). Und dann kommt eine absolut richtige Beobachtung, aus der er aber nicht die richtigen Schlüsse zieht: „Sie erscheinen zwar nie, wie Tripper und Schanker, auf örtliche Ansteckung unmittelbar, sondern kommen vielmehr hierin mit den Bubonen überein; gleichwohl behält die aus ihnen fließende Feuchtigkeit, wie der Eiter einer Leistenbeule, die Kraft, örtlich anzustecken (Anm.: André sahe eine venerische Warze auf der Eichel eine Frauensperson mit Tripper anstecken), eine Eigenschaft, die bloß den idiopathisch venerischen Symptomen eigen zu seyn scheint“ (ebd., § 341). Dennoch rechnet er sie – mit Ausnahme der „hornartig verhärteten“ (ebd., § 342) – der Syphilis zu und verlangt für ihre Heilung die Erzeugung des Merkurialfiebers, wobei er ausdrücklich betont, daß sie – genau wie der Schanker – nicht örtlich vertrieben werden dürfen (ebd., § 353). Aber was durch das Merkurialfieber nicht geheilt wird, hält er für nicht-venerisch: „Diejenigen Warzen, die durch diese innere Tilgung des Giftes weder abfallen noch vereitern, noch sonst allmälig verschwinden, sind gewöhnlich hornartig hart, wenigstens unschädlich und unvenerisch“ (ebd., § 357). Und diese dürfen örtlich behandelt, also weggeätzt oder abgebunden werden (ebd., § 358). Auf die Idee, daß sie gonorrhoisch sein könnten, scheint er damals nicht gekommen zu sein. Hier hat es bei HAHNEMANN eine gewaltige Entwicklung bis zur Herausgabe seiner „Chronischen Krankheiten...“ im Jahre 1828 gegeben!

Jeder Leser des *„Unterrichts für Wundärzte..."* kann aus jeder Zeile dieses Buches deutlich sehen:

- HAHNEMANN war vor 1790 beileibe nicht der an seinem Beruf verzweifelnde Arzt, der nur im Dunklen herumtappte, wie man es in manchen Biographien lesen kann, sondern er war einer, der durch ein – für die damalige Zeit – erstaunlich modernes und gründliches Buch seine Kollegen unterrichten wollte, der sogar bei einer der Geisseln der Menschheit, der Syphilis, wunderbare Erfolge hatte. Ein Verzweifelnder schreibt kein solches Buch!
- Es fehlte ihm im Grunde nur noch eines: der sichere Weg herauszufinden, wie die Arzneikräfte wirken.

Sein Selbstversuch mit der Chinarinde im Jahre 1790 ist also durchaus nicht „vom Himmel gefallen", sondern er war gut vorbereitet. Er war beileibe nicht die Entdeckung der Homöopathie, also des Heilens mit Hilfe einer Kunstkrankheit, die der zu heilenden ähnlich sein mußte – das hatte er vorher schon entdeckt und praktiziert. Er war nur die Entdeckung der Arzneimittelprüfung am Gesunden und damit einer guten Methode zur „Auffindung der Heilkräfte der Arzneisubstanzen". Nun brauchte er nur noch die Arzneisubstanzen an sich selbst und anderen zu prüfen und bekam dadurch das „Gemälde" – die Symptomatik – eines jeden Arzneimittels heraus.

Nun hätte er eigentlich zufrieden sein können, denn durch die Arzneimittelprüfung am Gesunden hatte er doch den Schlüssel dafür in die Hand bekommen, die Homöopathie, also das Heilen mittels ähnlicher Kunstkrankheit, zu einer erfolgreichen Therapiemethode machen zu können. Aber es gab da zwei Wermutstropfen: der eine zeigte sich in der Tatsache, daß die Arzneimittelprüfungen oft gar kein einheitliches „Gemälde“ ergaben, sondern nur ein Sammelsurium unterschiedlicher Symptome. Er mußte sich diesem Faktum beugen und trug ihm dadurch Rechnung, daß er künftig nicht mehr von einem „Gemälde“ sprach, sondern von einer „Symptomenreihe“, wovon leider viele seiner Nachfolger bis zum heutigen Tage offenbar keine Kenntnis genommen haben, denn sie tun immer noch so, als habe jedes Arzneimittel sein „Bild“, seine „Essenz“ oder seinen „Typ“. Der zweite Wermutstropfen aber war noch dicker: es war das Problem der chronischen Krankheiten. Mit seinen Mitteln, deren Wirkungen er nun über die Arzneimittelprüfung am Gesunden kennenlernte, konnte er wunderbar akute Krankheiten heilen, aber bei chronischen Krankheiten sah das anders aus: viele dieser Mittel versagten dabei oder wirkten nur palliativ und damit – seiner im *„Versuch über ein neues Princip...“* geäußerten Meinung nach – schädlich (s.o.). Darum kam HAHNEMANN schon sehr früh zu einer Einteilung der Krankheiten in verschiedene Kategorien oder Typen, die jeweils auf eine verschiedene Art behandelt werden mußten, an der er immer festhielt und die er zuletzt in den §§ 73 ff. des *Organon* (6. Aufl.) beschrieb:

- akute Krankheiten,
- epidemische Krankheiten,
- chronische Krankheiten.

Und als er dann 1828 sein entscheidendes Werk *„Die chronischen Krankheiten, ihre eigenthümliche Natur und homöopathische Heilung“* veröffentlichte, tat er das nicht nur, um darin offiziell die **Psora** der medizinischen Welt vorzustellen, sondern vor allem deswegen, um klarzumachen, daß chronische Krankheiten nicht durch jedes Mittel geheilt werden können, sondern nur durch ganz bestimmte, die er dann in Band II – V für die Psora vorstellte (47 Mittel!). Für die reine (nicht mit Psora komplizierte) Syphilis blieb er weiterhin bei *Mercurius solubilis*, für die Sykosis, die er inzwischen als einer der ersten – lange vor der offiziellen Medizin, bei der erst durch die Bakteriologie Gewißheit eintrat – als eine völlig eigenständige chronische Krankheit erkannt hatte, gab er *Thuja* und *Acidum nitricum* als Heilmittel an. Dieser Hauptzweck seines grundlegenden Werkes wird leider bis zum heutigen Tage nur bei wenigen Homöopathen erkannt, und viele tun auch heute noch so (und propagieren es sogar öffentlich), als ob jedes Mittel jede Krankheit heilen könne, wenn nur die Symptomatik übereinstimme. Daß HAHNEMANN da anderer Meinung war, sehen wir schon daran, daß die Symptomenreihen in seinen *„Chronischen Krankheiten"* anders gestaltet sind als in der *„Reinen Arzneimittellehre"*: in letzterer werden alle individuellen Symptome der Prüfer im originalen Wortlaut aufgeführt, in ersterer werden die Symptome und Zeichen wesentlich kürzer dargestellt, auf individuelle Einzelheiten wird verzichtet, und stattdessen werden viel mehr klinische Zustände und vor allem miasmatypische Symptome aufgeführt, und den Mitteln wird eine Vorbemerkung mit klinischen Anwendungsmöglichkeiten vorangestellt.

Diese Schwierigkeiten bei den chronischen Krankheiten sind auch durchaus verständlich. Bei den Arzneimittelprüfungen am Gesunden erhält man ja **akute** Symptome, und das bedeutet, daß man diese Symptome auch nur für die Mittelwahl bei **akuten** Krankheiten verwenden kann. Es sind „Anfangssymptome", die nach einer Prüfungsdauer von Stunden, Tagen oder Wochen auftreten. Ein **chronisch** Kranker aber wird

– wenn er nicht gerade im Primärstadium ist – „Endsymptome“ aufweisen, beispielsweise also Symptome der Lues III oder der Sykosis III, und das bedeutet, daß diese Symptome erst nach Jahren oder Jahrzehnten auftreten. Wenn man aber eine echte Homöopathizität zwischen Patient und Mittel herstellen will, dann muß sich diese auch auf das zeitliche Auftreten der Symptome beziehen. Ein Symptom, das in den ersten Stunden oder Tagen einer Arzneimittelprüfung aufgetreten ist, kann nicht einem Symptom, das bei einer chronischen Krankheit nach drei Jahrzehnten oder erst bei der nächsten Generation erschienen ist, im homöopathischen Sinne „ähnlich“ sein. Auch dies wird leider von vielen Homöopathen bis zum heutigen Tage nicht begriffen! Weil es so wichtig ist, soll es durch ein Beispiel verdeutlicht werden: Ein Kranker, der einen Schub einer Schizophrenie erleidet, steht auf einem großen Platz und verkündet, er sei Christus. Das Symptom „hält sich für Christus“ läßt sich sogar in unseren Arzneimittellehren und Repertorien finden; *Cannabis indica* hat es bei der Prüfung hervorgebracht. Nun ist die Schizophrenie aber mit Sicherheit ein Endstadium einer oder mehrerer chronischer Miasmen, während das *Cannabis*-Symptom ein „Anfangssymptom“ ist. Und darum sind sie – im homöopathischen Sinne – nicht „ähnlich“, und der Versuch, die Schizophrenie mit *Cannabis indica* zu heilen, würde kläglich scheitern. Es würde entweder überhaupt nichts nützen, oder – wenn man ganz großes Glück hat – würde es den Patienten vielleicht im palliativen Sinne etwas beruhigen (siehe die Ausführungen weiter oben über *Klockenbring*), aber die Schizophrenie bliebe völlig unangetastet. Im Streit um die Wirksamkeit der Homöopathie argumentierte einst eine professorale medizinische Autorität: wenn die Homöopathie ein echtes medizinisches System wäre, dann müßte man einen Zuckerkranken durch potenzierte Gaben von Zukker heilen können. So lächerlich diese Argumentation scheinen mag, weil sie von völliger Unkenntnis zeugt, so muß man doch sagen, daß diejenigen, die Endzustände erworbener oder hereditärer chronischer Krankheiten mit Mitteln behandeln wollen, die sie nach den Prüfungssymptomen ausgesucht haben, genau dieselbe Lächerlichkeit vollbringen. Kein Mensch hat jemals ein Mittel 10, 20, 50 Jahre oder bis in die nächste Generation geprüft und könnte sagen, welche Symptome unsere Mittel nach so langer Zeit hervorbringen. Aber erst, wenn wir solche „Langzeitprüfungen" hätten, könnten wir chronische Krankheiten korrekt nach diesen Prüfungs-Endsymptomen behandeln. Und da wir solche Prüfungen nicht haben, gibt es hier nur noch den Weg der **klinischen Erfahrung**. Sie ist bis jetzt die einzige Quelle, aus der wir bei der Behandlung chronischer Miasmen schöpfen können. Aber sie ist inzwischen immerhin zwei Jahrhunderte alt und bietet daher auch eine ganze Menge Material, das als Rüstzeug bei dieser schwierigen Aufgabe dienen kann.

HAHNEMANN scheint sich ursprünglich dem Traum hingegeben zu haben, für jede der drei chronischen Krankheiten (Syphilis, Sykosis, Psora) ein einziges „Spezifikum" finden zu können. Wenn eine Krankheit „einfach" und „rein" war, d.h. wenn sie immer gleich verlief und ihre Symptomatik immer gleich war, dann war das für ihn eine Krankheit, die man auch immer wieder mit demselben Spezifikum heilen konnte. Ich zitiere dazu aus dem *„Versuch über ein neues Prinzip..."*: Nur die zu große Einfachheit und Selbständigkeit der Wechselfieber und der venerischen Krankheit konnten Gegenmittel finden, die sich in den Augen vieler Ärzte als spezifisch qualifizierten, da die Abweichungen in diesen Krankheiten weit seltener oder unbedeutender zu sein pflegen als in anderen, folglich auch [China-]Rinde und Quecksilber weit öfter helfen als nicht helfen mußten. Aber spezifisch sind weder die [China-]Rinde im Wechselfieber weitläufigsten Verstandes, noch das Quecksilber in der venerischen Krankheit weitläufigsten Verstandes; spezifisch aber vermuthlich in beiden Krankheiten, wenn sie einfach, rein und von allen Komplikationen abgesondert genommen werden. (KmS I, S. 147 f). Und so hatte er schon – wie bereits mehrmals erwähnt – etwa ab 1785 *Mercurius solubilis* als das Spezifikum gegen die Syphilis gefunden und blieb bei dieser Meinung bis zu seinem Lebensende, wie man in den „Chronischen Krankheiten" nachlesen kann, wo er ja immer noch Quecksilber als das Mittel gegen Syphilis nennt, aber deutlich hinzufügt, daß dies nur für die reine Syphilis gilt, nicht aber für die durch Psora komplizierte. Aber schon bei der Sykosis konnte er diesen Traum nicht mehr ganz durchhalten. Zwar war *Thuja* für ihn das Hauptmittel bei diesem Miasma, doch er mußte ihr schon *Acidum nitricum* als nächstmögliches Mittel zugesellen. Aus seinen Schriften ist ganz deutlich, daß er eigentlich auch für die Psora diesen Traum hatte: hier sollte *Sulfur* das Hauptmittel sein. Wenn er ihn auch sehr oft immer dann einsetzte, ohne auf die einzelnen Symptome zu achten, wenn er eine Psora hinter dem Krankheitsgeschehen vermutete (wie aus manchen Kasuistiken seiner Krankenjournale hervorgeht und wie es manche seiner Schüler ihm nachgemacht haben), so konnte er gerade bei der Psora die Alleinherrschaft des *Sulfur* nicht halten, wovon die Bände II – V der *„Chronischen Krankheiten"* Zeugnis geben. Die Erscheinungen der Psora waren eben zu vielfältig, oder anders gesagt, sie war zu wenig „rein" und „einfach", um nur ein Spezifikum für sie finden zu können. Seine Schüler, so weit sie sich überhaupt seiner Lehre von den chronischen Krankheiten angeschlossen haben, erweiterten dann für jedes der drei Miasmen den Kreis der „Spezifika". Immerhin hat die Erfahrung von 1 ½ Jahrhunderten, in denen sie noch manches Mittel hinzufügten, doch die große Erkenntnis HAHNEMANNs bestätigt, daß es beileibe nicht alle Homöopathika sind, die chronische Krankheiten (und besonders hereditär-chronische Krankheiten) heilen können, sondern eben nur ganz bestimmte. Und man kann heute sagen, daß es von ca. 2500 bekannten Mitteln etwa nur ein Zehntel ist, die die Kraft haben, bei chronischen Miasmen etwas Entscheidendes zu bewirken.

HAHNEMANN hatte seit ca. 1785 nicht nur sein Spezifikum gegen die Syphilis, und er hatte nicht nur seine Methode, mit diesem eine heilende Kunstkrankheit zu erzeugen, sondern er hatte noch viel mehr erkannt, wovon sein *„Unterricht für Wundärzte..."* Zeugnis gibt. Damals schon war die „venerische Krankheit" etwas Besonderes für ihn, eine Krankheit, die anders war als andere Krankheiten, ein außergewöhnlicher „Typ" von Krankheit: (Unterricht, § 1): Die Natur des venerischen Giftes besitzt ungemein viel Räthselhaftes und Unerklärliches. (§ 2): Es hat das Eigne, daß es, einmal dem Körper mitgeteilt, ohne Gränzen zunimmt, und daß in den Kräften des körperlichen Lebens des Menschen kein Vermögen liegt, es zu überwältigen und aus eigner Anstrengung fortzuschaffen, wie die meisten der übrigen Krankheiten, selbst den Tripper... . Wir sehen, daß er schon 1789 das weiß, was er noch in der 6. Auflage des *Organon* am Ende seines Lebens betont: ...die größten Peiniger unseres irdischen Daseyns, die Zunder zu den unzähligen Krankheiten, unter denen seit Jahrhunderten und Jahrtausenden die gepeinigte Menschheit seufzt, die chronischen Miasmen (Psora, Syphilis, Sykosis), nimmt die verstandlose Lebenskraft im Körper ohne Bedenken auf, vermag aber keins derselben nicht einmal zu mindern, geschweige denn eigenthätig wieder aus dem Organism zu entfernen; vielmehr läßt sie dieselben darin wuchern, bis der Tod oft nach einer langen, traurigen Lebenszeit dem Leidenden die Augen schließt (*Organon*, S. 22.) Und § 79: Man kannte bisher nur die Syphilis einigermaßen als eine solche chronisch-miasmatische Krankheit, welche ungeheilt nur mit dem Ende des Lebens erlischt. Die, ungeheilt, gleichfalls von der Lebenskraft unvertilgbare Sykosis (Feigwarzenkrankheit) erkannte man nicht als eine innere chronisch miasmatische Krankheit eigner Art, wie sie doch unstreitig ist und glaubte sie durch Zerstörung der Auswüchse auf der Haut geheilt zu haben, ohne das fortwährende, von ihr zurückbleibende Siechthum zu beachten. Und hier sehen wir, wie er eine „chronische Krankheit" von Anfang an definiert hat: das Wort „chronisch" hatte für ihn nicht nur eine zeitliche Bedeutung (wie in der offiziellen Medizin), sondern es sagte für ihn aus, daß diese Krankheit kein Ende nimmt und immer weiter anwächst bis zum Tode, weil der Organismus keine irgendwie geartete Abwehr dagegen hat. Für die anderen Krankheiten galt für ihn dagegen etwas anderes: bei ihnen liegt ein „Vermögen" vor, das Krankheitsgift „zu überwältigen und aus eigner Anstrengung fortzuschaffen". In den §§ 72, 73 und 78 der 6. Aufl. des *Organon* sagte er über 50 Jahre später immer noch das Gleiche: (§ 72): ...Die Krankheiten des Menschen sind theils schnelle Erkrankungs-Processe des innormal verstimmten Lebensprincips, welche ihren Verlauf in mäßiger, mehr oder weniger kurzer Zeit zu beendigen geeignet sind – man nennt sie acute Krankheiten; theils sind es solche Krankheiten, welche bei kleinen, oft unbemerkten Anfängen den lebenden Organismus, jede auf ihre eigne Weise, dynamisch verstimmen und ihn allmälig so vom gesunden Zustande entfernen, daß die zur Erhaltung der Gesundheit bestimmte, automatische Lebens-Energie, Lebenskraft (Lebnsprincip) genannt, ihnen beim Anfange, wie bei ihrem Fortgange, nur unvollkommenen, unzweckmäßigen, unnützen Widerstand entgegensetzen, sie aber, durch eigne Kraft, nicht in sich selbst auslöschen kann, sondern unmächtig dieselbe fortwuchern und sich selbst immer innormaler umstimmen lassen muß, bis zur endlichen Zerstörung des Organismus; man nennt sie chronische Krankheiten. Sie entstehen von dynamischer Ansteckung durch ein chronisches Miasma. (§ 73): Was die acuten Krankheiten betrifft, so sind sie theils solche, die den einzelnen Menschen befallen auf Veranlassung von Schädlichkeiten, denen gerade dieser Mensch insbesondere ausgesetzt war. ..... Hieran gränzen jene, welche viele Menschen aus ähnlicher Ursache unter sehr ähnlichen Beschwerden epidemisch ergreifen..... Da entstehen Fieber, jedesmal von eigner Natur, und weil die Krankheitsfälle gleichen Ursprungs sind, so versetzen sie auch stets die daran Erkrankten in einen gleichartigen Krankheits-Proceß, welcher jedoch, sich selbst überlassen, in einem mäßigen Zeitraume, zu Tod oder Genesung sich entscheidet. ..... (§ 78): Die wahren natürlichen chronischen Krankheiten sind die, von einem chronischen Miasma entstandenen, welche, sich selbst überlassen und ohne Gebrauch gegen sie specifischer Heilmittel, immerdar zunehmen und selbst bei dem besten geistig und körperlich diätetischen Verhalten, dennoch steigern und den Menschen mit immerdar erhöhenden Leiden bis ans Ende des Lebens quälen.

Historisch richtig müssen wir feststellen:

- Der Kern der Lehre HAHNEMANNs von den chronischen Krankheiten liegt literarisch schon 1789 im *„Unterricht für Wundärzte..."* fest.
- Die chronische Krankheit ist ein eigener Typ von Krankheit, der dadurch gekennzeichnet ist, daß die Lebenskraft keine Abwehr gegen sie besitzt (im Gegensatz zur akuten Krankheit, bei der es eine Abwehr gibt, die zur Krisis führen kann).

- Die chronische Krankheit nimmt immer weiter zu, ihre Leiden werden stärker, sie führt in die Destruktion.
- Das Modell für eine chronische Krankheit war für HAHNEMANN die Syphilis.

Aber stimmt es, daß der Organismus überhaupt kein „Vermögen" hat, das „venerische Gift" zu überwältigen? Es stimmt absolut – und doch hat der Organismus eine kleine Möglichkeit, das Fortschreiten der Krankheit zwar nicht zu verhindern, aber etwas zu bremsen. Das geschieht durch die Bildung von „Lokalübeln". In den §§ 185 – 205 der 6. Auflage des *Organon* stellte HAHNEMANN eine eigene Lehre von den „Lokalübeln" auf, die leider von jenen, für die Homöopathie nur das Behandeln nach dem Ähnlichkeitsgesetz ist, so oft ignoriert wird, ohne die die Homöotherapie aber nur schlechte Halbheit ist. Und auch diese Lehre von den Lokalübeln hat im *„Unterricht für Wundärzte...* schon ihre Ansätze. In diesem Buch vertrat HAHNEMANN noch die Meinung, daß der Primäraffekt der Syphilis, der Schanker (wie auch der Ausfluß bei der Gonorrhoe), rein lokale Erscheinungen seien, und daß erst beim Übertritt des „venerischen Giftes" in die „allgemeine Säftemasse" die sogenannte zweite Ansteckung stattfand, die dann erst die eigentliche Lustseuche darstelle. Aber er behauptete auch, daß der Schanker jahrelang an seiner Stelle Bestand haben kann, was dann eben bedeutet, daß die „zweite Ansteckung" und damit der Ausbruch der „Lustseuche" aufgeschoben ist. (Unterricht, § 271): Es giebt wenig Krankheiten des Körpers, die nicht jezuweilen durch die eignen Kräfte der Natur wären bezwungen worden. Der Schanker gehört nebst der Lustseuche unter die wenigen. Wenn nicht Umstände eintreten, welche die Einsaugung des Giftes aus diesen Geschwüren in die Säftemasse bewerkstelligen (worauf Bubonen und

Lustseuche, noch bedenklichere Krankheiten als der Schanker selbst, folgen), so können sie mehrere Jahre hindurch ohne die mindeste Veränderung, außer daß sie etwa größer geworden, auf derselben Stelle bleiben. Dies scheint eine eigene Beobachtung HAHNEMANNs zu sein, denn die übliche medizinische Behandlungsweise bestand ja darin, den Schanker auf irgendeine Weise zu zerstören. Und bei der Diskussion der üblichen Methoden, den Schanker zu behandeln, sagte er im Zusammenhang mit der Ätzmethode durch *Höllenstein*: (ebd., § 276): ... Er verdichtet und zerstört urplötzlich, wie Feuer, alle feuchte animalische Theile, unter der möglichst kleinsten Entzündung. Aber auch dieser, wie viel Schmerz macht er! Er macht Schorf, unter dem das übrige Gift nicht hervorbrechen kann; und nun fällt er ab, das Geschwür scheint rein; man schmeichelt mit naher Besserung, es trocknet und siehe die Leistendrüsen werden schmerzhaft, es entsteht ein Bubo, der Vorbote der Lustseuche; oder auf einmal bleibt die Heilung stehen, der Schmerz vom Aetzmittel verhindert seine fernere Anwendung, es schießt schwammiges Fleisch hervor, das nun wieder getilgt seyn will. Oft gehts mit den Aetzmitteln nicht einmal so gut; oft legen sich unter dieser Behandlung die Ränder des auszurottenden Schankers um, es setzen sich ringsum Knoten an; das Geschwür fängt an leicht zu bluten, es schmerzt unaufhörlich heftig, frißt fast unaufhaltsam um sich, und es wird ein wahres Krebsgeschwür. (§ 277): Man hat Beispiele von kleinen blos durch starkes, aufeinander folgendes Brennen mit Silberätzstein ganz ohne erfolgende Lustseuche weggebeizten Schankern; aber wie so selten sind diese Fälle (Simmons will dergleichen gesehn haben, ich bin nicht so glücklich gewesen, sie zu beobachten), wie gefährlich, auf dies gute Glück Rechnung zu machen! (§ 278): Doch, gesetzt, unter gehöriger Behutsamkeit soll nichts übels geschehen. Der Schanker soll ohne diese übeln Folgen verschwinden, und es wird auch dann noch übrig bleiben, (hier brauche ich blos die Meister der Kunst auf ihre Erfahrung zu verweisen) daß Aetzmittel auf Schanker grausame Mittel sind, die bei der Quaal, die sie verursachen, in den meisten Fällen das örtliche Gift zum allgemeinen machen, folglich mehr schaden als nutzen. (§ 279): Bleibt der Feind im Angesichte, so bleibe ich wenigstens wachsam, ich bin überzeugt, ihn noch nicht besiegt zu haben; aber in unerforschliche Schlupfwinkel ihn zerstreuen, heißt nicht schlagen. Hier haben wir schon deutlich die beiden Elemente, die seine Lehre von den Lokal-Übeln im *Organon* (§ 200 ff) und in den *„Chronischen Krankheiten"* charakterisieren:

1) Ein Lokal-Übel ist ein Signal: es zeigt das Vorhandensein des inneren Miasmas an. Es darf daher unter keinen Umständen durch örtliche Maßnahmen behandelt und zum Verschwinden gebracht werden.
2) Ein Lokal-Übel bringt die innere Krankheit vor der Hand zum Schweigen, es beschwichtigt das innere Übel. Auch aus diesem Grund darf es unter keinen Umständen örtlich beseitigt werden.

Von dem zweiten Punkt ist HAHNEMANN hier noch etwas entfernt, er redete nur davon, daß der Schanker lange Zeit Bestand haben könne, wobei die „zweite Ansteckung" eben aufgeschoben ist, aber von „Beschwichtigung" ist hier noch nichts zu hören. Jedoch das erste Element ist schon eindeutig da. Das wird noch an anderen Stellen deutlich. Im Zusammenhang mit der Gepflogenheit der damaligen Schulmedizin, den Schanker äußerlich zu behandeln und gleichzeitig innerlich *Mercur* zu geben, sagt er: (Unterricht, § 283): Wenn ist man aber gewiß, durch diesen doppelten Angriff den Feind besiegt zu haben? Man antwortet uns: 1) wenn das örtliche Übel verschwunden und der Schanker geheilt ist; 2) wenn man so viel Quecksilber in den Körper gebracht hat, daß der Mund hinlänglich, bis zum Eintritt des Speichelflusses angegriffen worden ist und noch etwas darüber; 3) sollten sich nach der Hand noch Zeichen der Lustseuche hervorthun, so muß man durch eine neue Merkurialkur zu Hülfe kommen. (§ 284): Der dritte Punkt zeigt die Unzuverlässigkeit des gewöhnlichen Verfahrens hinreichend; der zweite ist schwankend, da wir sehr geschwinde Angriffe des Mundes vom Quecksilber, so wie auf der anderen Seite Fälle haben, wo der Eintritt des Speichelflusses durch keine noch so große Gabe Quecksilbers (eher würden die Kräfte des Körpers unterliegen) zu erzwingen war, und wo dennoch, weder hier noch dort, das venerische Gift ausgerottet worden ist. Das erste Kennzeichen gilt nichts, da jeder Schanker verschwindet, wenn sein Gift durch Anwendung äußerlicher, stopfender, reizender oder ätzender Mittel zurück in den Körper gegangen ist. So schön kann selbst aufgelegtes Löschpapier den Schanker heilen. Hier wird – damals schon! – deutlich gemacht, daß das Lokal-Übel Schanker nur dann einen diagnostischen Wert hat, wenn es äußerlich unbehandelt geblieben ist. Und zu der schulmedizinischen Behandlung des Bubo durch örtliche Einreibung von Quecksilbersalbe (Neapolitanische Salbe) sagt er dasselbe: (ebd., § 392): ... daß, da hier die Verschwindung des Bubo auf der gründlichen Tilgung alles venerischen Giftes beruht, es thöricht gehandelt sey, sich dieses gewissesten Kriteriums der wahren Ausrottung des Leistenbeulengiftes durch örtliche nutzlose Vertreibung des Bubo zu berauben. Denn gleich nach örtlicher Vertreibung der Leistenbeule durch Neapelsalbe ist das venerische Gift noch eben so vollständig im Körper, als wenn die venerische Leistenbeule bei blos innerlichem Gebrauche des Quecksilbers noch nicht verschwunden ist, nur daß ich im letztern Falle die volle Gewißheit des Nichterfolgs an dem Dasein der Leistenbeule habe, welche mir im ersten fehlt, wo der Arzt sich nebst dem Kranken mit täuschender Hofnung betrügt. Denn wer kann beiden gleich nach der Schmierkur darthun, daß der Kranke nicht geheilt sey; mehrere Monate hernach wird die ausbrechende Seuche beide belehren, wie sehr sie sich betrogen; der Unbefangene wird einsehn, wie thöricht der Arzt gehandelt habe, sich selbst die

Leuchte auszulöschen, welche allein seine Schritte auf diesem dunklen Pfade sicher zum Ziele führen könnte.

Und wieder müssen wir – historisch richtig – feststellen:

- Die Lehre HAHNEMANNs von den „Lokal-Übeln", die ein wesentlicher Bestandteil seiner Lehre von den chronischen Krankheiten ist, ist schon vor 1790 in seinem *„Unterricht für Wundärzte..."* vorhanden.
- Sie besagt schon damals, daß der Schanker, das erste Lokalübel der Syphilis, auf keinen Fall durch örtliche Manipulationen weggenommen werden dürfe, weil er a) das Fortschreiten der Krankheit verhindert, so lange er unbehandelt bestehen bleiben kann, und b) weil er – so lange er örtlich unbehandelt ist – ein Zeichen dafür ist, daß das „venerische Gift" noch anwesend ist.
- Auch zu der Lehre von den Lokalübeln ist HAHNEMANN durch seine Erfahrungen und Beobachtungen bei der Syphilis, seinem „Modell" für chronische Krankheiten, gekommen.

Daß *Hahnemann* die chronischen Krankheiten nicht aus den Augen ließ, sehen wir an manchen Bemerkungen in seinen weiteren Schriften, ganz besonders in seinem *„Aesculap auf der Wagschale"* (1805), wo es eigentlich um ein ganz anderes Thema geht, nämlich um den miserablen Zustand der Medizin, um die allgemeine Unkenntnis der Materia Medica und um das Selbstdispensierrecht des Arztes, wo er aber – so ganz nebenbei – säuberlich zwischen akuter und chronischer Krankheit trennt und über die Unfähigkeit der Medizin, chronische Leiden zu behandeln, klagt. In dieser Schrift kommt – nach meinem Wissen – zum ersten Mal bei HAHNEMANN der Begriff „psorisch" vor. (KmS II, S. 258).

27 Jahre nach seinem *„Unterricht für Wundärzte..."* veröffentlichte HAHNEMANN abermals eine Abhandlung über die Syphilis. Sie trug den Titel *„Belehrung über die venerische Krankheit und ihre gewöhnlich unrechte Behandlung"* und ist im *„Allgemeinen Anzeiger der Deutschen"*, Nr. 211, Jahrgang 1816 erschienen. Sie handelte zwar ganz allein von der Syphilis und wollte den Laien darüber aufklären, daß er unter keinen Umständen den Schanker zerstören lassen dürfe, wenn er einmal die Syphilis habe, doch in ihr atmet man schon die frische Luft von 1828! Und es ist völlig eindeutig, daß HAHNEMANN in der Zwischenzeit unablässig weiter an der Erforschung der „venerischen Krankheit" gearbeitet und gewaltige Fortschritte in der Erkenntnis der Syphilis und der chronischen Krankheiten überhaupt gemacht haben muß. Die Syphilis ist darin nach wie vor für ihn eine Infektionskrankheit (von hereditärer Syphilis steht kein Wort darin!), aber nun gibt es für ihn keine zwei Infektionen mehr, sondern nur noch eine, und der Schanker ist auch keine rein lokale Affektion mehr, sondern ein Lokal-Übel ganz im Sinne der entsprechenden §§ des *Organon* (185-205) und in den *„Chronischen Krankheiten"*. Die Infektion haftet sofort beim ersten Kontakt und nimmt vom ganzen Körper Besitz. Sie ist auch durch keine äußerlichen Maßnahmen wieder rückgängig zu machen. Es dauert dann einige Zeit, bis sie im Inneren völlig ausgebildet ist und das Innere des Körpers verändert hat, und erst dann setzt der Organismus das Lokal-Übel. Und dieses hat bereits in dieser Schrift die beiden bekannten Aufgaben: 1) Zeichen für das Vorhandensein der inneren Krankheit zu sein, und 2) diese innere Krankheit zu beschwichtigen. Zur Beschwichtigung und zur Stellvertretung für das innere venerische Gemeinleiden bringt die Natur den Schanker hervor; denn selbst zwei oder drei Jahre lang, wie ich sah, an ihrer Stelle ungehindert stehende (sich freilich indeß allmäh-

lig vergrößernde) Schanker lassen die inwohnende allgemeine venerische Krankheit nicht zum Ausbruche kommen. Am ganzen übrigen Körper bemerkt man, so lange der Schanker ungehindert stehen blieb, kein venerisches Übel, keine Lustseuche. Höchstwahrscheinlich ist die Ansteckung während der unreinen Begattung schon in den ersten Sekunden geschehen, und dann hilft alles Abwaschen und Reinigen der Zeugunsteile nichts mehr; die Natur geht ihren Gang der Veränderung des ganzen Organismus, wie sie dieser Krankheit eigen ist, von da an ungehindert fort. Die Natur braucht aber von dem Augenblicke der ersten örtlichen Ansteckung an, zu unseren Zeiten, mehrere, gewöhnlich 7, 10, 14 Tage, nicht selten drei oder vier Wochen, ja, man hat Beispiele von 5, 6, 7 und 8 Wochen, ehe sie mit der Ausbildung des inneren venerischen Übels fertig ist, und zum Zeichen der vollendeten inneren allgemeinen venerischen Krankheit erscheint erst dann der Schanker auf der Haut, welcher, Zeuge des nun inwohnenden Übels, gleichsam das palliative Amt der Stellvertretung, Entladung und Beschwichtigung desselben zu übernehmen von der Natur bestimmt ist. (KmS II, S. 165 f) .... Das innere venerische Übel bleibt dann wie gebunden (latent) und verborgen und kann nie als Lustseuche ausbrechen, so lange sein äußerer Stellvertreter und Beschwichtiger unangetastet auf seiner Stelle stehen bleibt; wenn aber die inwohnende venerische Krankheit durch den bloß inneren Gebrauch der besten Quecksilberbereitung völlig vernichtet und geheilt worden ist, dann heilt der Schanker sogleich von selbst ohne Zuthun des geringsten äußeren Mittels; wird er aber äußerlich vertrieben ohne Heilung des inneren Übels, dann bricht dieses unaufhaltbar als Lustseuche aus (ebd., S. 167). Nun ist der Schanker nicht mehr eine lokale Affektion, sondern Bestandteil der Gesamtkrankheit, die von Anfang an besteht, und nun gibt es auch nicht eine einzige Indikation mehr dafür, ihn örtlich zu behandeln, im Gegenteil: dies ist strikt verboten. Das Spezifikum ist aber nach wie vor *Mercurius solubils*! Die Fortschritte sind deutlich!

HAHNEMANN hat in seinen „*Chronischen Krankheiten...*“ 1828 dieser Beschreibung der Syphilis nichts mehr hinzugefügt – bis auf eine Sache, die sich aber schon im „*Unterricht für Wundärzte...*“ 1789 andeutete. Zwar sagte er darin immer wieder, daß sowohl der Schanker als auch die venerische Lues (also die folgenden Stadien) durch das Merkurialfieber – ohne irgendwelche äußerliche Behandlung – zu heilen seien. Dennoch gab es für ihn damals noch Fälle, bei denen man äußerlich einschreiten muß. Das ist besonders dann der Fall, wenn Gangrän oder andere Zerstörung des Penis droht, wobei er dann lokale Maßnahmen – hauptsächlich chirurgischer Art – anwendete. In diesem Zusammenhang kommt dann etwas Überraschendes: (Unterricht, § 331): Von ganz anderer Natur sind die durch langwierigen Quecksilbergebrauch, vielleicht auch durch widrige äußere Mittel in langwierige bösartige Geschwüre ausartende Schanker. Ein solches Geschwür giebt viel dünne scharfe Jauche von sich, ist ungemein empfindlich und schmerzhaft, seine Ränder sind sehr erhaben, violet und hart. Mit einem Worte, sie haben das Ansehen alter sogenannter skrophulöser Geschwüre, und sind von gleicher Natur. (§ 332): Hier kann alles venerische Miasm aus dem Körper sein. Der Mißbrauch des Quecksilbers und anderer Schwächungsmethoden hat den ganzen Körper in die skrophulöse Disposizion, und in die Kachexie der kränklichen Reizbarkeit gesetzt, und die Geschwüre heilen nicht eher mit Bestand, bis diese verbessert ist. (§ 333): Ein neuer Gebrauch des Quecksilbers verschlimmert sie sichtbar. Die kräftigsten Gegenmittel dieser Kachexie, kalte Bäder, Landluft, China, Mohnsaft, Bewegung, flüchtiges Laugensalz und örtliche Stärkungsmittel bringen Hülfe. Hier finden wir bereits das, was wir später in den „Chronischen Krankheiten" ausführlicher hören, daß nämlich der falsche Gebrauch von *Mercur* oder unterdrükkende Maßnahmen die Psora wecken können, und daß in solchen Fällen zuerst die Psora zu heilen sei, obwohl er das, was er später die Psora nennen wird, noch nicht richtig fassen und bestimmen kann. Er redet von „skrofulöser Disposition", von „Schwäche", „nervöser Reizbarkeit" und anderen Dingen. Aber daß er hier schon etwas wittert, was er später als nicht-venerisches Miasma bezeichnet, dem er hier schon auf der Spur ist, wird noch an vielen anderen Stellen dieses Buches deutlich. Immer wenn er von besonderen Komplikationen der Syphils spricht, dann führt er sie auf die „skrofulöse Disposition" zurück oder konstitutionelle Schwäche oder nervöse Reizbarkeit. Ganz besonders wird das deutlich, wenn er sich mit der Behandlung der Syphilis beschäftigt, der er viele Seiten widmet, wobei er sich – in der auch später von ihm bekannten Akribie – mit allen damals bekannten Methoden und Verfahren auseinandersetzt, ihre Vor- und Nachteile aufzählt, und natürlich immer am Schluß dann sagt, daß sein *Mercurius solubilis* und die Erzeugung des Merkurialfiebers die beste Methode sei. Es geht ihm dabei immer darum, die Schwächung des Körpers durch die Entleerungen, die Quecksilber erzeugt (Speichelfluß, Schweiße, Diarrhoe, usw.), zu verhindern, weil nicht sie es sind, die die Syphilis heilen, und weil sie den Organismus schwächen, was ganz und gar nicht erwünscht sein kann bei der Heilung der Syphilis. U.a. beschäftigt er sich auch mit den vielen verschiedenen vorbereitenden Maßnahmen, die die damalige Medizin trifft, um die Quecksilberkur erfolgreich zu gestalten. Er schreibt: (ebd., § 573): Sollte es nun einmal eine allgemeine Methode seyn, durch welche die Ankömmlinge in den venerischen Siechhäusern zur Quecksilberkur künstlich vorbereitet werden müßten, so giebt die Natur der Sache, daß die entgegengesetzte Behandlung zu erwählen wäre, da Fiberschlaffheit und Nervenschwäche das größte Ingredienz aller chronischen Krankheiten unseres Zeitalters geworden ist. (§ 574): In den meisten Fällen veralterter Lustseuche [Anm.: Auch bei idiopathisch venerischen Krankheiten, vorzüglich denen, gegen welche schon vergeblich Quecksilber gebraucht worden ist] bemerkt man eine allgemeine Schwäche des Körpers, ein blasses Aussehen, ein mattes Auge, schlaffe Muskeln und oft, wegen des durch den venerischen Reiz erregten, heimlich schleichenden Fiebers, eine geschwächte Verdauung, einen kleinen, schwankenden, sehr geschwinden Puls, Neigung zu Krämpfen und alle Kennzeichen der erhöheten kränklichen Reizbarkeit des ganzen Nervensystems. (§ 575): Alle diese Erscheinungen indiziren Stärkungsmittel zur Vorbereitung, die um desto nöthiger wird, da ohne dieselbe das Quecksilber die kränkliche Disposizion vermehrt, oder sich doch dadurch hindern läßt, den gehörigen Angriff auf das venerische Gift zu tun. (§ 576): Unterläßt man sie, so nimmt das schleichende Fieber und die Neigung zu rothlaufartigen und skrophulösen Entzündungen zu, und was das schlimmste ist, es bricht bei der geringsten Quecksilbergabe gar bald ein ruhrartiger Durchfall, ein unbändiger Schweiß oder am gewöhnlichsten ein unaufhaltsamer Speichelfluß aus, der alle Kräfte aussaugt und die oft erwähnten Nachwehen hinterläßt, oft ohne das Venusgift getilgt zu haben. (§ 577): Es steht der Quecksilberkur auch nicht selten eine Anlage des Körpers zur rheumatischen und gichtischen Schärfe, zu Skropheln und zu Skorbut im Wege, Disposizionen, welche vorher hinweggeräumt sein müssen, wenn man diese Uebel nicht bei oder nach der venerischen Kur ungeheuer verschlimmert sehen, oder wenn man überhaupt mit dem Gebrauche des Quecksilbers sicher und hülfreich zu Werke gehen will. (§ 578): Um demnach die kränkliche Neigung zu diesen (§ 576) Ausleerungen im voraus zu mindern, und die genannten widrigen Körperanlagen zu tilgen, ist aus angegebnen Ursachen die stärkende Vorbereitung, nach Beschaffenheit der Umstände mit spezieller

Rücksicht auf Hinwegräumung der skrophulösen, skorbutischen, usw. Disposizion, je nachdem eine oder die andre durch ihre Kennzeichen sich verräth, unumgänglich nothwendig. [Hier sehen wir HAHNEMANN wieder einmal als den akribischen Beobachter von Zeichen und Symptomen!] Wenn auch bis zu *Hahnemanns* „Chronischen Krankheiten" oder bis zum § 206 des Organon noch ein weiter Weg ist, so meint man doch, hier die ersten Ansätze zu der dort geäußerten Meinung zu hören, daß man bei mit Psora kombinierter Syphilis zuerst die Psora heilen müsse – was übrigens sowohl bei § 206 als auch in den „Chronischen Krankheiten" als auch hier beim „Unterricht über die venerischen Krankheiten" nur für die erworbene Syphilis gilt (und das wird meist übersehen!)!

Und wieder müssen wir – historisch richtig – feststellen:

- Schon 1789 wußte HAHNEMANN davon, daß neben der Syphilis auch noch andere chronische Erscheinungen nicht-venerischer Art bei einem Patienten vorhanden sein können.
- Schon damals forderte er, daß – wenn diese vorhanden sind – sie zuerst behandelt werden müssen.
- Diese nicht-venerischen chronischen „Diathesen", die er mit verschiedenen Namen belegt (Skrofula, Skorbut, gichtische oder rheumatische Schärfen, usw.), faßt er 1828 in seinen „Chronischen Krankheiten" unter dem Namen **Psora** zu einer einzigen chronischen Krankheit zusammen.

Ca. 40 Jahre Arzt- und Forscherleben HAHNEMANNS liegen wischen 1789 und 1828. Und schon 1789 war in seinem Buch „*Unterricht für Wundärzte über die venerischen Krankheiten*" im Kern seine Lehre über die chronischen Miasmen festgelegt. Er mußte in diesen Jahren nur noch die klare Trennung zwischen Syphilis und Sykosis vornehmen, er mußte alle nicht-venerischen chronischen Krankheitserscheinungen unter dem Namen „Psora“ zusammenfassen, er mußte Thuja für die Sykosis und etwa 50 andere Mittel für die Psora erforschen, und er mußte die Potenzierung der Arzneimittel erfinden, um 1828 sein entscheidendes Werk herausgeben zu können. Alles andere war 1789 schon vorhanden. Aber man muß einmal die Frage stellen, warum das Buch von 1828 so großes Aufsehen erregte und vor allem Ablehnung – sowohl bei der Schulmedizin als auch bei den Homöopathen – erfuhr, während von dem Buch 1789 nichts dergleichen bekannt ist. Und darauf gibt es nur eine Antwort: Es ist einzig und allein die **Psora**-Lehre, der diese Ablehnung galt, nicht aber der Lehre von chronischen Krankheiten überhaupt. Daß die Syphilis eine chronische Krankheit ist, war auch der Schulmedizin bekannt, und daß es diese oder jene Behandlungsmethode dagegen gab, wurde durch diverse Veröffentlichungen verschiedener Autoren deutlich. HAHNEMANN reihte sich mit seinem Buch 1789 nur in diese Vielfalt ein. Daß die Sykosis eine andere Symptomatik als die Syphilis hat, konnte ebenfalls von jedem Sehenden nicht geleugnet werden, und auch hier konnte man über die Behandlungsweisen verschiedener Meinung sein. Daß es aber neben Syphilis und Sykosis nur noch **eine** nicht-venerische chronische Krankheit geben sollte, daß also all die vielfältigen nicht-venerischen Krankheitserscheinungen nur eine einzige Wurzel haben sollten, das war das Unerhörte, das war der Stein des Anstoßes. Und eben dies war es auch, das viele seiner Schüler veranlaßte, ihm die Nachfolge zu verweigern. Wenn man die Literatur der damaligen Zeit liest, dann wird man feststellen, daß niemand gegen HAHNEMANNs Lehre von den chronischen Krankheiten zu Felde gezogen ist, sondern daß man gegen HAHNEMANNs „Psora-Theorie“ oder „Psora-Lehre“ Sturm lief. Es war die **Psora**, an der man sich festbiß, wobei man im Eifer des Gefechtes völlig übersah, daß nicht nur seine Psora-Lehre, sondern seine Lehre von den chronischen Krankheiten überhaupt Elemente enthielt, die im krassen Gegensatz zur offiziellen Medizin standen – wie z.B. die Lehre von den Lokalübeln, die Lehre von den einseitigen Krankheiten, die Lehre von den Geistes- und Gemütskrankheiten, die Lehre von den Arzneimittelkrankheiten, usw. An ihnen hätte man sich genauso festbeißen können, aber bis dorthin drang man erst gar nicht vor. Man lehnte die **Psora** ab, und damit lehnte man alles ab und beschäftigte sich nicht weiter damit.

Was aber hatte HAHNEMANN getan? Er hatte etwas ganz Einfaches gemacht – und das Einfache ist eben oft das Geniale, wie man etwa auch an seiner Erfindung der Potenzierung der Arzneimittel sehen kann. Er hatte neben die beiden venerischen Krankheiten Syphilis und Sykosis eine dritte chronische Krankheit gestellt, die nun nicht-venerisch war, aber denselben Gesetzen folgte und dieselben Verhaltensweisen aufwies wie die Modellkrankheit Syphilis – allerdings eben psorisch geprägt. Dabei ist das Lokal-Übel nun nicht der Schanker, sondern das „wollüstig jückende“ und „nach dem Kratzen brennende, krätzeähnliche Bläschen“, das genauso wenig wie der Schanker unterdrückt werden darf, weil sonst die „innere Psora“ ausbricht, d.h. jene nicht-venerische chronische Krankheit, die genauso wie die Syphilis in die Destruktion führt. Und HAHNEMANN braucht in seinen „*Chronischen Krankheiten...*“ gut 40 Seiten, um die Zeichen und Symptome ihrer Destruktion annähernd aufzuführen, wobei diese Destruktion genauso fürchterlich wie bei Syphilis und Sykosis sein kann. Und er behauptet, daß sie die älteste und weitverbreitetste chronische Krankheit ist – „sieben Achtel" aller chronischer Leiden gehen auf ihr Konto, den Rest schreibt er der Syphilis und der Sykosis zu. Es ging ihm darum, für all die unzähligen chronischen Leiden, an denen die Menschen erkranken können, eine einzige, gemeinsame „Wurzel" zu finden, aus der diese Leiden hervorgehen. Und er sagt ausdrücklich, daß es dabei wie bei einer epidemischen Krankheit sei: Die Patienten leiden unter den verschiedensten Erscheinungen, und die offizielle Medizin gibt diesen Erscheinungen die verschiedensten Namen und hält sie für verschiedene Krankheiten, doch in Wirklichkeit ist die Ursache aller dieser Erscheinungen nur eine einzige, allen gemeinsamen Krankheit, die man mit ihrem „Spezifikum" treffen muß (CK., S. 10; Organon §§ 100 – 103). Ein wahrhaft genialer Entwurf! So genial und zukunftsweisend, daß man geradezu Verständnis dafür aufbringen kann, daß die offizielle Medizin und auch seine schulmedizinisch gesonnenen Schüler ihm hierbei die Nachfolge verweigerten. Zumal HAHNEMANN sich nicht scheut, aus seinen Erkenntnissen den Schluß zu ziehen, daß jemand, der frei von Psora, Syphilis und Sykosis ist, absolut gesund ist und ein Leben ohne Krankheit und ohne Destruktion führen kann. Ja, er geht so weit zu sagen, daß ein Mensch ohne Psora sich nicht einmal (z.B. durch Zugluft) erkälten kann (CK., S. 59, Anm.).

Die Psora ist also die „Urmutter" aller Krankheiten. Wer es wagt, sich auf dieses Konzept einzulassen, wird auch nach fast zwei Jahrhunderten die Richtigkeit dieser These in der Praxis bestätigt bekommen. Allerdings ging HAHNEMANNs Traum, jede der drei chronischen Krankheiten mit ihrem „Spezifikum" auslöschen zu können, gerade bei der Psora nicht in Erfüllung. Wenn wir auch – wie schon erwähnt – aus den Kasuistiken seiner Journale ab 1828 sehen, daß er gerne einmal automatisch den *Sulfur* einsetzte, wenn er eine Psora vermutete, so muß er doch allein durch die Bände II – V seiner „*Chronischen Krankheiten*" zugeben, daß es noch mehr Antipsorika gibt. Sein Traum wäre gewesen, die Syphilis mit *Mercurius*, die Sykosis mit *Thuja* und die Psora mit *Sulfur* zu heilen – für jedes Miasma ein Spezifikum. Aber HAHNEMANN war kein Träumer! Er hat sich immer den Realitäten der Erfahrung gebeugt. Und so führt er denn in den Bänden II – V etwa zehn Hände voll Antipsorika neben *Sulfur* auf. Aber das eben ist das Entscheidende: Er will seiner Mitwelt sagen, daß es nur diese ca. 50 Mittel sind, die in der Lage sind, antipsorisch zu wirken, und beileibe nicht alle Homöopathika, die man kennt. Und leider hat sich bis zum heutigen Tage diese Erkenntnis bei vielen Homöopathen noch nicht durchgesetzt – zum Schaden ihrer Patienten.

Es ist ein geniales, weit in die medizinische Zukunft blickendes und großartiges Konzept von Heilungsmöglichkeit, das HAHNEMANN mit seiner Lehre von den chronischen Krankheiten vor die Welt hingestellt hat. Und doch hat es einen kleinen Schönheitsfehler, der von seinem Schöpfer, wenn er noch länger gelebt hätte, sicher auch noch ausgeglichen worden wäre: Er redet, wenn er von Syphilis, Sykosis, Psora spricht, immer nur von diesen Krankheiten als **erworbene** Krankheiten. Daß sie auch an nachfolgende Generationen weitergegeben werden können und daß ihr Erscheinungsbild dabei verändert sein kann, davon hören wir nichts. Diese Dinge zu entdecken, überließ er seinen Nachfolgern, sofern sie sich überhaupt mit den chronischen Krankheiten beschäftigten.

Aus einigen Andeutungen wissen wir zwar, daß HAHNEMANN sich in den Jahren seit 1828 ganz offensichtlich auch mit der Möglichkeit der Heredität der chronischen Krankheiten beschäftigte. So schreibt Dr. Peschier aus Genf, der im August 1832 HAHNEMANN in Köthen besuchte und bei seinen Fallaufnahmen dabeisein durfte: HAHNEMANN schreibt genauestens die Totalität der Symptome oder die gesamte Gruppe der Leiden des Patienten nieder, wobei er alle konstitutionellen Leiden, die sich früher bei ihm gezeigt haben, oder **irgendeinen hereditären Makel, der für seine Vorfahren charakteristisch ist**, mit einschließt. Wenn er mit seiner Niederschrift fertig ist, sind die Symptome der Krankheit auf das Sorgfältigste so angeordnet, daß sie den Indikationen einer Arznei entsprechen, von der er glaubt, daß sie dem Fall am ähnlichsten ist; doch beim Erlangen dieses Schlusses vertraut er weder seinem Gedächtnis noch verläßt er sich allein auf seine lange Erfahrung, sondern hat dauernd die Materia Medica und Rückerts Repertorium vor sich, aus denen er sich jedes Mittel, das der Fall notwendigerweise erfordert, heraussucht. (Bradford, S. 290. Die Hervorhebung stammt von mir.) Ähnliches wissen wir aus seinen Krankenjournalen aus seiner Pariser Zeit, wo er z.B. bei einer Fallaufnahme notiert, daß drei Kinder eines Vorfahren des Patienten an Schwindsucht gestorben sind (DF 5, S. 1107). Auch aus den Anmerkungen zu den §§ 78 und 284 seines *Organon* geht hervor, daß er davon weiß, daß die Psora auch durch „Erbschaft“ weitergegeben werden kann, und er empfiehlt sogar eine eugenische Kur der Mutter in der ersten Schwangerschaft mit *Sulfur*. Das alles bezieht sich aber nur auf die Psora, bei der es für ihn ganz offensichtlich gleichgültig ist, ob der Säugling per „Erbschaft“ oder per Ansteckung über die Amme oder die Mutter infiziert wird. Psora ist Psora – von einer Unterteilung in erworbene und hereditäre Psora ist keine Rede. Und für die Syphilis und Sykosis scheint er keine Heredität zu kennen. Wenn er sich also auch für diese hereditären Dinge zu interessieren schien, so finden wir doch seinerseits nirgends theoretische Erörterungen darüber oder gar praktische Hinweise für ihre Behandlung. Ganz im Gegenteil: in seinen Schriften macht er unmißverständlich deutlich, daß er seine drei chronischen Miasmen – Psora, Syphilis, Sykosis – für **erworbene** Infektionskrankheiten hält. Bei der Psora ist das völlig eindeutig. In seinen langen und eingehenden Ausführungen über die Ansteckung mit Psora (CK., S 43 ff.) führt er aus, daß bereits die Berührung mit der Hand einer psorischen Hebamme oder der Durchgang durch den Geburtskanal einer psorischen Mutter das neugeborene Baby ansteckt, was bedeutet, daß der neue Erdenbürger somit an einer **erworbenen** Psora leidet. Bei der Syphilis, die ja sein Modell für die chronischen Miasmen ist, sehen wir ähnliches: sie wird durch Ansteckung erworben! Und in seinem „*Unterricht für Wundärzte...*" (Unterricht, §§ 663 ff.) vertritt er in bezug auf die neugeborenen Kinder die Auffassung der modernen Schulmedizin: es gibt nur eine **connatele** Syphilis, d.h. die Kinder haben sich im Mutterleib oder während des Geburtsaktes die Syphilis **erworben**! Er zählt dabei nur Symptome und Zeichen von erworbener Syphilis bei den Kleinkindern auf. Kein Wort von Heredität, und auch kein Wort von Zeichen und Symptomen, von denen wir heute wissen, daß sie hereditär syphilitisch sind. HAHNEMANN scheint bei dieser Meinung geblieben zu sein, denn es fehlen in seinen späteren Schriften Hinweise darauf, daß er seine Erkenntnisse von 1789 zurückgenommen oder abgeändert hätte.

Wir müssen also – historisch richtig – feststellen, daß

- HAHNEMANN die von ihm gelehrten chronischen Miasmen nur als **erworbene** Krankheiten kannte,
- daß er zwar in seinem Alter andeutungsweise eine Ahnung davon hatte, daß sie auch in **hereditärer** Form auftreten können,
- daß er aber nirgends theoretische Erörterungen darüber oder praktische Hinweise für ihre Behandlung hinterlassen hat.

Es blieb nachfolgenden Homöopathengenerationen vorbehalten, aus ihren Erfahrungen und Beobachtungen in der Praxis die Tatsache zu entdecken, daß es Syphilis, Sykosis und Psora auch in hereditärer Form gibt. Dieses Faktum festzustellen und im Gedächtnis zu behalten, ist deswegen besonders wichtig, weil daraus hervorgeht, daß der moderne Homöopath, der in seiner täglichen Praxis vor vielen Fällen – gerade auch bei Kindern – steht, die hereditär-chronisch sind, sich nicht allein auf HAHNEMANN verlassen kann, denn manche der Regeln, die er für die Behandlung von chronischen Krankheiten gegeben hat, gelten nur für die erworbenen, und viele der Zeichen und Symptome, die er der erworbenen Psora zugerechnet hat, müssen – wenn sie hereditär auftreten – anderen chronischen Miasmen zugeordnet werden. Durch diese Feststellungen soll HAHNEMANNs geniales Werk nicht um einen Deut geschmälert werden, aber man muß seinen Nachfolgern doch zugestehen, daß auch sie – jedenfalls manche von ihnen – denkende und beobachtende Ärzte waren, die an einem riesigen Patientengut ihre Erfahrungen machten. Und wenn sie ihre Beobachtungen dann auch noch in literarische Form gossen, dann haben sie damit die Grenzen der Homöopathie, die – wenn man nur die erworbenen chronischen Miasmen kennen würde – ziemlich eng gesteckt wären, erheblich erweitert. Und wenn das, was sie herausgefunden haben, dann auch noch durch die Praxis bestätigt wird, dann besteht kein Anlaß, ihre Erkenntnisse zu ignorieren.

HAHNEMANNs großer und bekanntester Schüler, James T. KENT, ist in Sachen chronischer Krankheit manchen anderen Weg gegangen als sein Meister. Dies zeigt sich schon bei der Behandlung der erworbenen Syphilis. KENT glaubte HAHNEMANN nicht, daß dieser die Syphilis mit *Mercurius solubilis* geheilt habe. Er sagt, HAHNEMANN habe wohl Schanker und Schankroid – also ein schankerähnliches, aber nicht-syphilitisches Geschwür – verwechselt, und er habe vielleicht das Schankroid, aber nicht die echte Syphilis mit *Mercurius* geheilt. Wahrscheinlich hatte er bei dieser Beurteilung der Lage übersehen, daß HAHNEMANN immer gesagt hatte, man könne nur die reine Syphilis mit *Mercurius* heilen, bei mit Psora komplizierter Syphilis müsse man anders vorgehen. Jedenfalls heilte KENT die Syphilis ganz anders. Er war ja immer der Meinung, daß bestimmte Infektionskrankheiten, wenn sie sich erst einmal festgesetzt hatten, auch durch die Homöopathie nicht einfach coupiert werden könnten, sondern ihren Verlauf nehmen müßten – allerdings wesentlich gemildert und stark abgekürzt. Dazu gehörte z.B. Scharlach, Keuchhusten, Typhus, usw. Sie mußten ihren Verlauf nehmen, ihren *course*, das war für ihn Gesetz. Und dazu rechnete er auch die Syphilis. Deshalb sagte er: Du mußt den Patienten durch alle Stadien der Syphilis homöopathisch begleiten, mußt jedesmal nach den vorhandenen Symptomen verschreiben (KENT wie er leibt und lebt!), und Du wirst sehen, daß die Syphilis ganz leicht verläuft, sie wird nur ein Schatten ihrer selbst sein, und am Ende – etwa nach 6 Monaten – ist dein Patient völlig gesund und kann die Syphilis auch nicht weitergeben. Er schreibt: Da kommt ein Patient zu dir mit einem Schanker. Statt ihn zu cauterisieren, laß ihn in Ruhe. Aber der Patient sagt: „Er muß cauterisiert werden – es ist die übliche Behandlung". Tu es ja nicht! – Was aber ist, wenn er wächst und zwei oder drei Monate lang stehenbleibt? Das ist in Ordnung, genau das erwartest du. Du hast Angst, daß der junge Mann weggeht und dich verläßt? Das ist nicht meine Erfahrung gewesen. – Das Geschwür ist schmerzlos. Sage ihm, daß du nur seinen Zustand verschlechterst, wenn du ihn cauterisierst. Wenn du ihn nicht cauterisierst, dann kannst du ihn im Verlauf von ein paar Monaten wieder völlig gesund machen; er wird geheilt sein, und wird auch an seine Kinder keinen Makel weitergeben. Und wenn dich einige verlassen, werden es andere nicht tun, und du wirst genug übrige haben, die geheilt werden können. – Studiere die Gesamtheit der Symptome und wähle dein Mittel. – Unter der Wirkung dieses richtig gewählten Mittels wird das Geschwür weich und fängt an, stark abzusondern, statt härter zu werden. – Die üblichen Sachverständigen behaupten, daß der Bubo nur wenig Tendenz zur Eiterung zeigt; aber unter homöopathischer Behandlung eitert er oft, denn dies ist der leichteste Weg für die Natur, den Organismus von dieser Krankheit zu befreien.- So also verändert die Homöopathie den ganzen Aspekt der Krankheit von Anfang an. Nun kommen die Eruptionen auf die Haut, und du wirst wahrscheinlich dein Mittel wechseln müssen. Dann – durch eine richtige Verschreibung – heilst du die Krankheit von innen her. Die Eruption vermindert sich, obwohl das Stadium weitergeht. Du besiegst die Causa. Du benutzt keine lokalen Applikationen, keine Waschungen, keine Salben. Die wunde Stelle, die zuerst erschien, ist das letzte, was heilt. Dadurch (und das ist in Übereinstimmung mit dem Gesetz, daß „die Krankheiten heilen in der umgekehrten Reihenfolge ihres Erscheinens") weißt du, daß der Patient auf dem Wege der Heilung ist. – Nun beobachte; der entzündete Rachen wird erscheinen. Wenn du am ersten Tage das Mittel noch nicht erkennst, bestelle den Patienten ein paar Tage später wieder. Beobachte seinen Zustand, den Verlauf, den das Geschwür nimmt, seine Farbe und seine Richtung. Wegen eines Mittels, das all diesen Dingen entspricht, mußt du in die Materia Medica schauen. Im Hals ist es wieder dasselbe: der erste Fleck, der erscheint, ist der letzte, der heilen muß. An dem Tage, an dem du das richtige Mittel gibst, hört das Geschwür auf, sich zu vergrößern, der molekulare Tod stoppt. Wenn das letzte Geschwür verschwunden ist, wird es nie wieder in seinem ganzen Leben wiederkehren. – Das nächste Stadium ist das Ausfallen der Haare. Achte darauf, wo es beginnt, und nimm dir die vollständige Liste der Mittel vor, die Haarausfall haben, ebenso eine Liste der syphilitischen Mittel, und vergleiche; vor allem aber die ganze Reihe der geprüften Mittel. Benutze keine Fowler'sche Lösung, kein Cantharis, kein Haarwasser. – Nun, was sehen wir? Es ist eine merkwürdige Tatsache, daß, je schneller ein Stadium geheilt ist, desto schneller kommt das nächste. In 6 Monaten kannst du deinen Patienten durch alle Stadien führen und ihn heilen. Der Schatten aller Stadien wird dir die leitenden Bilder präsentieren, damit du danach Mittel auswählen kannst. Zerstöre keine Symptome. .... Unter homöopathischer Behandlung habe ich niemals einen Rückfall gesehen, obwohl ich viele Fälle hatte; während die Allopathen von einem großen Prozentsatz von Rückfällen bei ihren Fällen berichten. (LW., S. 367 ff.)

Dies ist ein völlig anderes Vorgehen als bei HAHNEMANN. Dieser hatte sein „Spezifikum" für die reine Syphilis, KENT begleitete den Patienten durch die Stadien und verschrieb für jedes Stadium nach den auftretenden Symptomen. Zwischen beiden Verfahren gibt es keine Synthese. Wir müssen das so hinnehmen, wie es ist. Immerhin aber erfahren wir hier bei KENT, daß er etwas davon weiß, daß der „Makel" der Krankheit an nachfolgende Generationen weitergegeben werden kann. Er lebte ja zu einer Zeit, als die offizielle Schulmedizin auch noch davon wußte. Aber er hat nie von „hereditär-chronischer Krankheit“ gesprochen, sondern er benutzte dafür den Begriff „Konstitution“ (siehe unten!). Auch bei ihm vermissen wir theoretische oder praktische Hinweise, wie eine hereditär-chronische Syphilis zu behandeln wäre. Das ist bei ihm auch nicht zu erwarten, denn er würde immer gesagt haben: Der Patient hat Symptome; nimm diese gründlich auf; und dann verschreibe dein Mittel danach!

KENT fügte noch einen anderen, wichtigen Zug zum Bild der erworbenen Syphilis hinzu, den man nicht außer Acht lassen sollte: Es gibt ein besonderes Faktum bei der Ansteckung mit Syphilis (und das gilt ebenso für die Sykosis), das du nicht in der anerkannten Literatur finden wirst. Es ist die Tatsache, daß die infizierte Person die Krankheit in dem Stadium übernimmt, in dem sie zur Zeit der Ansteckung ist. Er [der infizierte Patient] geht nicht zurück und hat die Krankheit von Anfang an, sondern er beendet sie von dem Stadium aus, das bei der Person vorhanden war, die ihm die Infektion übertrug. – Ein junges Mädchen war mit einem jungen Mann verlobt, der an einem Rückfall litt. Er hatte Geschwüre in seinem Mund, Sekundärstadium der Syphilis. Eines Tages aß sie zufällig von demselben Löffel, den der junge Mann sonst benutzte. Das Ergebnis war, daß sie sich mit der Krankheit infizierte, und daß in ihrem Mund und Rachen Geschwüre ausbrachen. Ihr Liebhaber kam sehr aufgeregt und erzählte mir die Umstände. Ich beobachtete diesen Fall und sah, wie sie durch die Symptome des Sekundärstadiums der Syphilis mit Geschwüren in Mund und Rachen ging, und wie schließlich ihr Haar ausfiel. Aber sie hatte niemals einen Schanker oder einen Bubo oder einen Hautausschlag. Ich habe mehrere ähnliche Fälle gesehen, die für mich dieses Prinzip der Ansteckung bestätigten. (L.W.,

S. 371). Das sind Beobachtungen, die man in der Praxis immer wieder machen kann, wobei die erworbene Sykosis – auch nach ihrer medikamentösen Unterdrückung – das beste, eindrücklichste und augenfälligste Beobachtungsfeld ist. KENT betont in seinen *Lectures on Homoeopathic Philosophy* ausdrücklich, daß diese Entdeckung für Psora, Syphilis und Sykosis gilt. (Lectures..., S. 128)

In seiner Vorlesung über die Sykosis scheint bei KENT zum ersten Mal ein Wissen über deren Heredität durch. Er sagt da: Kinder können sykotisch geboren werden, wenn ein Elternteil oder beide Eltern von Gonorrhoe befallen sind. Solche Kinder neigen dazu, Cholera infantum zu haben, Marasmus – dahinsiechende Kinder. Ich habe diese Fälle beobachtet und habe oft herausgefunden, daß Medorrhinum die einzige Arznei ist, die das Leben dieser Kleinen retten kann. (LW., S. 365)

Diese beiden Zitate über Syphilis und Sykosis stammen aus Vorlesungsmitschriften von KENT'schen Vorlesungen, wobei der Schreiber unbekannt ist. Immerhin sind sie 1888 im *Homoeopathic Physician* erschienen. Weil sie nicht aus KENTs eigener Feder stammen, hat K.-H. GYPSER sie nicht in seine Sammlung von „Kent's Minor Writings on Homoeopathy" übernommen (MW, S. 13). Wir brauchen jedoch nicht im mindesten an ihrer Glaubhaftigkeit zu zweifeln, weil KENT in seinen *Lectures on Homoeopathic Philosophy* genau dasselbe sagt (siehe *Lectures...*, Kap. XX und XXI). Wir erfahren dort sogar noch mehr darüber, wie weit KENTs Vorstellungen von Heredität damals reichten. Für die Sykosis macht er die Feststellung, daß Kinder sykotischer Eltern eine besondere Empfänglichkeit für die Sykose haben. Sie müssen sich auch noch eine andere Sache ins Gedächtnis rufen, daß nämlich diese Kinder beim Aufwachsen eine sich verstärkende Empfänglichkeit für die Sykosis bekommen, und daß sie sich schon bei der ersten Gelegenheit eine sykotische Gonorrhoe zuziehen. Diese Empfänglichkeit kommt durch Vererbung zustande, genau wie die Empfänglichkeit für Psora durch unsere Eltern zustande kommt und die Empfänglichkeit für Syphilis durch unsere Eltern zustande kommt. (Lectures, S. 139). Und für die Syphilis stellt er zunächst einmal fest, daß eine Frau, die an einer der Syphilis **unähnlichen** chronischen Krankheit leidet, wegen des „Schutzes durch Unähnliches" (vgl. Organon, §§ 36-45), nicht unbedingt von ihrem syphilitischen Mann angesteckt werden muß. Wenn eine solche Frau – die ja frei von Syphilis ist – nun ein Kind bekommt, dann kann dies „schwarz von Syphilis" [also durch und durch syphilitisch] sein. „Der Grund dafür ist, daß das Kind das Produkt des väterlichen Samens ist, während die Mutter nur das Nest liefert" (Theorie, S. 226 f). Hier rückt er also schon von der alleinigen Sicht der **connatalen** Syphilis ab, bei der ja die Mutter infiziert sein muß. Aber weiter als bis zu den Eltern geht er bei der Familienanamnese nicht hinauf. Auch für die Psora kennt er schon eine hereditäre Form, ohne sie theoretisch oder praktisch näher zu beschreiben. Er sagt lediglich: „...die komplizierten Formen von Psora sind jene, die vererbt sind." (Lectures, S. 119). Daß er sich in dieser Sache aber nicht ganz sicher war, zeigt die Tatsache, daß er an anderer Stelle die alte HAHNEMANNsche Auffassung übernimmt: „Mit jedem neugeborenen Kind kommt eine neue Ansteckung [der Psora]" (ebd., S. 123; vgl. dazu auch noch in Teil II unter „Hereditäre Psora" die entsprechenden Zitate). Dennoch ist deutlich, daß diese ersten Schritte KENTs in das Reich der Herediät – besonders bei Syphilis und Sykosis – bereits über das, was wir von HAHNEMANN wissen, hinausgehen.

Was aber hereditäre Syphilis bedeutet, mag der folgende Fall eindringlich schildern: Ich hatte vor vielen Jahren einer etwa 30jährigen Mutter eines Jungen, der man früher einmal eine Gonorrhoe unterdrückt hatte, mit *Medorrhinum* eindrücklich geholfen, so daß sie alsbald ihren kränkelnden 6jährigen Sohn, der von einer fieberhaften Erkältung in die andere ging, in die Behandlung brachte. Ihr Mann, der Vater des Jungen, hatte als Kind Tuberkulose gehabt, genau wie sein Vater und sein Großvater. Der Junge hatte außerdem auch noch einige deutliche *Tuberkulinum*-Symptome, also erhielt er *Tuberkulinum* LM 18. Vier Tage später Anruf: Der Junge hat Scharlach, wie der Bluttest einwandfrei zeigt, der Hausarzt gibt Penizillin – natürlich für die ganze Familie. Vier Wochen später fangen wir wieder mit *Tuberkulinum* an. Vier Tage später Anruf: Der Junge hat einwandfrei Scharlach, der Hausarzt gibt Penizillin, usw. Nach Zwischenschaltung von *Nux vomica* fangen wir vier Wochen später wieder mit *Tuberkulinum* an. Vier Tage später Anruf: Der Junge hat wieder Scharlach, der Hausarzt gibt Penizillin, usw. Diesmal schalten wir *Sulfur* C 30 dazwischen und fangen vier Wochen später wieder mit *Tuberkulinum* an. Vier Tage später Anruf: Der Junge hat Scharlach, der Hausarzt gibt Penizillin, usw. Die Mutter wird unruhig und fragt sich, ob der Hausarzt sich irgendetwas bei seiner Behandlung denkt. Sie hat sich inzwischen auch mit der Homöopathie beschäftigt und sagt, sollte der Junge noch einmal Scharlach bekommen, würde sie ihm kein Penizillin mehr geben. Sie hätte aber auch mich fragen können, ob ich mir irgendetwas dabei denke. Und in der Tat hatte ich ein Brett vor dem Kopf, denn ich hielt den rezidivierenden Scharlach für logisch, nachdem er vorher durch Penizillin unterdrückt war. Das ist ja eine alltägliche Erscheinung in der Praxis, daß durch Penizillin unterdrückter Scharlach dauernd wiederkommen kann. Ich habe Fälle gesehen, bei denen das bis zu siebenmal der Fall war. Aber ich hätte mich fragen müssen: was will der Organismus des Jungen damit sagen, daß er jedesmal auf die Minute genau vier Tage nach der *Tuberkulinum*-Gabe Scharlach hervorbrachte? Die Mutter war sykotisch, der Vater tuberkulinisch, und sonst war in der Familie kein Miasma zu entdecken, und doch hätte ich begreifen müssen, daß dieser rezidivierende Scharlach mir sagen wollte, daß hier ein Miasma die Oberhand hatte, mit dem ich überhaupt nicht gerechnet hatte: die Syphilis! Aber ich begriff nichts, sah nur auf seine *Tuberkulinum*-Symptome, und also bekam der Junge vier oder fünf Wochen später wieder *Tuberkulinum*. Vier Tage später Anruf: Der Junge hat Scharlach! Diesmal nahm die Mutter das Penizillin des Hausaztes zwar mit nach Hause, gab es dem Jungen aber nicht, sondern gab ihm *Belladonna* C 30, worauf er bei völligem Wohlbefinden innerhalb von vier Tagen einen gesamten Scharlachablauf einschließlich Eiweißausscheidung im Urin am dritten Tage und Hautabschuppung am vierten Tage durchmachte, und als er am sechsten Tage vom Hausarzt – einschließlich Bluttest – untersucht wurde, war er ohne Befund und gesund. Von da an blieb er gesund und entwickelte sich prächtig, und Mutter und Sohn kamen nicht mehr zur Behandlung. Als er fast 10 Jahre alt war, erschien sie mit ernster Miene wieder mit ihm und legte eine Röntgenaufnahme auf den Tisch. Der Junge hatte vor ein paar Wochen nach einer sportlichen Anstrengung über Schmerzen im rechten Knie geklagt, und weil diese immer wieder auftraten, waren sie zum Orthopäden gegangen, und dieser hatte das Knie geröntgt. Der Befund sah gar nicht gut aus: Aus dem rechten Wadenbeinkopf wuchs ein gestielter Knochentumor von beachtlicher Größe heraus. Der Orthopäde wollte natürlich sofort operieren, weil die Gefahr bestehe, daß der Tumor bei einer dummen Bewegung abbreche und dann schlimme Komplikationen zu befürchten seien. Mutter und Sohn wollten es jedoch mit der Homöopathie versuchen, stellten mir aber eine Frist von einem ½ Jahr, weil sie danach aus Hamburg wegzogen, und bis dahin mußte der Tumor so oder so beseitigt sein. Ich gab zunächst vier Monate lang *Silicea* LM 12 und dann zwei Monate *Calcium fluoratum* LM 12, und danach war der Tumor zum Erstaunen des Orthopäden gut um die Hälfte kleiner, was ich schon für eine reife Leistung hielt. Aber die Zeit hatte nicht gereicht, und die Operation wurde durchgeführt. Drei Tage nach der Operation bekam der Junge plötzlich sehr hohes Fieber, das allen Therapien trotzte, und niemand konnte es erklären, da keine Infektion, Sepsis oder ähnliches festgestellt werden konnte. Nach einer Woche rief mich die Mutter an und fragte, ob die Homöopathie nicht etwas wüßte. Ich vermutete, daß nun die Tuberkulinie ihr Haupt erhob – plötzlich hohes Fieber! – und ließ ihm *Sulfur* C 30 geben, worauf das Fieber sofort verschwand. Aber jetzt kommt die Hauptsache: Im Operationssaal machte man zum ersten Mal auch eine Röntgenaufnahme des linken Knies – und das war wohl eine „reife Leistung", daß man das vorher versäumt hatte. Denn da stellte sich heraus, daß er am linken Wadenbeinkopf genau denselben Tumor hatte wie am rechten, von gleichem Aussehen und gleicher Größe, wie ein Spiegelbild des anderen. Also wurde der Junge nach 10 Wochen noch einmal operiert, es trat noch einmal dasselbe hohe Fieber auf, und noch einmal half sofort der *Sulfur*. Hätte der Orthopäde sofort auch das linke Knie geröntgt, hätte ich einen Befund gehabt, der mir gestattet hätte, ein noch besseres Mittel als *Silicea* und *Calcium fluoratum* auszuwählen, nämlich *Syphilinum*, von dessen Hauptsymptome eines lautet: „Bilaterale Exostosen". So kann es gehen! Von der Primärmiasmatik des Jungen her war ich auf Sykose und Tuberkulinie fixiert, aber die Sekundärsymptomatik, die ich ja auch erst post festum richtig erfuhr, schrie laut: Syphilis. Ich sagte das auch den Eltern, die inzwischen nach Westdeutschland verzogen waren. Wochen später rief mich die Mutter an und sagte, das Ganze habe ihr keine Ruhe gelassen, und sie habe noch einmal alle ihre Blutsverwandten eindringlich befragt, und da habe die letzte noch lebende Großtante ihr erzählt, daß ihr Bruder, also der Urgroßvater des Jungen, als junger Mann einmal eine Syphilis gehabt habe, daß aber eine strenge Familienübereinkunft bestand, daß darüber absolutes Stillschweigen herrschen müsse.

An diesem Fall können wir gut erkennen, daß die Homöopathie cine Sache von klaren Gesetzen ist, und er zeigt uns schön, was hereditäre Syphilis ist. Ein gestielter Knochentumor – und dazu noch bilateral! – ist eine eindeutig syphilitische Erkrankung: nur die Syphilis kann solche Erscheinungen machen! Da der Junge aber nicht mit Syphilis infiziert war, handelt es sich also um eine hereditäre Erscheinung. Aber weder Vater noch Mutter hatten jemals eine Syphilis. Der Urgroßvater hatte sie sich erworben! Und nun war sie von Generation zu Generation weitergegeben worden, wobei sie in latentem Zustand blieb, bis sie beim Urenkel zum Ausbruch kam. Diese Latenzen sind ja schon bei der erworbenen chronischen Krankheit eine äußerst heimtückische Angelegenheit, wie ganz besonders die Syphilis zeigt, aber bei den hereditären chronischen Krankheiten kommen sie noch häufiger vor und können Behandler und Patienten noch mehr täuschen und in die Irre führen. In dem geschilderten Fall wäre es naheliegend gewesen, an eine hereditäre Sykosis oder eine Tuberkulinie zu denken – die Mutter hatte eine unterdrückte Gonrrhoe gehabt, der Vater eine Tuberkulose in der Kindheit. Da der Junge in die Praxis gebracht wurde, weil er „von einer Erkältung in die andere ging“ (einem typischen Symptom für die Tuberkulinie!), schien die Verordnung von *Tuberculinum* durchaus gerechtfertigt. Aber die *Lebenskraft* – also das von HAHNEMANN so benannte Steuerungszentrum des Organismus – gab eine andere Antwort: ihre Reaktion zeigte, daß weder Sykosis noch Tuberkulinie bei dem Jungen aktiv waren, sondern die Syphilis, die zwar (absichtlich geheimgehalten!) nirgendwo in der Familienvorgeschichte auftauchte, aber trotzdem vorhanden war. Da Scharlach eine typisch hereditär-syphilitische akute Krankheit ist (sie kann nirgendwo anders als auf syphilitischem Terrain auftauchen!), war die Antwort eigentlich klar, und ich hätte dies erkennen müssen. Und so schritt diese hereditäre Syphilis weiter fort, obwohl der Scharlach durch *Belladonna* klassisch ausgeheilt wurde. Das Ergebnis waren die bilateralen Knochentumore. Und wir sehen wieder einmal überdeutlich, daß in der Homöopathie eben nicht jedes Mittel jede Krankheit heilen kann. *Belladonna* kann – wenn es angezeigt ist – zwar einen Scharlach, also eine akute hereditär-syphilitische Krankheit, heilen, aber niemals die zugrunde liegende Syphilis erreichen! Diese schreitet – trotz der offensichtlichen Gesundheit des Jungen – weiter fort. Genau das war es ja, was HAHNEMANN mit der Herausgabe seines Werkes über die chronischen Krankheiten sagen wollte: Diese Art von Krankheit kann nur mit ganz bestimmten homöopathischen Mitteln – und beileibe nicht mit allen – geheilt werden. Aber es ist heute nicht viel anders als 1828: Viele Homöopathen wollen das nicht hören!

Gleichzeitig macht dieser Fall aber auch noch etwas anderes deutlich: ohne eine wirklich exakte Fallaufnahme, die eben auch die Familienvorgeschichte bis in alle Einzelheiten einschließt, und ohne eine genaue klinische Diagnostik ist der Homöopath in vielen Fällen hereditär-chronischer Krankheiten hilflos. Wäre die Syphilis des Urgroßvaters nicht verschwiegen worden, dann wäre natürlich der rezivierende Scharlach des Jungen völlig anders bewertet und sofort als Zeichen der hereditären Syphilis erkannt worden; und hätte der Orthopäde sogleich auch das linke Knie geröntgt, dann wäre aus der Symptomatik des bilateralen Knochentumors sofort die hereditäre Syphilis als auch das passende Mittel deutlich geworden. In der exakten Fallaufnahme und der gründlichen Diagnostik liegt bei der Behandlung hereditär-chronischer Krankheiten die Hauptarbeit des Homöopathen!

KENT wäre – wie schon erwähnt – an einen solchen Fall weniger von hereditär-miasmatischen Erwägungen herangegangen, sondern von der Symptomatik her. Sein Prinzip lautete ja: „Alle heilbaren Krankheiten machen sich dem intelligenten Arzt durch Zeichen und Symptome bekannt" (HAHNEMANN). Pathologische Zustände, wie auch der Patient, sind unheilbar, wenn keine Zeichen und Symptome vorhanden sind, und so lange es keine Zeichen und Symptome gibt, bleiben diese unheilbar. In dem Verhältnis, wie die Pathologie voranschreitet, nehmen die Zeichen und Symptome ab. (LW., S. 223). Diese ziemlich pessimistische Meinung vertritt er sehr häufig. In dem eben angeführten Fall war nun nur ein einziges Zeichen vorhanden, wenn es denn rechtzeitig entdeckt worden wäre: die bilateralen Knochentumoren. Alle anderen individuellen Symptome und Modalitäten des Patienten, die bei der Behandlung akuter Krankheiten so wichtig sind, wie z.B. Gemütssymptome, Verlangen und Abneigungen, Kälte- und Wärmemodalitäten, usw., verlieren bei einer hereditär-chronischen Krankheit fast gänzlich ihre Bedeutung. Angesichts der Tatsache, daß die Syphilis in diesem Falle sich durch Generationen hindurchgefressen hat und nun beim Urenkel organische Veränderungen hervorruft, ist es ziemlich gleichgültig, ob der Junge lieb und freundlich oder zornmütig oder ängstlich ist, oder ob er nach süß oder sauer verlangt, usw., denn dies alles sind Symptome, die er individuell für sich entwickelt hat, aber die Knochentumore sind ja das Ergebnis der Syphilis des Urgroßvaters. Und diese präsentieren sich nur durch eine einzige Eigenheit: sie sind bilateral. Dies wäre also das einzige Zeichen, mit dem man auf Mittelsuche gehen könnte.

Und hier stehen wir vor der großen Schwierigkeit, die die Behandlung solcher hereditär-chronischer Krankheiten bietet: Wir werden in keinem einzigen Prüfungsprotokoll das Zeichen „bilaterale Knochentumoren“ finden, denn bei den Arzneimittelprüfungen an Gesunden treten solche Zeichen und Symptome nicht auf, weil diese zeitlich viel zu kurz dafür sind! Man wird nur durch langjährige treue und sorgfältige Beobachtung in der klinischen Erfahrung auf sie stoßen. Und das war die große und einmalige medizin-historische Leistung, die die Homöopathengenerationen etwa seit KENTs Zeiten – sofern sie überhaupt etwas von den hereditär-chronischen Krankheiten begriffen hatten – unternommen haben, daß sie solche Beobachtungen in der klinischen Erfahrung gemacht und gesammelt haben. In dem Arzneimittelbild, das KENT in seinen „Lectures on Homoeopathic Materia Medica“ von *Syphilinum* gibt, spricht er ausdrücklich von der klinischen Erfahrung, durch die viele Symptome dieses Mittels in sein Arzneimittelbild kamen, und immer wieder taucht die Redewendung „es hat dies und das geheilt" auf, was eben dann der praktische Erweis dieser klinischen Erfahrung ist. Aber das Symptom „bilaterale Knochentumore" findet sich bei KENT (noch) nicht. Ich fand es erst bei BOGER in seinem „Synoptic Key", wo es lautet: „bilateral exostoses" – ein schöner Beweis dafür, wie die klinische Erfahrung weiter fortschritt und die Sammlung von Zeichen und Symptomen hereditär-chronischer Krankheiten zunahm. Sie ist beileibe noch nicht abgeschlossen. Hier liegt noch ein großes Feld voll Arbeit vor den Homöopathen. Und auch das, was in diesem Buch an Zeichen und Symptomen hereditär-chronischer Krankheiten aufgelistet wird, kann natürlich nicht den Anspruch der Vollständigkeit erheben, denn tagtäglich machen auf dieser Erde Homöopathen, die etwas von den hereditär-chronischen Krankheiten verstehen, ncue Erfahrungen, weil ja gerade heute die meisten Leiden, mit denen die Patienten kommen, Folgen dieser hereditär-chronischen Krankheiten sind.

Leider gibt es einen Umstand, der – bis heute – die Erforschung der hereditär-chronischen Krankheiten außerordentlich hinderte und für viel Verwirrung unter den Homöopathen sorgte: Nach HAHNEMANNs Tod sprach kein Mensch mehr von „chronischen Krankheiten". Dieser Begriff, der schon diagnostisch und therapeutisch einen speziellen Inhalt hatte, kam völlig aus der Mode. Wir erinnern uns, was HAHNEMANN von Anfang an mit diesem Begriff ausdrükken wollte: die chronische Krankheit oder das chronische Miasma

- ist eine Infektionskrankheit,
- sie hat einen Ablauf und schreitet unaufhaltsam durch verschiedene Stadien bis in die Destruktion voran,

- ihr gegenüber kann die Lebenskraft keine Reaktionen hervorbringen, die zu einer Krisis führen würden, sondern sie kann nur durch Entwicklung von Lokal-Übeln die Krankheit etwas „beschwichtigen“,
- sie kann nur durch ganz spezifische homöopathische Mittel – und beileibe nicht durch alle – geheilt werden,
- ihr „Modell“ oder „Typ“ ist die Syphilis mit ihren Stadien und Latenzphasen.

Dies alles gilt – mit einigen Abänderungen – auch für die hereditär-chronischen Miasmen, vor allem die Tatsache, daß sie – wenn sie in einem Patienten aktiv sind – einen Verlauf haben, der in die Destruktion führt.

Diese klare Definition gaben die Homöopathen auf und übernahmen von der Schulmedizin den damaligen Mode- und Gummibegriff „Konstitution“. HAHNEMANN lag noch nicht lange unter der Erde, da gab der homöopathische Arzt Dr. v. GRAUVOGL ein „Lehrbuch der Homöopathie“ heraus, in dem er HAHNEMANNs chronische Krankheiten durch bestimmte „Konstitutionen“ ersetzte, die es mit der chemischen Zusammensetzung des Blutes zu tun hatten. Wenn in diesen biologisch-chemisch-physikalischen Überlegungen und Beobachtungen v. GRAUVOGLs auch ein Körnchen Wahrheit stecken mag, so war jedoch damit der Begriff „chronische Krankheit“ aus dem Wortschatz der Homöopathen getilgt und durch den Allerweltsbegriff „Konstitution“ ersetzt. Und wenn man bedenkt, was unter diesem Terminus – sowohl in der Schulmedizin als auch in der Homöopathie – schon alles an Bedeutungen und Modemeinungen plaziert wurde, dann kann man verstehen, daß seitdem viel Verwirrung unter die Homöopathen gekommen ist. Man denke nur an die unseligen „Konstitutionstypen", auf die man in der Praxis 100 Jahre warten muß, bis einmal ein „Nux-vomica-Typ", ein „Pulsatilla-Typ", ein „Calcium-carbonicum-Typ" oder ein „Phosphor-Typ" durch die Tür tritt – es sei denn, man lügt sich selbst und dem Patienten etwas vor und biegt dessen Symptomatik so zurecht, daß solch ein „Konstitutionstyp" dabei herauskommt. Es gibt einige Meister in dieser „Kunst", und sie haben auf Tagungen und Kongressen das große Wort. Es ist aber deutlich, daß durch diesen Konstitutionsbegriff wesentliche Elemente dessen, was HAHNEMANN mit seinen chronischen Krankheiten meinte, verlorengegangen sind. „Konstitution" beinhaltet etwas Statisches, sie umfaßt die Veranlagungen und das, was „man mitbekommen hat", und dazu gehören sogar solche Dinge wie blonde Haare oder blaue Augen, grobe oder feine Knochen, helle oder dunkle Hautfarbe, mentale Eigenheiten oder Begabungen, usw. Und so haben sich in die Symptomenreihen mancher Arzneimittellehren sogenannte „konstitutionelle Merkmale" eingeschlichen: da wird dem Leser vorgegaukelt, daß z.B. *Pulsatilla* für „blonde, blauäugige, milde, weibliche" Personen besonders geeignet ist, während etwa *Nux vomica* für dunkelhaarige und dunkeläugige männliche Personen mit straffer Faser und reizbarem Gemüt" zutreffend ist, usw., usf. Daß dies natürlich völliger Unsinn ist, zeigt die einfache Überlegung, daß z.B. *Pulsatilla* in Indien, wo man es von Haus aus mit dunkelhaarigen, dunkeläugigen und dunkelfarbigen Menschen zu tun hat, genauso gut wirkt wie in Europa und Nordamerika. Selbst KENT hat sich ein paar Mal gegen diesen Unsinn gestellt, u.a etwa in einem Aufsatz mit der Überschrift „Temperaments", der 1912 im *Homoeopathician* veröffentlicht wurde: Ein Mensch, der geneigt ist, Fragen zu stellen, möchte natürlich wissen, ob Pulsatilla jemals helles Haar [bei der Prüfung] hervorgebracht hat, oder ob es jemals dunkles Haar in blondes verwandelt hat. Wenn das erstere der Fall ist, dann hat es eine pathogenetische Beziehung zu dem Krankheitsfall; wenn letzteres der Fall ist, dann hat es eine klinische Beziehung zu dem Krankheitsfall. Wenn aber keines von beiden der Fall ist, warum werden dann überhaupt solche Gründe für die Auswahl des Mittels angegeben? .... Wenn dunkles Haar kein Symptom von Krankheit ist, wie kann dann überhaupt ein Arzt es als Symptom bei einer Verschreibung benutzen? Wenn es ein natürlicher Zustand ist, warum sollte man es dann als eines der Elemente bei der Vornahme einer Verschreibung bedenken? Wenn das Haar rot sein muß, um in einem bestimmten Fall ein unterscheidendes Symptom sein zu können, wie rot muß es sein, damit das Mittel klar angezeigt wird? Oder wenn es nur leicht rot ist, welche anderen Mittel kommen dann noch in Frage wegen dieses leichten Unterschiedes der Haarfarbe? Die wahre Grundlage eines homöopathischen Mittels ist die Sammlung der Zeichen und Symptome, und diese müssen krankhaft sein – das war die Lehre Hahnemanns und seiner fähigsten Nachfolger. Und diese Lehre ist die einzige, die dem Gesetz entspricht....... (LW., S. 377).

Dennoch hat sich der Begriff „Konstitution“ unter den Homöopathen durchgesetzt, und so muß man immer, wenn man auf diesen Begriff in der Literatur stößt, zunächst einmal fragen, was damit gemeint ist. Meint der Autor in dem gegebenen Falle *nicht-krankhafte*, natürliche Gegebenheiten (wie eben blonde Haare, blaue Augen, grobe Knochen, straffe Faser, usw., usf.), oder meint er einen „Konstitutionstyp“, der angeblich für ein bestimmtes homöopathisches Mittel sprechen soll, oder meint er angeborene Veranlagungen zu bestimmten Krankheiten, oder meint er das Vorliegen hereditär-chronischer Krankheiten, usw.?

Ein typisches Beispiel dafür, wie man jeweils den Begriff „Konstitution“ auseinanderdividieren muß, ist HENRY C. ALLENs (gest. 1909) Buch „Die Heilmittel von Fiebern“, das für die Lehre von den hereditär-chronischen Krankheiten eine wichtige Rolle spielt. H.C. ALLEN, der vielen Homöopathen durch seine Bücher „Key Notes and Characteristics of the Materia Medica“ und „Materia Medica of the Nosodes“ bekannt ist und der ein exzellenter Kenner der Materia Medica war, hatte 1879 in erster und 1884 in zweiter Auflage ein Buch mit dem Titel „The Therapeutics of Intermittent Fever“ herausgegeben. Um die Jahrhundertwende veröffentlichte er das Buch in einer dritten Auflage mit dem Titel „The Therapeutics of Fevers“, und nun hatte er nicht nur *alle* fieberhaften Erkrankungen im Auge, sondern er hatte – wie er selbst schreibt – sich gründlich mit der Lehre HAHNEMANNs von den chronischen Krankheiten beschäftigt und herausgefunden, daß die ganz schweren fieberhaften und lebensbedrohenden Erkrankungen (wie z.B. Typhoid-Fieber, Typhus, usw.) nur auf dem Boden der hereditären Psora und Tuberkulose stattfinden. Er hielt sie – und damit wollte er HAHNEMANN nachfolgen – für „Explosionen“, Ausbrüche chronischer Miasmen, und dementsprechend muß das zugrundeliegende Miasma erkannt und behandelt werden, um sie zu heilen. Er hat diese „Wahrheit in hunderten von Fällen bei allen Formen und Typen von akuter und chronischer Krankheit, besonders bei allen Typen von Fiebern, verifiziert, und er hat in den letzten zwanzig Jahren nicht einen einzigen Fall von kontinuierlichem Fieber irgendeines Typs – vom milden Wechselfieber bis hin zum bösartigen haemorrhagischen Typhoid und Typhus – gesehen, der nicht bei einem Patienten mit einer psorischen oder tuberkulinischen Vorgeschichte aufgetreten wäre. Und je ausgeprägter das psorische Miasma (Diathese, Dyskrasie) war, desto ernster und tödlicher war die Krankheit. Je mehr die Lebenskraft (Vitalität) durch die psorische und tuberkulinische Diathese geschwächt ist, desto empfänglicher wird der Patient gegenüber allen äußeren dynamischen krankhaften Einflüssen, und desto geringer ist infolgedessen die vitale Widerstandskraft gegenüber dem Angriff von Typhoid oder anderen Fiebern; und dies mag gleicherweise für Sykosis und Syphilis gelten". (Fieber, S. 50). „In der Regel ist die Familienvorgeschichte viel hinweisender auf das heilende Mittel als der schnelle Puls und das hohe Fieber und sollte sorgfältig studiert werden. Wenn es zu entdecken war, sollte das konstitutionelle Miasma – Psora, Sykosis, Syphilis, Tuberkulose – besonders notiert werden, denn dort wird oft der Schlüssel gefunden, mit dem man das Geheimnis der Schwere des Anfalls oder der Rückfalltendenz des Fiebers aufschließen kann." (ebd., S. 18). „Wenn nach dem ersten Rückfall die Symptome für die zweite Verschreibung aufgenommen werden, dann müssen die Vergleichslinien erweitert werden und auch das Miasma – die Herediät – mit eingeschlossen werden, und es muß die Familien-Vorgeschichte sorgfältig untersucht werden, denn dabei wird man den Schlüssel zur Erschließung dieser Tendenz finden. Mag es nun Appendizitis, Typhlitis, Halsentzündung, Krupp, Pneumonie, Wechselfieber oder Typhoid-Fieber sein – der Name ist nicht wichtig, der Patient ist alles! Sulfur kann das Mittel sein und ist es auch oft, denn bei ihm ist „Leiden, die dauernd Rückfälle haben" ein ausgeprägtes Charakteristikum. Wenn Sulfur oder das bestens ausgewählte Mittel darin versagen, zu erleichtern oder dauernd zu bessern, dann werden Psorinum oder Tuberkulinum – ausgewählt aufgrund der Symptome und Besonderheiten der Familien-Vorgeschichte und der vererbten Diathese – den akuten Anfall abkürzen und einem zukünftigen Rückfall vorbeugen. Dies wurde bei einer großen Anzahl von Patienten und bei allen Formen und Typen von Fieber verifiziert und ist vollkommen zuverlässig" (ebd., S. 53 f.).

H.C. ALLEN ist – soweit ich sehe – der erste, der als Nachfolger HAHNEMANNs dessen Lehre von den chronischen

Krankheiten auch auf akute Krankheiten anwendete. Dabei etabliert er – sozusagen ganz selbstverständlich und nebenbei – die **hereditär**-chronischen Krankheiten: Die Familien-Vorgeschichte ist entscheidend! Sie liefert ihm in schwierigen Fällen die wichtigsten therapeutischen Hinweise und Anzeigen für die richtigen Mittel. Vor allem sind es die hereditäre Psora und die hereditäre Tuberkulose, denen er die Schuld an den schwersten fieberhaften Erkrankungen und ihren Rückfällen gibt. Das hat vor ihm noch niemand in der homöopathischen Literatur so deutlich ausgedrückt. Und so setzt er in diesen schweren akuten Krankheiten auch ohne weiteres *Psorinum* und *Tuberculinum* ein, wobei *Psorinum* für ihn – genau wie bei BURNETT – auch ein großen Antituberkulinikum ist. Wenn man das Repertorium in seinem Buch studiert, dann ist man erstaunt, wieviele Akut-Symptome *Psorinum* hat, die man sonst nirgendwo findet.

Schon aus den kurzen o.a. Zitaten aus seinem Buch aber kann man ersehen, wie bei ihm – genau wie bei vielen seiner Kollegen – die Begriffe durcheinandergehen. Einerseits spricht er von „Hereditat" oder einfach nur vom „Miasma", andererseits benutzt er den Ausdruck „konstitutionelles Miasma", um das auszudrücken, was man – wie oben schon ausgeführt – besser mit „hereditär-chronischer Krankheit" beschreiben sollte. Dadurch würde das Wort „Konstitution" vermieden, das er nämlich in seinen Arzneimittelbildern noch reichlich für andere Dinge gebraucht. Am Anfang jedes Arzneimittels bringt er dessen „Charakteristika", die er meist mit „konstitutionellen" Erwägungen beginnt. Da ist *Agaricus* für „Personen mit hellem Haar", *Alumina* für „Konstitutionen mit Mangel an Lebenswärme", *Antimonium tartaricum* „paßt zu trägen, phlegmatischen Konstitutionen: die hydrogenoide (von Grauvogl)", *Apis* „paßt zur strumösen Konstitution", *Belladonna* „paßt zu biliösen, lymphatischen, plethorischen Konstitutionen", *Calcium carbonicum* zur „skrofulösen Konstitution", *Colchicum* paßt zu „Personen von einer robusten, kräftigen Konstitution", *Crotalus* „ist angezeigt bei strumösen, geschwächten hämorrhagischen, zusammengebrochenen Konstitutionen", *Hepar* ist „für träge, lymphatische Konstitutionen", *Phellandrium* „paßt zu Personen mit einer schwachen, reizbaren, lymphatischen Konstitution", *Psorium* „paßt besonders zu psorischen Konstitutionen", *Thuja* „paßt zur hydrogenoiden Konstitution von Grauvogls", usw, usf. Diese Liste ließe sich beliebig verlängern. Und wenn man dabei die Bedeutung des Begriffs „Konstitution" untersucht, dann wird man feststellen, daß er bei fast jedem Mittel wieder einen anderen Sinn hat. Nur bei *Psorinum* hat er die Bedeutung von „hereditär-chronischer Krankheit". Und wenn er dann bei der Analyse von *Psorinum*, die für schwere akute fieberhafte Erkrankungen gilt, sagt: „Die konstitutionellen Symptome sind leitend .... Die konstitutionellen Symptome sind zuverlässig; die Hauptsymptome kommen während des Anfalls nicht an die Oberfläche. Es hat für mich viele Fälle bei psorischen Konstitutionen klargemacht, nachdem Sulfur versagt hatte", dann kann man nur aus dem Textzusammenhang schließen, was er hier mit „konstitutionell" meint. Bei den „Charakteristika" von *Psorinum* gibt er nämlich u.a. an: „in Fiebern mit einer persönlichen oder familiären Vorgeschichte von Ekzem, Halsentzündung oder Heufieber". Dies ist in diesem Falle die entscheidende Definition von „konstitutionell" – es sind die Zeichen und Symptome von hereditär-chronischer Psora. Wenn man dagegen z.B. bei *Chamomilla* unter „Apyrexie" liest: „konstitutionelle und Gemütssymptome dieses Stadiums sind gewöhnlich leitend", dann sieht man sofort, daß der Begriff „konstitutionell" an dieser Stelle eine andere Bedeutung als bei *Psorinum* hat, denn *Chamomilla* ist kein großes Antimismatikum. Man muß also bei H.C. ALLEN – wie eben auch bei fast allen seinen Kollegen – jedesmal, wenn man auf die Begriffe „Konstitution" und „konstitutionell" trifft, genau definieren, was sie an dieser Stelle bedeuten.

Man sieht, welche ungeheure Verwirrung der Begriff „Konstitution" in die Homöopathie gebracht hat, und ich bin der Überzeugung, daß seine Einführung die Entwicklung der Homöopathie schwer gehemmt hat. HAHNEMANN, der diesen Begriff natürlich auch kannte und ihn auch ab und zu verwendete, hat aber genau gewußt, warum er ihn **nicht** für Psora, Sykosis und Syphilis gebrauchte, sondern dafür immer den Terminus „chronische Krankheit" benutzte. Und wenn nun seine fähigsten Schüler und Nachfolger seine Lehre von den „chronischen Krankheiten" dahingehend erweiterten, daß diese auch an nachfolgende Generationen weitergegeben werden und dort ebenso katastrophal wirken können, dann sollte man dafür nicht – wie es leider geschehen ist – den verwirrenden Begriff „Konstitution" gebrauchen, sondern konsequenterweise den dafür adäquaten Terminus „hereditär-chronische Krankheit", weil er inhaltlich klar definiert, worum es geht.

Der erste, der den Versuch unternahm, systematisch eine Lehre von den hereditär-chronischen Krankheiten (ohne freilich diesen Begriff zu benutzen) zu erstellen, war wohl JOHN H. ALLEN, Professor für Hautkrankheiten und miasmatische Erkrankungen am Hering Medical College in Chicago, der sein Buch mit dem Titel „The Chronic Miasms" niemandem anders als „seinem Lehrer und Freund" H.C.

ALLEN widmete. Wie ganz selbstverständlich – ohne eine besondere Theorie darüber aufzustellen – beschreibt er die Miasmen auch in ihrer Heredität. „Wenn in einem Organismus eine Unterdrückung stattfand, in dem zwei oder mehr Miasmen vorhanden waren, dann werden all die oben erwähnten Zustände vergrößert und intensiviert, wie man es häufig sehen kann, wenn Psora und Syphilis durch hereditäre Übertragung vollkommen kombiniert sind. Ich sage „vollkommen kombiniert“, da es keine perfektere Verbindung der Miasmen mit den Lebenskräften geben kann, als wenn sie durch die Heredität hervorgerufen wurde. Die tuberkulinische Diathese ist das Ergebnis solcher Vereinigung, die in ihrer Tiefenwirkung die schlimmste aller Krankheitszustände und -bedingungen ist, die man nennen kann.“ (Miasms, S. 23). Und von der Sykosis sagte er: „...denn gut 80 % der Fälle, die wir heute behandeln, besonders bei Männern, sind in einem gewissen Grade sykotisch; sie leiden entweder an der erworbenen Form oder an hereditärer Übertragung.“ (ebd., S. 70). Und im Zusammenhang mit der Tuberkulose schreibt er: „Es mag sich die Frage erheben, warum es so ist, daß in einer Familie die eine Person sich die Krankheit zuzieht und die andere ihr entkommt? Die Antwort ist: sie haben alle den Makel, denn sie wurden alle empfangen unter jenem Gesetz der Perversion, das durch das Vorhandensein der Miasmen in einem Elternteil oder in beiden Eltern besteht; wenn sie nur in einem Elternteil vorhanden waren, dann ist die Gefahr geringer oder nimmt in großem Maße ab“ (ebd., S. 81). Hier wird also klar und eindeutig gesagt und als selbstverständlich vorausgesetzt, daß die chronischen Miasmen auf dem Erbwege weitergegeben werden können. J.H. ALLEN benutzt dafür oft die Ausdrücke „inheritance“, „heridity“ oder „hereditary transmission“. (Übrigens hatte es sich inzwischen bei vielen Homöopathen eingebürgert, statt „chronisches Miasma“ – sofern man den Begriff überhaupt verwendete – einfach nur „Miasma“ zu sagen, wie wir es auch bei J.H. ALLEN beobachten können). Und – soweit ich sehe – sind er und BURNETT die ersten, die das Faktum der herediär-chronischen Miasmen nicht nur anerkennen und lehren, sondern vor allem auch für chronische Zustände therapeutische Schlüsse daraus ziehen.

Die ganze Tragweite der Veränderungen, die sich daraus bei der Mittelfindung ergeben, kann man sich gut an einem Fall klarmachen, den er wie folgt schildert: „Hier noch einen Fall von Hysterie bei einem 20jährigen Mädchen. Sie ist gut entwickelt und scheint in jeder Hinsicht gesund zu sein, aber bei jeder Menstruation leidet sie in einer Weise, die man fast nicht beschreiben kann: heftige Dysmenorrhoe, extremer Schmerz, Spasmen, Manie mit starker Gemütserregung, Dysenterie und sehr seltsame Symptome. Und was für eine Vorgeschichte steckt hinter solch einem Fall? Natürlich eine tuberkulöse; eine Tante und ein Onkel von Vaters Seite starben an dieser Krankheit. Nur ein gemischtes Miasma kann uns eine solche Kombination von Phänomenen präsentieren. Ich schlage vor, daß wir uns ihre latenten miasmatischen Symptome ansehen. Sie hat hellbraunes Haar, das trocken und glanzlos ist, die Zahnreihe ist unvollständig, die Zähne sind keulenförmig und unregelmäßig, die Schneidezähne zeigen immer noch eine leichte sägeförmige Auszackung, das Gesicht ist blaß, wird aber leicht durch die geringste Erregung gerötet, die Wimpern sind unregelmäßig und einige von ihnen unvollständig gebogen, andere stummelig und gebrochen, die Lidränder sind schuppig und rot, Hände und Füße sind kalt und klamm, die Nägel sind dünn und unvollständig, splittern oder brechen leicht. Alle die eben genannten Symptome sind tuberkulös oder pseudo-psorisch, ihre körperliche Ausdauer ist ziemlich begrenzt, und sie klagt dauernd, daß sie müde ist; in ihrer Vorgeschichte gibt es eine unterdrückte Menstruation, was nach einer Durchnässung in einem Regensturm auftrat, und alle ihre Leiden haben sich seit jener Zeit eingestellt. Sie war sowohl in unserem Land als auch in Europa behandelt worden, aber nur mit vorübergehender Besserung. Was sollen wir in einem solchen Falle tun, bei dem schon so viele versagt haben? Wo immer das Klima für sie günstig ist, geht sie hin: an die See, nach Europa, in die Berge; aber all das brachte nichts. Eine sorgfältige Analyse ihres ganzen Falles zeigte, daß Tuberculinum ihr Mittel ist, was ihren Fall heilte und sie bis heute gesund bleiben ließ. Das war im Jahre 1896." (Miasms, S. 135 f.)

Wenn man nur die Fall-Analyse und Mittelfindung der KENT-Schule kennt, dann schüttelt man sich bei der Lektüre dieses Falles. Denn es wurden bei der Mittelfindung weder die Unterdrückung der Menses durch Nässe (der scheinbare Ausgangspunkt der Leiden dieser Patientin!) noch die offensichtlich ausgeprägten Gemüts- und Schmerzsymptome bei den Menses berücksichtigt, sondern es wurden ausgesprochen lokale Symptome an den Zähnen, Wimpern, Lidern, Nägeln, usw. herangezogen – ein eindeutiger Verstoß gegen KENTs Grundgesetz, daß für die Mittelfindung die zentralen Symptome des Patienten (und nicht Lokalsymptome) dienen müssen. Aber der berühmte Satz, den auch heutige KENT-Schüler noch für eine Maxime der Homöopathie halten: „Nicht die Krankheit, sondern der Patient", verliert eben bei chronischen Krankheiten weitgehend seine Gültigkeit und muß oft umgekehrt werden in den Satz: „Nicht der Patient, sondern das chronische Miasma". Darauf hat ja schon HAHNEMANN deutlich hingewiesen, wenn er darlegt, daß es mit den chronischen Miasmen wie beim Genius epidemicus ist: Es gibt bei den vielen Patienten, die an ein- und derselben epidemischen Krankheit leiden, viele unterschiedliche Symptome, die jedoch alle aus einer Wurzel stammen. Und eben diese eine Wurzel muß der Therapeut erkennen und bekämpfen (CK., S. 10). So kommt es also auch bei den chronischen Miasmen zu allererst darauf an, das Miasma zu erkennen und dagegen das passende Mittel zu finden. Daher werden die vielen lokalen Zeichen in dem o.a. Fall zu Erkennungszeichen des Miasmas – in diesem Falle der Tuberkulinie – und werden so überaus wichtig für die Mittelfindung. Dies gilt ganz besonders für hereditär-chronische Zustände. J.H. ALLEN schreibt: „Es ist eine Tatsache, daß wir das möglichst ähnliche Mittel nicht auswählen können, wenn wir nicht die Phänomene der aktiven und zugrundeliegenden Miasmen verstehen, denn das wahre Simile ist immer auf die vorhandenen, zugrundeliegenden Miasmen gegründet, ob wir uns dieser Tatsache nun bewußt sind oder nicht." (Miasms, S. 12). „Wie oft haben wir unsere Verschreibung gegründet auf die Totalität von Symptomen, die ausschließlich nervös oder reflex waren, wobei die wirklichen Wertigkeiten in der Totalität nicht bedacht wurden. Doch diese Wertigkeiten müssen bedacht werden, denn Reflexe sind immer sekundär, während die primären oder grundlegenden Symptome immer miasmatischen Ursprungs sind. Die nervösen Phänomene können durch solches Vorgehen palliiert werden; aber sie kehren zurück, und man hat nur Zeit bei dem Versuch verloren; während der Arzt, der sich im antimiasmatischen Verschreiben auskennt, den Schaum an der Oberfläche übersieht und tiefer in den Fall eintaucht, indem er nach der prima causa morbi sucht und ein Mittel anwendet, das eine tiefere und engere Beziehung zu der pervertierten Lebenskraft hat." (ebd., S. 14).

Das bedeutet also, daß gerade bei hereditär-chronischen Krankheiten die Suche nach miasmatypischen Zeichen und Symptomen die wichtigste Sache für die Mittelwahl ist. Dabei werden die KENTschen Grundsätze außer Kraft gesetzt. Wir sahen das an dem oben geschilderten Fall: Lauter diskrete, lokale Zeichen und Symptome, die aber typisch für das tuberkulinische Miasma sind, und natürlich die Tatsache, daß eine Tante und ein Onkel an Tuberkulose gestorben sind, gaben den Ausschlag für die Wahl des heilenden Mittels. Es ist ein völlig anderer Weg zur Mittelfindung als bei akuten Krankheiten! Aber es ist nach wie vor Homöopathie – auf der schwierigsten Stufe! Selbst bei den **erworbenen** chronischen Krankheiten ist die Schwierigkeit meist nicht so groß, weil sich bei ihnen oft einwandfrei die Infektion oder der Primär-Affekt eruieren läßt, so daß der Therapeut weiß, welches Miasma vorliegt. Aber bei den **hereditär**-chronischen Krankheiten ist der Behandler weitgehend auf die Mithilfe des Patienten und seiner Familie bei der Erforschung der Familien-Vorgeschichte und auf sein eigenes Wissen um die Zeichen und Symptome der hereditär-chronischen Miasmen angewiesen. Das ist keine leichte Aufgabe und eine Detektiv-Arbeit reinsten Wassers!

Die Schwierigkeit wird noch dadurch vergrößert, daß bei den **hereditär**-chronischen Miasmen durchaus nicht immer dieselben Zeichen und Symptome wie bei den **erworbenen** auftreten müssen. Zwar können z.B. bei einer hereditären Syphilis Zeichen und Symptome auftreten, die wir von den einzelnen Stadien der erworbenen Syphilis kennen, aber in der Heredität können sie **alle gleichzeitig auftreten** – es können auch Latenzen dabei sein! – und es können völlig neue Zeichen und Symptome sich zeigen, die es bei der erworbenen Syphilis gar nicht gibt, die also **nur** in der Heredität vorkommen! Konstruieren wir ein Beispiel: Ein zwölfjähriger Junge, der gerade den Scharlach hinter sich hat (hereditäres Faktum), kommt in die Praxis wegen seines Haarausfalls (endendes 2. oder beginnendes 3. Stadium); daneben leidet er an Hautgeschwüren, die in ihrem Aussehen einem Schanker ähneln (1. Stadium); seine zweiten Zähne sind teilweise nicht angelegt oder erscheinen verkrüppelt (hereditär), und er hat eine deutliche Olympierstirn (hereditär). So können zu gleicher Zeit Erscheinungen aus den drei Stadien der Syphilis und aus ihrer Herediät nebeneinander bestehen. Bei diesem Beispiel wäre es aber noch recht einfach, die Syphilis auch in ihrer Heredität zu erkennen. Schwieriger wird es, wenn sie sich in Latenz befindet, und noch schwieriger, wenn noch andere Miasmen hereditär vorhanden sind. Denn wenn schon manche Zeichen und Symptome der erworbenen Miasmen sich ähneln, so kann das bei den hereditären Miasmen noch ausgeprägter sein. Einzige Hilfe in diesem Wirrwar kann immer nur die exakte und gründliche Fallaufnahme sein.

Normalerweise existieren die chronischen Krankheiten nebeneinander in einer Person, bei der außer Psora noch Syphilis oder Sykosis oder beide vorhanden sind. Dabei ist es in der Regel so, daß nur eines dieser Miasmen zur Zeit aktiv ist, während die anderen „abgetaucht“ sind – wenn sie nicht alle in Latenz sind, was auch möglich ist. Man könnte dies mit den verschiedenen Erdformationen vergleichen, die übereinander in Schichten angeordnet sind. Zur Heilung muß man am besten immer die „Schicht“ erwischen, die oben liegt, weil man andernfalls erhebliche Turbulenzen beim Patienten erzeugen kann. Wir erinnern uns, daß HAHNEMANNs Anweisung, beim Vorhandensein von Psora und Syphilis zuerst die Psora zu behandeln, **nur** für die **erworbenen** Miasmen gilt; bei den **hereditären** Miasmen hat sich dagegen herausgestellt, daß die beste Methode die ist, das oben liegende oder aktive Miasma zuerst zu behandeln, was sich schon dadurch anbietet, daß dessen Symptomatik meist am deutlichsten und vordergründigsten ist. Auf diese Weise kann – ohne Gefahr für den Patienten – Schicht für Schicht abgetragen werden, und wenn das oberste und aktive Miasma geheilt ist, wird sich ganz automatisch – alsbald oder nach längerer Zeit – das nächste Miasma an die Oberfläche schieben und aktiv werden, was man an einer neuen Symptomatik erkennen kann. So sähe der Idealfall aus, der natürlich nicht immer erreicht werden kann, weil er wesentlich davon abhängt, daß das erste gegebene Mittel sofort das richtige gegen das aktive Miasma sein muß. Bei all dem versteht sich von selbst, daß bei Patienten, die sich zu ihren hereditären Miasmen zusätzlich ein Miasma erworben haben, fast immer dieses zusätzlich erworbene Miasma zuerst behandelt werden muß, da es aufgepfropft ist und oben liegt.

Die KENT-Schule legte größten Wert darauf, daß bei Anwesenheit mehrerer Miasmen diese getrennt bleiben, selbst wenn sie einen „Komplex" bilden, d.h. wenn sie dem Patienten gemeinsam zu schaffen machen. Durch das passende Mittel wird der Komplex getrennt und die Miasmen einzeln behandelbar. Und man ließ äußerste Vorsicht walten, daß durch falsche Mittel die Miasmen nicht wieder kombiniert und dadurch untrennbar werden (Miller, S. 13 u. 15). Doch bei der Weitergabe der chronischen Miasmen an die nächste oder übernächste Generation, bei der „hereditary transmission" (wie J.H. ALLEN sich ausdrückt), kann es zu einem Ereignis kommen, das von J.H. ALLEN als erstem beschrieben wird: Es können sich zwei Miasmen zu einer untrennbaren Einheit verbinden, so daß ein neues Miasma entsteht, **das es nur in der Heredität gibt**. Er erkannte die Pseudo-Psora – auch Tuberkulinie genannt – als ein solches – nur hereditäres – Miasma. Bei ihm verbinden sich durch die „hereditary transmission" seiner Meinung nach Psora und Syphilis. Sie existieren jetzt nicht mehr nebeneinander, auch nicht als der „Komplex" der KENT-Schule, der durch geeignete Mittel wieder getrennt werden könnte, sondern sie sind durch den Vorgang der Weitergabe an die nächste Generation zu einer untrennbaren Einheit verbacken, so daß sie ein völlig neues Miasma darstellen, das auch eine ihm eigene Symptomatik hat und zu seiner Heilung besondere Mittel benötigt (Miasms, S. 23). Er hielt diese hereditäre Verbackung von Psora und Syphilis zur Pseudo-Psora (Tuberkulinie) für die gefährlichste aller Kombinationen, weil die schlimmsten und lebensgefährdeten Zustände auftreten können, wenn darauf nun noch eine Sykosis aufgepfropft wird. Das kann man durchweg in seinem Buch lesen, z.B. Miasms II, S. 29: „Wenn dem Organismus des Patienten zufällig vorher schon der tuberkulinische Makel eingepflanzt war, dann nimmt die Krankheit eine bösartige Form an. Da kommt mir der Fall eines jungen Mannes ins Gedächtnis, der acht Monate vor seinem Tode stark und gesund war. Man kann sich keinen feineren Körper oder bessere Gesundheit vorstellen, aber er hatte eine schwache Vorgeschichte von Tuberkulose in der Familie. Er wurde plötzlich von einer Appendizitis befallen. Das Organ wurde entfernt, und innerhalb von 60 Tagen wurde eine deutliche Infiltration der rechten Lunge, die von Fieber und Husten begleitet war, festgestellt; ein wenig später entwickelten sich bösartige Symptome einer Phtisis, und innerhalb von acht Monaten trat der Tod ein. Die Vorgeschichte dieses Falles war die Geschichte einer unterdrückten Sykosis. Ich erwähne dieses Beispiel nur, weil es typisch ist für viele, die ich in den letzten 10 Jahren beobachtet habe." Oder: „Selbst bei einem normalen, unkomplizierten Fall kann man die Gonorrhoe nur langsam und schwierig aus dem Organismus entfernen, wenn eine tuberkulinische Diathese beim Patienten vorhanden ist. Aber wenn die Krankheit [die Gonorrhoe] auf dem eben charakterisierten Terrain unterdrückt wurde, dann haben Sie einen Fall vor sich, über dessen Ende Sie keine Vorhersage machen können, denn wenn dieser Prozeß nicht bald gestoppt wird, können Sie nicht sagen, welche Komplikationen sich einstellen können oder in welchem Grade das tuberkulinische Element aufgerührt werden kann.“ (Miasms II, S. 31).

Die Lehre J.H. ALLENs von der Peudo-Psora hat unter den Homöopathen zu allerlei Mißverständnissen und Verwirrungen geführt. Sie hat – weil sie selten verstanden worden ist – auch viel Ablehnung erfahren. Man warf ihm vor, neben Psora, Syphilis und Sykosis noch ein viertes Miasma einführen zu wollen. Von den vielen Ablehnungen sei hier nur eine zitiert, die für alle stehen soll. J. KÜNZLI von FIMELSBERG schrieb 1963 in der *Zeitschrift für klassische Homöopathie* (Heft IV, S. 168 f.) einen kurzen Artikel mit dem Titel: „Ist der Tuberkulinismus (Vannier) wirklich eine vierte Grundkrankheit der Menschheit (neben Psora, Syphilis, Sykosis)?“ (VANNIER war einer von jenen, die ein viertes Miasma etablieren wollten). KÜNZLI führt zunächst an: „Am Bild des Tuberkulinismus, wie es die Schule VANNIERs zeichnet, ist unbedingt „etwas dran“, das muß man zugeben. Aber ist es wirklich eine vierte Grundkrankheit der Menschheit?“ Er weist dann nach, daß man in HAHNEMANNs „Chronischen Krankheiten...“ die Symptome der Tuberkulose als Symptome der **Psora** aufgelistet findet und fährt dann fort: „Die Psora kann zum Beispiel als Diabetes auftreten, als Gicht, als Rheumatismus, als Epilepsie oder also auch beispielsweise als Tuberkulose. Der Tuberkulinismus ist also auch nur eine besondere Ausdrucksform der Psora, k e i n eigenes Urübel. – Hier ist der Ort, noch einer anderen Hypothese Erwähnung zu tun: J. Henry ALLEN vertrat einst die Ansicht, die Tuberkulose sei Manifestation einer Psora-Syphilis, also einer durch Syphilis komplizierten Psora, welcher Idee auch ROBERTS anhing. Fragen wir aber Tuberkuloseärzte, ob sie in der Aszendenz aller oder wenigstens der meisten ihrer Patienten eine syphilitische Infektion finden konnten, sagen wohl die meisten „nein", auch bei Forschung bis ins dritte oder vierte Glied (2. Mose 20,5) zurück enthüllte sich nur sehr selten etwas solches. Auch diese Hypothese darf wohl füglichst fallengelassen werden."

An diesen Ausführungen wird deutlich, welchen Fehler so gut wie alle Gegener J.H. ALLENs machen: sie setzen **Tuberkulose** und **Tuberkulinie** (Pseudo-Psora) gleich und machen damit deutlich, daß sie von hereditär-chronischer Krankheit nichts verstehen. J.H. ALLEN würde nicht leugnen, daß die Tuberkulose eine psorische Erkrankung ist, obwohl er immer darauf aufmerksam macht, daß sie oft durch den Hinzutritt einer Sykose (und dieser ganz besonders!) oder einer Syphilis erst ausgelöst werden kann. Aber seine Pseudo-Psora (Tuberkulinie) ist etwas ganz anders: sie ist eine rein **hereditäre** chronische Erkrankung, bei der die beiden Elemente Psora und Syphilis miteinander verschmolzen sind. Und als **hereditäre** Erkrankung wird sie auch von Generation zu Generation weitergegeben. Es ist daher völlig sinnlos, Tuberkuloseärzte zu befragen, denn es geht ja gar nicht um die Tuberkulose, sondern es geht um die Pseudo-Psora (Tuberkulinie)! Und bei letzterer hat es irgendwann in der Vorfahrenschaft bei einem Vorfahren Psora und bei einem anderen Syphilis gegeben, und diese sind bei der „hereditary transmission" zur Pseudo-Psora (Tuberkulinie) verschmolzen und werden nun als hereditäres Miasma von Generation zu Generation weitergegeben. Natürlich kann auf diesem Terrain dann unter anderem auch die Tuberkulose entstehen, und so lohnt es sich immer, in der Vorfahrenschaft – auch bei blutsverwandten Onkeln, Tanten, Großonkeln, Großtanten, usw. – nach dem Auftreten dieser Krankheit zu forschen, weil man dann damit rechnen kann, daß diese hereditäre Krankheit weitergegeben worden ist, wobei interessant ist, daß viele Homöotherapeuten die Erfahrung gemacht haben, daß sie sehr häufig eine Generation „überspringt“, d. h. in Latenz bleibt.

So macht also J.H. ALLENs Pseudo-Psora (Tuberkulinie) den drei chronischen Miasmen HAHNEMANNs keine Konkurrenz, da letztere ja **erworbene** Miasmen sind, während die Pseudo-Psora nur vererbt, aber nicht erworben werden kann. Aber wenn es um die **hereditär**-chronischen Miasmen geht, dann stellt sie sich als viertes hereditär-chronisches Miasma neben die hereditäre Psora, die hereditäre Syphilis und die hereditäre Sykosis, und hat ihre eigenen Zeichen und Symptome und ihre eigenen heilenden Arzneimittel. Und vor allem hat sie ihre eigene, ganz besondere Gefährlichkeit, die J.H. ALLEN immer wieder betont – ganz im Gegensatz zur Psora, von der viele erfahrene Homöopathen immer wieder behaupten, daß sie – was die organischen Veränderungen im Organismus anbetrifft – die harmloseste von den chronischen Miasmen ist. Dies betont z.B. H.A. ROBERTS, der ebenso wie J.H. ALLEN in der Tuberkulinie eine hereditäre Verbindung von Psora und Syphilis sieht, immer wieder: „Es ist sehr selten, daß unter einer rein psorischen Manifestation sich pathologische Entwicklungen einstellen. Nur wenn dieser Makel mit einem anderen Stigma vereint ist, ergeben sich pathologische Zustände...“ (Roberts, S. 205). „Die Psora verausgabt sich in ihrer Wirkung weitgehend auf das Nervensystem und die Nervenzentren und ruft funktionelle Störungen hervor, die besser werden, wenn Hautmanifestationen auftreten“ (ebd., S. 241). „Während die reine Psora keine strukturellen Veränderungen hervorruft, ruft sie funktionelle Veränderungen hervor...“ (ebd., S. 191).

Die Gefährlichkeit der Pseudo-Psora (Tuberkulinie) tritt – wie wir hörten – dann ganz besonders ans Licht, wenn noch eine Sykose hinzukommt. Vielleicht war das einer der Gründe, warum J.H. ALLEN sie als eine hereditäre Verschmelzung von Psora und Syphilis ansah. Sicherlich aber kam er zu dieser These durch die Zeichen und Symptome, die die Tuberkulinie bietet: sie sind fast durchweg eine Mischung aus psorischen und syphilitischen Zeichen und Symptomen, zu denen noch eine Menge eigenständiger Symptomatik kommt. Aber der Versuch, die psorischen Anteile durch ein passendes Antipsorikum und die syphiltischen Anteile durch ein passendes Antisyphilitikum zum Verschwinden zu bringen, scheitert. Nur ein passendes Antituberkulinikum wird beide eliminieren.

Seit J.H. ALLEN ist die Tuberkulinie nicht mehr aus den Köpfen derjenigen Homöopathen wegzudenken, die etwas von chronischen Miasmen, vor allem der hereditär-chronischen, verstehen, denn sie erleben – wenn sie nur ihre Augen aufmachen – in ihren Praxen tagtäglich deren furchtbare Realität mit. Natürlich hat es danach manche Variationen gegeben (z.B. VANNIER, NEBEL: viertes Miasma!), wovon die interessanteste die von P. SCHMIDT sein dürfte, der die Tuberkulinie nicht als eine Kombination von Psora und **Syphilis** versteht, sondern als eine Kombination von Psora und **Sykosis** (Theorie, S. 216; Schmidt, S. 46, wobei letzteres Zitat zeigt, daß auch er nicht richtig zwischen Tuberkulose und Tuberkulinie unterschied: „Im Gegensatz zu dem, was NEBEL glaubte, ist die Tuberkulose auf gar keinen Fall Psoro-Syphilis, sie ist Psoro-Sykosis.“). Und in der Tat wird es manche Fälle geben, bei denen das so ist. J.H. ALLEN hat uns die Augen dafür geöffnet, daß die Psora bei der „hereditary transmission“ sich fest mit einem anderen chronischen Miasma vermischen kann. Da es dafür jedoch nur zwei andere Miasmen gibt – die venerischen Miasmen Syphilis und die Sykosis –, warum sollte sie sich in bestimmten Fällen nicht auch mit der Sykosis verbinden? Die praktische Entscheidung darüber, welche Art von Verbindung in einem gegebenen Fall vorliegt, muß – wie immer – aus der Familienvorgeschichte und der Symptomatik des Patienten gefällt werden. Sie ist für die Wahl des passenden Mittels oft außerordentlich wichtig. Dieser Fall darf aber nicht verwechselt werden mit dem schon oben erwähnten, daß zu einer bereits vorhandenen (hereditären) Tuberkulinie eines der beiden venerischen Miasmen zusätzlich erworben und aufgepfropft wird! Und selbstverständlich können – wie ebenfalls schon erwähnt – Psora, Syphilis und Sykosis auch für sich allein hereditär weitergeben werden.

Bei den weiter hinten in diesem Buch gegebenen Auflistungen der Zeichen und Symptome der hereditär-chronischen Miasmen, die von Y. LABORDE zusammengestellt und kommentiert wurden, wird man sehen, daß – wie schon erwähnt – viele Zeichen und Symptome der einzelnen Miasmen untereinander ähnlich und manchmal sogar gleich sind. So können z.B. die Ophthalmia neonatorum und die „Snuffles" sowohl sykotisch als auch syphilitisch sein. J.H. ALLEN hat in seinem Buch diese Symptome zwar der hereditären Sykosis zugeordnet, aber andere haben eben andere Erfahrungen gemacht, und das müssen wir ernst nehmen. Schon J.T. KENT beklagte sich darüber, daß die **erworbenen** Miasmen oft so schwer voneinander zu unterscheiden sind: „Die Manifestationen der Sykosis sind oft denen von Syphilis und Psora sehr ähnlich, wenn jedes von ihnen in Latenz oder unterdrückt ist. Zu Beginn aller drei Miasmen finden Sie Wehtun und Schmerzen, die einander sehr ähneln. Erst später, nachdem die Resultate der Krankheit durch Gewebsveränderungen offenbar wurden, tritt jedes Miasma deutlich hervor" (LW., S. 364). Wenn das schon bei den erworbenen Miasmen so ist, dann wird es bei den **hereditären** Miasmen erst recht so sein! Denn bei den hereditären Miasmen wird der Behandler selten vor einer Symptomatik stehen, die rein psorisch, syphilitisch oder sykotisch in die Heredität weitergegeben wurde, sondern er wird meist Bilder vor sich haben, die durch die verschiedene miasmatische Belastung der Vorfahren gemischt sind. Wir sahen schon, daß sich die Psora bei der „hereditary transmission" nicht nur mit der Syphilis verbinden kann, sondern auch mit der Sykosis. Aber das ist noch nicht alles: sie kann sich auch mit **beiden** mischen, und es gibt noch diverse Belastungen auf der Vorfahrenseite, die ebenfalls hereditär weitergegeben werden können. Z.B. können eine Impfbelastung (Vakzinose) oder eine Chinin-Behandlung einer Malaria oder andere iatrogene Manipulationen bis in die Nachkommenschaft wirken. Und je mehr solcher hereditärer Fakten vorhanden sind, desto schlimmer wird die Erkrankung des Patienten sein. Und wenn dann dazu zusätzlich noch unterdrückende Maßnahmen kommen, die der Patient in seinem Leben erleidet, dann wundert es nicht, wenn seine Erkrankung bösartig wird. (Wir verweisen hier ausdrücklich auf die Ausführungen über den hereditären Krebs weiter hinten in diesem Buch).

Jedes der drei chronischen Miasmen ist gegen iatrogene Manipulationen empfindlich, wobei jedes auch seine Eigenheiten hat. Unterdückungen ihrer „Local-Uebel" (Organon §§ 185 – 205!) können – wie jeder weiß – sowohl bei den erworbenen als auch bei den hereditären Miasmen katastrophale Folgen haben. Die Psora ist aber zusätzlich gegen die medikamentöse Manipulation höchst empfindlich, obwohl sowieso bei allen lebenden Organismen die Möglichkeit einer Arzneimittelkrankheit besteht (vgl. hierzu die Ausführungen HAHNEMANNs in den §§ 74 – 76 des Organon!), die Sykosis ist zusätzlich gegen Operationen, instrumentale Manipulationen, Impfungen und Bluttransfusionen höchst empfindlich, und die Syphilis ebenfalls gegen operative Maßnahmen, vor allem gegen die künstliche Verschließung von Abflüssen, z.B. Fisteln, Geschwüre, „laufende Ohren", usw. J.H. ALLEN schreibt in seiner Abhandlung über Sykosis: „Die moderne Chirurgie ist eine weitere große Quelle der Unterdrückung der Krankheit und der darauf folgenden Vorherrschaft sekundärer und tertiärer Leiden. In der Tat hat das Anwachsen der Sykosis in den letzten 20 Jahren den Spezialisten und den Chirurgen für Bauch-, Becken-, Ohren- und Halskrankheiten reich gemacht. Ein großer Teil dieser Klasse von chirurgisch oder mechanisch behandelten Krankheiten, die jetzt so üblich sind, ist auf die Sykosis zurückzuführen, was jenen Spezialisten ein reichliches Einkommen von der leidenden Öffentlichkeit beschert, ohne daß sie wirklich wissen, was sie behandeln. Warum muß dies so sein? Die Mehrheit dieser Männer würde mit der Syphilis nicht auf diese Weise umgehen – nein, sie sind äußerst sorgfältig und vorsichtig beim Umgang mit oder bei Operationen von syphilitischen Leiden, ohne Rücksicht darauf, wie ernst sie in ihrem Charakter sind oder wie notwendig eine Operation zu sein scheint. Warum? Weil sie ihre Lektion sehr gut gelernt haben, und ihre gemachten Erfahrungen und die Kasuistiken solcher Prozeduren haben es ihnen wieder und wieder erwiesen, daß die Folgen katastrophal sind, daß die Krankheit wieder kommt oder sich an ihnen rächt in einem anderen Teil des Organismus; und außerdem haben sie herausgefunden, daß die sogenannte antisyphilitische oder konstitutionelle Behandlung am Ende sicherer und weitaus befriedigender ist. – Warum sollte dasselbe nicht auch für die Sykosis wahr sein? Ist sie etwa weniger bösartig? Oder etwa weniger spezifisch bei ihrer destruktiven

Wirkung auf den menschlichen Organismus? Wir glauben das nicht! Sie ist sogar in bestimmter Weise destruktiver, hartnäckiger und bringt ihren Todesprozeß schneller zu einem Ende" (Miasms II, S. 49 f.). Man hat also selbst in der amerikanischen Schulmedizin um die Jahrhundertwende gewußt, daß man bei syphilitischen Patienten äußerst vorsichtig mit Operationen sein muß. Und J.H. ALLEN macht dasselbe für die Sykosis geltend. Und wir erleben die Wahrheit dieser Erkenntnisse heute immer noch mit. Das sind dann jene Patienten, die zu einem „harmlosen Routineeingriff" – wie z.B. einer „kleinen" Appendektomie – ins Krankenhaus gehen und entweder gar nicht mehr herauskommen oder erst nach Wochen und Monaten, weil es „unerklärliche" Komplikationen gegeben hatte. Wenn man nachforscht, dann war da die Sykosis – entweder erworben oder hereditär. Und wie gefährlich verschließende Maßnahmen bei der Syphilis sind, konnte ich vor ca. 40 Jahren gut studieren, als ich Pastor in einer Hamburger Gemeinde war, zu der eine riesige Seniorenanlage gehörte, in der etwa 5000 alte Menschen wohnten. Viele von ihnen hatten „offene Beine", oft schlimme Ulcera cruris. Wenn es aber einmal einem Arzt bei einem dieser alten Patienten gelungen war, diese Geschwüre zu verschließen, dann war absolut sicher, daß ich diesen bedauernswerten Menschen innerhalb von 4 – 12 Wochen beerdigen mußte. Doch J.H. ALLEN läßt Ähnliches auch für die Sykosis gelten: „Das Verschließen eines Fistelgangs, der reichlich eitriges Sekret absondert, etwa einer Fistel oder eines tiefen Abszesses, wird sich oft zu einer ernsthaften Stase der ursprünglichen Krankheit entwickeln. Ich habe beobachtet, daß Sykosis, die jahrelang latent war, aufgerührt wurde durch die Korrektur eines zerrissenen Gebärmutterhalses, die die Absonderung aus dem Uterus verringerte. Ich habe Eierstöcke oder Tuben beobachtet, die nach einer Kürretage krank wurden. Der Uterus vergrößert sich und eine chronische Hypertrophie folgt auf die Kürettage oder auf den Gebrauch von Sonden und anderen Instrumenten, die in den Uterus eingeführt wurden. Fehlgeburten, Geburten und deren Nachwirkungen rühren oft eine alte, latente sykotische Schwierigkeit auf, das dann sehr schwer ausgerottet werden kann" (Miasms II, S. 51).

Wenn man die beiden Bände von J.H. ALLENs „Chronic Miasms" aufmerksam durchliest, wird einem bald auffallen, daß er viele Symptome, die HAHNEMANN in seinen „Chronischen Krankheiten" der Psora zuwies, anderen – aber nun hereditären – chronischen Miasmen zuordnete, also der hereditären Syphilis, Sykosis oder Tuberkulinie. Das hat sicher seine – durch die Praxis erwiesene – Berechtigung. Denn HAHNEMANN hat tatsächlich manche chronische Krankheitserscheinung recht schnell in die Psora eingestuft, die in Wirklichkeit viel komplexer war. Wenn er z.B. „Geschwüre am Magen" (CK., S. 28), „Harnruhr (Diabetes)" (ebd., S. 31) oder „Knochenfraß" (ebd., S. 32) unter den Dingen aufzählt, die nach einer Unterdrückung eines „Krätz-Ausschlages" aufgetreten sind, dann sieht man sofort, daß an diesen Krankheitsprozessen nicht die Psora allein beteiligt gewesen sein kann. Der „Knochenfraß" ist eine typisch syphilitische Angelegenheit, die „Magengeschwüre" größtenteils ebenfalls, und beim „Diabetes" ist mit Sicherheit die Sykosis dabei. Und wenn er sogar den „Wasserkopf" (ebd., S. 28) nannte, dann erkennt auch der Laie, daß Heredität mit im Spiel gewesen sein muß. Es handelte sich hier also um Krankheits-Vorgänge, die – mit der Nomenklatur der KENT-Schule ausgedrückt – „komplex" waren, d. h. es waren wenigstens zwei Miasmen und nicht nur die Psora allein daran beteiligt. Nun vertragen **alle** Miasmen, auch die hereditären, die Unterdrückung eines Lokal-Übels (in diesem Falle:

„Krätz-Ausschlag") gar nicht gut und reagieren mit Verschlimmerung des allgemeinen Leidens, aber in diesen Fällen hätte schon die Unterdrückung des psorischen Anteils genügt, um die syphilitischen, sykotischen oder tuberkulinischen Anteile aktiv werden zu lassen. J.H.ALLEN hatte also sicher nicht Unrecht, wenn er an manchen Stellen HAHNEMANN korrigierte, ganz besonders dann, wenn es sich um hereditäre Symptomatik oder um organische Veränderungen handelte. Andere sind ihm dabei gefolgt, und was weiter hinten im zweiten Teil dieses Buches von Y. LABORDE an hereditärer Symptomatik der Miasmen aufgelistet wird, setzt sich aus den Erfahrungen vieler Autoren in den letzten 100 Jahren zusammen.

Man muß bei all dem – wie schon erwähnt – immer bedenken, daß HAHNEMANNs Buch *„Die Chronischen Krankheiten..."* in erster Linie nicht der Vorstellung und Praesentation der chronischen Miasmen überhaupt galt, sondern der Vorstellung und Praesentation der **Psora.** Man sieht das schon an den Proportionen: für die Sykosis hat er ca. drei Seiten reserviert, für die Syphilis ca. elf Seiten, und der Rest der 188 Seiten gilt der Psora. Sie war – sozusagen – sein „Lieblingskind". Und es war eine ungeheure Arbeit gewesen, über mehr als ein Jahrzehnt die Beobachtungen und Erfahrungen zusammenzutragen, die zu seinem Bild der Psora führten. Und wir hatten ja gesehen, daß er schon in seinem *„Unterricht für Wundärzte..."* noch etwas anderes chronisch Miasmatisches neben Syphilis und Sykosis kannte, das er damals aber noch nicht greifen konnte. So gesehen, waren es vier Jahrzehnte Arbeit, die dann zu seinen Erkenntnissen über die Psora führten. Aber das alles geschah eben immer unter der Praemisse, daß er nur die **erworbenen** chronischen

Miasmen kannte. Da ist es ganz erklärlich, daß in sein Bild der Psora manches **hereditär-chronische** Symptom anderer Miasmen einfloß, das seine Psora-Patienten, an denen er das Bild der Psora erforschte und studierte, aufwiesen. Erst diejenigen seiner Nachfolger, die sich überhaupt mit den chronischen Miasmen befaßten, und denen klar geworden war, daß die chronischen Miasmen nicht nur als erworbene, sondern auch als hereditäre existieren, haben dann aus dem großen Topf „Psora“ viele Symptome heraussortiert und anderen Miasmen als der Psora zugeordnet, die bei den von HAHNEMANN beobachteten Patienten bereits als hereditäre Zeichen und Symptome vorhanden waren. Damit wurde die Psora-Lehre HAHNEMANNs in keiner Weise aufgehoben und außer Kraft gesetzt – im Gegenteil: sie wurde verbessert und für die Praxis effizienter gemacht. Der Homöotherapeut muß nur seitdem durch eine exakte Fallaufnahme zu unterscheiden wissen, was der Patient sich selbst **erworben** hat und was er von seinen Vorfahren **vererbt** bekommen hat. Und im allgemeinen wird das, was erworben ist, zuerst zu behandeln sein.

Übrigens sei für den an der Iridoskopie interessierten Leser hier kurz eingefügt, daß es manchmal auch in der Iris Zeichen für die hereditär-chronischen Miasmen gibt. Die Iridoskopie ist ja ein Gebiet, das man mit einer gewissen Vorsicht betrachten muß. Als ich vor ca. 50 Jahren begann, mich mit der Homöopathie zu beschäftigen, tat ich dasselbe auch mit der „Augendiagnose“. Und ich habe seither jedem Menschen, dem ich ein homöopathisches Mittel verordnete, auch „in die Augen gesehen“ – nicht um für ihn ein „Rezept aus dem Auge“ zu erstellen, denn das gibt es nicht, sondern um zu erfahren, ob die klinischen – funktionellen oder organischen

– Zustände, unter denen er leidet, sich auch in der Iris oder sonstwo im Auge ausdrücken. Aus dieser langjährigen Erfahrung kann ich sagen, daß die „Augendiagnose" manchmal frappierende Ergebnisse liefert, manchmal aber auch total versagt. Da kann man auf Patienten treffen, deren Iriden Zeichen bieten, die auf so schlimme Erkrankungen hinweisen, daß der Patient schon längst in Sarg und Grab liegen müßte, aber er wird fröhlich 90 Jahre alt. Und man kann auf andere Patienten treffen, deren Iriden so „sauber" und „gesund" sind, daß man sich wünschen könnte, selbst auch so eine gute Konstitution zu haben, und doch sterben diese Patienten mit 40 Jahren an Krebs. Aber manchmal sitzen auch Patienten vor dem Irismikroskop, aus deren Zeichen im Auge man eine eindeutige klinische Diagnose stellen kann, die so exakt ist, daß man sogar den Internisten, die in bezug auf die Diagnose bis jetzt im Dunkeln tappten, genaue Hinweise geben kann, wo sie suchen müssen, was sich dann auch als richtig bestätigt. Aber wie gesagt: das ist beileibe nicht bei allen Patienten so! Und darum ist die „Augendiagnose" eine recht unsichere Sache und sollte niemals allein als Basis für die Diagnose dienen. Ich habe nur wenige Zeichen im Auge gefunden, auf die man sich 100 % verlassen kann, wenn sie vorhanden sind. Und dabei ist es ähnlich wie bei der Homöopathie: Je ungewöhnlicher und seltener diese Zeichen sind, desto sicherer sind sie. Und so gibt es für die (hereditäre!) Tuberkulinie ein Zeichen, auf das man sich 150 % verlassen kann: das sogenannte „KOCH'sche Seil" oder „flottierende Seil". Dabei ragt aus dem Krausenrand zu beiden Seiten der Pupille ein „Finger" wie ein kleiner Brückenpfeiler auf, und von „Finger" zu „Finger" spannt sich über die Pupille hinweg ein Faden oder Seil, das sich bei Erweiterung der Pupille strafft und bei Verengerung der Pupille schlaff wird (nähere Einzelheiten entnehme man der Fachliteratur). Dieses Zeichen, das sehr selten ist, weist aber absolut sicher auf die Tuberkulinie hin. Ziemlich zu Anfang meiner homöopathischen Praxis mußte ich das an einem eindrücklichen Fall lernen. Es handelte sich um einen männlichen Patienten, Mitte dreißig, der schon seit seiner Pubertät unter schwersten Migräneanfällen litt, die immer häufiger auftraten. Natürlich war er schon bei vielen Fachärzten und Kliniken in Behandlung gewesen, und diese hatten einhellig fürchterlich erhöhte Leberwerte festgestellt und ihm gesagt, „er solle das Saufen lassen", weil solche Leberwerte nur vom Alkoholabusus kommen könnten. Tatsächlich aber trank er keinen Tropfen Alkohol. Bevor die Migräneanfälle auftraten, die ihn immer für wenigstens drei Tage „außer Gefecht setzten", schwoll jedesmal sein Bauch stark an „wie ein Ballon voller Gas, in den ich gern mit einer Nadel hineinstechen möchte, damit die Luft entweicht". Er erhielt in der angegebenen Reihenfolge: *Nux vomica, Lycopodium, Kalium carbonicum, Phosphor, Thuja* (wegen eines eventuellen Zusammenhangs mit der zweiten Pockenimpfung) und einige organotrope Lebermittel wie *Chelidonium, Carduus marianus*, aber es ließ sich nur eine leichte Besserung erzielen. Vor allem die stark erhöhten Leberwerte zeigten keine Tendenz, sich zu bessern. Nun hatte ich bei der Fallaufnahme zwar das KOCH'sche Seil in seinem linken Auge gesehen, aber bei der Familienanamnese schwor er Stein und Bein, daß es in seiner Familie keine Tuberkulose gegeben habe, und daher nahm ich dieses Zeichen nicht ernst. Nachdem er jedoch auf die nach seiner Gesamtsymptomatik sorgfältig ausgewählten Mittel und auch auf die organotropen Arzneien so wenig reagierte, gab ich ihm schließlich wegen des KOCH'schen Seils *Tuberculinum* C 200, was einen totalen Umschwung brachte. Die Migräne hörte auf, und – was am meisten erstaunte – innerhalb ¼

Jahres waren die Leberwerte normal. Ich habe später noch manchen Fall gesehen, bei dem sich die Verläßlichkeit des KOCH'schen Seils bestätigte. Aber nun muß etwas ganz Wichtiges gesagt und verstanden werden: Während das Vorhandensein des KOCH'schen Seils eine absolut sichere Anzeige für die Tuberkulinie ist, gibt es tausende andere Patienten, die dieses Zeichen nicht haben, aber dennoch tuberkulinisch sind. Das Nicht-Vorhandensein dieses Zeichens darf also niemals dahingehend ausgelegt werden, daß der Patient frei von Tuberkulinie ist! Dasselbe gilt für die Zeichen von Syphilis und Sykosis in der Iris. Wenn man in der Linse das sogenannte „Schneegestöber" findet (das sind weißliche oder bräunliche, an Sand erinnernde Körner, die oft als Haufen auftreten – siehe Fachliteratur!), dann kann man auf die hereditäre Syphilis schließen. Das Zeichen für die hereditäre Sykosis ist leider nur in blauen oder grünlichen Iriden deutlich erkennbar, denn es handelt sich um eine totale oder partielle Gelbfärbung (ein Gelb wie Urin), die in die ursprüngliche Irisfarbe eingelagert ist. Wenn diese Gelbfärbung partiell ist und z.B. im Gehirn-, Lungen-, Herz- oder Nierensektor vorhanden ist, dann weiß man sogar, wo die Sykosis am meisten angreift. Dies alles gilt jedoch nur für hereditäre Miasmen. Die erworbene Syphilis oder Sykosis oder gar Tuberkulose kann so nicht erkannt werden! Und dies alles gilt nur unter der schon erwähnten Praemisse, daß man beim – verhältnismäßig seltenen – Auftreten dieser Zeichen sicher auf das vorhandene Miasma schließen kann, daß aber beim Nichtvorhandensein der Patient trotzdem hereditär-miasmatisch belastet sein kann. Auch kann man beim Auftreten dieser Zeichen nur von dem Vorhandensein der entsprechenden Miasmen wissen, nicht aber, ob sie zur Zeit aktiv sind. Schon deswegen kann man nicht aufgrund dieser Zeichen unmittelbar ein Homöopathicum aussuchen.

Die Homöopathie funktioniert selbstverständlich auch ohne Iridoskopie. Man muß keinesfalls „Augendiagnose" betreiben, um Homöotherapeut sein zu können. Aber es war kein geringerer als P. SCHMIDT, der beides miteinander verband, und der manchmal sogar Entscheidungen für die Mittelwahl aus dem Blick ins Auge traf (vgl. Schmidt, S. 9 f., S. 41 f.). Dazu bedarf es aber großer Erfahrung und Übung und vor allem der oben erwähnten Vorsicht, denn es gibt manche Iriden, die trügerisch sind. Dennoch können die erwähnten Zeichen, wenn sie vorhanden sind, eine gute Hilfe für die Diagnose hereditär-chronischer Miasmen sein.

Einer, der all diese Erkenntnisse (außer den iridologischen) über die hereditär-chronischen Miasmen – ohne viel darüber zu theoretisieren – mit großem Erfolg praktisch für seine Fälle nutzbar gemacht hat, war J. COMPTON BURNETT. Es lohnt sich wirklich, seine drei Wahlsprüche in bezug auf seine homöopathische Tätigkeit sich nachhaltig durch den Kopf gehen zu lassen: „Ich habe gelernt, meinen Hut an jeden Nagel zu hängen, den ich finden kann" (Tumoren, S. 44). Und: „...immer schön weitermachen" [wörtlich: „Bleibe dabei, drauflos zu arbeiten"] (ebd., S. 34). Und: „Nil desperandum" (ebd., S. 62). Ohne Zweifel betrieb BURNETT eine eigenwillige Homöopathie, die oft meilenweit von der KENT'schen Methode entfernt war. Aber es war gekonnte Homöopathie, und oft war er damit näher bei HAHNEMANN als KENT. Leider jedoch wird BURNETT von vielen Homöopathen bis zum heutigen Tage nicht verstanden, und so werden häufig homöotherapeutische Möglichkeiten, die BURNETT aufgezeigt und praktisch vorexerziert hat, nicht genutzt. Oder man übernimmt blindlings seine Verordnungen für bestimmte Zustände und hat damit Mißerfolge, weil man nicht weiß, **warum** er sie in einem gegebenen Fall vorgenommen hat.

BURNETT hat – wie HAHNEMANN – viele Arzneimittelprüfungen, auch neuer, bis dahin unbekannter Mittel, an sich selbst vorgenommen, und hat diese Mittel dann nach den Symptomen, die sich ihm zeigten, eingesetzt. Leider haben wir über diese Prüfungen nur spärliche literarische Nachrichten, so daß wir manche Verordnung, die er daraufhin getroffen hat, nicht richtig nachvollziehen können. Er schreibt dazu nur lapidar, daß der Fachkundige seine Verordnungen verstehen könne, und für den Inkompetenten schreibe er sowieso nicht (Tumoren, S. 152). Auch mit vielen seiner theoretischen Gedanken geht es ähnlich. Aber manchmal läßt er uns doch einen Blick in seine Werkstatt tun, und was dabei herauskommt, ist erstaunlich und hat die Homöopathie – besonders in der Sache der hereditär-chronischen Krankheiten – um ein erhebliches Stück weitergebracht.

Zunächst dürfte – gerade für die Behandlung der hereditärchronischen Krankheiten – seine Forderung nach dem „pathologischen Simillimum“ interessant sein (Tumoren, S. 16). Er sagt, daß homöopathische Mittel, die nur nach den Symptomen des Patienten ausgesucht werden, sehr oft nur palliativ wirken, aber keine heilende Kraft haben. Letztere bekommen sie nur dann, wenn sie auch dem pathologischen Prozeß entsprechen, der bei dem jeweiligen Patienten abläuft. Wenn die Gesamtsymptomatik des Patienten diesen pathologischen Prozeß mit einschließt, dann wird das Mittel richtig sein, aber in vielen Fällen hat die individuelle Symptomatik des Kranken keinen oder nur wenig Bezug zu den pathologischen Veränderungen. (KENT behauptete ja sogar, daß die individuellen Zeichen und Symptome in dem Maße abnehmen, in dem die Pathologie voranschreitet. LW., S. 223). BURNETT spricht in diesem Zusammenhang von dem „Halte-Punkt“ („stop-point“) eines Mittels (Tumoren, S. 22). Und er berichtet dazu einen eindrucksvollen Fall, der sehr gut verdeutlicht, was er meint: „Der Behauptung, daß die Krankheit sich ganz in den Symptomen ausdrückt, kann ich nicht zustimmen, weil es nicht wahr ist: das kann so sein, oder es kann nicht so sein. Es ist nicht genug, die Totalität der Symptome abzudecken; denn wenn dies getan worden ist, haben wir erst die Hälfte hinter uns und müssen danach folgende Fragen stellen: was ist die wahre Natur, die natürliche Vorgeschichte, die Pathologie der Krankheit, über die wir nachdenken? Was hat sie verursacht? Ist die Ursache noch vorhanden oder schon verschwunden? Ist das ausgewählte Mittel tauglich, eine wirklich ähnliche Krankheit zu produzieren wie die, die wir vor uns haben? Ist es tatsächlich wirklich homöopathisch zu dem krankhaften Prozeß – übereinstimmend, entsprechend – und erreicht es ihn von Anfang bis Ende? Wenn nicht, dann sind wir auf der falschen Fährte, wenn es darum geht, wirklich zu heilen und nicht nur zu lindern. – Ich hatte einmal einige Jahre lang ein junges Mädchen zu behandeln, das an wiederholten Anfällen von Kongestion des Gehirns litt: es schoß ihr heiß und rot ins Gesicht; ihre Pupillen waren weit und offen; sie war ruhelos; sie warf sich umher und redete Unsinn. Das war ein schönes Bild einer Belladonna-Vergiftung, und daher wurde jedesmal Belladonna gegeben, und es heilte jedesmal. Schließlich wirkte die Belladonna bei einem der Anfälle nicht mehr, und die Patientin starb. – Das Ende erwies, daß die verschiedenen Anfälle ihren Grund in Tuberkeln hatten, und da erkannten wir deutlich, warum die Patientin starb und was der Grund dafür war, daß Belladonna zwar die Symptome beseitigte, aber die Krankheit weiterlief, und woran die Patientin letztendlich starb. – In diesem Falle war die Arznei Belladonna das Mittel der Anfälle bis zu den Tuberkeln, aber nicht weiter: der Ort, wo sie wirksam waren, war der Haltepunkt von Belladonna; bis zu diesem Haltepunkt war sie wirksam, aber nicht weiter; und warum? Weil eben keine Homöopathizität auch jenseits des Haltepunkts vorhanden war; vom Beginn bis zum Haltepunkt war die Homöopathizität deutlich und die Mittelwirkung ganz und vollständig, aber zwischen dem Haltepunkt und dem Ziel wirkte sie nicht mehr, weil da keine Homöopathizität mehr war. Belladonna ist – wie wir wissen – nicht in der Lage, einen krankhaften Prozeß, der der Tuberkulose ähnlich ist, hervorzurufen. Von der absoluten Wahrheit dieser Dinge mußte ich mich oftmals überzeugen lassen. ..... Wenn ich zwanzig Meilen auf einer bestimmten Route bis zu meinem Ziel zu gehen habe, und mein starker Freund geht dieselbe Strecke, dann werde ich einen Weggefährten haben; aber der Freund geht nur zwölf Meilen mit und läßt mich die restlichen acht Meilen allein gehen; und weil die Gefahr nur auf den letzten paar Meilen droht, war die Begleitung des Freundes während der zwölf Meilen, die er mit mir ging, für mich nichts nütze, denn ich werde beraubt und umgebracht, nachdem er mich verlassen hat. Genau so sieht auch die Beziehung zwischen einer Hirnhaut-Tuberkulose oder einem Hydrocephalus und Belladonna aus: Belladonna ist der Freund, der nur die ersten zwölf Meilen des Zwanzig-Meilen-Weges mitgeht. – Wir brauchen ein Zwanzig-Meilen-Mittel, zwölf sind nicht genug; denn durch ein Zwölf-Meilen-Mittel kommen wir um!" (Tumoren, S. 23 ff.).

BURNETT – von Hause aus Anatom, und aus jener englischen Schule kommend, die meisterhaft klinische Diagnosen zu stellen gelernt hatte – vergaß niemals das pathologische Geschehen und forschte immer nach den anatomischen und physiologischen Veränderungen bei seinen Patienten. Und Mittel, die nicht einen ähnlichen pathologischen Prozeß und ähnliche Gewebsveränderungen hervorrufen konnten, wie sie bei seinen Patienten vorlagen, verwarf er dann als Heilmittel. Damit tat er bei Fällen mit pathologischen Veränderungen ähnliches, wie HAHNEMANN es bei den chronischen Miasmen getan hatte: dieser hatte 1828 in seinen „*Chronischen Krankheiten...*“ festgestellt, daß – wie schon erwähnt – beileibe nicht **alle** homöopathischen Mittel für deren Heilung in Frage kamen, sondern nur ganz bestimmte. So teilte auch BURNETT die homöopathischen Mittel in „Kinderpistolen“ und „Kanonen“ ein. Im Zusammenhang mit einem Tumor im Magen schreibt er z.B.: „Solche Kinderpistolen wie Nux vomica oder Pulsatilla oder Bismutum subnitricum werden keine Tumoren des Magens heilen, und wenn diese geheilt werden sollen, dann müssen wir stärkere Geschütze hervorholen, und die zoischen Mittel sind im Vergleich zu allen anderen die weitaus stärksten Kanonen. – Manche Leiden sind wie Sperlinge; sehr kleine Waffen reichen hin, um sie auszulöschen, beispielsweise Hydropathie oder einfache homöopathische Mittel, aber Tumoren widerstehen im allgemeinen den kleinen Waffen“ (Tumoren, S. 105). Mit „zoischen Mitteln“ meint er zum großen Teil die Nosoden, vor allem also Mittel, deren Ausgangsstoff aus einem krankhaften Prozeß genommen ist. „Die Krankheitsprozesse sind qualitativ zoisch; die Mittel, die einen Wirkungsbereich haben sollen, der den Krankheitsprozessen gleich ist, müssen ebenfalls zoisch sein (qualitativ ähnlich). Ich beginne klar zu sehen, daß zoische Medikamente ein verheißungsvolles Gebiet für die weitere Entwicklung der fortschrittlichen wissenschaftlichen Homöopathie darstellen, obwohl ich nur durch die halboffene Tür sehe, doch ich lebe in Hoffnung auf mehr Licht! ..... die Zukunft der Medizin gehört den homöopathischen Pathologen, und um große Krankheiten (mit pathologisch-anatomischer Grundlage) wirklich zu heilen, BRAUCHEN WIR UNBEDINGT Mittel, die solcher krankhaften Anatomie homöopathisch sind, auf jeden Fall in ihren frühen Stadien. – Kein Arzneimittel ist in der Lage, einen krankhaften Zustand homöopathisch zu heilen, wenn es nicht auch in der Lage ist, einen ähnlichen zu produzieren. – Ich bin gern bereit zuzugestehen, ja, ich glaube gern, daß jeder krankhafte Zustand oder Prozeß geheilt werden KANN allein aufgrund der Symptome, die als Führer dienen, VORAUSGESETZT solche Zustände und Prozesse wurden auch tatsächlich pathogenetisch bei gesunden Menschen hervorgerufen, und die hervorgebrachten Symptome wurden ordnungsgemäß aufgezeichnet während der Tage, Wochen, Monate und Jahre (und vielleicht Leben und Generationen von Leben), in welchen solche Prozesse erzeugt wurden. Aber das gibt es nicht und kann es bei der Lage der Dinge größtenteils gar nicht geben" (ebd., S. 26 f). Wir sehen hier deutlich, daß BURNETT vor allem die hereditär-chronischen Krankheiten, die ja auch die schlimmsten pathologischen Veränderungen hervorbringen können, im Auge hat, wenn er davon spricht, daß die Mittel eigentlich über mehrere Generationen geprüft werden müßten, um herauszubekommen, ob sie ähnliche pathologische Veränderungen hervorrufen können. Nicht nur er, sondern auch einige seiner Kollegen (z.B. J.H. CLARKE, R.T. COOPER, M.C. BOGER) haben daher bei der Wahl des heilenden Mittels vor allem die Frage gestellt: wo setzt das Mittel an, welches ist die Region, in der es hauptsächlich seine Wirkung entfaltet, und entspricht diese dem Sitz der Krankheit? Sie haben sich also wieder um die – von der KENT-Schule oft so vernachlässigte – Lokalisation gekümmert. Und sie haben damit C.F.M. von BOENNINGHAUSEN wieder die Ehre gegeben, der ja schon bei seiner Beschreibung eines „vollständigen Symptoms" die Lokalisation an die erste Stelle gesetzt hatte. So finden wir beispielsweise in BOGERs „Synoptic Key" bei den Arzneimittelbildern immer die „Region" am Anfang jedes Mittels, wodurch man sofort einen klaren Überblick bekommt, wo das Mittel angreift. Dies ist gerade dann besonders wichtig, wenn bei hereditär-chronischen Krankheiten bereits pathologische Veränderungen eingetreten sind.

Für BURNETT war der „Sitz der Krankheit“ so sehr wichtig, daß er sich ausführlich mit der Organopathie beschäftigte. Dazu studierte er PARACELSUS und RADEMACHER, der im 19. Jahrhundert in einer etwas modifizierten Form alte PARACELSISCHE Lehren wieder aufleben ließ. BURNETT war der Meinung, daß „die HAHNEMANN'sche Medizin in ihrer ursprünglichen Reinheit auf reine Arzneikräfte gegründet ist; sie ist nichts anderes als therapeutisch angewandte Arzneikraft; ihr oberstes und tiefstes Grundgesetz ist das Prinzip, daß bestimmte Drogen bestimmte Organe (Teile) affizieren, die sie selbst bevorzugt auswählen.“ (Tumoren, S. 18). Und er beschäftigte sich eingehend mit Arzneien, die spezielle organotrope Beziehungen haben und setzte sie immer dann ein, wenn eine eindeutige Lokalisation der Krankheit bestimmt werden konnte. Dabei billigte er den einzelnen Organen innerhalb des Gesamtorganismus eine gewisse Autonomie zu. Über die Leber sagte er z.B.: „Bei einfachen und gut abgegrenzten Erkrankungsformen, die sich auf ein einzelnes Organ beziehen, ist die PARACELSISCHE Homöopathie und Organopathie ein sehr wertvoller Führer zur Heilung und hilft, die Krankheit zu bestimmen und ihre Heilung mit dem pathologischen Simile festzulegen. Das resultiert aus der Erkenntnis, daß gewisse Organe des Körpers Organismen innerhalb des Organismus sind; kleinere Systeme innerhalb des großen Systems. Sie haben eine spezielle Individualität sowohl in bezug auf ihre Funktionen als auch auf ihre Erkrankungen. Solch ein Organ ist die Leber. Sie kann durch den Organismus krank gemacht werden, doch ihrerseits kann sie auch den Organismus krank machen. Sie wirken und reagieren aufeinander zu. Keines kann ohne das andere existieren.“ (Leber, S. 72). Ja, er versteigt sich sogar zu der Aussage: „Das Organ besitzt im Organismus tatsächlich nicht nur Autonomie, sondern auch Hegemonie, d.h. es besitzt ein unabhängiges Dasein in sich selbst, das im und auf den Organismus einen wichtigen Einfluß ausübt." (ebd., S. 20).

Das bedeutete nun nicht, daß BURNETT immer und in jedem Falle Organopathie betrieb, aber oft hatte er sehr komplexe Krankheitsfälle vor sich, bei denen er von vornherein wußte, daß er mit einem Mittel nicht auskommen würde, und bei denen er einen „Einstiegspunkt" suchen mußte, also den berühmten „Nagel, an den er seinen Hut hängen konnte". Und manchmal nahm er dann die Lokalisation der Krankheit als „Einstiegspunkt" und begann die Therapie mit einem entsprechenden organotropen Mittel. Auch bei seinen Tumorbehandlungen wechselte er gern zwischen den großen antimiasmatischen und den kleinen organotropen Mitteln ab, vor allem auch deswegen, weil er der Meinung war, daß die großen, hochpotenzierten Mittel den Organismus anstrengen und erschöpfen, so daß er zwischendurch immer wieder einmal eine Ruhepause unter tiefpotenzierten organotropen Mitteln braucht.

Eines aber hat er ganz klar gesehen und immer wieder betont: nur wenn ein Organ – aus welchen Gründen auch immer – „autonom" erkrankt ist, kann man es organopathisch heilen, wenn es dagegen erkrankt ist, weil der Gesamtorganismus unter einer chronisch-miasmatischen Krankheit leidet, dann bringen die organotropen Mittel nichts und werden im besten Falle nur beruhigend und lindernd wirken, sondern dann muß man zu den großen Antimiasmatika greifen.

Neben seiner Forderung nach dem „pathologischen Simile" und dem Einsatz der Organopathie brachte BURNETT noch ein weiteres Element in die Behandlung der hereditär-chronischen Miasmen: die Mittelfolgen nach dem Gesetz der

Leiter. Er war der Meinung, daß es viele Fälle gibt – vor allem Tumorfälle –, die nicht mit einem Mittel allein geheilt werden können. „In schwierigen, chronischen, komplizierten Fällen von Krankheit benötigen Sie nicht ein Mittel, sondern eine Leiter (eine Serie) von Mitteln, von denen nicht eines allein die Heilung bewirken kann, sondern von denen jedes in Richtung Heilung arbeitet, deren zusammengefaßte Wirkung aber in einer Heilung endet" ..... „Nehmen Sie sich bitte eine lange Leiter, stellen Sie sie gegen Ihre Hauswand und richten Sie sie so aus, als wollten Sie beim obersten Fenster in Ihr Haus einsteigen; und wenn Sie dieses Kunststück sicher vollbracht haben, dann schreiben Sie mir und sagen, welche Sprosse dieser Leiter Sie dazu befähigt hat, dies zu tun". (Tumoren, S. 65). Dasselbe versucht er öfter mit dem Bild vom Schachspiel auszudrücken: „Ich vergleiche oft den Verlauf eines schwierigen Krankheitsfalles mit einem Schachspiel, bei dem man den König, die Dame, die Läufer, die Springer, die Türme und die Bauern hat, deren verschiedene Funktionen man lernen muß, bevor man Schach spielen kann." (ebd., S. 66). „Ein schwieriges Schachspiel kann nur von jemandem verstanden werden, der gut Schach spielen kann, und nur ein Mann, der gut in diese Wissenschaft eingeführt ist, kann ein feinsinniges Spiel beurteilen; für denjenigen, der nicht Schach spielen kann, bedeutet das großartigste Spiel, das je gespielt wurde, nichts ..... Die Analogie zwischen der Heilung eines komplizierten Falles ... durch etliche und verschiedene Arzneimittel und dem Spielen eines schwierigen, komplizierten Schachspiels ist gar nicht so weit hergeholt und versetzt den Geist in die Lage, die Art und Weise des Vorgehens zu erfassen. Ich bin immer der Ansicht, daß, wenn wir nicht eine Reihe von Mitteln in sehr schwierigen, komplizierten Fällen einsetzen können, solche Fälle für immer und ewig ungeheilt bleiben, oder wie die Leute üblicherweise sagen, unheilbar sind. Und die Klage, die gegen 'den Gebrauch so vieler Mittel bei einem Fall' geführt wird, entspricht der Klage über ein schwieriges, Sachkenntnis erforderndes Spiel, wie etwa Schach, bei dem 'man so viele Züge braucht, um zu gewinnen'." (ebd., S. 85 f.).

In der Tat räumt BURNETT mit der merkwürdigen Vorstellung auf, die in den Köpfen vieler Homöopathen steckt, als ob jeder Krankheitsfall nur eines einzigen Mittels bedürfe und als ob jeder Patient nur „sein" Mittel brauche. Schon HAHNEMANN macht ja in den §§ 173 ff. bei seiner Abhandlung über die „einseitigen Krankheiten", die „größtenteils zu den chronischen" gehören, darauf aufmerksam, daß man bei deren Behandlung mehrere Mittel einsetzen müsse – natürlich nicht unbedacht und ohne Grund. Und so sind auch BURNETTs „Leitern" wohldurchdachte Mittelfolgen, von denen jedes einzelne Mittel seine Begründung hat. Er sagte ja, daß der Arzt ein General sein müsse (Tumoren, S. 105), und wenn man seine Fälle durchstudiert, dann merkt man, wie er jeweils einen „Generalstabsplan" aufgestellt hat, nach dem er sich dann in seinen Mittelfolgen richtete. Man kann das am deutlichsten bei seinen Tumorbehandlungen nachvollziehen. Ein Tumor ist ja eine „einseitige" Krankheit, und zwar bereits eine „einseitig-destruktive", wie sie fast nur auf dem Boden hereditär-chronischer Miasmen auftreten kann, und daher stand für BURNETT fast immer fest, daß er nicht mit einem Mittel allein auskommen werde. Er sammelte dann alle Elemente des Falles zusammen: die primär-miasmatischen aus der Vorfahrenschaft, die sekundär-miasmatischen aus dem Leben des Patienten, dazu alle auslösenden Ursachen wie Impfungen, Operationen, Krankheiten, usw., ebenso wie alle organopathischen Fakten. Er wußte, daß das einseitig-destruktive Geschehen des Tumors das Ergebnis vieler Faktoren ist, die aufgehoben werden mußten, und dementsprechend legte er sich einen Plan und eine Reihenfolge fest, nach denen er seine Mittel einsetzte.

An dieser Stelle kann einmal ein Blick auf HAHNEMANNs Lehre von den einseitigen Krankheiten geworfen werden. Was ist – nach HAHNEMANN – eine „einseitige Krankheit“? Ein Fall aus der Praxis mag das verdeutlichen: Eines Tages kam ein junger Student in die Sprechstunde, setzte sich hin, zog seinen rechten Strumpf aus und zeigte mir einen völlig eingerollten, gespaltenen und in sich verkrümmten Nagel seines rechtes großen Zehs, der auch noch unschön eiterte. Er erzählte, daß er mit diesem Leiden schon lange belastet sei, zweimal sei der Nagel schon operativ entfernt worden, aber er wachse eben immer wieder so verkehrt nach, er mache daher viel Schmerzen, und immer wieder käme es zu Eiterungen. Nun, wir setzten uns hin und machten eine Fallaufnahme. Dabei kam jedoch nichts, aber auch gar nichts, heraus. Der junge Mann war gesund, von Kopf bis Fuß, von Haut bis Seele. Nicht das geringste Zeichen oder Symptom war zu ergattern, von dem aus man eine Mittelwahl hätte starten können. Auch in seiner Vorfahrenschaft war nichts zu entdecken, was weitergeholfen hätte. Es blieb mir also nichts anderes übrig, als einen Schuß in’s Blaue zu wagen, und ausgehend von der dürftigen Lokalsymptomatik gab ich ihm *Silicea* LM 18. Als er nach ein paar Wochen wiederkam, glaubte ich, triumphieren zu können, denn *Silicea* hatte die Eiterung gestoppt, die tatsächlich auch nie wiederkam. Aber ansonsten hatte sich nichts geändert. Natürlich bekam er *Silicea* weiter, doch es änderte sich nichts an seinem eingewachsenen Nagel. Auch sonst gab es keine neuen Symptome, und der mitgegebene große Fragebogen brachte keinerlei neue Erkenntnisse. Er bekam dann – immer in gebührenden Abständen – noch manches andere Mittel, bis hin zu dem berühmten *Magnetis polus australis*, das ja ein Spezifikum für eingewachsene Nägel sein soll, aber der Zehennagel blieb unerschütterlich so eingewachsen und verdreht wie bisher. Schließlich gab der junge Mann die Behandlung auf, und ich hatte eine Niederlage erlitten.

Dies war der Urtyp dessen, was HAHNEMANN eine einseitige Krankheit nennt. Das Wort „einseitig" hat dabei überhaupt nichts mit den Körperseiten zu tun, sondern es bringt zum Ausdruck, daß nur eine Seite der Krankheit, nur ein Syndrom, nur ein Zeichen, nur ein Symptom sich zeigt, obwohl man 100 % davon ausgehen kann, daß hinter diesem einen Symptom sich eine ganz ordentliche Krankheit verbirgt, die aber in Latenz ist, die man nicht greifen und erkennen kann, weil sie sich nicht in Symptomen äußert. So wie beim Eisberg nur ein Neuntel über der Wasseroberfläche zu sehen ist, während der weitaus größere Rest unter der Wasseroberfläche verborgen ist, so ist es mit diesen einseitigen Krankheiten auch: man weiß, daß da noch viel mehr als dieses eine Symptom oder Syndrom ist, aber man kann es weder diagnostisch noch therapeutisch fassen, weil es eben in Latenz ist. HAHNEMANN sagt im § 173 des Organon lapidar das folgende dazu: Bloß diejenigen Krankheiten scheinen nur wenige Symptome zu haben und deßhalb Heilung schwieriger anzunehmen, welche man einseitige nennen kann, weil nur ein oder ein paar Hauptsymptome hervorstechen, welche fast den ganzen Rest der übrigen Zufälle verdunklen. Sie gehören größtenteils zu den chronischen [Krankheiten].

Nicht lange nach dem eben erwähnten jungen Mann erschien abermals ein junger Mann, diesmal ein Arbeiter, mit einer fürchterlichen Gesichtsakne. Und wieder war es dasselbe: er schien gesund zu sein von Kopf bis Fuß, und auch in der Familienvorgeschichte war nichts zu finden. Und wieder schoß ich ein paar Mittel vergeblich – bis hin zu dem

„bewährten" Akne-Mittel *Kalium bromatum*, aber dann gab ich ihm versuchsweise *Tuberculinum*, weil ich wußte, daß Gesichtsakne ein tuberkulinisches Symptom sein kann, und siehe da: die Akne verschwand. „Die einseitigen Krankheiten gehören größtenteils zu den chronischen" – sagt HAHNEMANN. Dieser Fall gab eine gute Bestätigung dieser Aussage. Und man muß sogar hinzufügen: sie gehören meist zu den **hereditär**-chronischen Krankheiten. Denn hier steckte eine Tuberkulinie dahinter, wie man aus dem Erfolg von *Tuberculinum* sehen konnte, und die Tuberkulinie ist immer eine hereditäre Erscheinung.

Und dann kam – etwa um die gleiche Zeit – eine 75-jährige, robuste, kräftige Dame in die Praxis, setzte sich hin und fing an, über ihre Füße zu jammern. Man sah es ihr richtig an, wie weh ihr die Füße taten. Sie konnte kaum laufen, jeder Schritt tat ihr weh, und sie hörte nicht auf, über ihr Fußschmerzen zu reden. Es war wie eine Logorrhoe – ein „Wortdurchfall" –, und die Fallaufnahme gestaltete sich deswegen sehr schwierig, weil man nur schwer gegen ihre Tiraden ankam. Aber auch sie war ansonsten gesund, und auch in der Familie fand sich nichts. Da die Füße auch nachts brannten und sie sie aus dem Bett streckte, gab ich ihr zunächst *Sulfur* LM 18 – ohne Erfolg. Bei der zweiten Konsultation schien die Logorrhoe noch schlimmer geworden zu sein: sie redete schon beim Hereinkommen zur Tür und immer noch beim Hinausgehen. Jetzt versuchte ich es einmal mit den Gemütssymptomen und gab ihr *Lachesis*, aber das half ebenso wenig wie der *Sulfur*. Und dann versuchte ich es mit *Medorrhinum*, das in seiner Symptomenreihe ja auch die schmerzenden und brennenden Füße hat, und bei der vierten Konsultation war der Schmerz weg! Da nahm ich mir sie noch einmal vor, und – obwohl bei der Fallaufnahme x-mal danach befragt – gab sie jetzt erst zu, mit ca. 40 Jahren einmal einen Tripper gehabt zu haben, der schulmedizinisch behandelt und unterdrückt wurde. Und man sieht: das war im Grunde keine einseitige Krankheit, denn hier lag es an der unkorrekten Fallaufnahme, an dem Verschweigen des Trippers, daß man nicht sofort zum richtigen Mittel kam. HAHNEMANN sagt dazu nur ganz kurz im § 175 des *Organon*: Bei den einseitigen Krankheiten ersterer Art liegt es oft bloß an der Unaufmerksamkeit des ärztlichen Beobachters, wenn er die Zufälle, welche zur Vervollständigung des Umrisses der Krankheitsgestalt vorhanden sind, nicht vollständig aufspürt. Fehler bei der Fallaufnahme von seiten des Patienten (Verschweigen bestimmter Dinge) oder von seiten des Therapeuten (Nicht-Herausfinden aller Zeichen, Symptome und Fakten) begründen also noch keine einseitige Krankheit, sondern einseitige Krankheiten sind die, die de facto „sich nicht zeigen" (Schmidt, S. 6) oder „außer einem Paar starker, heftiger Zufälle die übrigen nur undeutlich merken lassen" – wie HAHNEMANN das im § 176 des *Organon* ausdrückt. Aber – so fügt er hinzu – es seien nicht viele Krankheiten, die es davon gibt. Und dann verrät er uns ja seinen berühmten Trick, mit dem man in solch einem Falle doch noch zu einer homöopathisch korrekten Vorgehensweise kommt. Er sagt, daß man hierbei mehrere Schritte hintereinander tun muß. Zunächst § 177: Um nun auch diesem, obgleich sehr seltenen Falle mit gutem Erfolge zu begegnen, wählt man zuerst, nach Anleitung dieser wenigen Symptome, die hierauf nach bestem Ermessen homöopathisch ausgesuchte Arznei. Wir dürfen das nicht mit einem blinden Schuß ins Blaue verwechseln! Davon ist HAHNEMANN weit entfernt! Ganz im Gegenteil: es sind ja ein oder zwei oder gar drei – meist lokale – Symptome vorhanden, und von diesen muß unbedingt bei der Mittelwahl ausgegangen werden. Und er sagt sogar im § 178, daß es sich zuweilen trifft, daß dieses Mittel tatsächlich die passende künstliche Krankheit zur Vernichtung des gegenwärtigen Übels hervorruft, so daß man bereits mit dem ersten Schuß einen Treffer gelandet hat. Dies kann dann der Fall sein, wenn diese wenigen Krankheitssymptome sehr auffallend, bestimmt und von seltener Art oder besonders ausgezeichnet (charakteristisch) sind. Aber er gibt dann im § 179 sofort zu, daß dies nur selten der Fall ist; im häufigeren Falle kann die hier zuerst gewählte Arznei nur zum Theil, das ist: nicht genau, passen, da keine Mehrzahl von Symptomen zur treffenden Wahl leitete. Und nun kommt sein eigentlicher Trick: Im § 180 sagt er, daß diese erste Arznei, die in den meisten Fällen gar nicht richtig treffen konnte, weil eben viel zu wenig Symptome dafür vorhanden waren, dennoch Nebenbeschwerden erregen wird, und zwar wird sie mehrere Zufälle aus ihrer eignen Symptomenreihe in das Befinden des Kranken einmischen, die aber doch zugleich, obschon bisher noch nicht oder selten gefühlte Beschwerden der Krankheit selbst sind; es werden Zufälle sich entdecken oder sich in höherem Grade entwickeln, die der Kranke kurz vorher gar nicht oder nicht deutlich wahrgenommen hatte. – Nun muß sich HAHNEMANN noch mit dem Einwand auseinandersetzen, daß diese neuen Symptome ja gar keine Symptome des Patienten seien, sondern Arzneimittelprüfungs-Symptome. § 181: Man werfe nicht ein, daß die jetzt erschienenen Nebenbeschwerden und neuen Symptome dieser Krankheit auf Rechnung des oben gebrauchten Arzneimittels kämen. Sie kommen von ihm; es sind aber doch immer nur solche Symptome, zu deren Erscheinung diese Krankheit und in diesem Körper auch für sich schon fähig war, und welche von der gebrauchten Arznei – als Selbsterzeugerin ähnlicher – bloß hervorgelockt und zu erscheinen bewogen wurden. Man hat, mit einem Worte, den ganzen, jetzt sichtbar gewordenen Symptomen-Inbegriff für den, der Krankheit selbst zugehörigen, für den gegenwärtigen wahren Zustand anzunehmen und ihn hienach ferner zu behandeln. § 182: So leistet die, wegen allzu geringer Zahl anwesender Symptome hier fast unvermeidlich unvollkommene Wahl des Arzneimittels, dennoch den Dienst einer Vervollständigung des Symptomen-Inhalts der Krankheit und erleichtert auf diese Weise die Auffindung einer zweiten, treffender passenden, homöopathischen Arznei. Und folgerichtig fordert HAHNEMANN dann im § 183 nach der Auswirkung dieser ersten Arznei eine neue Fallaufnahme, bei der vor allem der Zustand, wie er *jetzt* ist, aufgezeichnet werden muß, und diesem jetzigen Zustand entsprechend wird dann ein zweites Mittel ausgesucht, das dann schon etwas besser treffen oder noch neue Symptome hervorholen wird. Und so fährt man fort, bis das endgültig richtige Mittel gefunden ist (§ 184). – Eine Ausnahme von dieser Prozedur läßt HAHNEMANN in der Anmerkung zum § 183 zu: Wo der Kranke (was jedoch höchst selten in chronischen, wohl aber in acuten Krankheiten stattfindet) bei ganz geringen Symptomen sich dennoch sehr übel befindet, so daß man diesen Zustand mehr der Betäubtheit der Nerven beimessen kann, welche die Schmerzen und Beschwerden beim Kranken nicht zur deutlichen Wahrnehmung kommen läßt, da tilgt Mohnsaft diese Betäubung des inneren Gefühls-Sinnes und die Symptome der Krankheit kommen in der Nachwirkung deutlich zum Vorschein.

Man sieht: HAHNEMANN war nicht nur ein Meister, er war auch ein Optimist. Denn das, was er da eben beschrieben hat, wird natürlich nur eintreten, wenn dieses erste Mittel, das beim Patienten noch einige Symptome aufstochern soll, eine gewisse homöopathische Beziehung zum Patienten und seiner Krankheit hat. Ist dies nicht der Fall, dann geht das Mittel vorbei, es bewirkt nichts, ist nichts als Plazebo. Und in der Sprechstunde ist das immer eine ausgesprochen unerfreuliche Eröffnung, wenn ein Mittel gar nichts gebracht hat. Ich brauche nicht nur an den oben berichteten Fall des verwachsenen Zehennagels zu denken, sondern könnte noch viele andere nennen, wo mir klar und unmißverständlich, hart und unerbittlich vorgeführt wurde, daß ein nicht passendes Mittel absolut nichts bewirkt. Insofern ist HAHNEMANN hier Optimist, wenn er – im Falle einseitiger Krankheiten – dem ersten Mittel so viel Wirkung beimißt, daß es einige neue Symptome aufstochern kann. Allerdings müssen wir ihm zugestehen, daß er dieser Meinung nur ist, wenn dieses erste Mittel wenigstens zum Theil der Krankheit analog ist. Wenn aber keine Möglichkeit besteht, ein solches Mittel zu finden, steht man mit dieser Methode ziemlich auf verlorenem Posten.

Immerhin hat HAHNEMANN uns damit grundsätzlich darauf aufmerksam gemacht, daß wir immer und in jedem Falle – also auch bei nicht einseitigen Krankheiten – auf die Reaktionen zu achten haben, die nach der Gabe eines Mittels auftreten. Und manchmal können diese Hinweise des Organismus für die Mittelwahl entscheidend sein. Ich erinnere mich des Falles einer jungen Frau mit fürchterlicher Dysmenorrhoe, der mir überdeutlich dieses Prinzip klargemacht hat. Nachdem die Schulmedizin dieser jungen Dame mit all ihrer Hormontherapie nicht hatte helfen können, begab sie sich in homöopathische Behandlung. Sie setzte sich hin, und sagte zu mir: „Sie sind jetzt der dritte und der letzte homöopathische Versuch! Ich war schon bei zwei Ihrer Kollegen, aber jedesmal hat es nach deren Mittelgabe so fürchterliche Reaktionen gegeben, daß ich die Behandlung abgebrochen habe. Wenn es mir bei Ihnen wieder genau so geht, ist die Homöopathie für mich gestorben!“ Nun, wir machten eine lange und eingehende Fallaufnahme, und sie hatte nicht nur einen Wald, sondern einen ganzen Urwald voller guter Symptome – und

P. SCHMIDT nimmt sich die Freiheit, diese Fälle mit den zu vielen Symptomen ebenfalls zu den einseitigen Krankheiten zu rechnen (Schmidt, S. 9). Ich hätte nicht gewußt, wo ich hätte anfangen sollen. Aber nun fragte ich nach den Mitteln, die die Vorbehandler ihr gegeben hatten, und nach den Reaktionen darauf. Der erste habe ihr *Natrium mur.* gegeben, und tatsächlich fanden sich in dem Wust ihrer Symptome viele gute Anhaltspunkte für dieses Mittel. Darauf aber habe sie eine derartige Gemütsverstimmung bekommen, die sie nicht noch einmal miterleben wolle. Sie habe eine ganz schlimme Abneigung gegen ihren Ehemann entwickelt, die sich erst nach Wochen gelegt habe, und es sei zu einer schweren Ehekrise gekommen. Der zweite habe ihr *Calcium carb.* gegeben, und wieder mußte man sagen, daß es für dieses Mittel tatsächlich viele gute Symptome gab. Darauf aber habe sie ganz fürchterliche Unterbauchbeschwerden bekommen, sie habe wochenlang geglaubt, daß ihre Gebärmutter herausfallen würde. Und da war für mich klar, welches Mittel sie brauchte: Zweimal hatte sie auf ein annähernd richtiges Mittel mit typischen und charakteristischen *Sepia*-Symptomen reagiert, und dies war der Hinweis auf ihr Mittel, der unmittelbar aus der Lebenskraft kam. Also erhielt sie *Sepia* LM 18 und war innerhalb eines Vierteljahres ihre Dysmenorrhoe los. Man achte also immer gut auf die Reaktionen, die nach einem gegebenen Mittel auftauchen, auch wenn dieses Mittel falsch oder nur halbrichtig war. Diese Reaktionen können in manchen Fällen wertvolle Hinweise für das richtige Mittel geben.

Nun stellt aber HAHNEMANN in seinem *Organon* noch andere Dinge vor, die er zu den einseitigen Krankheiten zählt, die er jedoch ganz anders geheilt wissen will, als er es uns in den §§ 177 – 184, die wir eben hörten, vorgeschlagen hat. In seinem Organon sind die Ausführungen über die einseitigen Krankheiten die längsten inhaltlich zusammengehörigen Passagen – ein Zeichen dafür, wie wichtig er sie nahm! Und zwei wichtige Teilaspekte dieser Krankheitsform stellt er darin noch ausführlich vor: Die Lokal-Übel und die Geistes- und Gemütskrankheiten.

Wir hatten ja weiter oben schon einiges über die Lokal-Übel gehört, müssen hier aber noch einmal darauf eingehen. Es ist schon erstaunlich, mit welcher Ausführlichkeit und Genauigkeit HAHNEMANN seine Lehre von den Lokal-Übeln in den §§ 185 – 205 vorträgt. Sicher hat er gute Gründe dafür, denn nicht nur die Schulmedizin, die von ihm in diesem Abschnitt aufs Heftigste beschimpft wird und der er verbrecherische Handlungen vorwirft, sondern auch viele seiner homöopathischen Kollegen mußten und müssen bis zum heutigen Tage völlig umdenken, wenn sie HAHNEMANN hierin folgen wollen. Der sogenannte gesunde Menschenverstand sagt doch: Da ist eine Warze, ein Leberfleck, ein Furunkel, ein Unterschenkelgeschwür, ein Hautausschlag (lauter Lokal-Übel); sie sind zusätzlich zu dem, was beim Organismus normal ist, entstanden, also müssen wir sie wieder wegnehmen. Zumindest müssen wir sie an dem Ort, wo sie aufgetreten sind, bekämpfen. Und genau davon sagt HAHNEMANN: diese bisher so allgewöhnliche, äußere, verderbliche Behandlung ist die allgemeinste Quelle aller der unzähligen, benannten und unbenannten chronischen Leiden, worüber die Menschheit so allgemein seufzet; sie ist eine der verbrecherischsten Handlungen, deren sich die ärztliche Zunft schuldig machen konnte, und gleichwohl war sie bisher die allgemein eingeführte und wurde von den Kathedern als die alleinige gelehrt. (§ 203). Und er verbietet – wie wir alle wissen – aufs Schärfste, solch ein Lokal-Übel mit äußeren

Mitteln wegzunehmen. Das ist bis zum heutigen Tage die Gretchenfrage an jeden Homöopathen: Wie hältst Du es mit den Lokal-Übeln? Und wenn man in eine Praxis kommt und sieht, daß da Salben – auch wenn es sogenannte homöopathische sind – auf Ausschläge und Wunden geschmiert werden, daß Unterschenkelgeschwüre mit Salbenverbänden zugeleimt werden, daß auf Warzen *Chelidonium* geträufelt wird oder daß sie gar besprochen werden, usw., usf., dann verlasse man diese Praxis schnellstens wieder, denn man hat es mit jemandem zu tun, der keine Ahnung von Homöopathie hat und den Ehrentitel „Naturheiler" zu Unrecht sich anmaßt.

Wenn wir das, was HAHNEMANN über diese Lokal-Übel lehrt, ein wenig genauer studieren, werden wir auch leichter hinter das Geheimnis dessen, was er mit „einseitigen" Krankheiten meint, kommen. In den §§ 188 – 190 des *Organon* sagt er: Man hielt diese Uebel für bloß örtliche und nannte sie deshalb Local-Uebel, gleichsam an diesen Theilen ausschließlich stattfindende Erkrankungen, woran der Organismus wenig oder keinen Theil nehme, oder Leiden dieser einzelnen, sichtbaren Theile, wovon, so zu sagen, der übrige lebende Organismus nichts wisse. – Und dennoch ist schon bei geringem Nachdenken einleuchtend, daß kein (ohne sonderliche Beschädigung von außen entstandenes) äußeres Uebel ohne innere Ursache, ohne Zuthun des ganzen (folglich kranken) Organisms entstehen und auf seiner Stelle verharren, oder wohl gar sich verschlimmern kann. Es könnte gar nicht zum Vorschein kommen, ohne die Zustimmung des ganzen sonstigen Befindens und ohne Theilnahme des übrigen lebenden Ganzen (d. i. des, in allen andern empfindenden und reizbaren Theilen des Organismus waltenden Lebens-Princips); ja dessen Emporkommen läßt sich, ohne vom ganzen (verstimmten) Leben dazu veranlaßt zu seyn, nicht einmal denken, so innig hängen alle Theile des Organismus zusammen und bilden ein untheilbares Ganze in Gefühlen und Thätigkeit. Keinen Lippen-Ausschlag, kein Nagelgeschwür giebt es, ohne vorgängiges und gleichzeitiges inneres Uebelbefinden des Menschen. – Jede ächt ärztliche Behandlung eines, fast ohne Beschädigung von außen, an äußern Theilen des Körpers entstandenen Uebels muß daher auf das Ganze, auf die Vernichtung und Heilung des allgemeinen Leidens mittels innerer Heilmittel gerichtet seyn, wenn sie zweckmäßig, sicher, hülfreich und gründlich seyn soll.

Man sieht, wie logisch alles beim Meister HAHNEMANN ist: Der Organismus ist eine große Einheit, Innen und Außen gehören untrennbar zusammen, gesteuert von der Lebenskraft oder Lebensprinzip. Und wenn nun äußerlich irgendeine Krankheitserscheinung auftritt, dann kann dies nicht geschehen, ohne daß das Innere beteiligt ist. Ja, selbst wenn solch eine Krankheitserscheinung durch Beschädigung von außen gesetzt ist, geschieht das nicht ohne anschließende innere Beteiligung, und wenn die manchmal notwendigen chirurgischen Maßnahmen getroffen worden sind, dann tritt das Geschäft des dynamischen Arztes und seine homöopathische Hülfe ein, weil der ganze lebende Organismus, wie stets, thätige dynamische Hülfe verlangt, um in den Stand gesetzt zu werden, das Werk der Heilung zu vollführen. (§ 186) Und deswegen braucht man zur Heilung eines Lokal-Übels nicht nur seine lokalen Symptome, sondern die Symptome des ganzen Menschen, damit man ein Mittel findet, das auch die inneren Veränderungen trifft. (§ 192 f.) Man braucht also – wie immer – die Gesamtheit der Symptome, die lokalen und die inneren. Wenn aber beim besten Willen nur die lokalen Symptome vorhanden sind, während die anderen „verdunkelt“ sind, wie HAHNEMANN das nennt, dann haben wir eine <u>einseitige</u> Krankheit. Und man achte genau darauf, was HAHNEMANN sagt. Er sagt nicht: es gibt in diesem Falle –

außer den lokalen – keine anderen Symptome, sondern er sagt: die anderen sind verdunkelt, d. h. also: eigentlich sind diese übrigen Symptome da, aber sie sind nicht zu sehen, sie sind in Latenz. Und das wird für die Behandlung dann ganz wichtig: man müßte diese verdunkelten Symptome aufspüren! Vielleicht waren sie früher einmal da, vielleicht waren sie bei den Vorfahren vorhanden, usw.

HAHNEMANN macht uns aber klar, daß die Lokal-Übel beileibe nicht die einzige Möglichkeit von einseitigen Krankheiten sind. Im § 174 sagt er: Ihr Hauptsymptom kann entweder ein inneres Leiden (z.B. ein vieljähriges Kopfweh, ein vieljähriger Durchfall, eine alte Cardialgie, usw.) oder ein mehr äußeres Leiden seyn. Und eine der Möglichkeiten führt er uns noch ausführlich mit den Geistes- und Gemütskrankheiten vor. Er unterschied damals schon – höchst modern – zwischen **exogener** und **endogener** Depression, und die **endogene** Psychose rechnete er zu den einseitigen Krankheiten. Denn sie sind seiner Meinung nach nichts anderes als Körperkrankheiten, bei denen sich die Gemütssymptomatik in die Einseitigkeit steigerte. Lassen wir ihn das selbst sagen (§ 215): Fast alle sogenannten Geistes- und Gemüths-Krankheiten sind nichts anderes als Körper-Krankheiten, bei denen das, jeder eigenthümliche Symptom der Geistes- und Gemüthsverstimmung, sich unter Verminderung der Körper-Symptome (schneller oder langsamer) erhöhet und sich endlich bis zur auffallendsten Einseitigkeit, fast wie ein Lokal-Übel, in die unsichtbar feinen Geistes- oder Gemüths-Organe versetzt. Das ist allerdings ein kühner Entwurf, von dem man aber nur bedauern kann, daß die moderne Psychiatrie noch keine Kenntnis von ihm genommen hat, denn er würde einen klaren Weg zur Heilung – und nicht nur zur Dämpfung dieser in der modernen Schulmedizin immer noch unheilbaren endogenen Psychosen – aufzeigen. Und wieder sehen wir klar HAHNEMANNs Konzept: Eigentlich – so will er sagen – gibt es nur „vollständige" Krankheiten, also Krankheiten, die den ganzen Organismus mit Leib und Seele befallen, aber aus irgendeinem Grunde, den HAHNEMANN auch nicht kennt und nennt, geht bei einigen ein Teil der Symptomatik in die Latenz, die Symptome tauchen ab, „verdunkeln" sich, und übrig bleibt nur ein geringer Teil, und dieser „erhöht" sich auch noch, wird schlimmer, deutlicher – die Sache wird einseitig. Aber immerhin weiß er, daß so etwas nur bei den chronischen Miasmen vorkommen kann. Sie arten auf diese Weise zur einseitigen Krankheit, gleichsam zu einer Lokal-Krankheit, aus, in welcher das vordem nur gelinde Symptom der Gemüths-Verstimmung zum Haupt-Symptome sich vergrößert, welches dann größtentheils die übrigen (Körper-)Symptome vertritt und ihre Heftigkeit palliativ beschwichtiget, so daß, mit einem Worte, die Uebel der gröberen Körper-Organe auf die fast geistigen, von keinem Zergliederungs-Messer je erreichten oder erreichbaren Geistes- und Gemüths-Organe gleichsam übergetragen und auf sie abgeleitet werden. (§ 216). Und ebenso logisch ist dann sein Behandlungsplan. Wenn es denn eine ehemalige Körperkrankheit ist, dann muß man jetzt nicht nur die Gemüts-Symptomatik im Auge haben, sondern vor allem diese ehemaligen Körper-Symptome ausfindig machen. § 218: Zu dieser Symptomenschilderung gehört zuerst die genaue Beschreibung der sämmtlichen Zufälle der vormaligen sogenannten Körper-Krankheit, ehe sie zur einseitigen Erhöhung des Geistes-Symptoms, zur Geistes- und Gemüths-Krankheit, ausartete. Ja, er sagt sogar, daß von diesen Körper-Symptomen auch jetzt noch Spuren vorhanden sind. § 219: Die Vergleichung dieser ehemaligen Körperkrankheits-Symptome mit den davon jetzt noch übrigen, obgleich unscheinbarer gewordenen Spuren (welche auch jetzt noch sich zuweilen hervorthun, wenn ein lichter Zwischenraum und eine überhingehende Minderung der Geistes-Krankheit eintritt) wird zur Bestätigung der fortdauernden, verdeckten Gegenwart derselben dienen. Zu diesen Körper-Symptomen nimmt man nun noch den genau von den Angehörigen und dem Arzte selbst beobachteten Geistes- und Gemüths-Zustand (§ 220) und sucht danach aus den Antimiasmatika (!) ein passendes Mittel aus.

Wie sehr diese Aussage *Hahnemanns* stimmt, lernte ich einmal an einem Fall, der noch nicht einmal ein chronisches Miasma zum Ausgangspunkt hatte. Es handelte sich um eine Frau, Mitte dreißig, die seit Jahren unter Depressionen litt, die sich zeitweise bis zu Suicidgedanken steigerten. Sie begannen etwa Anfang zwanzig, aber waren auch schon als Kind zeitweise vorhanden gewesen. Sie mußte schon oft stationär in psychiatrischer Behandlung sein, und sie kam auch gerade aus solch einer Anstalt, aber es hatte nirgendwo irgendeine Besserung gegeben. Auch ich verordnete ihr einige schöne Mittel, die nach den Symptomen ihrer reichhaltigen und veränderlichen Symptomatik oder nach miasmatischen Überlegungen ausgesucht waren, aber sie verschoben höchstens die Symptomatik hin und her. Nun hatte diese Dame, die weit weg in Westdeutschland wohnte, die Angewohntheit, mir jeden zweiten oder dritten Tag einen langen Brief zu schreiben, in denen sie mir wortreich und ausführlich jedes Zucken am Ohrläppchen als neue Symptomatik beschrieb, und ich gestattete ihr dieses Ventil, denn offensichtlich hatte sie niemand, dem sie ihre Leiden klagen konnte. Eines Tages kam meine Frau, die u.a. auch Graphologin, und dazu noch keine schlechte, ist, in die Praxis und sah einen solchen Brief, der noch ungeöffnet war, auf meinem Schreibtisch liegen. Ohne irgendeine Kenntnis von dieser Frau zu haben, sagte sie spontan: „Diese Frau ist aber schwer krank“. Ich bestätigte das und fügte hinzu, daß sie endogen psychotisch sei. Meine Frau protestierte energisch: „Nein, die muß körperlich krank sein! Ihrer Schrift nach muß sie einmal einen schweren Unfall mit Kopfverletzung gehabt haben, von dem ihre Leiden herrühren.“ Nun stand aber in meinen reichhaltigen Aufzeichnungen von der Fallaufnahme kein Wort davon. Ich rief die Patientin an und forschte nochmals nach einem Unfall, aber sie wußte von nichts. Meine Frau sagte: „Frage sie nach ihrer Geburt, vielleicht hatte sie eine Geburtsverletzung.“ Aber auch davon wußte die Patientin nichts, doch sie versprach, sich danach bei ihrer Mutter zu erkundigen, mit der sie keine enge Verbindung mehr hatte. Und tatsächlich kam zwei Tage später ein Anruf, in dem sie mir bestätigte, daß ihre Geburt sehr schwer gewesen sei, und sie als Zangengeburt mit total verformtem Kopf, der grün und blau gewesen sein soll, auf die Welt gekommen wäre. Darauf schickte ich ihr ein paar Kügelchen *Arnica C 200*, und schon drei Tage später erhielt ich einen Anruf, der besagte, daß sie plötzlich hohes Fieber bekommen habe, was sie seit ihrer Kindheit nicht mehr kannte. Wir ließen das Fieber in Ruhe, das ca. eine Woche anhielt, aber danach hatte sie keine Depressionen mehr und wurde ein gesunder Mensch. Hier lag eine ganz schlichte körperliche Verletzungs-Causa vor, die – wie der Fall zeigt – „einseitig“ in den „Geistes- und Gemüthsorganen“ ihre Auswirkungen hatte. Natürlich werden wir nicht immer solche Causae vorfinden, aber die Syphilis oder die Gonorrhoe des Großvaters wäre letzlich ja auch solche Causa.

Für die Geistes- und Gemütskrankheiten hätten wir damit ein ganz bestimmtes Modell:

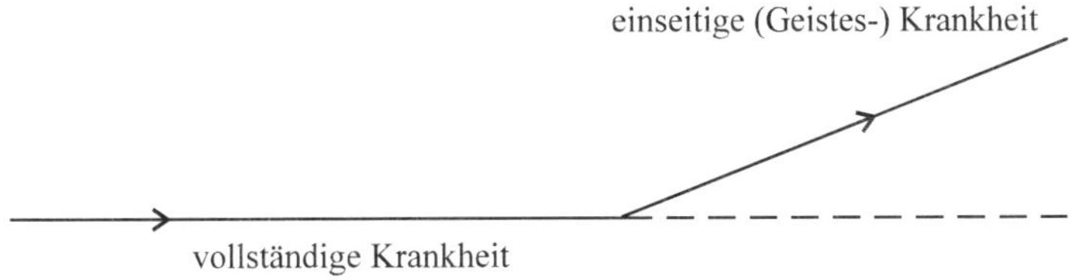

Dieses Modell ließe sich aber auch – nach allem, was wir von HAHNEMANN gehört haben – umkehren in ein Modell für einseitige Körperkrankheiten:

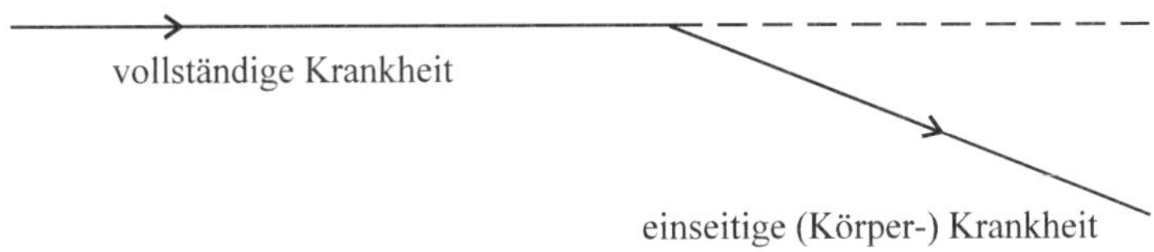

Statt sich in der Region des Gemüts einseitig festzusetzen, geht die Einseitigkeit hier auf das somatische Gewebe, und es bilden sich pathologische Gewebsveränderungen, Tumoren, Gewächse, Zerstörung der Zellen, usw. Und dann können wir von „einseitig-destruktiver“ Krankheit sprechen. Und hier müssen wir HAHNEMANN ergänzen und hinzufügen, daß in diesen Fällen die ursprüngliche „vollständige Krankheit“ sich nicht unbedingt beim Patienten selbst, sondern schon bei seinen Vorfahren abspielen konnte, so daß seine Symptome allein nicht genügen, um hinter das Bild dessen zu kommen, was vorausging. Da es sich ja in diesen Fällen immer um chronische Miasmen handelt, die hereditär weitergegeben werden können, müssen wir in fast allen dieser Fälle die Symptomatik der ursprünglichen Krankheit bei den Vorfahren suchen.

Einseitig-destruktive Krankheit – das war der Zustand, den KENT immer so fürchtete, und von dem er behauptete, daß er unheilbar sei. Er benutzte zwar nicht den Begriff „einseitige Krankheit" dafür, aber seine Beschreibung zeigt, daß er dasselbe meinte. In einem Aufsatz „Warum ist Krebs unheilbar?" schreibt er: „Alle heilbaren Krankheiten geben sich dem klugen Arzt durch Zeichen und Symptome zu erkennen" – so sagt HAHNEMANN. Pathologische Zustände – ebenso wie der Patient – sind unheilbar, wenn es keine Zeichen und Symptome gibt, und so lange, als keine Zeichen und Symptome vorhanden sind, bleiben sie unheilbar. Je mehr aber die Pathologie voranschreitet, desto mehr nehmen die Zeichen und Symptome ab. Das ist deutlich bei Krebs, Tuberkulose, Diabetes, Bright'scher Krankheit und allen organischen Veränderungen des Körpers. In einigen Fällen wird das Mittel, das früher einmal durch die Gemüts- und Körpersymptome angezeigt war, bei mäßig fortgeschrittenen pathologischen Zuständen sogar noch heilen; hinwiederum wird ein solches Mittel bald offenbaren, daß der Patient bereits zu lange krank war und die Pathologie zu weit fortgeschritten ist, und die Reaktion ist so schwach, daß er schnell dahinsinkt und das Mittel antidotiert werden muß. (LW., S. 223). Hier ist er sogar pessimistischer als sein Meister HAHNEMANN, der im Zusammenhang mit einseitigen Krankheiten nicht unbedingt von Unheilbarkeit gesprochen hat. Immerhin hat KENT aber die Problematik der einseitig-destruktiven Krankheiten klar erkannt: in den meisten Fällen nimmt die homöopathisch verwertbare, individuelle Symptomatik ab, je mehr die Pathologie fortschreitet, d.h. die Symptomatik der organischen Veränderung schiebt sich in den Vordergrund, während die des gesamten Menschen in den Hintergrund tritt, so daß es schwierig oder unmöglich wird, ein Mittel für den Patienten zu finden. Und um zu heilen – wirklich zu heilen und nicht nur zu palliieren – , müßten wir ja – im Sinne der KENT-Schule – ein Mittel für den ganzen Patienten haben und nicht nur für einen Teil von ihm.

Einer, der den Versuch unternommen hat, diese Schwierigkeit auf ganz eigene Weise zu durchbrechen, war R.T. COOPER – ein Mitglied des Kreises BURNETT, SKINNER, COOPER, CLARKE in England – mit seiner Arborivital-Methode. Er ging zunächst einmal von der Überlegung aus, daß Tumorbildung ja ein Wachstum ist, das durch eine Wachstumskraft hervorgerufen wird. Und nun sah er in der Pflanzenwelt eine ähnliche Wachstumskraft am Werk: wenn man einen Samen in einen einigermaßen guten Boden legt, dann wird daraus ebenfalls durch eine Wachstumskraft eine Pflanze, ein Strauch, ja sogar ein Baum entstehen. Und wenn man nun in einen Organismus, in dem ein Tumor wächst, eine solche pflanzliche Wachstumskraft einsetzt, dann werden sie sich aufheben oder „löschen" – wie HAHNEMANN das nennt. Aber natürlich muß das eine pflanzliche Wachstumskraft sein, die eine homöopathische Ähnlichkeit zu der Wachstumskraft des Tumors hat. Diese Ähnlichkeiten hat er – soweit wir das aus seinen Kasuistiken ersehen können – aus drei Möglichkeiten gewonnen:

1. Aus der **Lokalisation**. Er beobachtete aus Prüfungen und Krankheitsverläufen, wo bestimmte Pflanzen vorzüglich in ihrer Wirkung zu allererst ansetzen, und diese organotrope Wirkung verwendete er in vielen Fällen als Auswahlsymptom für ein bestimmtes Arborivitalmittel, von denen er ja meist nur einen Tropfen der Urtinktur gab und lange wirken ließ.
2. Aus der **Toxikologie** der Pflanze.

3. Aus Symptomen, die **vor Ausbruch** der Tumorkrankheit den Patienten charakterisierten, wobei wir wieder bei dem wären, was schon HAHNEMANN und KENT sagten.

Neu bei COOPER ist, daß er seine Arzneien als speziell hergestellte Urtinkturen tropfenweise gab und nicht wiederholte, bevor die Wirkung des ersten Tropfens aufgehört hatte. Er hat damit, wie man in seinem Büchlein (s. Cooper) nachlesen kann, erstaunliche Erfolge erzielt, obwohl man sagen muß, daß er – jedenfalls in seinem Büchlein – die Lehre HAHNEMANNs von den chronischen Krankheiten fast gänzlich außer Acht gelassen hat. HAHNEMANN hatte ja darauf hingewiesen, daß die einseitigen Krankheiten größtenteils zu den chronischen Miasmen gehören und deswegen mit Antimiasmatika behandelt werden müßten oder zumindest nach erfolgreicher Behandlung eine antimiasmatische Kur zu erfolgen habe (Organon, §§ 194 u. 195). Immerhin aber hat COOPER uns eine von den Möglichkeiten aufgezeigt, wie man bei den einseitig-destruktiven Krankheiten, bei denen die wahlanzeigenden Symptome fehlen, doch noch zu heilenden Mitteln kommen kann.

Unzweifelhaft war aber J. COMPTON BURNETT ein Meister in der Behandlung einseitig-destruktiver Krankheiten, und seine Methoden sind bis heute unübertroffen. Er machte zum ersten Mal wirklich ernst damit, daß einseitig-destruktive Krankheiten nicht nur chronische Miasmen sind, sondern vor allem in den meisten Fällen **hereditär**-chronische Miasmen. Besonders wenn es um die Tumorbildung geht, ist ja immer eine Heredität dabei. Dementsprechend war dann auch seine Behandlung. Denn wenn es um Heredität geht, muß man in vielen Fällen einen völlig anderen Weg bei der Behandlung einschlagen als bei erworbenen Krankheiten. Er stellte dafür vier Forderungen auf, die hier noch einmal wiederholt werden sollen, weil man sie nicht oft genug hören kann: Wir brauchen

1. die Erkenntnis des oder der zugrundeliegenden Miasmen,
2. das pathologische Simile,
3. eine Leiter – Serie – von Mitteln,
4. die Organopathie.

Zu 1): Manche seiner Fälle begann er *„ex hypothesi"*, wie er das nannte, d.h. er nahm an, weil sonst nichts an Symptomatik da war, daß die Krankheitserscheinungen seines Patienten einem bestimmten chronischen Miasma zugehörten, z.B. also tuberkulinisch oder syphilitisch waren, und fing dann die Behandlung mit der entsprechenden Nosode an. Das bedeutete aber nicht, daß er blind schoß, sondern daß er die organischen Veränderungen und Krankheitserscheinungen kannte, die die einzelnen hereditären Miasmen hervorbringen konnten. Das ist bis zum heutigen Tage für den Praktiker eine seiner wichtigsten Aufgaben, daß er genau studiert, was die hereditäre Syphilis, die hereditäre Sykosis, die Tuberkulinie, usw. produzieren können. Und das ist eine äußerst schwierige Aufgabe, weil manche der hereditären Erscheinungsformen der einzelnen Miasmen untereinander ähnlich oder gar gleich sein können. Dennoch ergibt sich daraus immer wieder einmal der Einstieg in den Fall, zumindest kann dadurch die Richtung bestimmt werden, in der die Behandlung zu gehen hat.

Zu 2): Wenn – wie das bei den einseitig-destruktiven Krankheiten immer der Fall ist – bereits organische Veränderungen vorliegen, dann verlangt das ein pathologisches Simile, d.h.

ein Mittel, das solche Veränderungen selbst erzeugen kann, wie man aus seiner Toxikologie oder der klinischen Erfahrung ersehen kann. Daher seine Einteilung der homöopathischen Mittel in „Kinderpistolen“ und „Kanonen“ (siehe oben). Damit hat er sich klar gegen die KENT-Schule gestellt, bei der ja die Übereinstimmung mit der Symptomatik, vor allem der Gemütssymptomatik, die Hauptsache ist. A. VOEGELI schrieb einmal in seinem Büchlein „Die korrekte homöopathische Behandlung in der täglichen Praxis“ nach der Beschreibung der Symptome von *Aconitum*, daß man jeden Patienten heilen könne, der diese Symptomatik aufweist, selbst wenn er Krebs hätte. Er beeilt sich natürlich hinzuzufügen, daß das in der Praxis so nicht vorkommen werde, aber theoretisch sei das richtig. (Voegeli, S. 18) Eine typische Aussage der KENT-Schule! Demgegenüber würde BURNETT sagen, daß *Aconitum* niemals einen Tumor heilen werde, weil es weder in der Toxikologie, noch bei der Prüfung, noch in der klinischen Erfahrung einen Tumor hervorgebracht oder je geheilt hat. Stattdessen verlangt er hier ein Mittel, das selbst Tumoren erzeugen kann oder zumindest schon klar geheilt hat.

Zu 3): Wenn er gefragt wurde, wie lange er brauche, um einen Tumor – also einen einseitig-destruktiven Zustand – zu heilen, dann gab er als Durchschnittswert zwei bis drei Jahre an. Ich kenne nur einen einzigen Fall von ihm, bei dem er über diesen ganzen Zeitraum bei einem einzigen Mittel geblieben ist (es handelte sich um zwei Tumoren, das Mittel war *Psorinum*, und er blieb auch die ganze Zeit über bei der gleichen Potenz, der C 30! [Tumoren, S. 158 ff.]). Ansonsten hat er immer mehrere Mittel, ja manchmal sogar viele Mittel, hintereinander eingesetzt. Und natürlich ist er deswegen von manchen Kollegen auch angefeindet und der Polypragmasie bezichtigt worden. Aber dahinter stand ein ganz bestimmtes Konzept, das weiter oben schon beschrieben wurde. Es handelt sich dabei also beileibe nicht um eine blinde Polypragmasie, sondern um ein ausgeklügeltes System, das er für jeden einzelnen Fall wie einen Generalstabsplan aufstellte, und das jede einzelne Gegebenheit des Falles berücksichtigte. Er verglich diese Serie von Mitteln oft mit einer Leiter, bei der jede einzelne Sprosse wichtig ist, um hinaufsteigen zu können, wobei man aber nicht sagen kann, welche Sprosse es war, die einen hinaufbrachte. Oder er verglich dies Vorgehen mit einem Schachspiel, bei dem man mehrere Figuren hat, deren Funktion man genau kennen muß, und bei dem man viele Züge braucht, um zum Sieg zu kommen. Und getreu seinem Motto, seinen Hut an jeden Nagel zu hängen, den er finden konnte, fand er selbst bei den einseitigsten und symptomenarmsten Fällen immer noch einen Einstieg, mit dem er das Spiel eröffnen konnte. Und er achtete genau auf die Reaktionen der Patienten, weil sie ihm bei diesem Spiel oft den nächsten Zug signalisierten.

Zu 4): Im Gegensatz zur KENT-Schule nahm BURNETT das einzelne Organ des Körpers ernst. Er billigt ihm sogar eine gewisse Autonomie zu, in einzelnen Fällen sogar eine Hegemonie. Und wenn er gar keinen anderen Nagel hatte, an den er seinen Hut hängen konnte, dann stieg er über die Organopathie in den Fall ein, denn das einseitig-destruktive Geschehen beim Patienten hat ja immer wenigstens eine Lokalisation. BURNETT wußte zwar wohl, daß im Falle eines chronischen Miasmas – und erst recht eines hereditär-chronischen Miasmas – das entsprechende Organ aufgrund des Miasmas erkrankt ist und deswegen auch nur durch Antimiasmatika letztlich geheilt werden kann, aber selbst in einem solchen

Fall kann durch ein organotropes Mittel das Organ – und damit der Gesamtkörper – auf Zeit etwas entlastet werden, was bei den einseitig-destruktiven Zuständen ein großer Vorteil ist. Auch war er der Meinung, daß die antimiasmatische Behandlung mit höheren Potenzen den Organismus anstrengt und schwächt, und daß er deswegen zwischendurch immer mal eine Pause braucht, wofür er oft seine organotropen Mittel in Urtintur oder ganz tiefen Potenzen benutzte. Und schließlich entdeckte er einen unmittelbaren Zusammenhang zwischen einzelnen Organen, eine Synorganopathie, bei der das Erfolgsorgan oft gar nicht der Ausgangspunkt der einseitig-destruktiven Erkrankung war, sondern ursprünglich ein ganz anderes Organ. Und dann wirkte er nicht auf das Erfolgsorgan ein, sondern auf das ursprünglich erkrankte. Man denke z.B. nur an seine Theorie über die Entstehung der Brusttumoren, von denen er sagt, daß die eigentlich erkrankten Organe der Uterus oder die Eierstöcke seien, während die Brust synorganotrop nur das Erfolgsorgan ist, und so suchte er nicht nach einem Mittel für den Brusttumor, sondern für Uterus und Eierstöcke, und oft fand er in *Aurum mur. natr.* das passende. Das sind Dinge, die nicht einfach der Phantasie entsprungen sind, sondern die heute noch genau so nachvollzogen werden können. Und es scheint, als sei dies nicht nur auf die Brusttumore beschränkt. Ich erinnere mich an den Fall einer Dame, die im Zwerchfellbereich zwei Tumore hatte, die sonographisch nachgewiesen waren, und die sie auch deutlich spürte. Nach einigen schönen Mitteln, die ihr weder nutzten noch schadeten, gab ich ihr aufgrund der Tatsache, daß sie in früheren Jahren viel mit dem Unterleib zu tun hatte, *Aurum mur. natr.* LM 6. Sie mochte das Mittel nicht, weil es ihr viel Unruhe machte, und sie setzte es bald wieder ab. Aber vier Monate später waren die Tumoren nicht mehr nachweisbar.

So haben COOPER und BURNETT versucht, die Grenze, an die man oft bei einseitig-destruktiven Erkrankungen stößt, zu durchbrechen. Mit vielfachem Erfolg! Nach ihnen hat es bis heute keine neue Methode gegeben, die dazugekommen wäre. Nur neue Mittel sind durch Prüfungen und Beobachtungen zu den von COOPER und BURNETT benutzten hinzugekommen. Der letzte Kämpe auf diesem Feld war vielleicht A.H. GRIMMER in Amerika, 1967 gestorben, der wirklich noch etwas von hereditär-chronischen Miasmen verstand und neue Mittel fand (s. Grimmer). Aber ansonsten wage ich zu behaupten, daß die Homöopathie seitdem im Grunde einen Rückschritt gemacht hat, ausgelöst wohl durch die zur großen Mode gewordene Vithoulkas-Homöopathie, die ja nichts anderes als eine vereinfachte KENT-Homöopathie ist. Von da aus haben sich viele auf den „Mind-Trip" – auf die Reise ins Gemüt – begeben und schwelgen in Gemüts- und Traumsymptomen. Aber man lese einmal deren Literatur: Man findet dort keine geheilten Fälle von einseitig-destruktiven Erkrankungen. Denn die sind auf diese Weise nicht zu heilen. Aber die homöopathischen Praxen sind ja voll von Patienten, die unter hereditär-chronischen Krankheiten leiden, und genau die sind es, die auch einseitig-destruktive Krankheitserscheinungen hervorbringen. Und da stehen wir vor der schwierigsten Aufgabe, die einem Homöopathen zuteil werden kann. Denn gerade bei den einseitig-destruktiven Krankheiten, bei denen immer Heredität vorliegt, ist eine eventuell noch vorhandene individuelle Symptomatik meist nicht viel wert, weil die ursprüngliche Krankheit, aus der heraus sie in die Einseitigkeit gegangen sind, bei den Vorfahren liegt und man deren Symptomatik genau kennen müßte, um im Sinne HAHNEMANNs oder KENTs die ursprünglichen Symptome verwerten zu können. Aber das ist in fast allen Fällen unmöglich. Als ich BUR-

NETT zum ersten Mal las und studierte, regte mich anfänglich immer die Tatsache auf, daß er – wenn er beispielsweise bei einem Tumorfall einmal eine individuelle Symptomatik hatte, etwa starkes Süß- oder Salzverlangen – dies dann bei der Mittelwahl völlig ignorierte. Stattdessen nahm er die Lokalisation, die hereditäre Miasmatik oder die Toxikologie zum Ausgangspunkt seiner Überlegungen. Aber so hatte er Erfolge!

Es wird uns da nichts geschenkt: die einseitig-destruktiven Krankheiten sind die schwierigsten Aufgaben für den Homöopathen. Es wird uns auch fernerhin nichts anderes übrigbleiben, als diese drei Dinge gründlich zu studieren und weiter zu erforschen:

1. Die Symptomatik der hereditären Miasmen genau kennenzulernen und für die Praxis brauchbar zusammenzustellen.
2. Die Toxikologie alter und neuer Mittel genau kennenzulernen und in unsere Arzneimittellehren einzufügen.
3. Die Lokalisation – den Ort, wo die Mittel pathologisch ansetzen – ausfindig zu machen und in unsere Arzneimittellehren einzufügen.

So wären wir für die Behandlung hereditär-chronischer und einseitig-destruktiver Krankheiten einigermaßen gerüstet, und genau das ist es, was noch als große Aufgabe für die Homöopathie der kommenden Jahre und Jahrzehnte vor uns liegt.

Mir persönlich scheint es, als habe HAHNEMANN den Mangel, der seiner genialen Lehre von den chronischen Krankheiten anhaftet, nämlich daß sie nur für **erworbene** chronische Miasmen gültig ist, dadurch ausgleichen wollen, daß er seine Beobachtungen über die einseitigen Krankheiten im ORGANON so ausführlich darlegte. Und in der Tat braucht man ja nur bei seinem Modell für die endogene Psychose, die aus einer ursprünglichen Körperkrankheit in die psychische Einseitigkeit gegangen ist, die Entwicklungslinie der ursprünglichen Körperkrankheit in die Vorfahrenschaft des Patienten zu verlängern, und dann hat man das Modell der **hereditär**-chronischen und einseitig-destruktiven Krankheit.

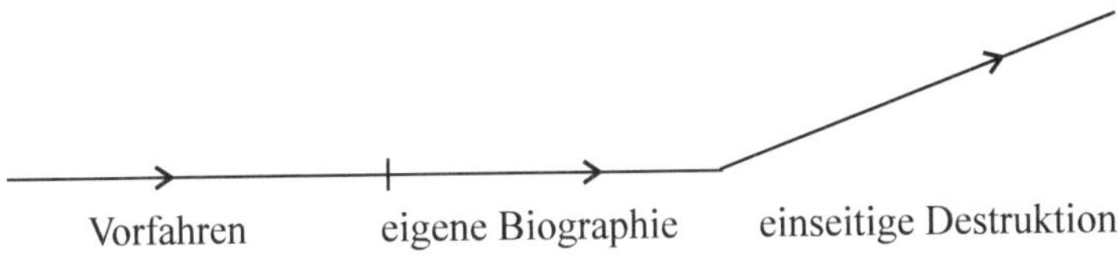

Wir wissen ja, daß er in seiner Praxis ab ca. 1830 die Patienten auch nach ihren familiären Belastungen ausfragte (siehe oben), und das hat er sicher nicht nur aus Neugier, sondern zu einem bestimmten Zweck getan. Ganz besonders bei den endogenen Psychosen wird ihm dabei aufgefallen sein, daß viele dieser Patienten gar keine eigene ursprüngliche Körperkrankheit mehr aufzuweisen hatten, sondern schon als depressive Menschen zur Welt gekommen sind. Die vorausgegangene ursprüngliche Körperkrankheit liegt bei ihnen also in der Vorfahrenschaft – ein typisch hereditäres Geschehen. Und bei den einseitig-destruktiven Krankheiten im somatischen Bereich ist es dasselbe: wieviele Kinder kommen bereits in dieser Hinsicht geschädigt auf die Welt und entwikkeln bereits in den Kinderjahren ihre hereditären Leiden, Psoriasis, Neurodermitis, juvenilen Diabetes, Leukämie oder andere Krebsformen, usw.! Auch hier sind ursprüngliche Körperkrankheiten – oder besser sollte man sagen: ursprüngliche vollständige Krankheiten mit Gemüts- und Körpersymptomen – vorausgegangen, aber sie liegen in der Vorfahrenschaft und waren chronische Miasmen, also Psora, Syphilis und Sykosis.

Das Wissen um die hereditär-chronischen Krankheiten und ihre besonderen Behandlungsformen ist – nach all dem – eine legale Erweiterung der Lehre HAHNEMANNs von den chronischen Krankheiten. Alle Schüler HAHNEMANNs, die in dieser Richtung arbeiteten und heute noch weiterarbeiten, können das mit gutem Gewissen tun, denn sie verwalten das geniale Erbe des Meisters richtig.

Literatur:

Fieber — H.C. Allen, Die Heilmittel von Fiebern, Schriftenreihe der Clemens von Bönninhausen-Akademie für Homöopathik, Band 18, Müller & Steinicke, München.

Miasms — J.H. Allen, The Chronic Miasms, Psora and Pseudo-Psora, Jain Publishing Co., New Delhi.

C.M. Boger, A Synoptic Key to the Materia Medica, B. Jain Publishers, New Delhi.

Bradford — T.L. Bradford, The Life and Letters of Dr. Samuel Hahnemann, B. Jain Publishers, New Delhi.

Tumoren — J. Compton Burnett, Die Heilbarkeit von Tumoren durch Arzneimittel, Schriftenreihe der Clemens von Bönninghausen-Akademie für Homöopathik, Band 3, Verlag Müller & Steinicke, München.

Leber — J. Compton Burnett, Die Lebererkrankungen, Schriftenreihe der Clemens von Bönninghausen-Akademie für Homöopathik, Band 10, Verlag Müller & Steinicke, München.

Cooper — R.T. Cooper, Krebs und Krebssymptome, Schriftenreihe der Clemens von Bönninghausen-Akademie für Homöopathik, Band 17, Verlag Müller & Steinicke, München.

Dudgeon — R.E. Dudgeon, The Lesser Writings of Samuel Hahnemann, B. Jain Publishers, New Delhi, Reprint Edition 1987. [Dieses Buch wurde 1851 herausgegeben. Dudgeon war ein herausragender Kenner Hahnemanns und seiner Schriften, und seine Über-

	setzungen Hahnemann'scher Schriften ins Englische sind bis heute die besten, die es gibt.]
Grimmer	The Collected Works of Arthur Hill Grimmer, Hahnemann International Institute for Homoeopathic Documentation
Haehl	R. Haehl, Samuel Hahnemann, sein Leben und Schaffen, 2 Bde., Reprint 1988 by T & W Verlags GmbH, Dreieich.
Unterricht	Dr. S. Hahnemann, Unterricht für Wundärzte über die venerischen Krankheiten nebst einem neuen Quecksilberpräparate, Crusius, Leipzig 1789.
Organon	Dr. S. Hahnemann, Organon der Heilkunst, Nachdruck der 6. Auflage, hsg. von Richard Haehl, Hippokrates Verlag.
KmS	Dr. S. Hahnemann, Kleine medizinische Schriften, gesammelt und herausgegeben von Dr. Ernst Stapf, Leipzig 1829, 2. unveränderter Nachdruck der Erstausgabe, Haug-Verlag.
CK	Dr. S. Hahnemann, Die chronischen Krankheiten, ihre eigenthümliche Natur und homöopathische Heilung, zweite vermehrte Auflage, Dresden und Leipzig 1835, Nachdruck Haug-Verlag.
DF 5	Dr. S. Hahnemann, Krankenjournal DF 5, Haug-Verlag.
LW	J.T. Kent, New Remedies, Clinical Cases, Lesser Writings, Aphorisms and Precepts, B. Jain Publishers, New Delhi.

Lectures	J.T. Kent, Lectures on Homoeopathic Philosophy, Indian Books & Periodicals Syndicate, New Delhi.
MW	Kent's Minor Writings on Homoeopathy, compiled and edited by Klaus-Henning Gypser, Haug-Verlag.
Theorie	J.T. Kent, Zur Theorie der Homöopathie, 4. Aufl. Haug-Verlag.
	J.T. Kent, Lectures on Homoeopathic Materia Medica, B. Jain Publishers, New Delhi.
Miller	R.G. Miller, Synopsis der homöopathischen Theorie, Haug-Verlag.
Roberts	H.A. Roberts, The Principles and Art of Cure by Homoeopathy, B. Jain Publishers, New Delhi.
Schmidt	P. Schmidt, Defective Illnesses, Hahnemann Publishing Co. Private Ltd., Calcutta.
Voegeli	A. Voegeli, Die korrekte homöopathische Behandlung in der täglichen Praxis, Haug-Verlag.
	Zeitschrift für Klassische Homöopathie, Haug-Verlag.

Teil II

A: Die Manifestationen der nicht verschmolzenen hereditär-chronischen Krankheiten

von Yves Laborde

Danksagung an Bettina, an Frau Gisela Risch und an Herrn Gerhard Risch.
Diese Arbeit widme ich meinen geliebten Eltern Ghislaine und Joseph Laborde.

DIE HEREDITÄRE SYPHILIS = DIE SYPHILINIE

QUELLEN:

Dr. J.H. ALLEN:	The Chronic Miasms Psora and Pseudo-Psora.
Prof. Dr. F. von BAERENSPRUNG:	Die hereditäre Syphilis, Berlin 1864.
Dr. A. FOURNIER:	Hereditäre Syphilis, deren Prophylaxe und Therapie, Dresden 1910.
Dr. E. FOURNIER:	Recherche et diagnostic de l'hérédo-syphilis tardive, Paris 1907.
Prof. Dr. J.A. HIRSCHL und Prof. Dr. OTTO MARBURG:	Syphilis des Nervensystems, Wien und Leipzig 1914.
Y. LABORDE:	Eigene Ergänzungen aus der praktischen Erfahrung.

DIE HEREDITÄRE SYPHILIS: DIE SYPHILINIE.

Eine homöopathische Anamnese besteht aus:

1) der PRIMÄREN MIASMATIK:

Primäre Miasmatik bedeutet genetische Belastung. Sie repräsentiert die Anwendung des § 206 des Organons von Dr. S. Hahnemann für die Blutsverwandtschaft des Patienten.
Diese spezifische Befragung sollte mit der Lehre der miasmatischen Erkrankungs-Indikatoren und der Lehre der miasmatischen Stigmata erweitert werden.
Diese spezifischen Stigmata drücken den STEMPEL eines hereditären Miasmas auf. Es sind miasmatische WARNER.
Die primäre Miasmatik erlaubt die HEREDITÄRE MIASMATISCHE DIAGNOSTIK und ist für eine homöopathische Therapie UNENTBEHRLICH.
Wenn Syphilis in der primären Miasmatik vorgekommen ist, wird sie sich in der sekundären Miasmatik (krankhafte Biographie des Patienten) mit Stigmata und spezifischen Erkrankungen bemerkbar machen.
Ein solcher Fall, wenn keine erworbenen chronischen Miasmen dazu gekommen sind (z.B. erworbene SYKOSIS), verlangt dann HOMÖO-SYPHILITIKA.
Manchmal müssen wir sogar zwei Generationen zurückgreifen, um den URSPRUNG dieser Syphilis zu finden.
Diese ehemalige erworbene akute Syphilis ist nicht mit dem damaligen Träger „gestorben", sondern entfaltet sich wild von Generation zu Generation. Sie kann sogar eine Generation latent schlummern und erst bei der folgenden Generation wieder Mißbildungen und schwere spezifische Erkrankungen hervorrufen.

Bei der hereditären Syphilis können gleichzeitig mehrere Stadien der Krankheit vorhanden sein.
Die hereditäre Syphilis ist die Mutter der Mißbildungen und die Quelle der Teratologie.
Die Stigmata oder die spezifischen Erkrankungen der GESCHWISTER sind ebenfalls unentbehrlich und sehr oft aussagekräftig über die miasmatische Ätiologie der Beschwerden des betreffenden Patienten.

2) der SEKUNDÄREN MIASMATIK:
Sekundäre Miasmatik bedeutet krankhafte Biographie des Patienten und Suche nach Stigmata, die hereditär oder erworben sein können.
Die sekundäre Miasmatik dient der Bestätigung einer hereditären miasmatischen Diagnose und der Erforschung natürlicher erworbener chronischer Miasmen (nach § 206 des Organons von Dr. S. Hahnemann).
Die sekundäre Miasmatik dient auch dem Ausschluß einer iatrogenen Krankheit. Hier ist zu bemerken, daß iatrogene Belastung auch erblich sein kann, u.a. die iatrogene chronische Krankheit VAKZINOSIS.

UNTERSUCHUNGSPLAN ZUR FESTELLUNG EINER HEREDITÄREN SYPHILIS.

SPEZIFISCHE BEFRAGUNG UND SPEZIFISCHE KÖRPERLICHE UNTERSUCHUNG.

1) DIE FAMILIEN – ANAMNESE:

SYPHILIS.
MISSBILDUNGEN.
ORGANISCHE MISSBILDUNGEN.
FEHLGEBURTEN.
TOTGEBURTEN.
HÄUFIGE KINDERSTERBLICHKEIT.
UNERWARTETER, PLÖTZLICHER KINDSTOD, OHNE GREIFBAREN GRUND.
KINDSTOD-FÄLLE DURCH:
- KONVULSIONEN.
- HYDROZEPHALUS.
- MENINGITIS.
- PNEUMONIE.
- ATELEKTASIS PULMONUM.
- DIPHTHERIE.
- STENOSIS OSTIUM CORDIS.
- NEPHRITIS.
- ABSZEDIERUNGEN UND INTESTINALREIZUNGEN.

MISSGEBURTEN.
ZWILLINGSGEBURTEN.
ALKOHOLISMUS.
DROGENSUCHT.
PSYCHIATRISCHE ERKRANKUNGEN.
SUIZID.
TOXOPLASMOSE.

VITILIGO.
ALOPEZIA DIFFUSA.
ALOPEZIA AREATA.
TONSILLEN-GESCHWÜR.
DIPHTHERIE.
ULCUS.
ULCUS VENTRICULI.
ULCUS DUODENI.
APOPLEXIE.
HERZINFARKT.
NEUROLOGISCHE ERKRANKUNGEN:
MULTIPLE SKLEROSE, MORBUS PARKINSON, EPILEPSIE.
KNOCHENERKRANKUNGEN:
OSTEOGENESIS IMPERFEKTA, OSTEOMALAZIE, OSTEOPOROSE, OSTEOMYELITIS, COXARTHROSE, HÜFTDYSPLASIE.

2) DIE KRANKEN-ANAMNESE:

A) GRAVIDITÄT / GEBURT:

VORGESCHICHTE VON TOTGEBURTEN, FEHLGEBURTEN.
HYDRAMNION.
GRÜNLICHES FRUCHTWASSER.
KEPHALHÄMATOM.
ANGEBORENE HÜFTLUXATION.
ANGEBORENE HÜFTDYSPLASIE.
OPHTHALMIA NEONATORUM.
PEMPHIGUS NEONATORUM.
WEIT VERBREITETES, DUNKELFARBIGES EKZEM VON GEBURT AN.

B) FRÜHERE KRANKHEITEN:

SÄUGLINGSBRECHDURCHFALL.
NABELHERNIE.
LEISTENHERNIEN.
SNUFFLES.
ADENOIDE VEGETATIONEN.
MENINGITIS.
DIPHTHERIE.
SCHARLACH.
MUMPS.
RÖTELN.
CHRONISCHE TONSILLITIDEN.
TONSILLEN-GESCHWÜRE.
CHRONISCHE OTITIDEN.
TOXOPLASMOSE.
AKUTE TUBERKULOSE.
ULCUS VENTRICULI.

C) STATUS PRÄSENS. UNTERSUCHUNG DES PATIENTEN:

a) ÄUSSERER HABITUS:

NANISMUS.
GESTOPPTES WACHSTUM.
PARTIELLES GESTOPPTES WACHSTUM.
GIGANTISMUS.
PARTIELLER GIGANTISMUS.
INFANTILISMUS.
ADIPOSITAS BEI KINDERN.
MISSBILDUNGEN.

b) SCHÄDELSTIGMATA:

VERDICKUNG DER SCHÄDELKNOCHEN:
FRONTAL-, OCCIPITAL-, PARIETAL-HÖCKER.
NATIFORMER SCHÄDEL.
HYDROCEPHALUS.
ASYMMETRIE DES SCHÄDELS.
ASYMMETRIE DES GESICHTES.

c) GESICHTSSTIGMATA:

ASYMMETRIE.
VENEKTASIEN AN DER STIRN, SCHLÄFE.
VENEKTASIE AN DER NASENWURZEL.
SATTELNASE.
HASENSCHARTE.
PROGNATHIE.
ABSTEHENDE OHREN.
OHRMUSCHEL-MISSBILDUNGEN.
ANGEWACHSENE OHRLÄPPCHEN.

d) OHRSTIGMATA:

CHRONISCHE OHREITERUNG.
TROMMELFELLSCHÄDEN, -NARBEN.
HÖRSTÖRUNGEN.
PLÖTZLICHE TAUBHEIT.
TAUBSTUMMHEIT.
ABSTEHENDE OHREN.
ANGEWACHSENE OHRLÄPPCHEN.
OHRMUSCHEL-MISSBILDUNGEN.

e) AUGENSTIGMATA:

OKULÄRER HYPERTELORISMUS.
HÖHENABLENKUNG DER AUGEN.
STRABISMUS.
ANISOKORIE.
CORNEALERKRANKUNGEN.
ERKRANKUNGEN DER IRIS.
WIE SCHNEEGESTÖBER ODER WIE SANDKÖRNER IN DER LINSE.
ERKRANKUNGEN DES AUGENHINTERGRUNDES.
FUNKTIONELLE STÖRUNGEN.
MISSBILDUNGEN.

f) ZAHNDEFORMITÄTEN:

MIKRODENTISMUS.
PERSISTIEREN DER MILCHZÄHNE.
FEHLERHAFTE ZAHNSTELLUNG.
DIASTEMA.
FEHLEN BESTIMMTER ZÄHNE.
SCHRAUBENZIEHERZAHN.
HUTCHINSON'SCHE ZÄHNE.
VORZEITIGER ZAHNAUSFALL.
AMORPHISMUS.
GOTISCHER GAUMEN.
KIEFERMISSBILDUNGEN.
FEHLERHAFTES INEINANDERGREIFEN DER ZAHNBÖGEN.
ZAHNEKTOPIEN.
ZAHNSCHMELZDEFEKTE.
GRAUE, SCHWARZE VERFÄRBUNG.

g) STIGMATA DER HAUT, SCHLEIMHAUT, NÄGEL:

NARBEN (PARROT'SCHE FURCHEN).
NAEVUS FLAMMEUS.
NAEVUS VASCULOSUS.
NAEVUS PIGMENTOSUS PILOSUS.
LEUKODERMIE, VITILIGO.
DERMOGRAPHISMUS.
PEMPHIGUS.
PSORIASIS.
ALOPEZIA DIFFUSA, AREATA, TOTALIS.
MUTTERMALE MIT HAARBÜSCHELN.
PAPILLOME.
ÜBERZÄHLIGE BRUSTWARZEN.
LEUKOPLAKIE.
KONDYLOME.
ULCUS.
NAGELBETTENTZÜNDUNGEN.
NÄGEL: ZU BREIT, LÄNGSGESTREIFT, LÄNGSFISSUREN, GEZÄHNELTE RÄNDER, UNREGELMÄSSIG, KEINE LUNULA UNGUIS, LÖFFELFÖRMIG, DÜNN WIE PAPIER.

h) STIGMATA DES HODENS:

UNTERENTWICKELTE HODEN.
HODENATROPHIE.
EKTOPIEN.
FEHLERHAFTE ENTWICKLUNG.
KRYPTORCHISMUS.
HYDROZELE.
VARIKOZELE.
SARKOZELE.

i) STIGMATA DES BEWEGUNGSAPPARATES:

RACHITIS.
KNOCHENSCHMERZEN.
MISSBILDUNGEN.
FEHLEN GEWISSER KNOCHEN.
ÜBERZÄHLIGE KNOCHEN.
HALSRIPPEN.
TRICHTERBRUST.
HIGOUMENAKIS KLAVIKULA-ZEICHEN.
EXOSTOSEN.
PERIOSTITIS.
SÄBELBEIN.
RHEUMATISMUS DEFORMANS.
COXARTHROSE.
CHRONISCHE HYDRARTHROSE.
GENU VALGUM.
GENU VARUM.
PES PLANOTRANSVERSUS.
PES PLANOVALGUS.
PES EQUINOVARUS.

j) STIGMATA DES NERVENSYSTEMS:

CHRONISCHE MIGRÄNE.
HARTNÄCKIGE SCHLAFLOSIGKEIT.
SCHLAFWANDELN.
KONVULSIONEN.
ZUCKUNGEN.
EPILEPSIE.
HYSTERIE.
ALLGEMEINE NERVOSITÄT.
STÖRUNGEN DES INTELLEKTS UND DER MORAL.
TICS DOULOUREUX.

ENURESIS NOCTURNA.
ONYCHOPHAGIE.
LANGSAMES BEGRIFFSVERMÖGEN.
STÖRUNGEN DER PATELLAR- UND PUPILLENREFLEXE.
LALATIO.
STOTTERN.
LITTLE'SCHE KRANKHEIT.
TABES.
LERNT SPÄT GEHEN, SPRECHEN.
GEISTIGE UND KÖRPERLICHE RETARDIERUNG.
LEGASTHENIE.
GEDÄCHTNISSTÖRUNGEN.
PSYCHIATRISCHE ERKRANKUNGEN.
SUIZID.
KRIMINALITÄT.

k) DYSTROPHIEN, MISSBILDUNGEN:

WACHSTUMSDYSTROPHIEN.
HAUTDYSTROPHIEN.
VISZERALE DYSTROPHIEN.

l) KRANKHAFTE ZUSTÄNDE UND PRÄDISPOSITION:

HÄMOGLOBINURIE.
AMYLOID- NIERENDEGENERATION.
HÄMORRHAGISCHE DIATHESE.
JUVENILER DIABETES.
JUVENILER RHEUMATISMUS.
VISZERALE ERKRANKUNGEN.
NEUROLOGISCHE ERKRANKUNGEN.
PSYCHIATRISCHE ERKRANKUNGEN.

DERMATOLOGISCHE ERKRANKUNGEN.
TUBERKULOSE.
KREBS.

Dieser Untersuchungsplan zur Festellung einer hereditären Syphilis sollte ein fester Bestandteil der homöopathischen Anamnese sein.
Eine Anamnese sollte immer aus SPEZIFISCHEN Fragen bestehen.

DIE HEREDITÄRE SYPHILIS:

STIGMATA, SYMPTOME UND ERKRANKUNGEN DER HEREDITÄREN SYPHILIS.

Bei der hereditären Syphilis werden wir einerseits SEHR VIELE STIGMATA und EINIGE ERKRANKUNGEN vorfinden, die NICHT bei der erworbenen Syphilis auftreten KÖNNEN.
Nur die hereditäre Syphilis (= SYPHILINIE) kann sie hervorrufen.
Andererseits gibt es auch VIELE ÄHNLICHE Erkrankungen und WENIGE ÄHNLICHE Stigmata, die sowohl bei der erworbenen als auch bei der hereditären Syphilis auftreten können.
Ein weiterer Unterschied zu der erworbenen Syphilis besteht in der WILDEN, NICHT- CHRONOLOGISCHEN ENTFALTUNG DER HEREDITÄREN SYPHILIS (im Gegensatz zu der erworbenen Syphilis mit ihren Stadien), und sie hat keine geordnete Retrometamorphose.
Im Gegensatz zu der erworbenen Syphilis ist die hereditäre Syphilis NICHT ANSTECKEND und ERREGERLOS.

Die hereditäre Syphilis ist immer noch die Krankheit Syphilis, aber sie ist ihr trotzdem teilweise ungleich:

1) Erregerlosigkeit.
2) Keine Chronologie in ihrer Entfaltung.
3) Unberechenbare Latenzzeit.
4) Viele andere irreversible Stigmata.
5) Andere Erkrankungen.
6) Anatomische und organische Mißbildungen.
7) Nicht-kontagiös.
8) Schwieriger nach den Symptomen zu diagnostizieren als die akute erworbene Syphilis.
9) Weniger Haut- und Schleimhauterscheinungen.
10) Verlangt andere spezifische Homöosyphilitika.
11) Die Nosode Luesinum ist umso wirksamer, wenn es sich um die hereditäre Form handelt.

Und ist auch wieder teilweise gleich:

a) Evolutiv.
b) Hinterläßt keine Immunität für akute Syphilis:
   Das Durchmachen einer akuten Syphilis hinterläßt keine Immunität, d.h. ein Patient kann mehrmals Syphilis erwerben und die hereditäre Syphilis prädisponiert sogar den Patienten für akute Syphilis, was man SYPHILITISCHE HYPERERGIE nennt.
c) Anfälligkeit für akute Tuberkulose, daher für Krebs.
d) Einige ähnliche Erkrankungen.
e) Wenig ähnliche Stigmata.
f) Unberechenbarkeit.
g) Destruktiv.

Jeder Fall von hereditärer Syphilis wird anders sein.
Meiner Meinung nach kann die Symptomatologie der hereditären Syphilis so verschieden, überraschend, erschreckend

sein, weil sie einerseits abhängig von dem Stadium ist, in dem sich der/die damalige Träger(in) befand, als die erbliche Übertragung stattfand, und weil sie andererseits durch das miasmatische Erbe des Partners (der Partnerin) entweder potenziert oder verzögert sein wird.
Eine weitere Beobachtung ist, daß „das Alter“ der Syphilis, damit meine ich z.B. eine Syphilis von dritter Generation, keine Beziehung oder Zusammenhang mit z.B. einer geringeren Virulenz in ihrer hereditären Form hat. Ihr „Alter“ schwächt sie in keiner Weise!

Syphilis kann zum Alkoholismus führen. Wenn Alkoholismus, vor der erblichen Übertragung, vorhanden gewesen ist, wird die Nachkommenschaft oft nicht nur eine Neigung zum Alkoholismus ererben (hereditärer Alkoholismus), sondern es ist zu beobachten, daß durch die dazugekommene iatrogene Alkohol-Vergiftung, die Stigmata und Erkrankungen der hereditären Syphilis noch virulenter sein werden (auch hereditäre Syphilis ohne Alkoholismus kann die Nachkommenschaft zum Alkoholismus prädisponieren).

Daher manchmal in solchen Fällen die Anwendung von u.a. *ETHYLICUM*:

Hypertension und Arteriosklerose, Varizen-Geschwüre, gastro-hepatische Beschwerden, Geschwürbildung in alter Narbe, Chorea, angeborene Hüftluxation, Reizbarkeit, Ruhelosigkeit.

Oder von *ABSINTHIUM*:

Chorea, angeborene Hüftluxation, Tics nerveux, Gastralgie, Zittern, Konvulsionen, Ruhelosigkeit, Gewalttätigkeit.

STIGMATA / SYMPTOME / ERKRANKUNGEN

DER HEREDITÄREN SYPHILIS

GESICHT / HAARE / KOPFHAUT:

Asymmetrie (Abb. Nr. 1).
Abplattung des Gesichtes in der Querrichtung, wodurch die normale, beinahe zirkuläre Kurve der beiden Kiefer in eine ovale übergeht; es entsteht so ein Gesicht wie eine „Messerklinge". Manchmal steht auch das Kinn in einer unangenehmen Art vor.
Höhenablenkung der Augen (Abb. Nr. 2).
Olympische Stirn (Abb. Nr. 3).
Stirn in Kielform (Abb. Nr. 4).
Stirnhöcker (Abb. Nr. 5).
Alopezia diffusa: Scheitel und Seiten.
Schweißige Kahlköpfigkeit.
Alopezia areata.
Alopezia totalis.
Haare trocken, tot oder stinkend, ölig, sauer riechend.
Kopfhaut: Gelbe, feuchte, eitrige, dicke, schwere Krusten.
Kopfhaut: Feuchtes Ekzem. Kalte Luft im Freien bessert.
Abstehende Ohren.
Kleine, tiefsitzende Ohren.
Ohrmuschel-Mißbildungen.
Ohrläppchen, angewachsene.
Ohrläppchen, weiß, durchsichtig.
Nasenscheidewand-Verkrümmung.
Sattelnase.
Vorstehende Nasenwurzel.

Prognathie.
Parrot'sche-Furchen.
Lippen, zu dicke.
Lippenspalte oder Lippen-Kiefer-Gaumen-Spalte.
Diastema.
Reichlicher Speichelfluß.
Erdfahler, grauer Teint: Häufig beim Säugling. Sie sehen alt und runzelig aus, eingeschrumpft und vertrocknet und voller Falten wie ein alter Mann (Abb. Nr. 6).
Graues, fettiges Aussehen des Gesichtes.
Schon im jungen Alter: Falten.
Schweißiges, öliges Gesicht.
Gesichtshaut rauh oder derb.
Tics: Schmerzhaft, konvulsiv (Gesicht, Lider).
Spät auftretender oder spärlicher Bartwuchs.
Barthaare-Ausfall (Alopecia areata oder wegen Hautausschlag).
Augenbrauen-Ausfall.
Wimpern-Ausfall.
Krumme, gebogene, gebrochene, geknickte oder unvollständige Wimpern.
Ektropium.
Entropium.
Körnige Augenlider.
Lider, rot, entzündet, schuppig, verkrustet.
Strabismus (besonders Konvergens).
Epikanthus.
Ptosis.
Okulärer Hypertelorismus.
Anisokorie.
Pupillen: eng oder deformiert.
Pupillenektopie.
Irisfarbe, unterschiedliche.

Fehlen des Pupillarreflexes.
Venektasien an der Schläfe.
Venektasien am Kopf und Schläfe bei Babies (Abb. Nr. 7 und 8).
Venektasie an der Nasenwurzel.
Schwärzliche Hautverfärbung.
Vitiligo.
Albinismus.
Akne.
Naevus Flammeus.
Muttermale, Papillome.
Muttermale mit Haarbüscheln (Naevus pilosus).
Wolf Syndrom.
Mumps.

KOPF / SCHÄDEL / KOPFSCHMERZEN:

Kephalhämatom.
Bei syphilinischen Babies ist der Kopf groß, vorgewölbt, häufig mit persistierenden offenen Fontanellen und weichen, knorpeligen Knochen.
Seltener ist das Umgekehrte, nämlich das frühzeitige Verwachsen der Schädelknochen.
Nekrose des Schädels.
Exostosen.
Partielle Schädeldeformation oder Deformation in toto:
Dolichocephalus.
Scaphocephalus.
Hydrocephalus (Abb. Nr. 9).
Acrocephalus (Abb. Nr. 10).
Oxycephalus.
Kugeliger Schädel, sog. „crâne en boule“.

Olympische Stirn (Abb. Nr. 11).
Umschriebene Höcker, sog. „crâne natiforme“ (Abb. Nr. 12, 13).
Scheitelbeinhöcker (Abb. Nr. 14).
Occipitalhöcker (Abb. Nr. 15).
Eine einzige Stirnhöhle.
Stirnbeulen.

Kopfschmerzen, Migräne:
Schlimmer nachts.
Schlimmer durch Wärme, Ruhe und Hinlegen.
Besserung gegen Morgen.
Besserung durch Kälte.
Durchbohrend, andauernd, hartnäckig.
Dauern häufig tagelang, sind sehr stark, oft unerträglich und manchmal begleitet von einem Bandgefühl um den Kopf.
Schmerzen an der Schädelbasis, linear oder einseitig.
Chronische Kopfschmerzen bei Kleinkindern: Die Kinder hämmern ihren Kopf mit den Fäusten oder schlagen ihn gegen einen Gegenstand.
Ohnmacht bei Kopfschmerzen.
Rollen oder Bohren des Kopfes ins Kissen, Augenlähmung, Stöhnen, Fieber und Ruhelosigkeit bei Kopfschmerzen.
Bei Kopfschmerzen ist der Patient dumpf, wirr oder teilnahmlos, sogar halb bewußtlos.

Schwaches Gefühl in Kopf und Nacken.

Periostitis frontalis.

SCHWINDEL:

Die schlimmsten Fällen von Schwindel.
Morbus Ménière.
Schwindel in der Hirnbasis beginnend.

Z.N.S.:

Schreiendes Baby, von Geburt an.
Baby-Tod durch Konvulsionen.
Plötzlicher Kindstod.
Incontinentia nocturna (manchmal bis über das 19. Lebensjahr).
Kleinkinder lernen das Gehen spät.
Kleinkinder lernen das Sprechen spät.
Das Kleinkind stolpert leicht.
Das Kleinkind läßt alles fallen.
Anfälligkeit für Poliomyelitis.
Tics nerveux.
Fehlen des Patellarreflexes.
Fehlen des Pupillenreflexes.
Geruchs- und Geschmacksverlust ohne organischen Befund.
Meningitis: Kindstod durch Meningitis.
Chronische Migräne, sogar von Kindheit an.
Asymmetrie des Kleinhirns.
Gehirntumor.
Mikrogyrie.
Mikrozephalie.
Porenzephalie.
Meningozele.
Multiple Sklerose.
Allgemeine juvenile Paralyse.

Paralyse.
Tabes dorsalis.
Spina bifida.
Little'sche Krankheit.
Chorea.
Apoplexia cerebri.
Morbus Parkinson.
Epilepsie.
Konvulsionen.
Muskelatrophie.
Chronische Insomnia (auch bei Kleinkindern).
Somnambulismus.
Spasmophilie.
Stottern.
Amaurotische Idiotie.
Dementia praecox.
Alzheimer.
Zerebrale Arteriosklerose.
Mongolismus.
Zurückgebliebene Kinder.
Onychophagie.
Kontinuierliches Fieber, schlechter abends und nachts.
Legasthenie.
Kann nicht oder sehr schlecht rechnen, Schwäche für Mathematik.

AUGEN / SEHEN:

Schwere Angriffe auf die Augenstruktur, erbliche Schäden.
Sehnerventzündung.
Sehnervatrophie.
Erkrankungen der Retina und Chorioidea.

Kolobom der Chorioidea.
Retinitis pigmentosa.
Chorio-Retinitis.
Myopie.
Hypermetropie.
Astigmatismus.
Nystagmus.
Amblyopie.
Hemeralopie.
Daltonismus.
Diplopie.
Blindheit.
Augenkrankheiten im Kindesalter mit vorübergehender Blindheit.
Strabismus, besonders convergens.
Angeborene Cataracta.
Cataracta punctata.
Cataracta polaris posterior.
Mikrocornea.
Megalocornea.
Hornhauttrübung.
Hornhaut-Flecken.
Hornhaut-Narben (Leukom).
Keratitis interstitialis.
Keratitis parenchymatosa.
Kerato-Iritis.
Linse: Wie Schneegestöber oder wie braune Sandkörner.
Angeborenes Fehlen der Iris.
Iridodonesis (Irisschlottern).
Iritis.
Iriskolobom.
Irisfarbe: unterschiedliche Farbe (Dyschromie, Heterochromie).

Iris-Flecke.
Ektopie der Linse.
Luxation der Linse.
Hypoplasie der Linse.
Ziliarneuralgien.
Störungen der Drüsenstrukturen oder des Tränenapparates.
Tränensackabszeß.
Konjunktivis mit Blepharitis.
Augengeschwüre und spezifische Augenentzündungen.
Photophobie: Künstliches Licht verschlechtert mehr als Sonnenlicht.
Augenschmerzen:
Schlimmer nachts und durch Hitze.
Besser durch kalte Umschläge.
Ektropium.
Entropium.
Augenbrauen-Ausfall.
Wimpern-Ausfall.
Wimpern: Krumm, gebogen, geknickt, gebrochen, unvollständig.
Lidrandentzündungen (sowohl akute als chronische).
Schuppige, rote krustige Lider.
Körnige Lider.
Mißbildungen der Lider: Ankyloblepharon (Verwachsung der Lider).
Blepharophimose (Lidenge).
Abnorme Entwicklung der Semilunarfalte.
Kolobom.
Ptosis.
Persistenz der Pupillarmembran oder von Resten derselben.
Agenesis palpebralis (Defektbildung der Pupille).
Verwachsungen der Pupille.
Fehlen der Palpebralöffnung.

Pupillen-Deformierung.
Dyskorie.
Polykorie.
Anisokorie.
Pupillenektopie (Korektopie).
Chronische Miosis.
Hydrophthalmus anterior.
Mikrophthalmus.

STIGMATA DES AUGENHINTERGRUNDES
(von Dr. E. Fournier):

Diese Stigmata haben sogar erlaubt, einige Fälle hereditärer Syphilis der 3. Generation zu diagnostizieren.
Diese Stigmata bestehen bald in größeren Läsionen, die ophthalmoskopisch leicht festzustellen sind und deren Bedeutung unzweideutig ist, bald beschränken sie sich auf verminderte, abgeschwächte, rudimentäre, objektive Symptome. Die letzteren hat Dr. Antonelli („Les stigmates ophthalmoscopiques rudimentaires de la syphilis héréditaire“, Paris 1897) besonders eingehend in dieser Spezialarbeit behandelt und sie selbst als rudimentäre Stigmata bezeichnet.

A) Die ersteren bestehen in folgenden: Residuen von chorioretinalen Läsionen, die sich in zwei Hauptformen zeigen:

α) atrophische oder sklerotische Herde der Chorioidea und Retina.
ß) Pigmentablagerungen daselbst.

Zu

α) Die atrophischen Herde zeigen sich in runden oder ovalen Flecken, die beinahe den vierten, den dritten Teil oder öfters die Hälfte des Durchmessers der Papillen messen; zuerst gelblich (exsudatives oder relativ frisches Stadium der Chorio-Retinitis), dann erblassend, bis sie weißlich werden oder selbst von einem sehnenartigen Weiß (Tabelle 16, Abb. 5) sind.

β) Die Pigmentablagerungen zeigen sich in mehr oder weniger zahlreichen kohlschwarzen Flecken; sie sind größer und kleiner, rund oder oval oder von unregelmäßiger Form, disseminiert oder miteinander verschmolzen. Die Flecken sind entweder gleichförmig schwarz oder schwarz mit weißem Zentrum. Es gehen dabei zwei entgegengesetzte Prozesse nebeneinander her, Pigmentanhäufung und Pigmentschwund, ganz ähnlich wie bei der syphilitischen Leukomelanodermie der Haut. (Tabelle 16, Abb. 4)

Manchmal faßt ein schwarzer, unregelmäßiger Raum (nicht zu verwechseln mit dem physiologischen chorioidalen Ring) vollständig die Papille ein. Häufiger ist diese Umrahmung unvollständig und beschränkt sich auf ein oder zwei bogenförmige Fragmente am Rand der Papille. Dies hat Dr. Antonelli als „pigmentäre Umrahmung der Papille, komplett oder in Sektoren“ bezeichnet, und er betrachtet dieses Aussehen als CHARAKTERISTISCH FÜR HEREDITÄRE SYPHILIS; d. h. als Pigment-Residuen der zentralen oder peripapillären Chorio-Retinitis, die sehr häufig bei Hereditär-Syphilitischen vorkommt (Tabelle 16, Abb. 3, 4, 5).

Das ist also die Gruppe der „großen ophthalmoskopischen Stigmata“, die aber nicht sehr häufig sind. Mit großer Genauigkeit hat Dr. Antonelli gezeigt, daß man bei den Hereditär-Syphilitischen weit öfters andere, relativ weniger wichtige Stigmata beobachtet; abgeschwächte, rudimentäre Stigmata; einige von diesen Befunden sind ja dann später angezweifelt und als einfache physiologische Varietäten des Augenhintergrundes gedeutet worden.

B) Die rudimentären Stigmata:

Sie bestehen vorwiegend in:

1) Schiefergrauer Färbung des Augenhintergrundes:
   Sie ist das rudimentärste aller rudimentären Stigmata, und besteht einfach in einer Art kastanienbrauner, fleckiger Zeichnung, die sich wie ein Schatten über ein mehr oder weniger ausgedehntes Segment des Augenhintergrundes ausbreitet, am häufigsten nimmt sie die Gegend um die Papille ein, wobei die Färbung gegen die Peripherie zu allmählich abnimmt (Tabelle 16, Abb. 1).
2) Granulierter Pigmentierung:
   Ein ähnlicher Prozeß, nur daß er nicht in einer gleichförmigen Zeichnung besteht, sondern in einer Reihe kleiner, zum Teil sehr kleiner unzusammenhängender körniger, pigmentierter, schwarzer Fleckchen. Es sieht aus, als ob der Augenhintergrund mit Pulver- oder Kohlenkörnchen bestreut wäre. Diese Pigmentanomalie ist mehr oder weniger ausgebreitet und nimmt besonders die Äquatorialgegend des Augenhintergrundes ein. Ihr kommt zweifellos eine größere diagnostische Bedeutung zu als der vorhin beschriebenen Form (Tabelle 16, Abb. 1 und etwas Abb. 3).
3) Sternförmigen Pigmentflecken in Form von Osteoplasten:
   Diese Form besteht in schwarzen Flecken, die eine merkwürdige Ähnlichkeit mit dem mikroskopischen Bilde der sogenannten Osteoplasten oder sternförmigen Zellen der Knochen haben. Der gewöhnliche Sitz solcher Prozesse ist die Äquatorialgegend, sie sind ophthalmoskopisch leicht zu erkennen und finden sich fast immer auf beiden Augen (Tabelle 16, Abb. 2).

Die verschiedenen besprochenen „Pigment-Stigmata“ sind WERTVOLLE DIAGNOSTISCHE MERKMALE.

Man hat sie bei einer großen Reihe von Beobachtungen und zwar, wo jede andere Ursache fehlte, bei zweifellos hereditär-syphilitischen Individuen konstatiert, bei Söhnen syphilitischer Eltern, und zusammen mit anderen Stigmata und Erkrankungen spezifischer Art. Ihre ÄTIOLOLOGISCHE VERWANDTSCHAFT MIT DER HEREDITÄREN SYPHILIS IST BEWIESEN.

Diese „hauptsächlichen Zeichen" können nun mit diesen oder jenen ophthalmoskopisch weniger wichtigen Details zusammen vorkommen, nämlich:

a) Mit Gefäßen, am häufigsten Arterien, deren Kaliber reduziert ist oder die ebenfalls häufig stellenweise bedeckt sind durch weißliche Trübungen perivaskulitischen Ursprungs (Tabelle 16, Abb. 3). Die stärkste Gefäßreduktion, und zwar wieder der Arterien, findet sich bei der TYPISCHEN RETINITIS PIGMENTOSA (Tabelle 16, Abb. 2).

b) Seltener ist eine leicht atrophische Verfärbung der Papille oder eine partielle sektorenförmige Atrophie derselben (Tabelle 16, Abb. 5, 6). Man findet dabei die Papille ein wenig abgeblaßt oder schmutzig-weiß gefärbt mit verwaschenen Konturen. Die eigentliche komplette und primäre ATROPHIE DER PAPILLE ist eine Seltenheit als Stigma.

c) Ebenso selten ist die DIFFUSE DEPIGMENTIERUNG DER CHORIOIDEA, besonders in der äquatorialen Gegend (Tabelle 16, Abb. 4, 6). „Diese chorioideale Depigmemtierung läßt das Gefäßnetz hervortreten, besonders die Vasa vorticosa, wie beim Albinismus, aber mit dem Unterschied, daß der Augenhintergrund bei den Albinos eine im ganzen blaß-rosa Färbung hat, während die cirrhotische Chorio-Retina eine im ganzen gelbliche oder Teerosenfärbung zeigt oder vielmehr das Aussehen einer Muskatnuß auf einem Grund eines leicht welken Blattes hat" (Dr. Antonelli).

Kaum hinzuzufügen braucht man am Schluß der Betrachtung der verschiedenen Stigmata, daß manche zusammen bei demselben Individuum vorkommen können. Dr. E. Fournier berichtet dazu: Z. B. ein Patient von mir, Sohn eines syphilitischen Vaters, hatte neben verschiedenen Stigmata an anderen Stellen (völlige Taubheit, Schraubenzieherzähne usw.) eine Reihe von Stigmata des Auges, die genau von Dr. Antonelli beobachtet wurden und in folgenden bestanden:

1) Rechts Mydriasis ad maximum, nur erklärlich durch eine angeborene Paralyse der inneren Augenmuskeln, oder durch Fehlen des Schließmuskels der Pupille.
2) Links vollständiges Fehlen der Lichtreaktion der Pupille.
3) Doppelte Myopie (auf dem einen Auge hochgradiger als auf dem anderen).
4) Doppelseitiger Astigmatismus.
5) Atrophische Verfärbung und Abflachung der Papille.
6) Auf dem Augenhintergrund beiderseits durcheinander atrophische Stellen und zahlreiche Pigmentherde.

OHREN / GEHÖR:

Die Syphilinie verursacht viele organische Ohrenbeschwerden und viele Ohrmuschel-Mißbildungen.
Chronische Otitiden.
Chronische Otorrhoe.
Abstehende Ohren.
Kleine, tiefstehende Ohren.
Angewachsene Ohrläppchen.
Weiße, durchsichtige Ohrläppchen.
Ohrmuschel-Mißbildungen (Abb. Nr. 17).
Mikrotie (Abb. Nr. 18).
Faun-Ohr (Abb. Nr. 19).

Das sog. „Hörnchenohr“ (Abb. Nr. 20).
Vorspringende Kämme des Anthelix (Abb. Nr. 21).
Falsche Stellung und Richtung des Anthelix (Abb. Nr. 22).

Rechte Ohrmuschel sehr groß, die linke atrophiert.

Hörfehler.

Innenohrschwerhörigkeit (bewirkt bei Kindern sekundäre Störungen in der Sprache).

Trommelfellschäden.

Trommelfellnarben.

Dauernde Perforationen des Trommelfells.

Taubstummheit.

Foudroyante Taubheit (plötzliche, rasche Taubheit, auch bei Kindern).

Progressive Taubheit, ohne organischen Befund.

Chronische Taubheit infolge von Eiterungen der Ohren.

Eiter gewöhnlich reichlich und faulig riechend.

Vollständige oder unvollständige Zerstörung der Gehörknöchelchen.

Morbus Ménière.

Tinnitus aurium.

Hörsturz.

NASE / GERUCH:

Venektasie an der Nasenwurzel.

Zerstörung oder Ulzeration des Nasenseptums.

Ozaena.

Nasenbein-Nekrose.

Nasenmißbildungen (Abb. Nr. 23):
Sattelnase, Stumpfnase (Abb. Nr. 24).
Eingesunkensein des oberen Nasengerüstes (Abb. Nr. 25 und 26).

Brillennase (Abb. Nr. 27).
Proboscis (Abb. Nr. 28).

Nasenzahn (Abb. Nr. 29).

Nasenspalte.

Geschwüre, große dicke Krusten, füllen das ganze Nasenloch; sie müssen oft entfernt werden, bilden sich aber immer wieder.

Krusten: Dunkel, grünlich schwarz oder braun, dick und nicht immer übelriechend.

Bei der Frau: Nasenkrusten vor der Periode.

Chronische Rhinopharyngitiden.

Adenoide Vegetationen.

Chronische Snuffles der Babies.

ZÄHNE:

Prognathie.

Vorstehen des Unterkiefers (Abb. Nr. 30).

Fehlerhaftes Ineinandergreifen der Kiefer (Abb. Nr. 31).

Kiefer-Periostitis.

Pathologische Veränderungen der Zähne und der Zahnreihen.

Symmetrische Affektionen, die von beiden Seiten homologe Zähne treffen.

Zahnschmelzdefekt, sogar kein Zahnschmelz, Glaszähne.

Zahnfistel.

Echtes Diastema (Abb. Nr. 32).

Persistieren der Milchzähne.

Angeborenes Fehlen gewisser Zähne (Abb. Nr. 33).

Doppelt angelegte Zähne.

Überzähliger Zahn (Abb. Nr. 34).

Abnorme Zahnimplantation.

Amorphismus: Unregelmäßigkeiten in der Zahnkonfiguration (Abb. Nr. 35a, 35b, 35c).

Mikrodentismus (Abb. Nr. 36a, 36b, 36c, 37).

Ektopie der Zähne.

Graue, gelbliche, braune oder schwarze Verfärbung der Zähne.

Wolfszahn.

Vulnerabilität der Zähne: Vorschnelle Abnützung, rapide Karies und frühzeitiges Ausfallen.

Die Zähne der Kinder verfaulen oder werden kariös, kurz nach dem Zahndurchbruch.

Spätes Zahnen.

Gezackte Schneidezähne.

Hutchinson-Zähne (Abb. Nr. 38a, 38b, 39, 40).

Einfache Streifen oder quere Riefen der Zahnkrone, von schwarzgrauer Farbe, sogenannte FURCHENFÖRMIGE EROSIONEN. Bisweilen sind mehrere solcher Furchen parallel übereinander gelagert, sogenannter „STUFENZAHN" (Abb. Nr. 41a, 41b, 41c, 41d).

GRÜBCHEN (GRÜBCHENFÖRMIGE EROSIONEN): Wie mit einer Pfrieme in den Zahn gebohrt, bald ganz klein, punktförmig, bald breiter und tiefer und eine napfförmige Aushöhlung bildend.

EROSION EN NAPPE: Corrodierte, wurmstichige Defekte auf einem Segment der Krone. (Abb. Nr. 42, 43a, 43b).

ATROPHIES CUSPIDIENNES: Ausgesprochene Wachstumsstörungen am freien Rande der Zähne. Diese treten in mehreren Variationen auf. Am häufigsten wird der erste Molaris davon befallen, der dadurch zu einem Rumpfzahn verkürzt wird, mit normaler Basis und atrophischer, zerfressener, wurmstichiger Kaufläche (Abb. Nr. 44a, 44b, 44c).

SCHRAUBENZIEHERZAHN:

Mit breitem Hals und gegen den freien Rand zu immer schmäler werdend; häufig in Kombination mit dem Hutchinson'schen Typus auftretend (Abb. Nr. 45).

MUND / MUNDHÖHLE / GAUMEN / ZAHNFLEISCH / ZUNGE:

Peribuccale Narben (Parrot'sche Furchen) (Abb. Nr. 46).
Geschwüre oder Risse in den Mundwinkeln.
Fissuren in der Medianlinie der Lippen.
Hasenscharte.
Gotischer Gaumen.
Geschwürige Flecken am Gaumen.
Gaumenbogen-Narben.
Gaumen-Mißbildungen.
Gaumenzahn (Abb. Nr. 47).
Fehlen der Uvula.
Parodontose.
Gingivitis.
Zahnfleischblutung.
Zahnfleischeiterung.
Plaques muqueuses im Mund und an den Tonsillen.
Leukoplakie.
Schmerzhafte Geschwüre im Mund:

Egal ob sie auf der Zunge, an der Innenseite der Wange oder am Zahnfleisch entstehen. Verschlimmerung der Schmerzen nachts. Häufig treten sie bei fehlerhafter Verdauung oder bei Frauen während und nach der Menstruation auf.

Chronische oberflächige Glossitis.
Warze auf der Zunge (Hutchinson'sche Warze).

Doppelte, sogar dreifache Zunge.
Metallartiger oder kupferartiger Geschmack.
Speichel: Baumwollartig, fadenziehend, reichlich und klebrig mit einem Geschmack nach Metall oder Kupfer.

THYMUS:

Thymus-Abszesse.
Thymus-Degeneration bei Neugeborenen.
Thymusaplasie (Di George Syndrom).

HALS / TONSILLEN / LARYNX / THYROID:

Scharlach.
Diphtherie.
Chronische follikuläre Tonsillitiden.
Tonsillen-Abszeß.
Tonsillen-Geschwür.
Plaques muqueuses an den Tonsillen.
Chronische Tonsillen-Hypertrophie.
Struma.
Strumaknoten.
Kehlkopf-Karies.

MAGEN / LEBER / MILZ / PANKREAS:

Ptosis des Magens.
Hernie hiatale.
Pylorus-Stenose.
Ulcus ventriculi.

Appetitlosigkeit.
Säuglingsbrechdurchfall.
Abneigung gegen Fleisch.
Verlangen, kalt zu essen oder zu trinken.
Chronischer Schluckauf.
Hepatosplenomegalie.
Interstitielle Hepatitis.
Leberzirrhose.
Enorme Milz.
Milztumor.
Diabetes mellitus.

ABDOMEN / DÄRME / REKTUM / ANUS:

Peritonitis.
Disposition zu Hernien.
Leistenhernie.
Nabelhernie.
Degeneration der Peyer'schen Drüsen.
Megacolon.
Dolichocolon.
Megadolichocolon.
Ulcus duodeni.

Säuglingsbrechdurchfall:

In solchen Fällen treffen wir völlige Lähmung der Verdauung mit Durchfall und Erbrechen an, mit Benommenheit und Betäubung selbst bis zum Koma oder mit Krämpfen und Konvulsionen und häufiger Todesfolge.

Säuglingsdarmkatarrh:

Bei der hereditären Syphilis sehen wir häufig, wie sich die ganze Kraft der Krankheit plötzlich im intestinalen Trakt sammelt und das System durch eine 24 Stunden andauernde wäßrige Absonderung bis auf den letzten Lebenstropfen ausgelaugt wird, worauf der Tod durch Erschöpfung folgt.

Syphilinische Kinder sterben an Darmbeschwerden innerhalb von 24 bis 48 Stunden.

Durchfälle:

Verschlimmerung nachts. Die Patienten werden von ihrem Durchfall aus dem Bett getrieben, manchmal wird dies von starkem warmen oder kaltem Schweiß begleitet, der sehr erschöpfend ist.

Colitis mucosa.
Colitis ulcerosa.
Spasmotische Colopathie.
Sehr schmerzhafte Hämorrhoiden.
Rektale Geschwüre.
Rektale Strikturen.
Analprolaps.
Analrötung.
Analekzem.
Parrot'sche Furchen am Anus.
Analfissur.
Anal-Erosio.
Analstrikturen nach Geschwüren.
Analfistel.
Kondylome am After.
Atresia ani (Angeborene Atresia ani bei einem Mädchen; die Fäces gingen durch die Vagina ab).

BRONCHIEN / LUNGEN:

Pneumonia alba bei Säuglingen.
Akute Tuberkulose.
Kavernöse Lungen-Tuberkulose bei Kindern.
Chronisches Asthma.
Husten: Ein- oder zweimaliges Bellen wie von einem Hund.

HERZ / KREISLAUF / BLUT:

Mißbildungen des Herzens.
Fehlen einer Herzklappe.
Mitralstenose.
Seltenere Pulmonalstenose.
Stenose des Orificium aorticum.
Die Valva aortae ist besonders befallen.
Fallot'sche Trilogie, Tetralogie, Pentalogie.
Persistierender Ductus-Botalli.

Myokardinfarkt:

Plötzlicher Herztod. Der Patient stirbt plötzlich ohne Vorwarnung. Wenn ein syphilinischer Patient an Herzbeschwerden oder an organischer Herzkrankheit leidet, hat er fast keine Angst, geringe psychische Störungen, die selbst in kritischen Perioden der Krankheit nicht einmal die Rede wert ist. Der Patient kann jahrelang Herzbeschwerden haben, die ihn nicht besonders stören, außer daß sie vielleicht eine gelegentliche Atemnot oder etwas Schmerzen verursachen. Der Patient stirbt dann plötzlich ohne Vorwarnung; es sind diejenigen, deren Leben erlischt wie eine Kerze.

FALL AUS DER PRAXIS (Y.L.):

Mann, 60 J., nicht in homöopathischer Behandlung, Gatte einer Patientin. War angeblich „immer gesund" gewesen, starb plötzlich ohne Vorwarnung an Herzinfarkt. Alle Rettungsmaßnahmen blieben leider erfolglos. Ich erkundigte mich über die Vorgeschichte:

Vater starb plötzlich an Myokardinfarkt.

Ebenso der Bruder des Vaters.

Ebenso der Bruder des Mannes.

Der Mann litt an einer Hernie hiatale, die er vor 7 Jahren operieren ließ.

Er litt an Depression.

Jedes Jahr ließ er sich medizinisch durchuntersuchen, besonders das Herz, seiner Belastung bewußt. Alles war immer schulmedizinisch ohne Befund. Er hatte auch keinerlei subjektive Herzbeschwerden.

Kleiner Puls.
Herzrhythmusstörungen.
Myokarditis.
Aplasia der Aorta.
Aorta-Aneurysma.
Aortitis.
Arteriitiden.
Arteriosklerose.
Frühzeitige Sklerosierung.
Tinnitus aurium.
Gehirnerweichung.
Gehirnverkalkung.
Alzheimer Krankheit.
Apoplexia cerebri.
Essentielle Hypertonie.

Morbus Ménière.
Hörsturz.
Ektasie oder Dilatation der Venen:

- Besonders im Kindersalter; aber auch später auftretend, namentlich am Schädel.
- Ein 16 jähriges, infantiles, in der Entwicklung zurückgebliebenes Mädchen hatte multiple Phlebektasien am Rücken, den Schultern und der Brust.
- Schon im jungen Alter: Varizen, sogar mit Ulcus cruris.
- Eine junge hereditär-syphilitische Frau, die tabisch wurde, hatte außer anderen Zeichen hereditärer Syphilis Varizen, die symmetrisch an beiden Schenkeln waren und seit der Geburt bestanden.

Morbus Raynaud.
Blut:

- Anämie.
- Diabetes.
- Leukämie.
- A.I.D.S.
- Krebs.
- Morbus Hodgkin.
- Toxoplasmose.
- Amyloidose.

HARNORGANE:

Diabetes im Kindesalter.
Dreifach oder vierfach angelegte Nieren.
Amyloid-Nierendegeneration.
Chronische Nephritiden.
Nebennieren-Erkrankungen.
Nebennieren-Degeneration.

Dreifach oder vierfach angelegte Harnleiter.
Ektopia vesicae.
Enuresis nocturna.
Atresia der Urethra.
Hypospadie.

MÄNNLICHE GENITALIEN:

Infantilismus.
Spät sich einstellende Mannbarkeit.
Winziger Penis.
Scrotum gespalten und mit dem Glied verwachsen.
Syndrom de la Peyronnie.
Schmerzhafte Erektionen bei Kleinkindern.
Unterentwickelte Hoden.
Hodenaplasie, -agenesie: Monorchidie oder Anorchidie.
Hodenektopie.
Polyorchidie, Hyperorchidie, Synorchidie.
Hoden an den Nieren angewachsen.
Ovotestis.
Kryptorchismus.
Hodentumor (Sarkozele).
Hodendermoid.
Hodenatrophie.
Hodenverhärtung.
Orchitis.
Epididymitis.
Phimosis.
Epispadie.
Hypospadie.
Sterilität.

Prostata:
- Entzündung.
- Vergrößerung.
- Verhärtung.
- Tumor.

Masturbation (auch bei Kleinkindern).
Sexuelle Perversionen.

WEIBLICHE GENITALIEN:

Becken-Mißbildungen.
Becken zu eng.
Becken-Exostosen.
Gynatresie.
Infantiler Uterus.
Uterushypoplasie.
Uterusmyom.
Uterusagenesie.
Uterusaplasie.
Doppelter Uterus.
Uterussenkung.
Uterusprolaps.
Uterushypertrophie.
Uterus-Zysten.
Chronischer Fluor.
Fluor bei jungen Mädchen.

FALL AUS DER PRAXIS (Y.L.):
Lange Schamhaare bei einem kleinen Mädchen mit Klumpfüßen, Strabismus convergens, Hydrozephalus. Ihre Eltern waren Alkoholiker und gaben sie zur Adoption.

Klitorishyperplasie.
Verwachsung der großen und kleinen Labien.
Dreifach oder vierfach angelegte Eileiter.
Tuben-Verklebung.
Dreifach oder vierfach angelegte Ovarien.
Dermoid des Ovars.
Ovarialdysgenesie.
Ovarialagenesie.
Ovarialhypoplasie.
Ovarialtumoren.
Ovarialzyste.
Ovarialmyom.
Oophoritis.
Verzögerte Menarche.
Primäre Amenorrhoe.
Spät sich einstellende Weiblichkeit.
Spärliche und spät auftretende Behaarung an den Schamteilen und in der Achselhöhle.
Frühgeburten, sogar „en série“.
Totgeburten, sogar „en série“.
Hydramnion.
Grünliches Fruchtwasser.
Zwillingsschwangerschaft.
Akzessorische Brustdrüse (Abb. Nr. 48).
Rechtsseitige Hypertrophie der Mamma, die im Alter von 20 Jahren einen chirurgischen Eingriff nötig machte.
Sterilität.
Onanie (auch bei kleinen Mädchen).
Sexuelle Perversionen.

ALLGEMEINES:

Infantile Obesität (Abb. Nr. 49).
Sehen viel jünger aus als sie eigentlich sind.

SKELETT:

Angeborener Schiefhals.
Halsrippe.
Higoumenakis-Klavikulazeichen.
Trichterbrust (Abb. Nr. 50).
Abplattung der Rippenbögen.
Mißbildungen an den Rippen.
Processus Xyphoideus: Fehlend oder nach vorn ragend.
Agenesien.
Asymmetrie.
Gigantismus.
Partieller Gigantismus (Abb. Nr. 51).
Nanismus.
Partieller Nanismus.
Fehlen gewisser Knochen (Radius, Clavicula, Fibula, Metakarpus).
Kyphose.
Gibbus.
Lordose.
Skoliose.
Spina bifida.
Ein Wirbel zu viel.
Ein Wirbel zu wenig.
Zusammengewachsene Wirbel.
Karies der Wirbelsäule.
Bandscheibenvorfall.

Chronischer Ischias.
Coccygodynie.
Hyperostosen.
Exostosen.
Symmetrische Exostosen.
Knoten auf der Knochenoberfläche, besonders der Tibia.
Sarkom des kleinen Beckens.
Becken-Exostosen.
Wachstumsschmerzen.
Hyperplastische Osteochondritis.
Osteochondritis epiphysarea, oft verbunden mit Epiphysenlösung.
Periostitis.
Periostitis tibialis.
Periostitis frontalis.
Knorpelveränderungen.
Rachitis oder Pseudo-Rachitis.
Juveniler Rheumatismus.
Rheumatismus deformans (Abb. Nr. 52, 53, 54).
Bänderschwäche.
Schlaffes Bindegewebe.
Osteomalazie.
Osteoporose.
Osteogenesis imperfecta.
Lobstein Syndrom.
Morbus Recklinghausen.
Paget Syndrom.
Chronische Osteomyelitis auch mit Fistelbildung.
Stumpfer Winkel des Vorderarms mit dem Oberarm.
Hyperostosen des Humerus (Abb. Nr. 55).
Hyperostosen des Radius und der Ulna (Abb. Nr. 56).
Parrot'sche-Pseudoparalyse.
Läßt Gegenstände leicht fallen.

Klumphand.
Spaltung der Hand nach Art einer Hummerzange.
Spaltung der letzten Phalangen.
Polydactylie.
Ektrodactylie (Abb. Nr. 57).
Syndactylie (Abb. Nr. 57, 58).
Peromelie (Abb. Nr. 59).
Hemimelie.
Ektromelie.
Verkürzter Daumen.
Spaltung der zweiten Phalanx des Daumens.
Dubois-Zeichen.

FALL AUS DER PRAXIS (Y.L.):
Patientin: Von Geburt an an beiden Händen nur vier Finger. Kommt in die Praxis wegen essentieller Hypertonie.

FALL AUS DER PRAXIS (Y.L.):
Kind, 16 J., schwer geistig und körperlich behindert, leidet an Epilepsie. Sein Vater ist mit einem sechsten Finger an beiden Händen geboren.

Dupuytren'sche Krankheit.
Angeborene Luxation des Hüftgelenkes infolge mangelhafter Ausbildung der Pfanne.
Clutton-Syndrom.
Coxa valga.
Coxarthrose.
Stolpert leicht.
Lernt das Gehen spät.
Großes Knie, voluminöse Articulatio Tibio-Femoralis.

Deutliche Auftreibungen an den Knochenenden in unmittelbarer Gelenknähe.
Chronische Hydrarthrose des Knies (Abb. Nr. 60).
Genu valgum.
Genu varum.
Symmetrische Synovitits (Knie).
Asymmetrie der Unterschenkel.
Knie-, Knöchel-Ankylose.
Säbelbein (Abb. Nr. 61).
Häufige Neigung zu Knöchelverstauchungen.
Pes planus.
Pes transversoplanus.
Pes varo-equinus (Klumpfuß).
Fehlen des ganzen Vorderfußes.
Spaltung des Fußes nach Art einer Hummerzange.
Krallenzehen.
Hypotrophie einer Zehe (Abb. Nr. 62).
Fehlen einer oder mehrerer Zehen.
Hammerzehen.
Hallux valgus.
Hallux varus.
Kalkaneussporn.
Chronische Knochenschmerzen.
Schmerzen:

Die Schmerzen sind gewöhnlich im Knochen oder Periost. Sie beginnen allmählich am Abend und steigern sich bis nach Mitternacht. Stechende, schießende oder durchbohrende Schmerzen in der Knochenhaut der Röhrenknochen der oberen oder unteren Glieder.

Alle rheumatischen Schmerzen und Neuralgien jeglicher Art verschlimmern sich durch Hitze, bessern sich durch Kälte und sind immer schlechter bei Nacht, durch Schwitzen und im Sommer und besser im Winter.

Sie sind ebensfalls schlechter bei Wetterwechsel und bei kalter und feuchter Witterung.

NÄGEL:

Onychophagie.
Onychie.
Nägel: unregelmäßig, zu breit, längsgestreift, Längsfissuren, dünn wie Papier, leicht biegsam, löffelförmig oder verkrüppelt. Keine Lunula unguis.

DERMATOLOGIE:

Hereditäre syphilitische Hautausschläge können jucken.
Pruritus chronica Hebra.
Naevus flammeus.
Naevus vasculosus.
Naevus pilosus.
Naevus pigmentosus pilosus.
Neurofibrome.
Dermoid-Zysten (Augenlider, Hals, Stirn).
Dermographismus.
Vitiligo.
Albinismus.
Ichthyosis.
Gumma (Abb. Nr. 63).
Syphilid (Abb. Nr. 64, 65).
Keloidbildung.
Überzählige Brustwarzen (Abb. Nr. 66).
Venektasien (Abb. Nr. 67, 68, 69, 70).
Leukoplakien.

Plaques muqueuses an den Schleimhäuten.
Bowen'sche Krankheit.
Sklerodermie.
Pemphigus.
Pemphigus neonatorum.
Psoriasis.
Psoriasis facialis.
Psoriasis palmar et plantar.

FALL AUS DER PRAXIS (Y.L.):
Patient kommt in die Praxis wegen Psoriasis. Vorgeschichte: Hörsturz, Alkoholismus, endogene Depression. Mütterlicherseits starb der Großvater an Syphilis.

Alopezia diffusa.
Alopezia areata.
Auf der Kopfhaut Schuppen in Flecken oder an umschriebenen Stellen.
Auf der Kopfhaut dicke Schuppen und Krusten.
Alopezia totalis.
Wimpern- und Augenbrauenausfall.
Polyskleradinitis.
Hauterkrankungen mit Drüsenbeteiligung.
Drüsenschwellung (inguinal, axillar, cubital, cervikal, Hals, Kiefer).
Drüsenverhärtung.
Drüseneiterung.
Allgemeine Lymphadenitis.
Hautfissuren.
Lipom.
Akne.
Idiopathische Gangrän, trockene Gangrän.

Geschwüre, phagedänische Geschwüre.
Varizen-Geschwüre.
Harte Körner unter der Haut, die leicht eitern.
Neurodermitis kann syphilinisch sein.
Kondylome.
Warze auf der Zunge.
Parrot'sche-Furchen.
Sehr jung faltige Haut.
Von Geburt an weit verbreitetes, dunkelfarbiges Ekzem.
Die Hautausschläge können in kreisförmigen Gruppen, Ringen oder Kreissegmenten angeordnet auftreten oder um die Gelenke herum, an den Beugeseiten des Körpers. Bezeichnend ist ihre Farbe: Ihre Grundfläche ist kupferfarbig oder von der Farbe rohen Schinkens, bräunlich oder hochrot.
Die Hautausschläge können auch in Flecken auftreten.
Makulöses Exanthem.
Blasen.
Papeln.
Pusteln (häufig an den Hinterbacken, an den Lippen und an der Nase).
Scharlach.
Röteln.

GEIST / GEMÜT:

Nervosität.
Neuropathische Individuen.
Neurastheniker oder Hysteroneurastheniker.
Psychopathen.
Psychische und moralische Degeneration.
Suizid.

Suizid bei Jugendlichen.
Kriminalität.
Mörder.
Suchtkrankheiten.
Drogensucht.
Kleptomanie.
Alkoholismus.
Prostitution.
Sexuelle Perversionen: Masochismus, Sadismus.
Onanie.
Nymphomanie.
Homosexualität.
Inzest.
Raserei.
Stimmungswechsel.
Dementia praecox.
Geisteskrankheit verschiedener Art (Psychosen, Neurosen u.s.w.).
Schizophrenie.
Manisch-depressiv.
Endogene Depression.
Cyclothymie.
Psychogene Depression.
Hypochondrie.
Zwangvorstellungen.
Paranoia.
Megalomanie.
Geistig zurückgebliebene Kinder.
Verhaltensstörungen in der Schule:
- Störend.
- Hyperaktiv.
- Lügner.
- Undiszipliniert.

Macht ständig den Clown.
Dies ist umso mehr zu bedauern, als diese Kinder oft intelligent sind, sogar intelligenter als die anderen.
Legasthenie.
Schwäche für Mathematik.
Kinder vertragen keine Schmerzen.
Gedächtnisschwäche.
Langsamkeit der Auffassung.
Idiotie, Imbezillität, Schwachsinnigkeit.
Minderwertigkeitskomplex.
Hartnäckige Insomnia.

Die Stigmata der hereditären Syphilis schwanken nach Zahl und Art. Entweder sieht man bei einer Person multiple Stigmata oder nur ein einziges, oder die Stigmata sind in der ganzen Blutsverwandtschaft zertreut. Wenn die Syphilis nicht darauf angelegt war, die ganze Nachkommenschaft einer Familie im Keime zu vernichten, d.h. wo sie völlig tabula rasa macht, werden wir immer bei den Überlebenden ihre Spuren (Stigmata) finden können, d.h. die verräterischen Anzeichen von spezifischer Heredität. Der gesunde Menschenverstand vermutete es und die ERFAHRUNG bestätigt dies.

HEREDITÄRE HOMÖOSYPHILITIKA
(HAUPTMITTEL):

Absinth., *Aethiops-a., Aethiops-m.,* Alumen, *Alum., Alum.-chloratum,* ALUM.-SIL., *Am.-fluo.,* ANANTH., ANGOST., *Anhal.,* Aragal., *Arg.-n., Ars., Ars.-brom., Ars.-jod., Arsen.-met.,* ARS.-S.-FL., ASAF, Astragal., AUR., AUR.-ARS., AUR.-BROM., AUR.-JOD., AUR.-M., AUR.-MUR.-KALIUM., AUR.-M.-N., AUR.-SULF., Bad., *Bar.-acet., Bar.-c., Bar.-fluo., Bar.-jod., Bar.-m., Benzin., Benzin.-nit.,*

Benzolum, Botulin., Bunias-or., CADM.-FLUO., *Cadm.-jod., Cadm.-met., Cadm.-sulf., Calc.-br., Calc.-c.,* CALC.-FLUO., *Calc.-jod., Calotrop., Carc., Caust.,* Chlorpro., *Chrom.-ac., Chromium-sulfat,* CINNB., COBALT.-NITR., *Cocain., Con., Conchiol.,* Cond., *Cortison., Coryd., Cresol., Cupr., Curare, Daphne-ind., Dinitrobenzol, Diphth., Dubois.,* Ethyl., *Euphorb., Ferr.-cyan.,* FLUOR.-AC., *Fuligo, Galant., Gels., Geran., Guaco,* HEKLA, *Helod., Hep.,* HEPATO.-SYPH., *Hippoz., Hoang-n., Hydrocot., Hydr.-ac.,* Influenz., Irid., *Jac.-c., Jac.-g.,* JOD., *Kali.-bi., Kali.-br., Kali.-cyan., Kali.-fluo.,* KALI.-JOD., *Kali.-m.,* KALI.-SULF., KREOS., *Lac.-c., Lac.-d., Lach., Lap.-a., Lath.,* Levomepr., *Lob.-i.,* Lolium, Lonic., Lyc., *Lyss., Maland., Mang.-acet.,* MAG.-FLUO., MERC., *Merc.-aur.,* MERC.-BROM., MERC.-C., MERC.-D., MERC.-J.-FL., MERC.-J.-R., MERC.-K.-I., MERC.-PHOS., *Mez., Myg.,* NAT.-FLUO., NIT.-AC., *Nit.-mur.-ac., Onos., Opunt., Ox.-ac., Oxytr., Phos., Phos.-ac., Physostig., Phyt.,* PIC.-AC., PLAT.-MUR., *Plb., Plb.-jod., Plb-tetra-Ethylicum,* PSOR., RACHI.-SYPH., *Rad.-br., Rubeol., Sabal., Sal.-ac., Sanic., Sars.,* SIL., *Stann., Staph., Still., Streptomyzin, Stront.-c., Stront.-jod., Strychn., Strychn.-ars., Strychn.-ferr.-citricum,* STRYCHN.-PHOS., *Sulf., Sulfonal,* SYPH., *Tellur., Tetrazyklin, Thall., Thiosin., Thuj., Thyr., Titan., Toxicoph., Toxopl., Tub., Uran.-nit., Vanad., Vitrum, X-Ray, Zinc., Zinc.-brom.,* ZINC.-CYAN., *Zinc.-phos., Zinc.-s.*

Die Abbildungen, die nun folgen, stammen aus den Büchern der Dres. A. Fournier und dessen Sohn E. Fournier, zwei Pionieren der Syphilis-Forschung vor der Penizillin-Ära, also aus einer Zeit, in der sowohl die Fotographie, als auch die drucktechnischen Möglichkeiten, Fotographien wiederzugeben, noch in den Kinderschuhen steckten. Aber es war auch die Zeit, in der die Schulmedizin noch von der hereditären Syphilis wußte und sie sogar dokumentierte. Heute, ca. ein Jahrhundert später, werden viele der gezeigten Mißbildungen sofort nach der Geburt chirurgisch (oder später, z.B. durch den Kieferorthopäden) korrigiert; sie werden aber offiziell nicht mehr als hereditär-syphilitisch dokumentiert, da die heutige Schulmedizin keine hereditäre Syphilis mehr kennen will. Und sicher hat sich auch die Syphilis durch die unterdrückenden Maßnahmen der Schulmedizin (vor allem durch Penizillin!) verändert, so daß sie in vielen Fällen diskreter, verwischter, undeutlicher an die nächsten Generationen weitergegeben wird. Um ihre ganze zerstörerische und mißbildende Kraft kennenzulernen, ist es aber wichtig, diese originalen hereditären Veränderungen aus der Vor-Penizillin-Ära zu betrachten, obwohl die Syphilis auch heute noch manchmal für alle sichtbar mit ganzer Kraft hereditär zuschlagen kann; man denke nur an den Wolfsrachen oder die Progeria-Kinder. Außer der Syphilis ist erst der moderne Mensch mit seiner „Wissenschaft" in die Lage, das Genmaterial so zu verändern, daß solche Mißbildungen hervorgebracht werden, z.B. durch Genmanipulation, Röntgen- oder atomare Bestrahlung oder bestimmte Medikamente wie etwa Contergan, usw. Bis dahin war dies das alleinige Revier der Syphilis.

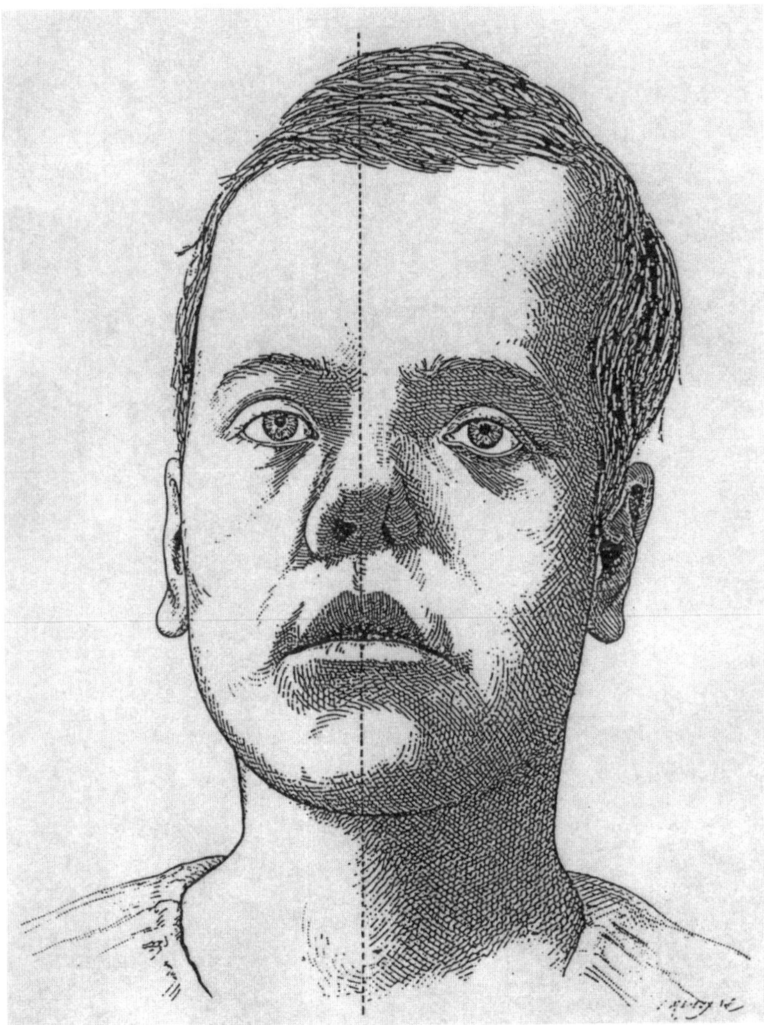

Abb. 1 Asymmetrie des Schädels und Gesichts.

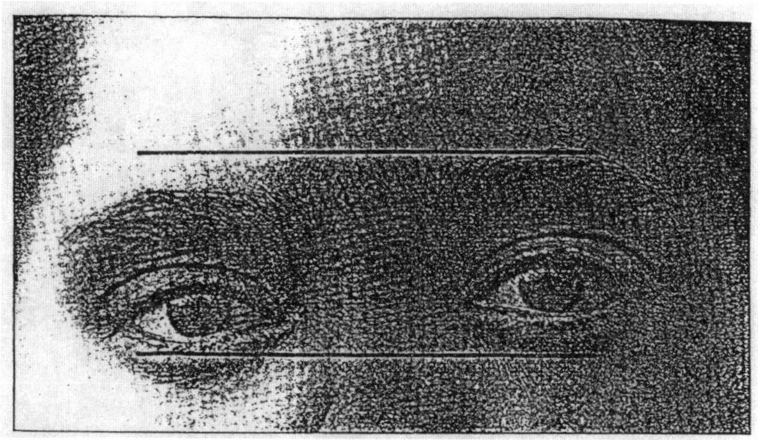

Abb. 2 Höhenablenkung der Augen.

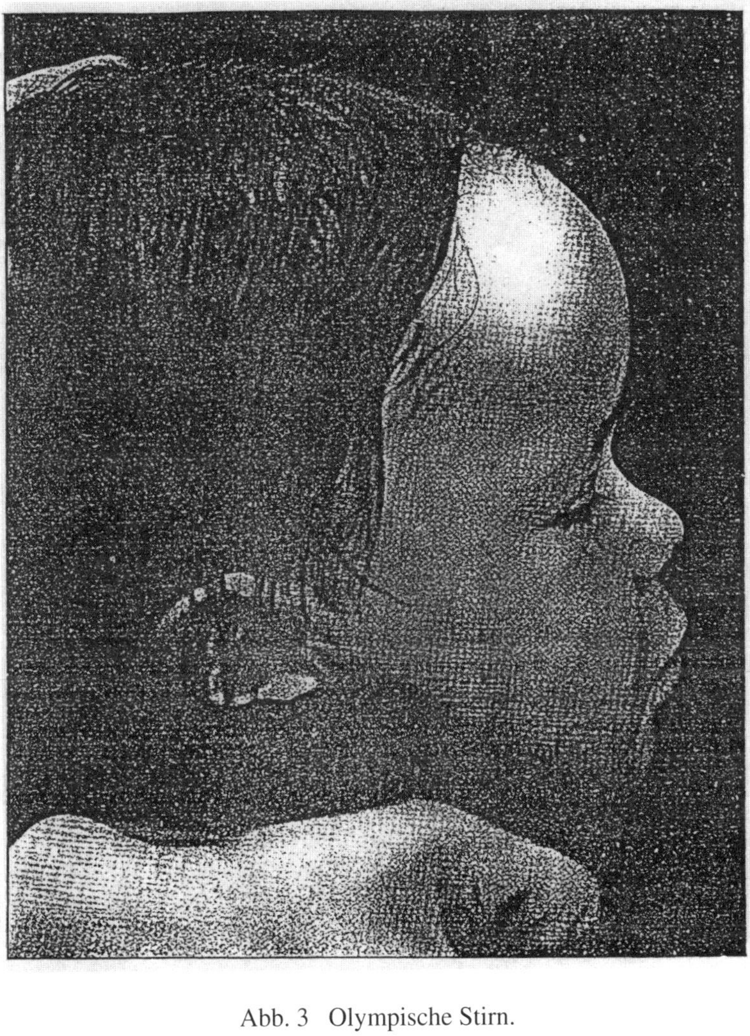

Abb. 3 Olympische Stirn.

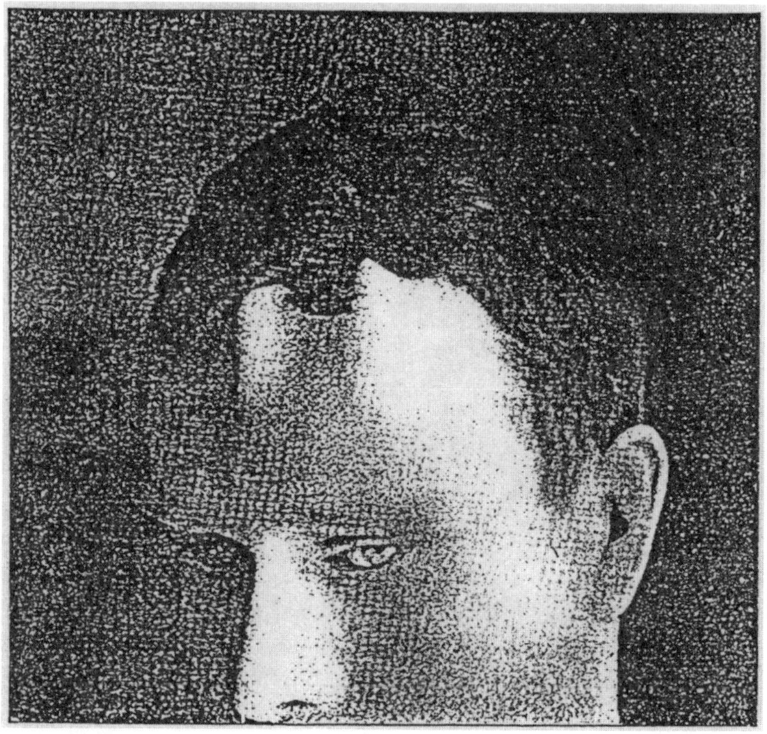

Abb. 4 Stirn in Kielform.

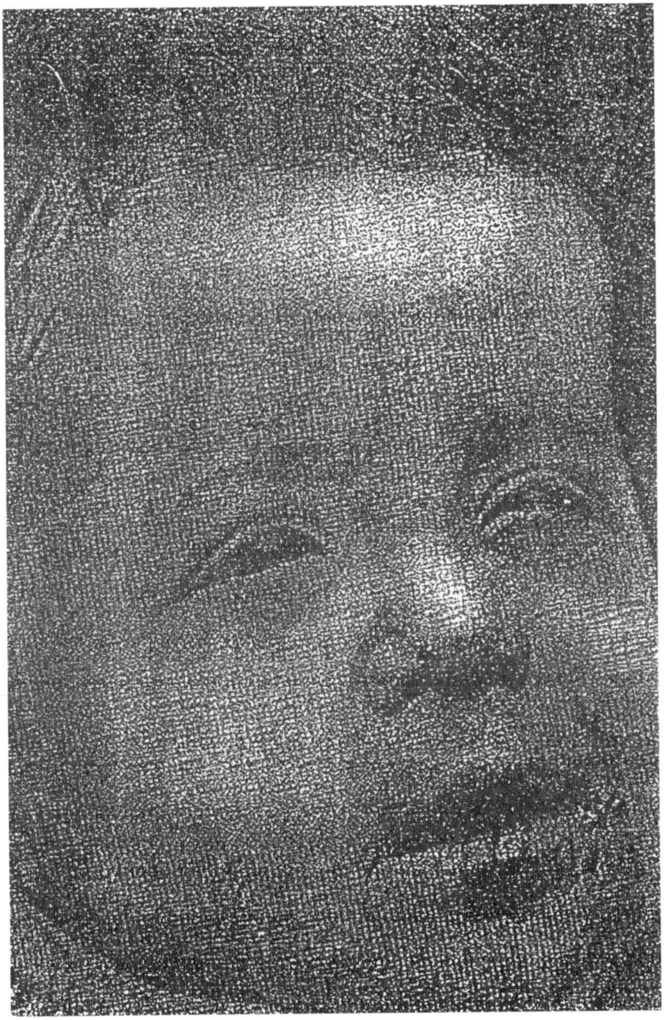

Abb. 5 Stirnhöcker.

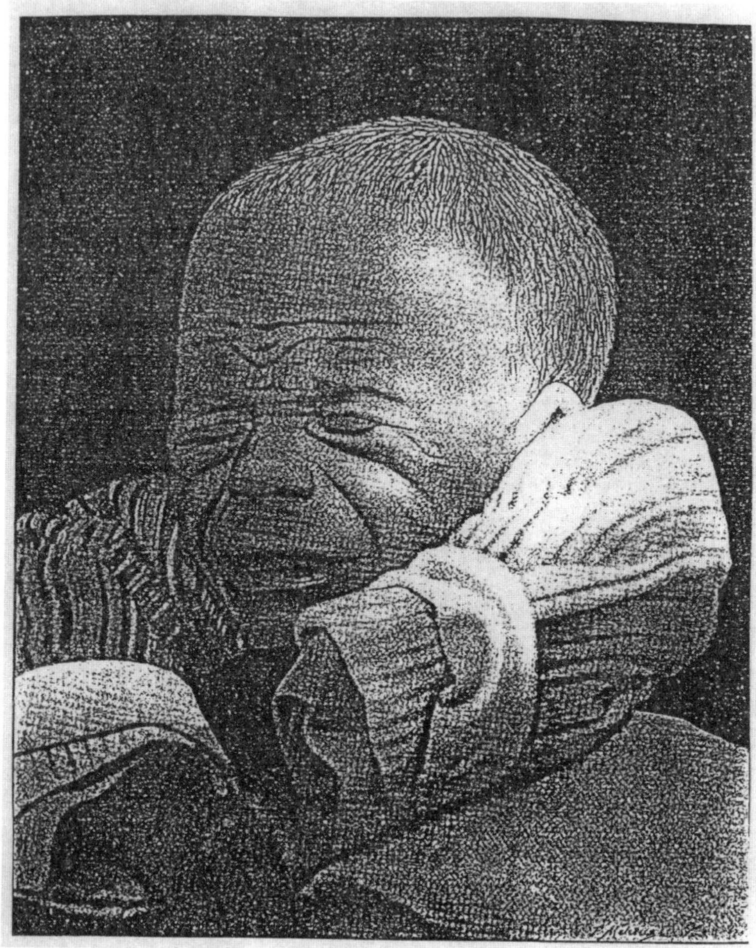

Abb. 6 Der kleine hereditär-syphilitische „Greis“.

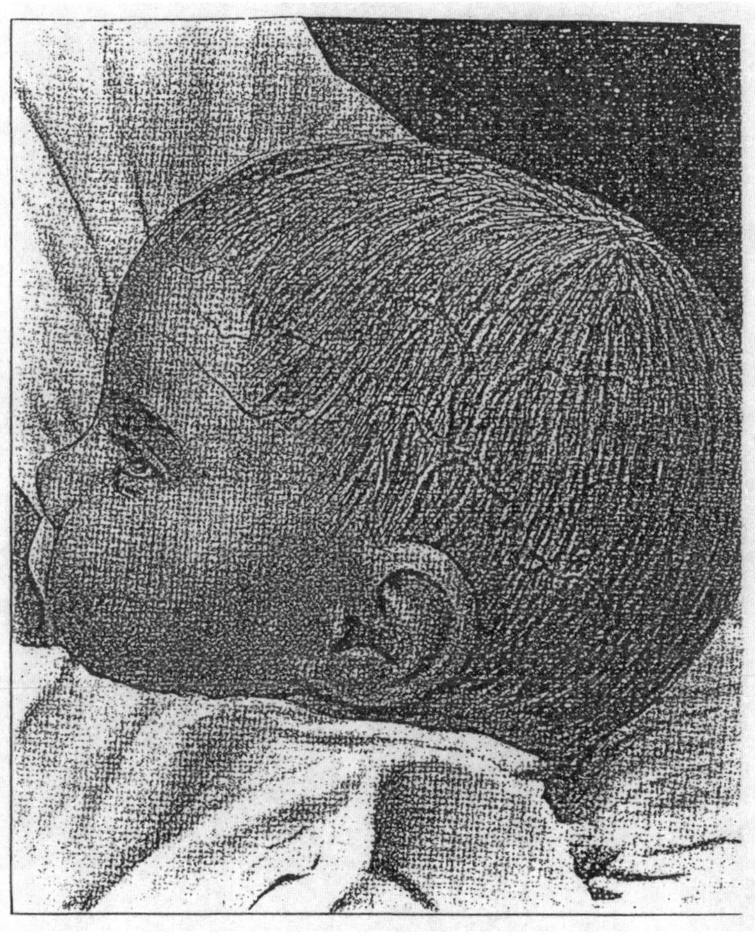

Abb. 7 Venektasien der Schläfe.

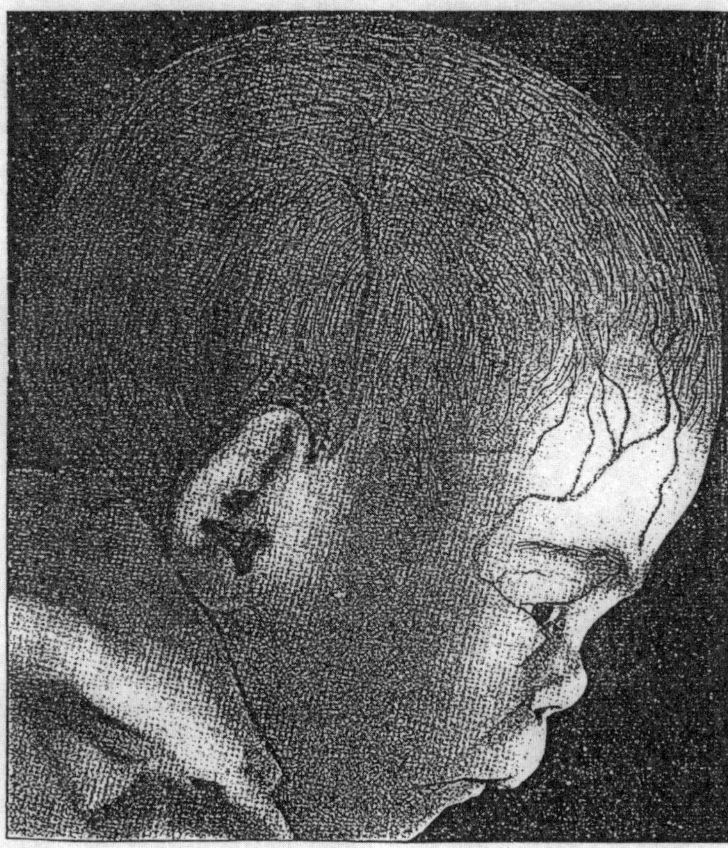

Abb. 8 Krustöses Syphilid der Schläfengegend.
Multiple Venektasen von der Vena temporalis superf. ausgehend und ein verzweigtes Netz am Schädel bildend. Deformiertes mißgebildetes Ohr. Die Nasenwurzel ist von Geburt an eingesunken.

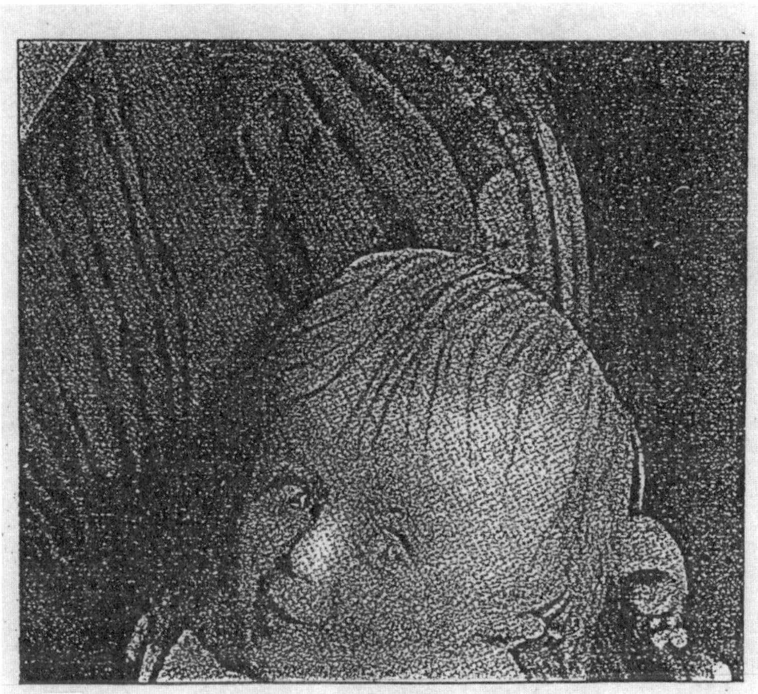

Abb. 9 Hydrocephalus (Kopfumfang 120 cm).

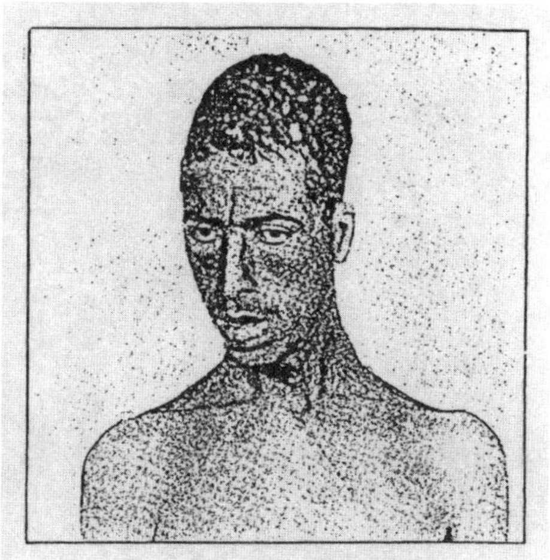

Abb. 10 Acrocephaler Schädel.

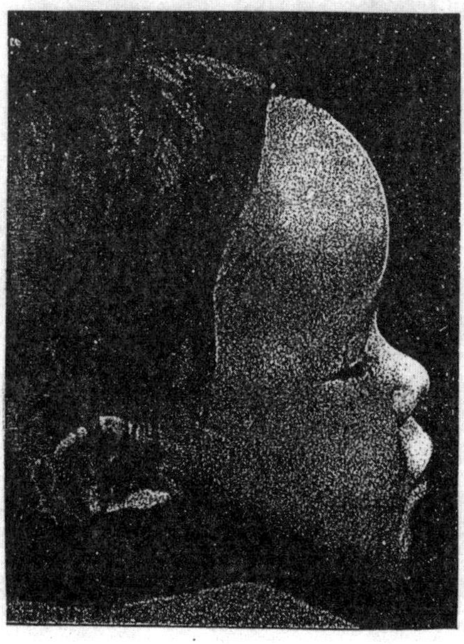

Abb. 11 Olympische Stirne.

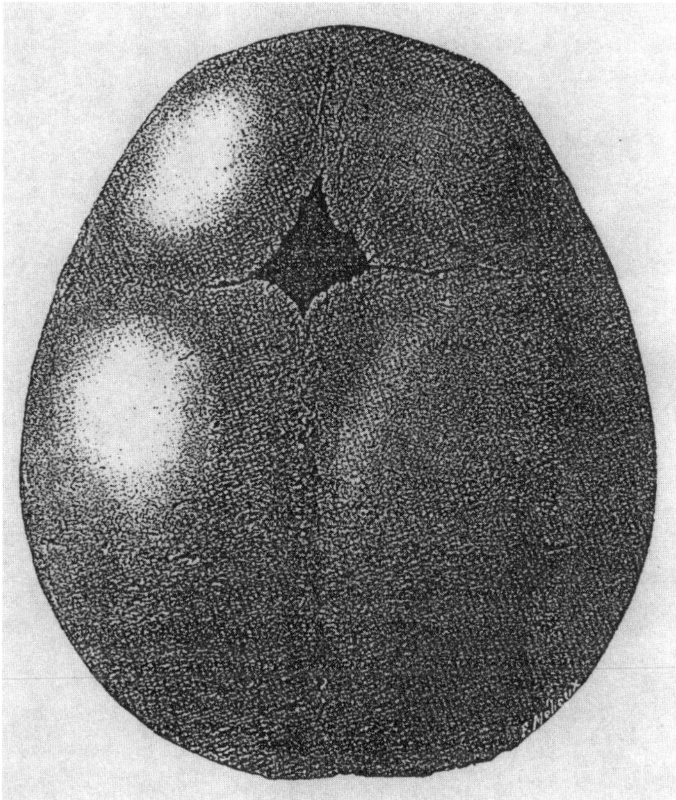

Abb. 12 Natiformer Schädel.

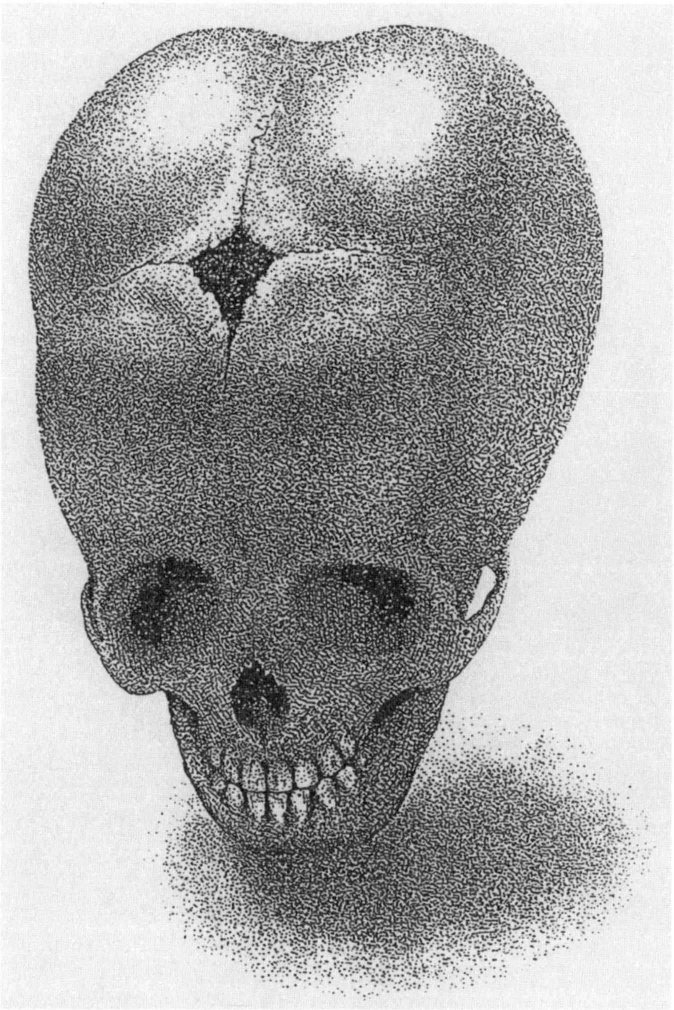

Abb. 13 Natiformer Schädel.

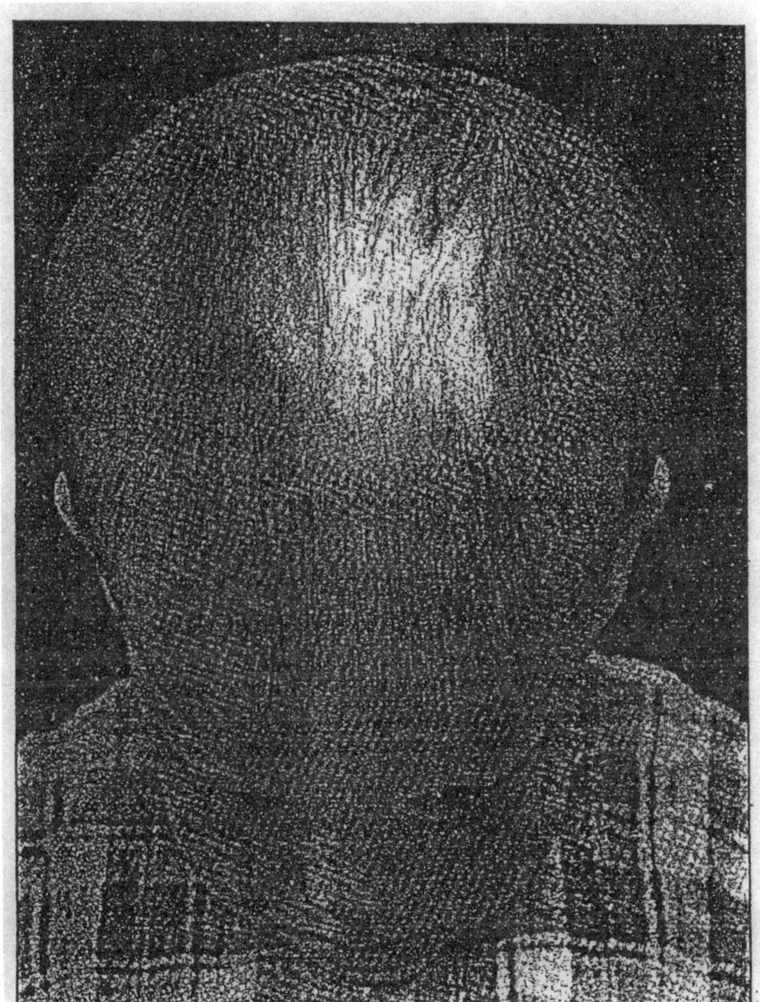

Abb. 14 Transversale Verbreiterung des Schädels.
Scheitelbeinhöcker.

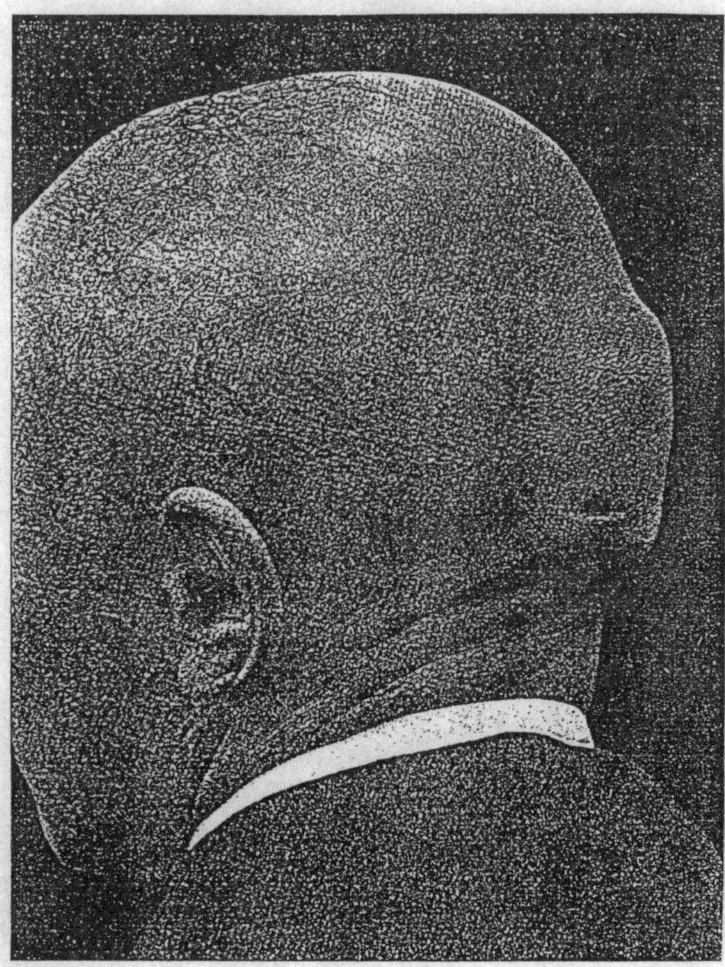

Abb. 15 Occipitalhöcker.

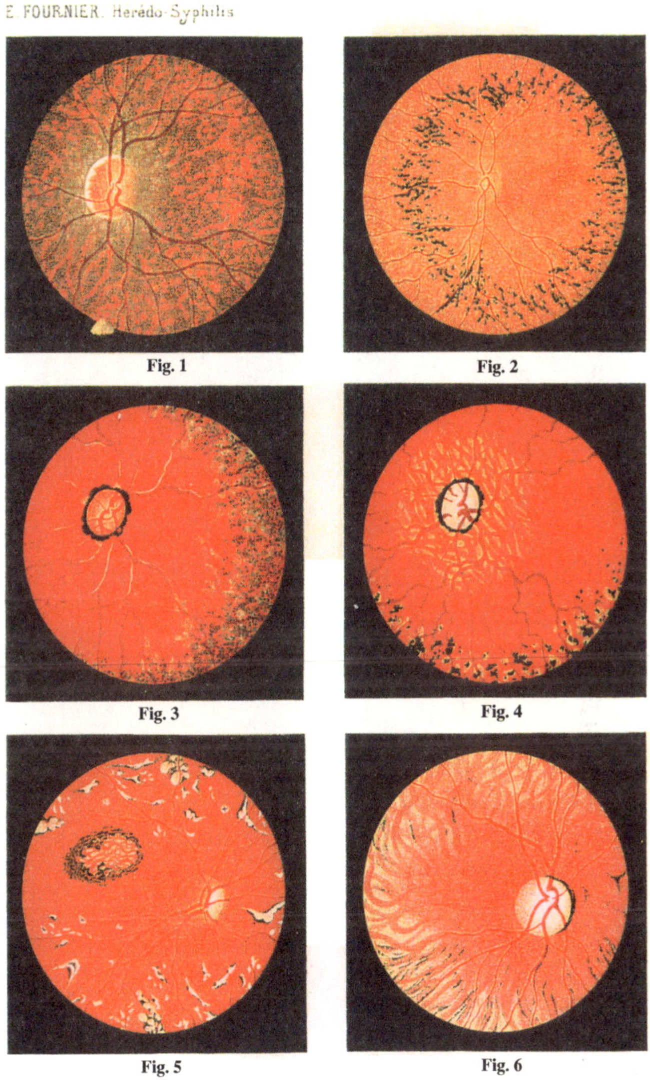

Abb. 16

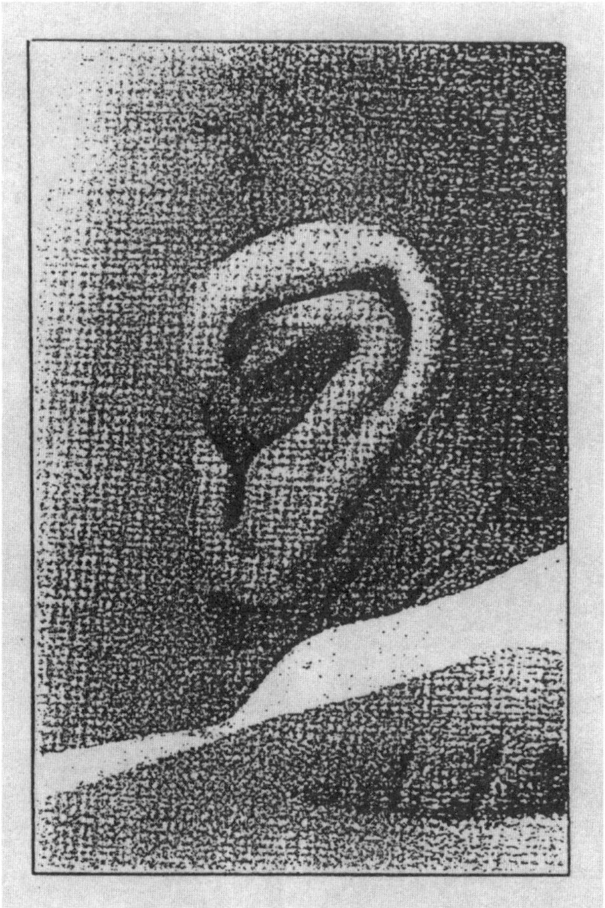

Abb. 17 Ganz ungewöhnliche Mißbildung der Ohrmuschel.
(Die Ohrmuschel ist stark nach hinten gezogen.)

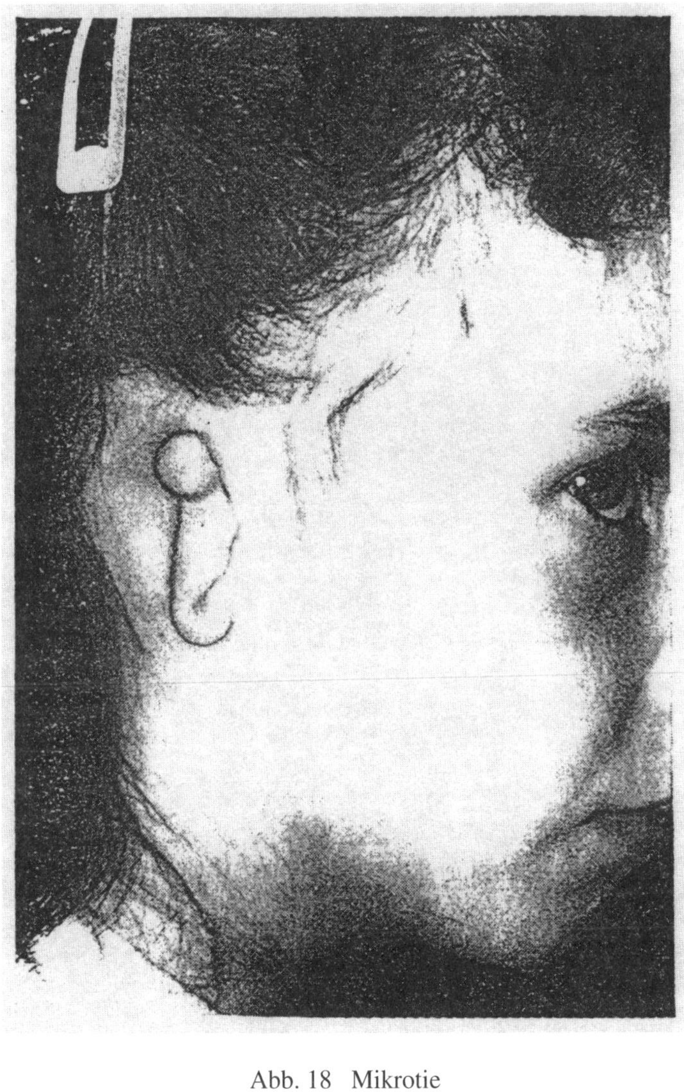

Abb. 18 Mikrotie

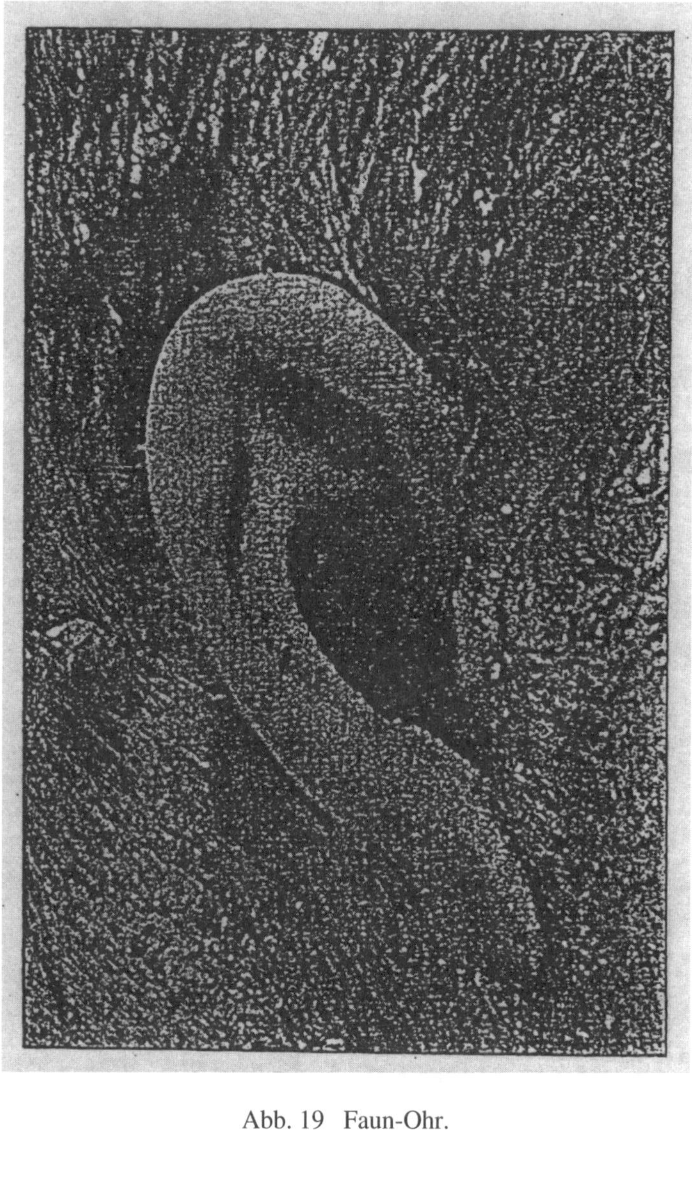

Abb. 19 Faun-Ohr.

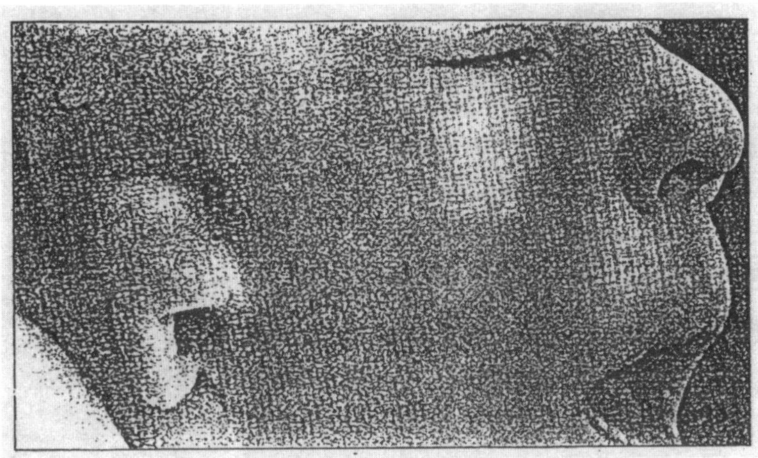

Abb. 20 Das sogenannte „Hörnchenohr“.

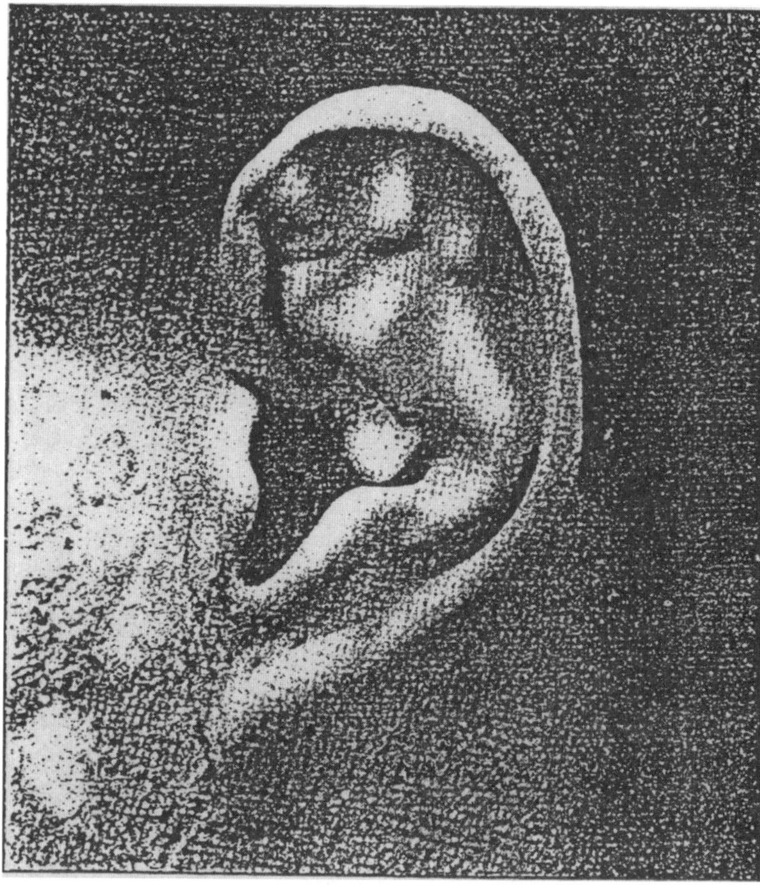

Abb. 21 Mißbildung an der Ohrmuschel:
Vorspringende Kämme des Anthelix.

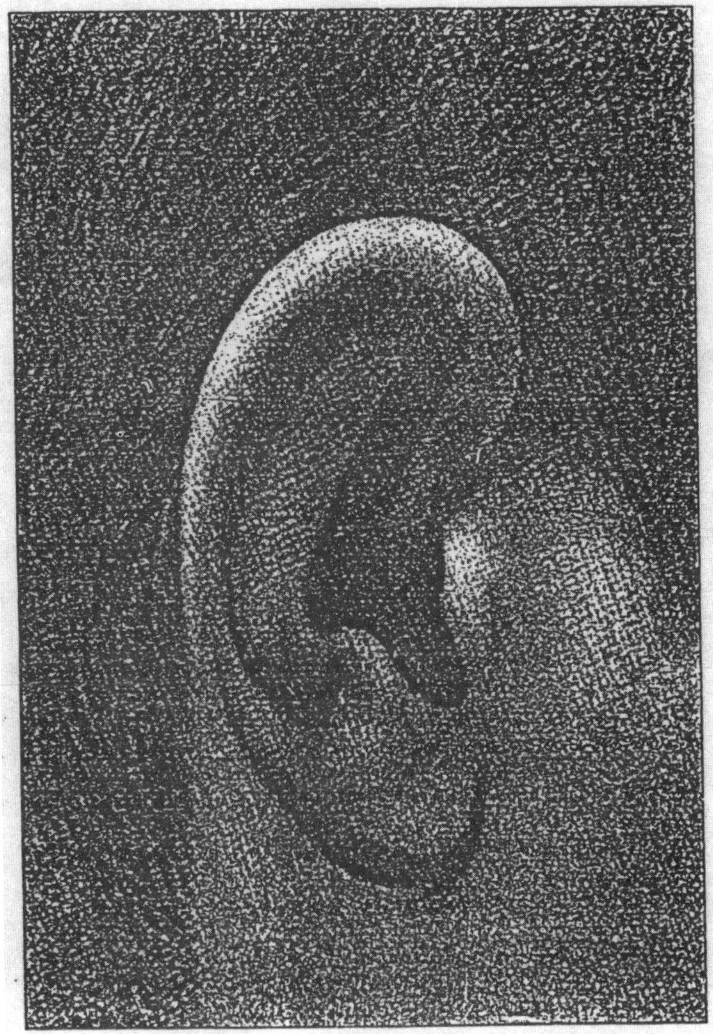

Abb. 22 Falsche Stellung und Richtung des Anthelix.

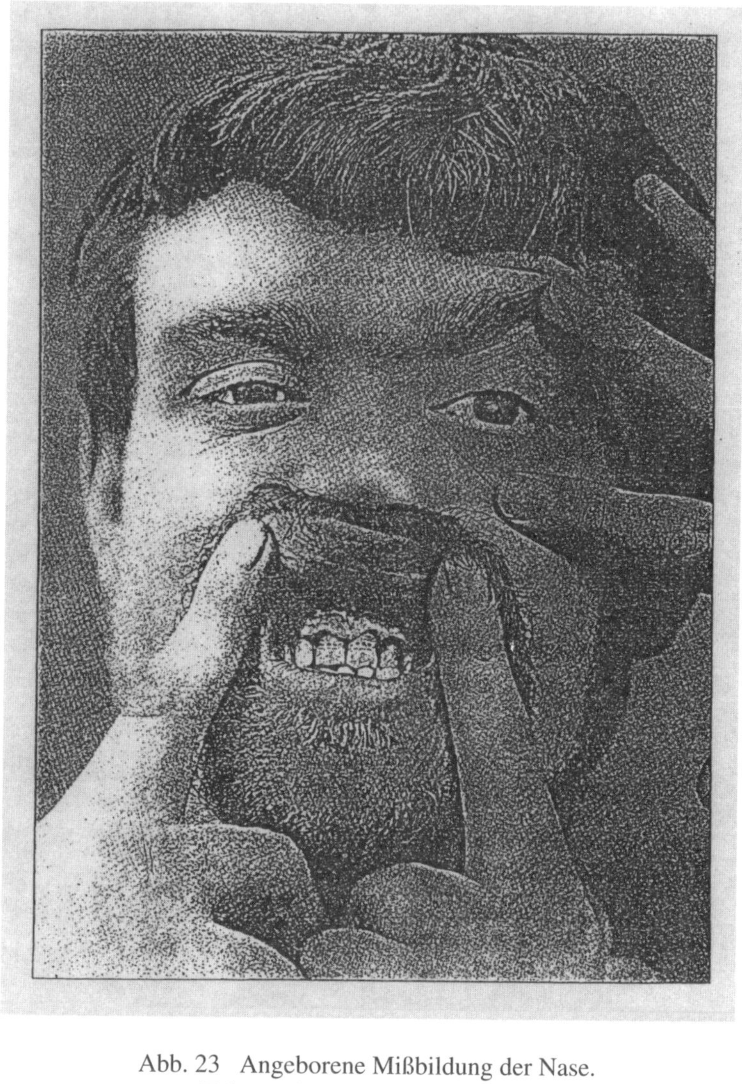

Abb. 23 Angeborene Mißbildung der Nase.
Zahnerosionen. Hornhautflecke.

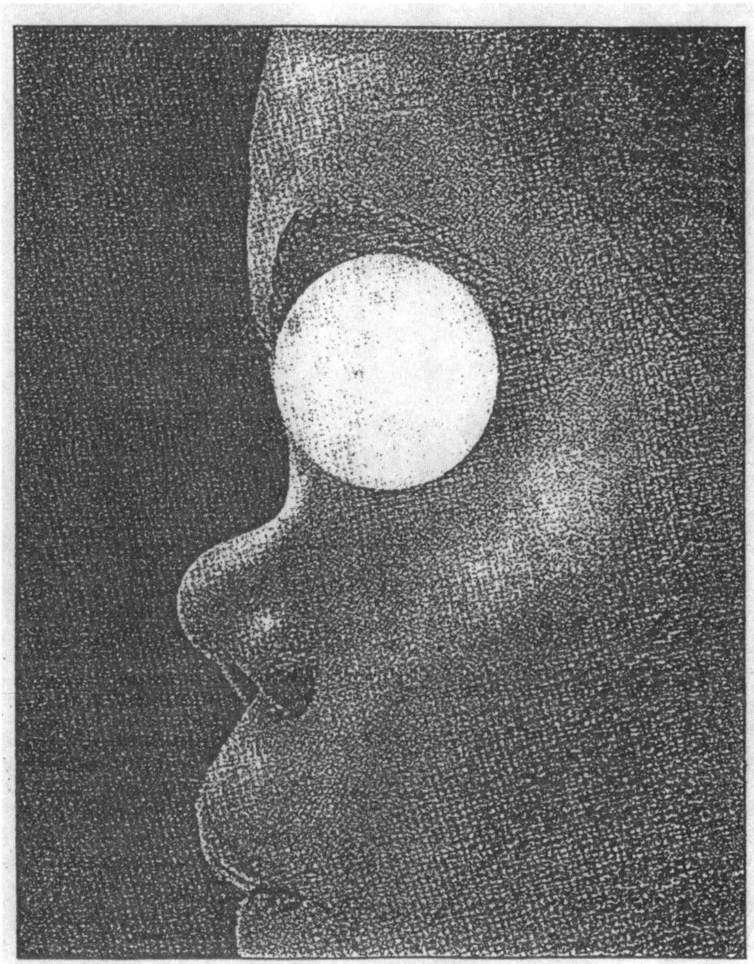

Abb. 24 Stumpfnase.

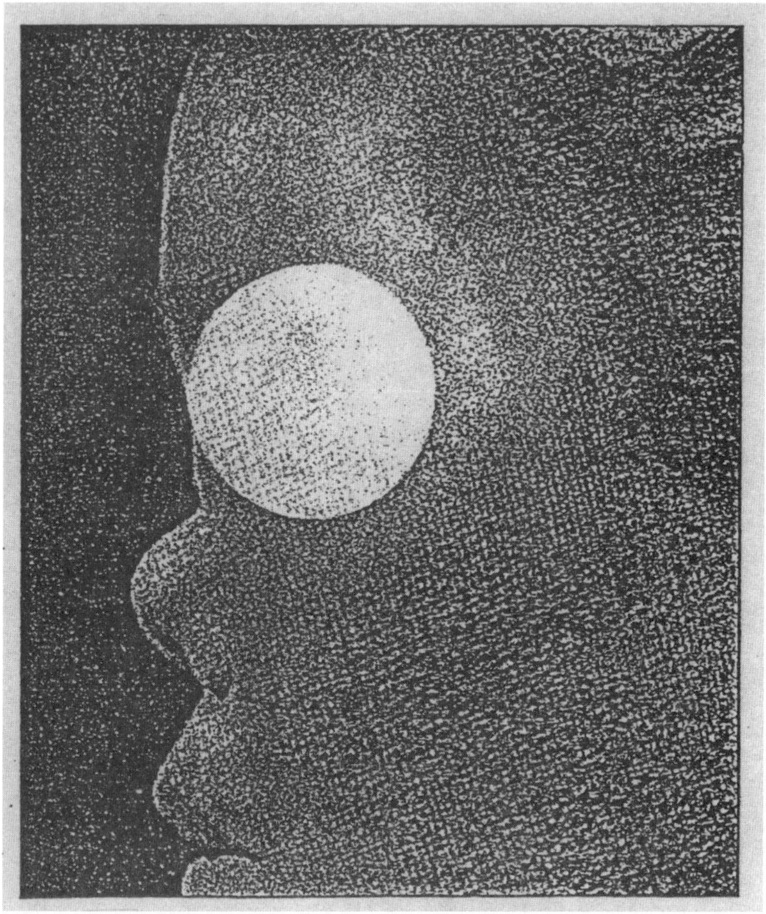

Abb. 25 Eingesunkensein des oberen Nasengerüstes. (Erworbene Mißbildung.)

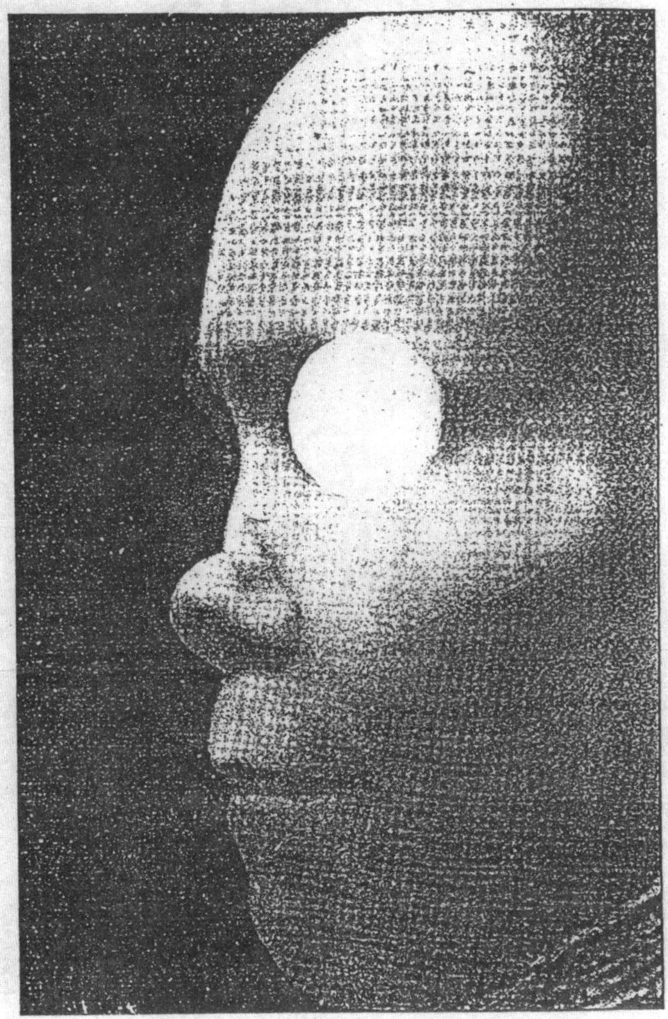

Abb. 26 Eingesunkensein des oberen Nasengerüstes. (Angeborene Mißbildung.)

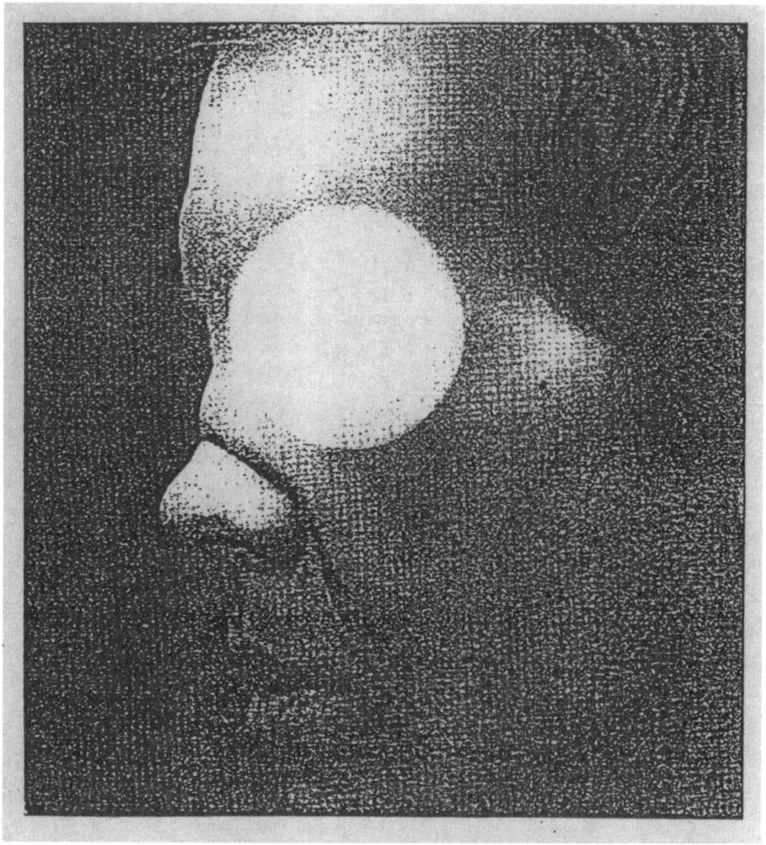

Abb. 27 Brillennase. (Erworbene Mißbildung.)

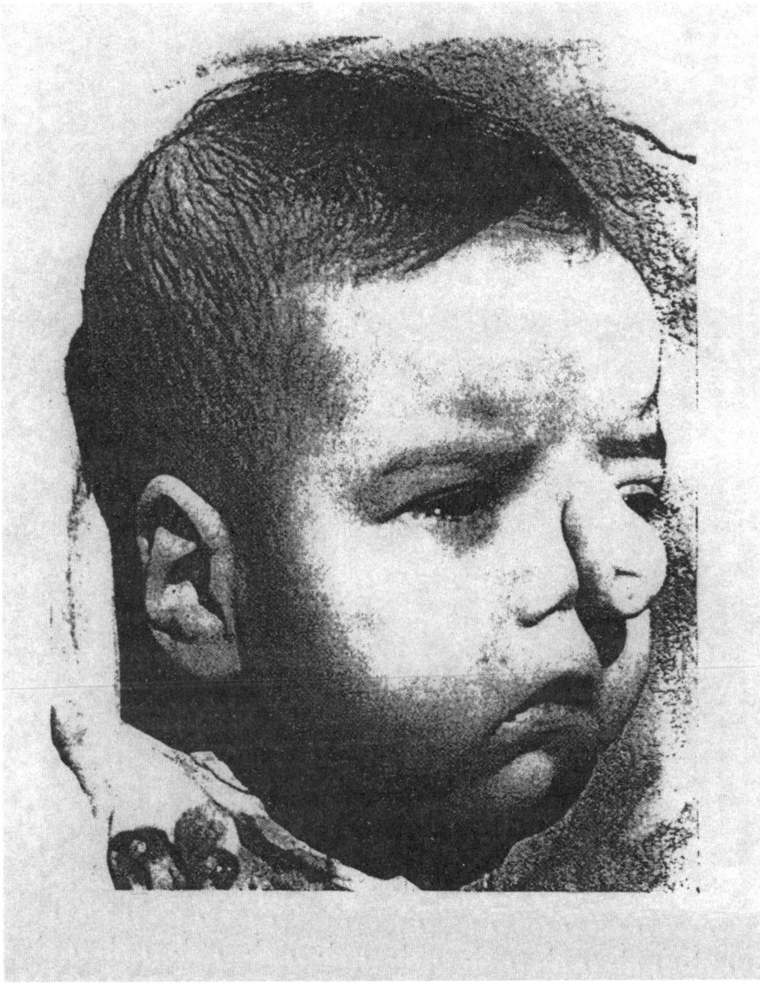

Abb. 28 10 Monate altes Mädchen mit
Proboscis lateralis nasi.

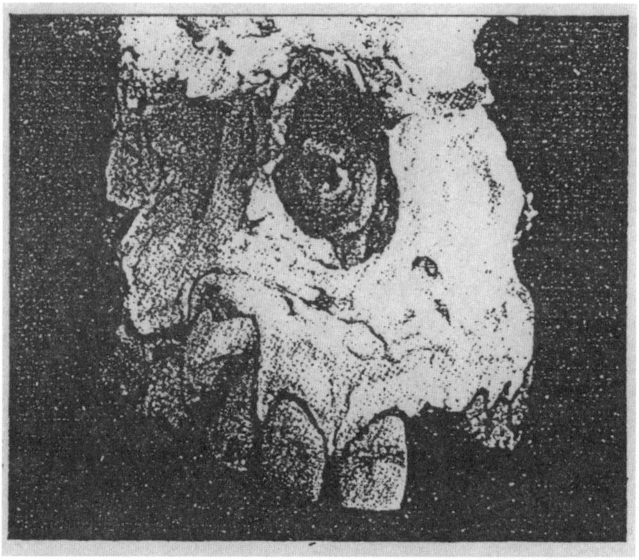

Abb. 29 Verlagerung eines Zahnes. Ein Nasenzahn.

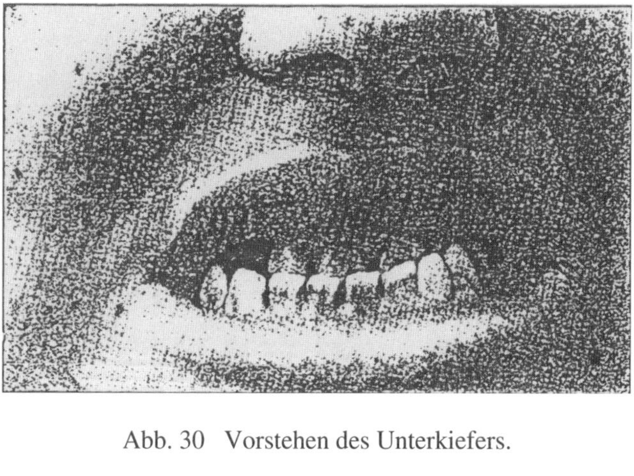

Abb. 30 Vorstehen des Unterkiefers.

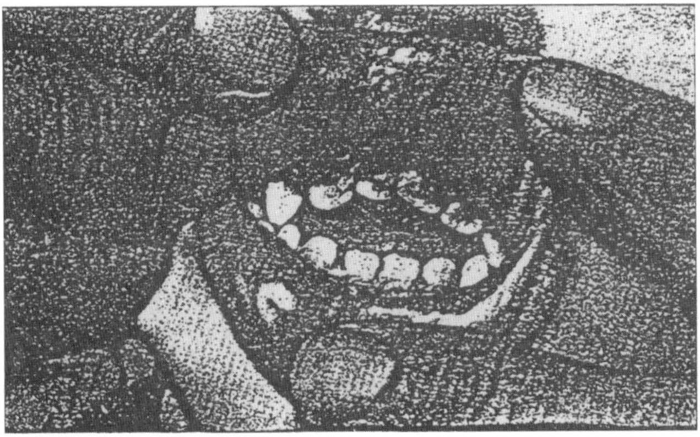

Abb. 31 Fehlerhaftes Ineinandergreifen der Kiefer.

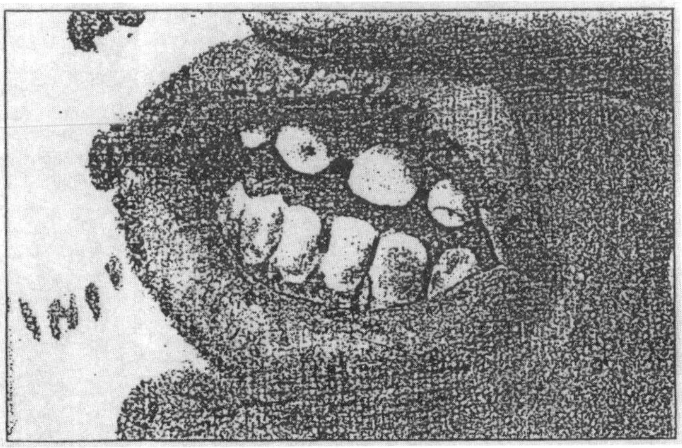

Abb. 32 Abnormer Abstand zwischen den Zähnen.
Die beiden vorderen Zähne der beiden Kiefer können sich nicht ganz einander nähern.

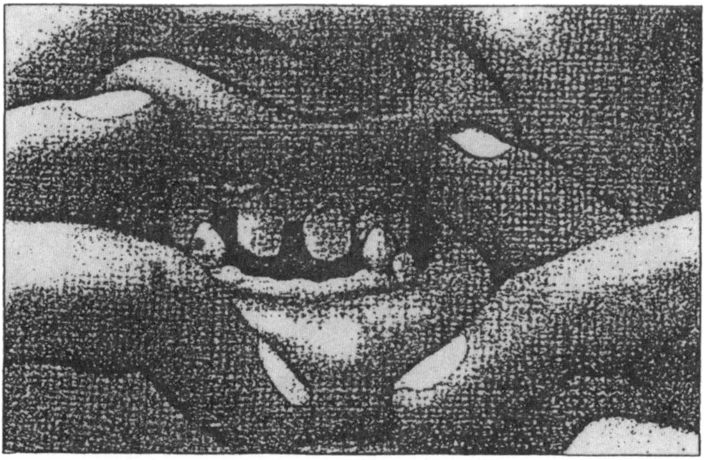

Abb. 33 Angeborenes Fehlen der 4 unteren Schneidezähne.

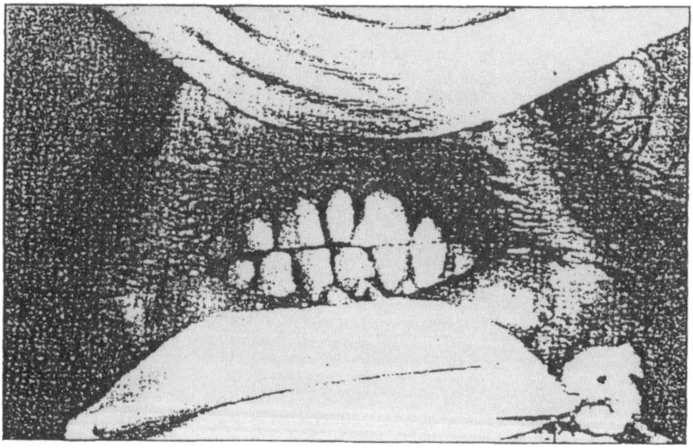

Abb. 34 Überzähliger Zahn zwischen den oberen mittleren Schneidezähnen.

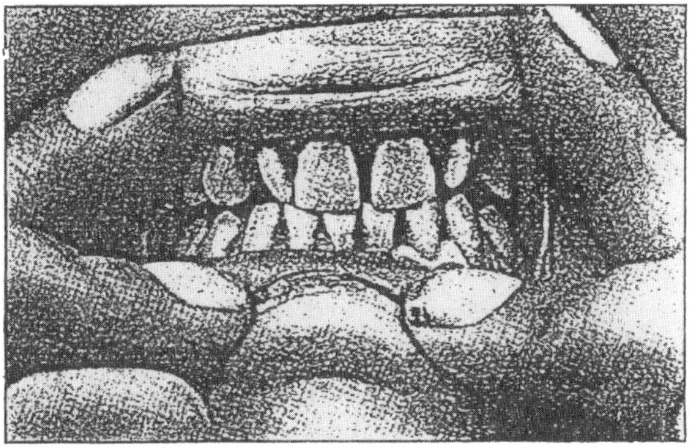

Abb. 35a Amorpher Zahn. Die oberen seitlichen Schneidezähne zeigen das Bild des sog. „Fischzahnes“.

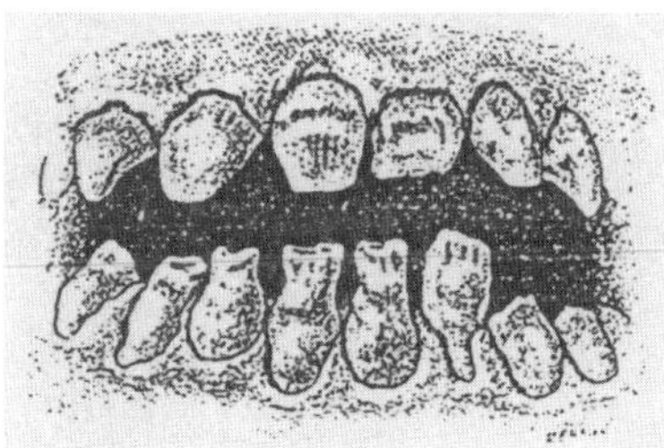

Abb. 35b Gedrehte Zähne.

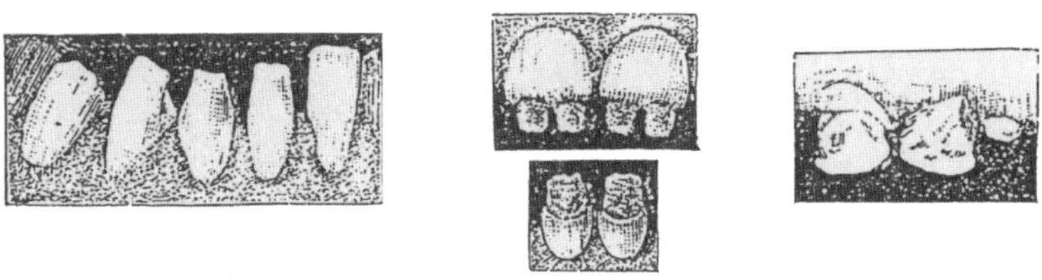

Abb. 35c Verschiedene Arten von amorphen Zähnen.

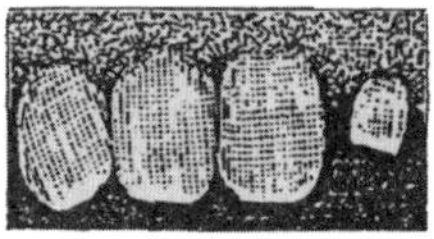

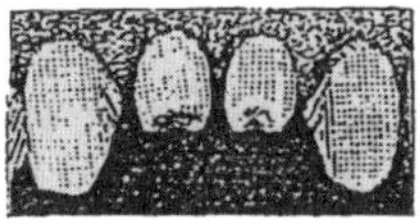

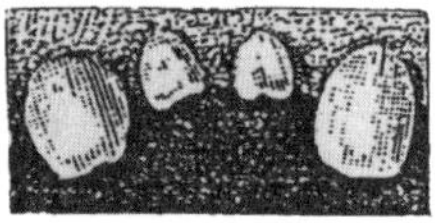

Abb. 36a Abb. 36b Abb. 36c
Mikrodontismus.

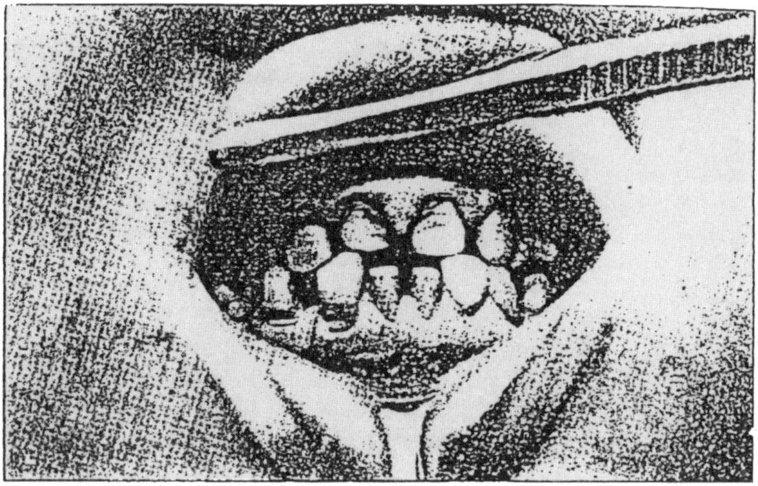

Abb. 37 Mikrodontismus.
Abnormer Abstand zwischen den Zähnen.

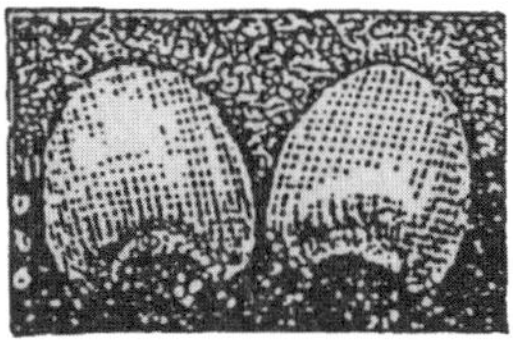

Abb. 38a
Hutchinsonsche Zähne mit
schräger konvergenter Stellung.

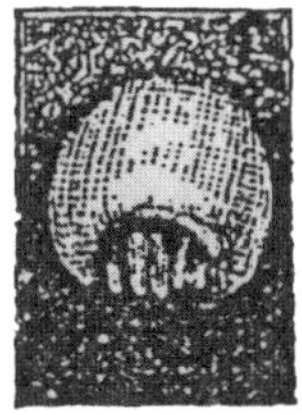

Abb. 38b
Hutchinsonscher Zahn
zu einer Zeit,
wo der Ausschnitt entsteht.

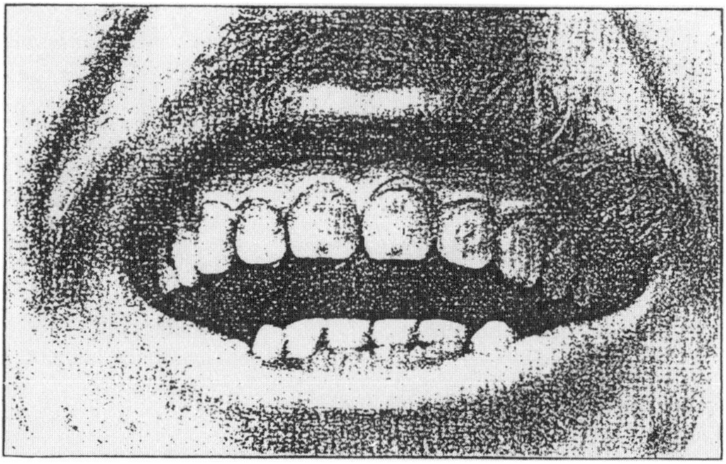

Abb. 39 Hutchinsonscher Zahn, bei dem der halbmondförmige Zahn beinah verschwunden ist.

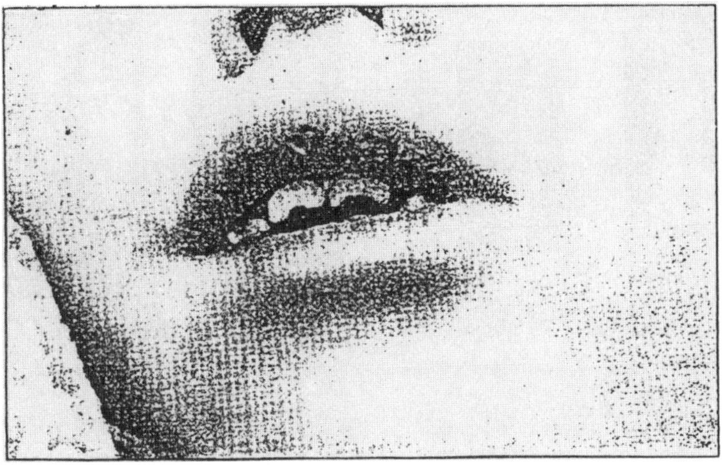

Abb. 40 Hutchinsonsche halbmondförmige Ausschnitte auf den Schneidezähnen der ersten Dentition.

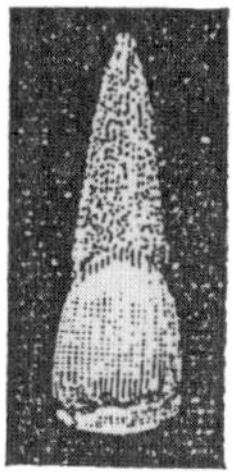
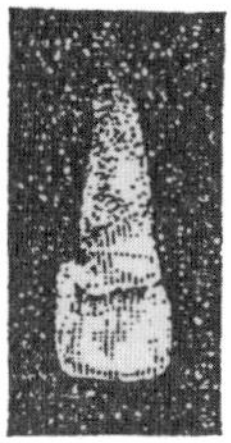

Abb. 41a Abb. 41b
Gefurchte Erosionen.

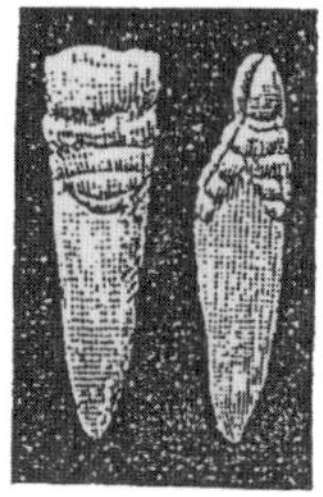
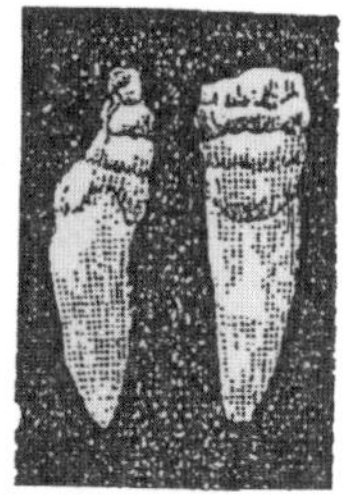

Abb. 41c Abb. 41d
Stufenzähne, Treppenzähne

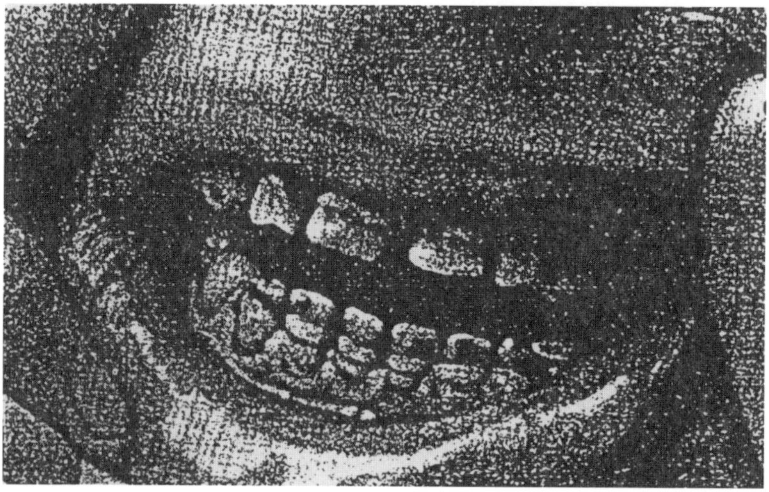

Abb. 42 Multiple Zahnerosionen.
Näpfchenförmige Erosionen an den oberen Schneidezähnen.
Treppenzähne an den unteren Schneidezähnen. Cuspidalerosionen an den Canini.

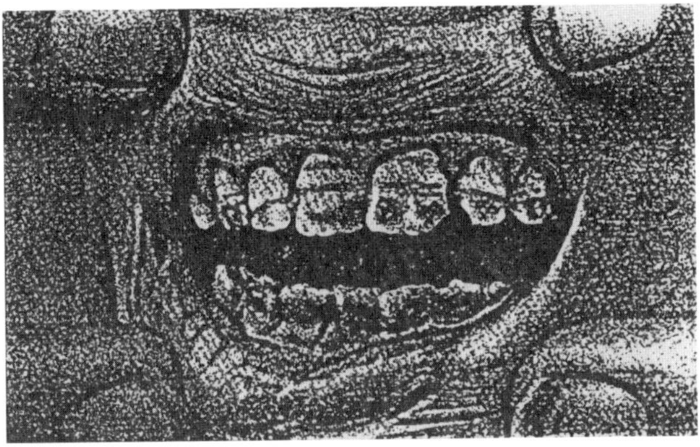

Abb. 43a Erosionen, die die ganze Krone einnehmen.

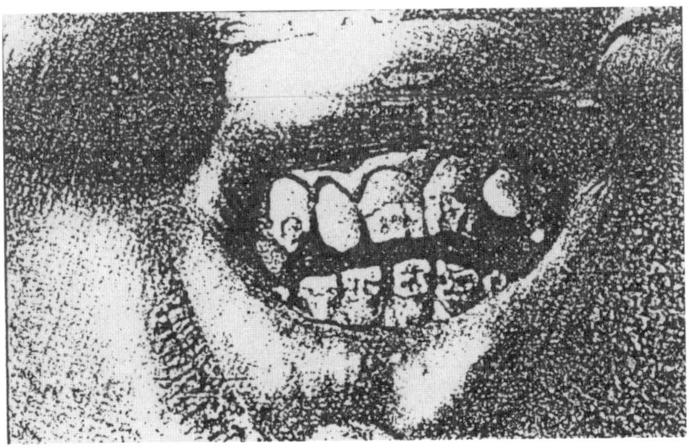

Abb. 43b Erosionen, die die ganze Krone einnehmen.

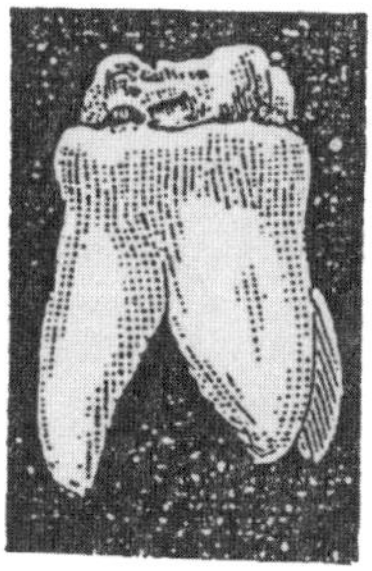

Abb. 44a

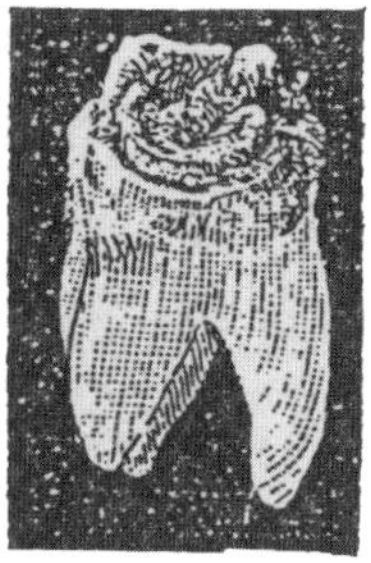

Abb. 44b

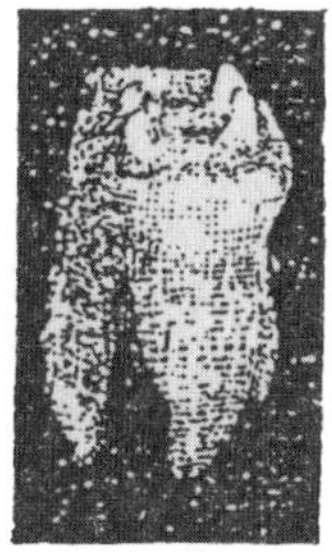

Abb. 44c

Atrophie der Kaufläche des ersten Molarzahnes.

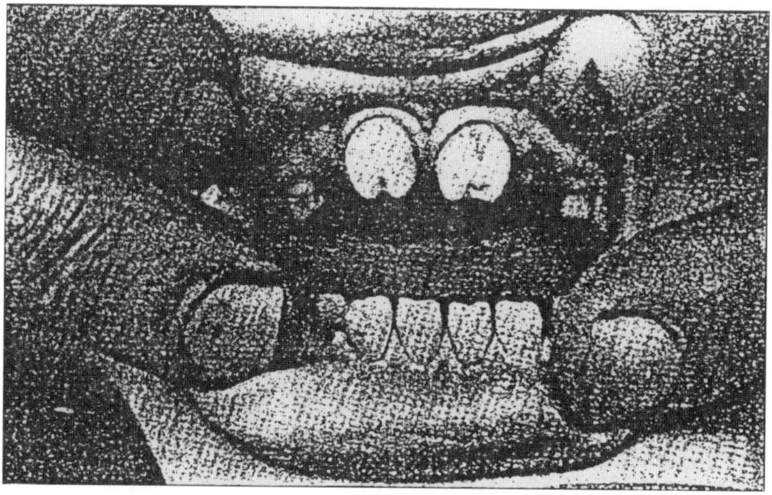

Abb. 45 Schraubenzieherzahn mit Hutchinsonschem halbmondförmigem Ausschnitt.

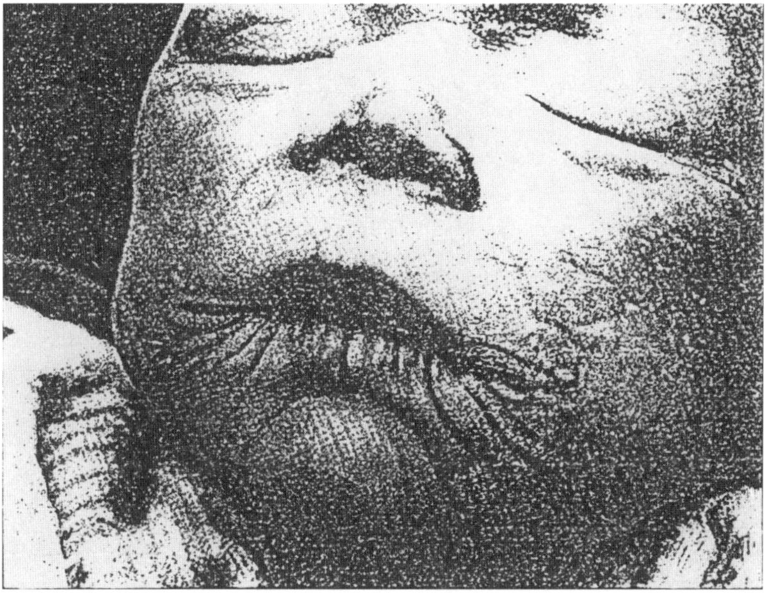

Abb. 46 Die Risse sind zum Teil vernarbt,
an ihrer Stelle bestehen mehr oder weniger vertiefte Narben, die vollständig ihre Form, ihren Sitz, ihre Richtung wiedergeben.

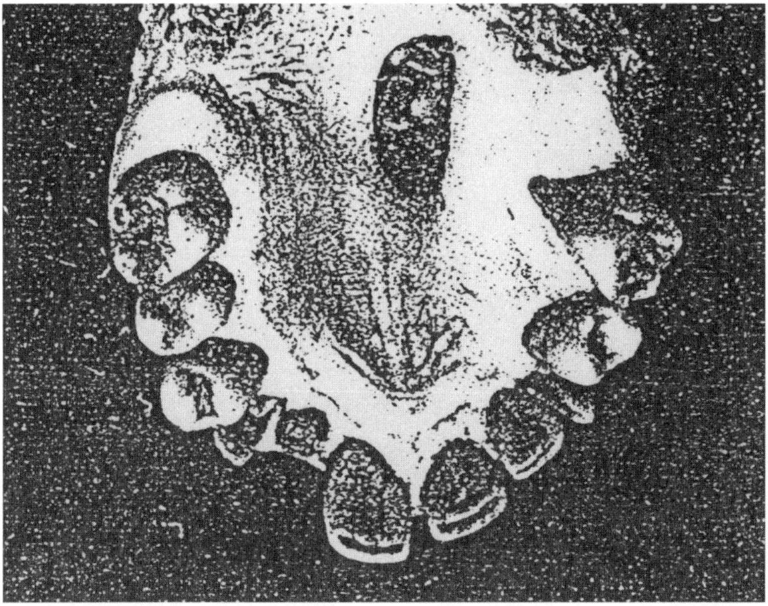

Abb. 47 Verlagerung eines Zahnes. „Gaumenzahn“.

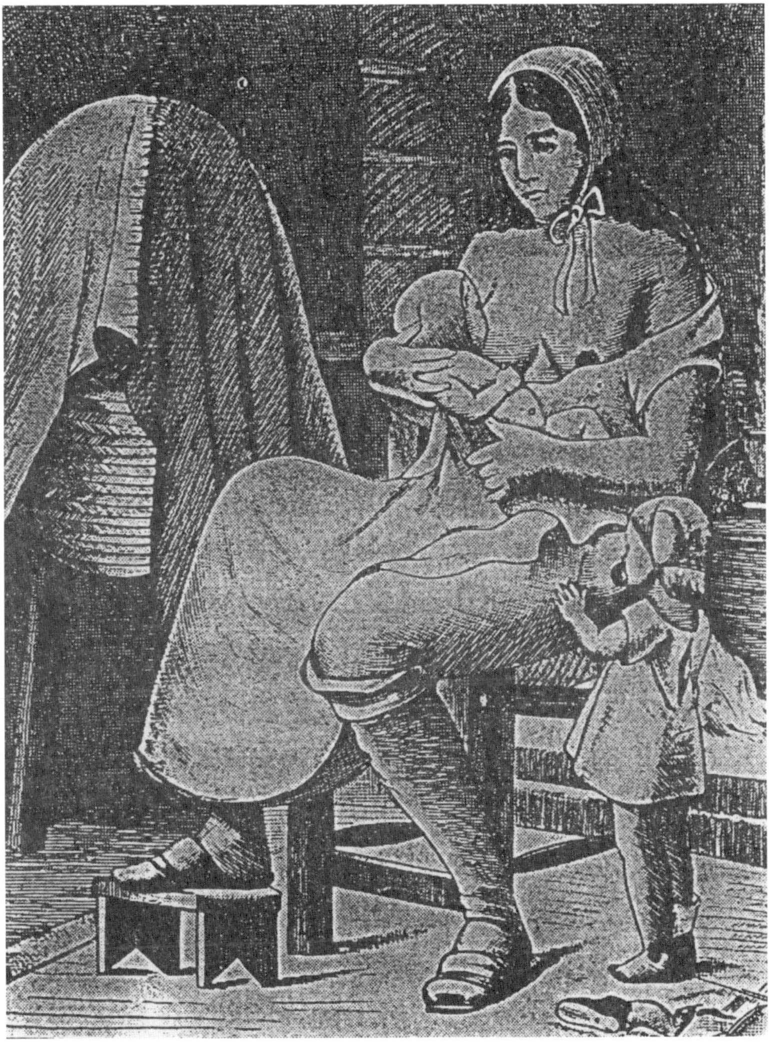

Abb. 48 Akzessorische Brustdrüse am Oberschenkel einer jungen Mutter.

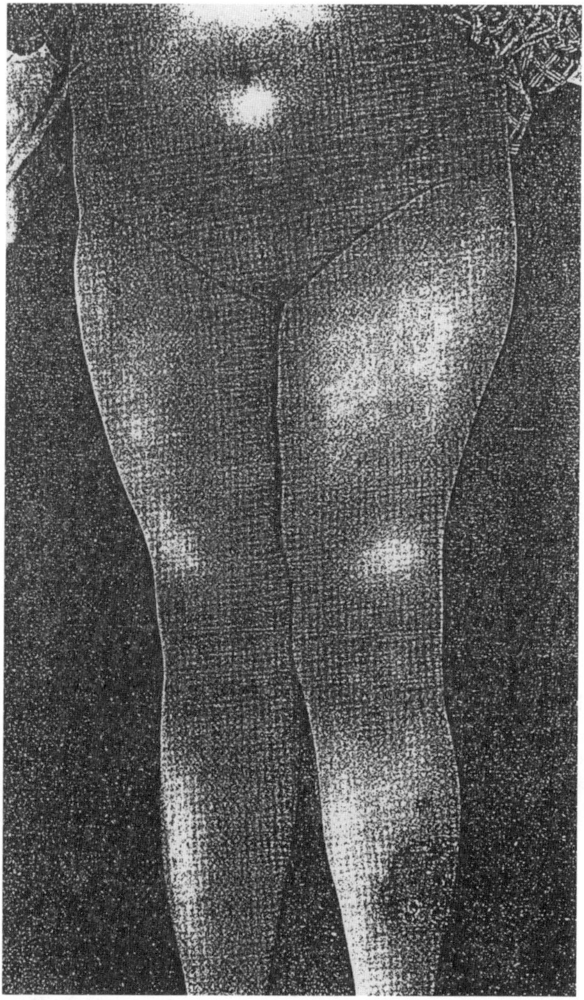

Abb. 49 Fettsucht bei einem 12jährigen hereditär-syphilitischen Mädchen.

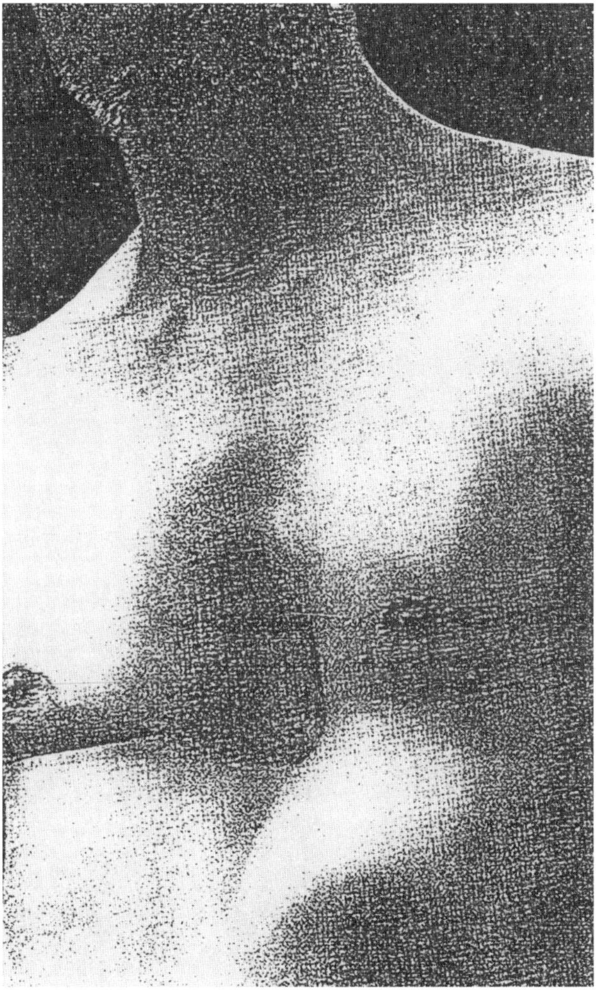

Abb. 50 Trichterbrust.

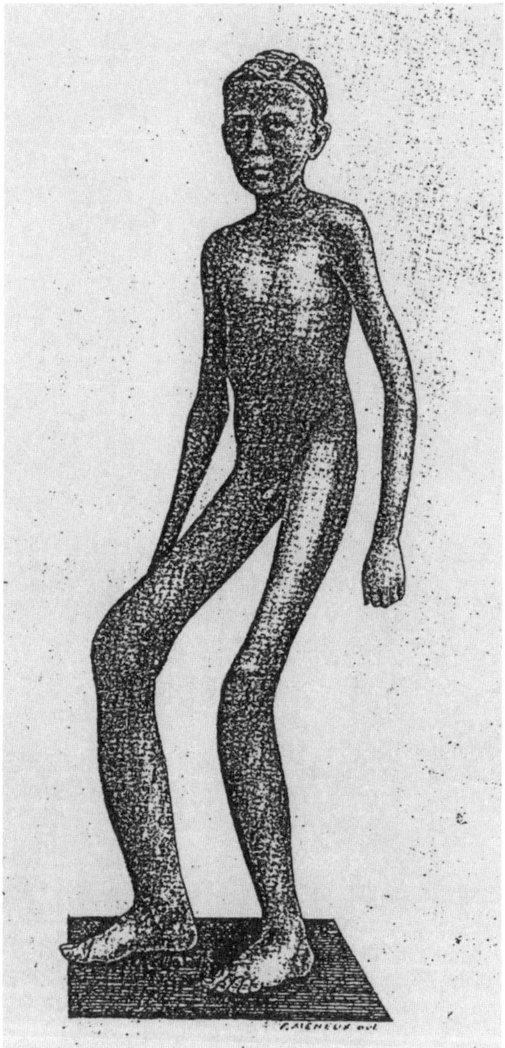

Abb. 51 Partieller Riesenwuchs.

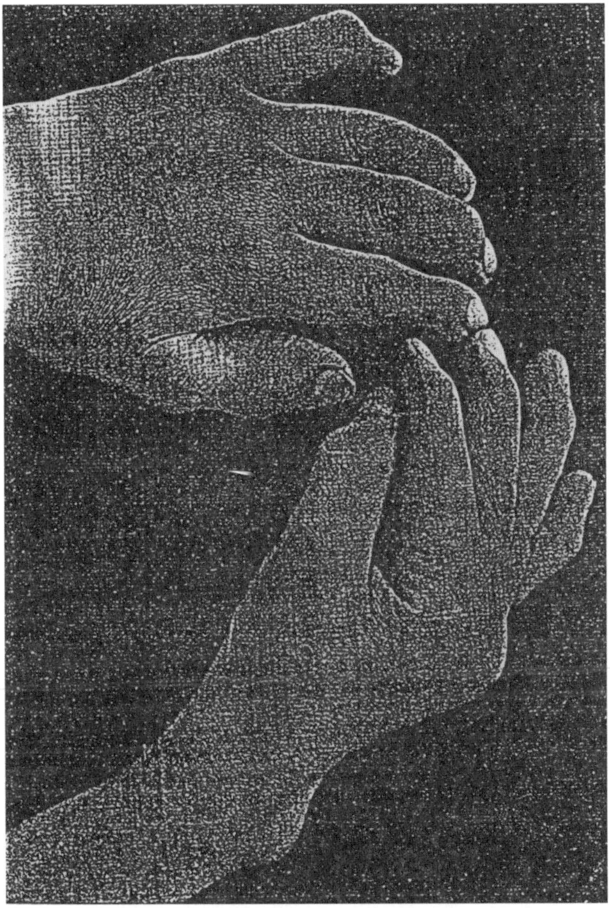

Abb. 52 Arthritis rheumatica chronica.
Auftreten in der Kindheit.
Von derselben Person sind abgebildet:
1. Arthritis rheum. chron. an den Füßen;
2. chron. Hydarthros an einem Knie
und Zahnerosionen.

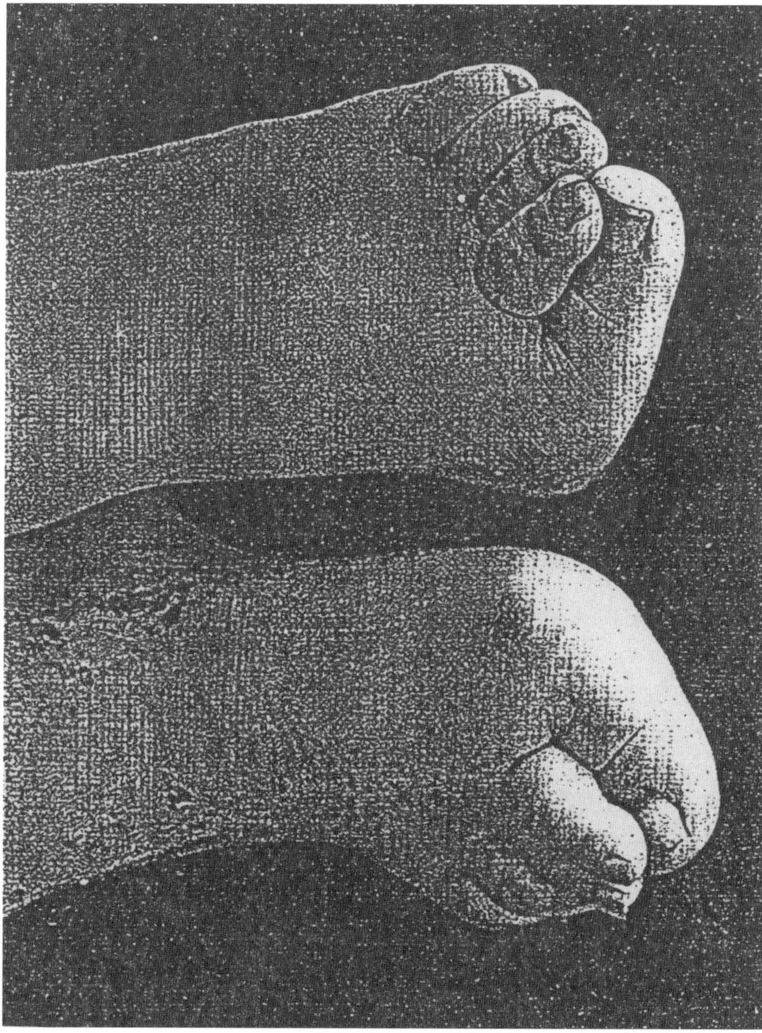

Abb. 53 Arthritis rheumatica chronica, die in jugendlichem Alter entstanden ist.

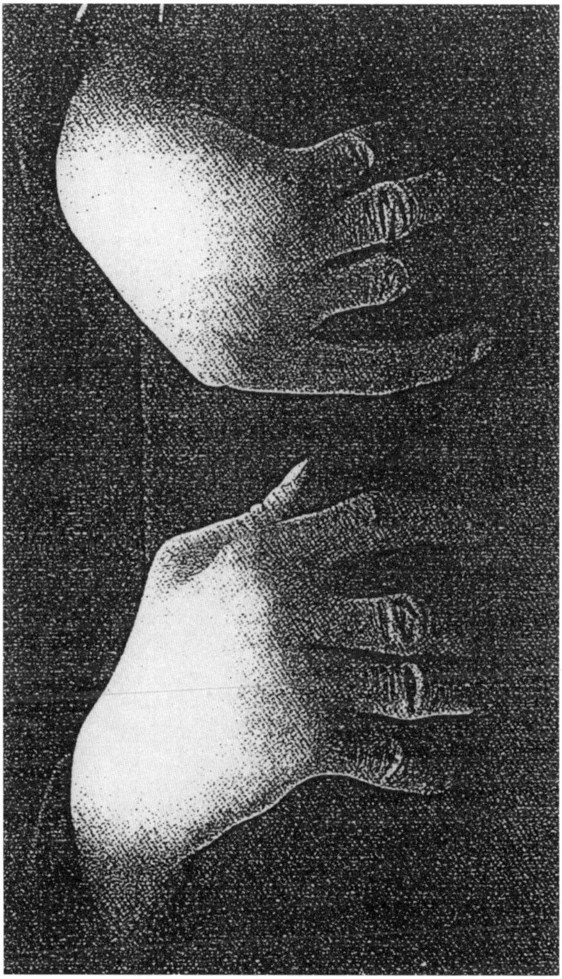

Abb. 54 Hereditäre Syphilis der zweiten Generation.
Congenitale Arthritis rheumatica.

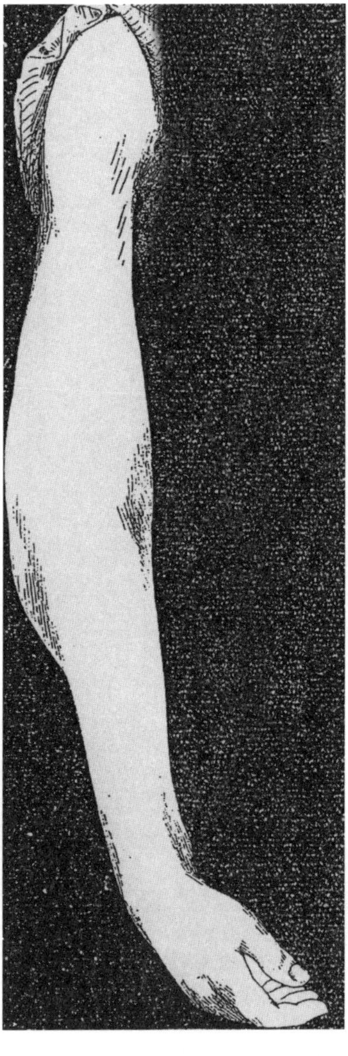

Abb. 55 Hyperostose des Humerus, der Ulna und des Radius.

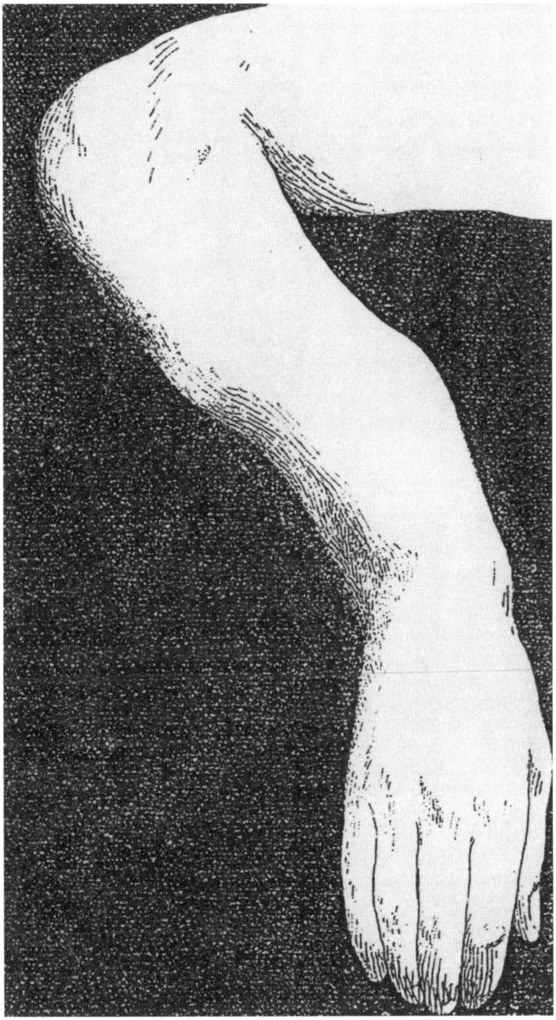

Abb. 56 Hyperostosen des Radius und der Ulna bei einem Hereditär-Syphilitischen.

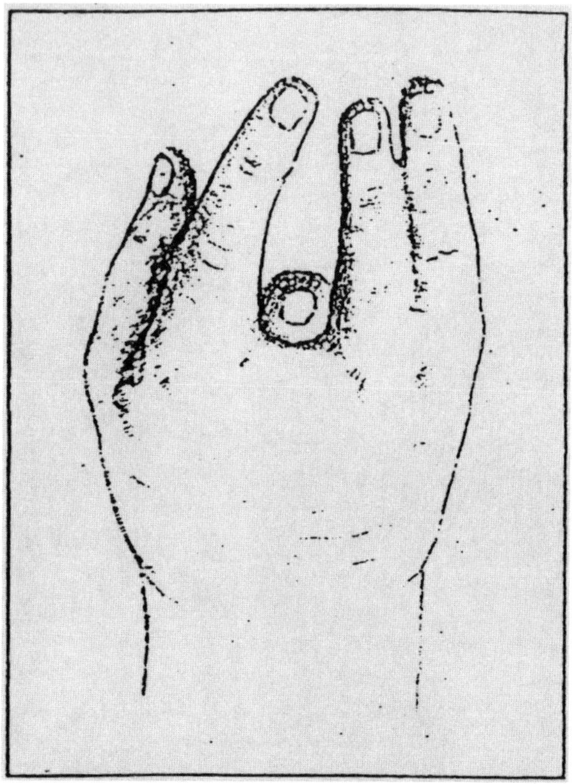

Abb. 57 Ektrodaktylie des Mittelfingers und Syndaktylie der beiden letzten Finger.

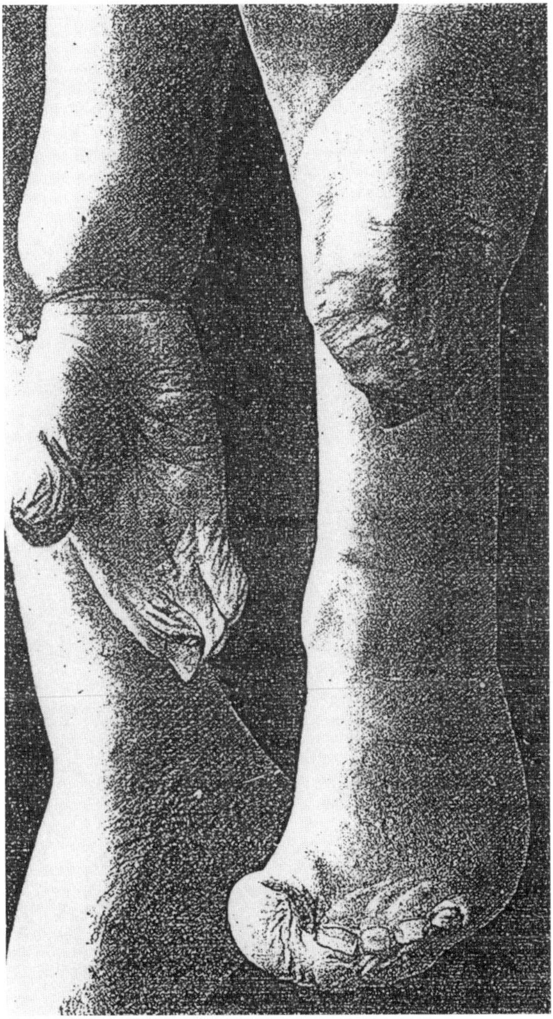

Abb. 58 Syndaktylie der Finger und Zehen.

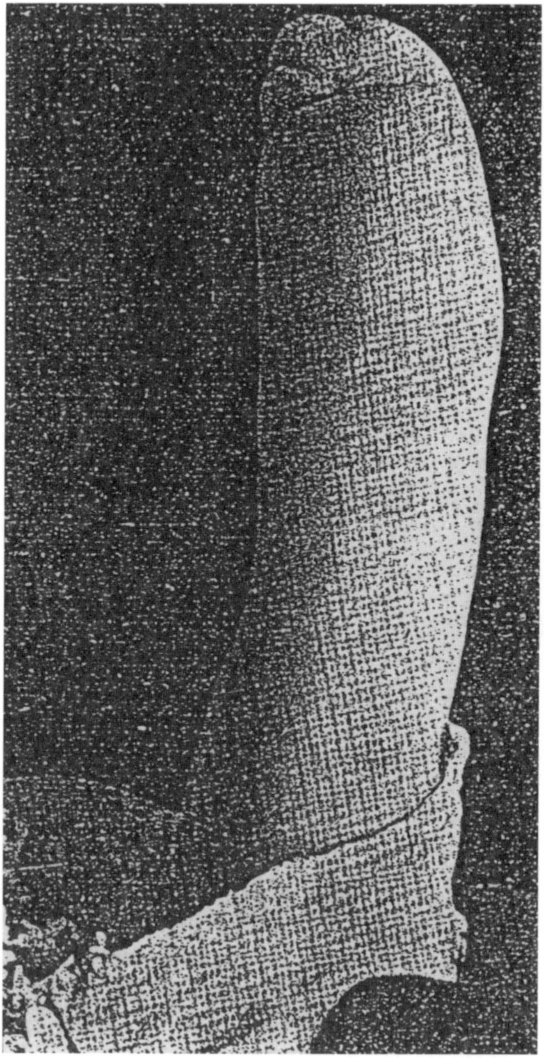

Abb. 59 Hereditäre Syphilis der zweiten Generation.
Kongenitale Amputation des linken Armes.

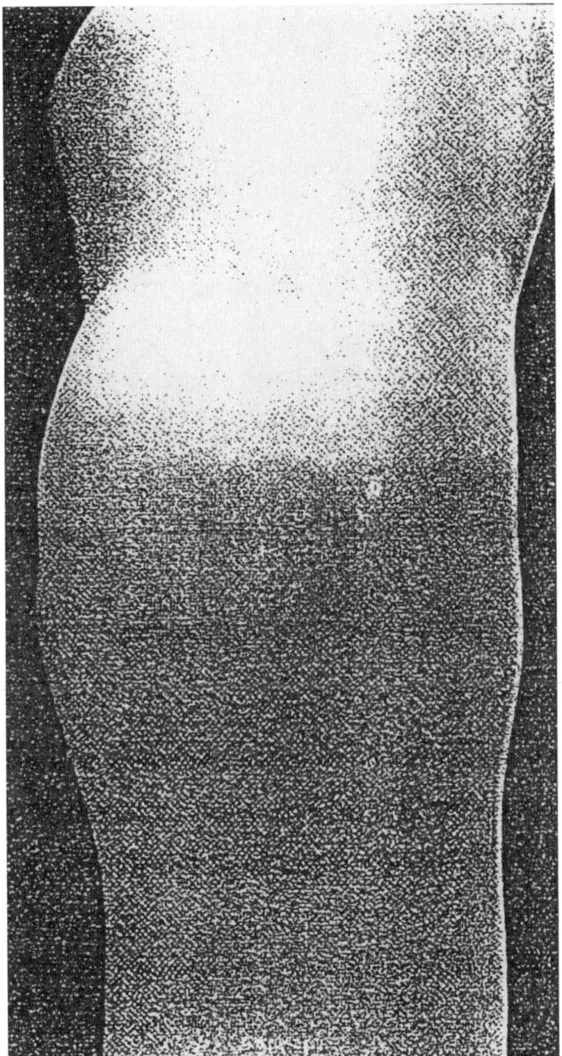

Abb. 60 Hereditäre Syphilis. Chronischer Hydarthros.

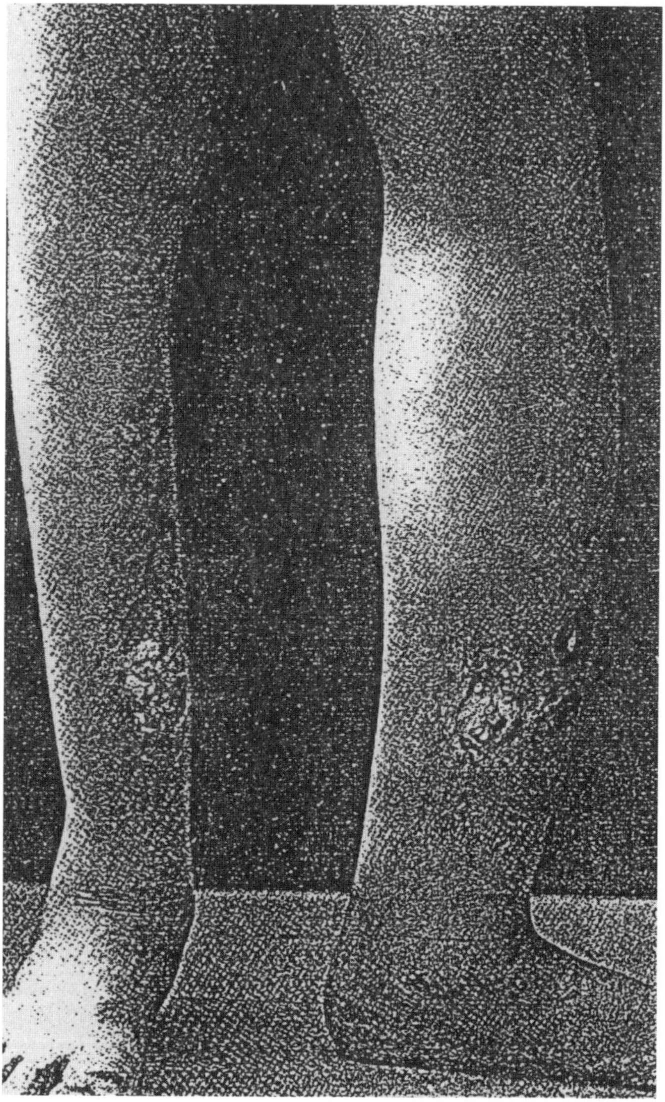

Abb. 61 Die Tibia in Säbelform.

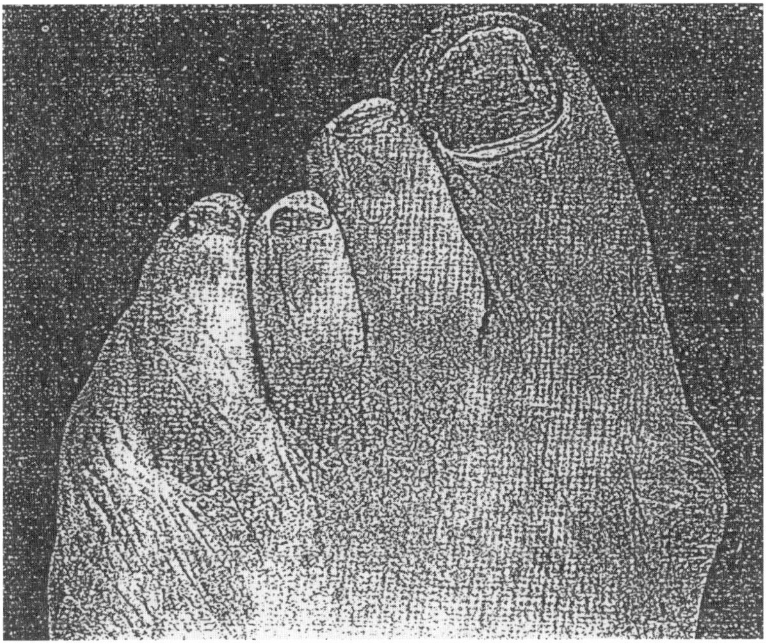

Abb. 62 Hypotrophie einer Zehe.

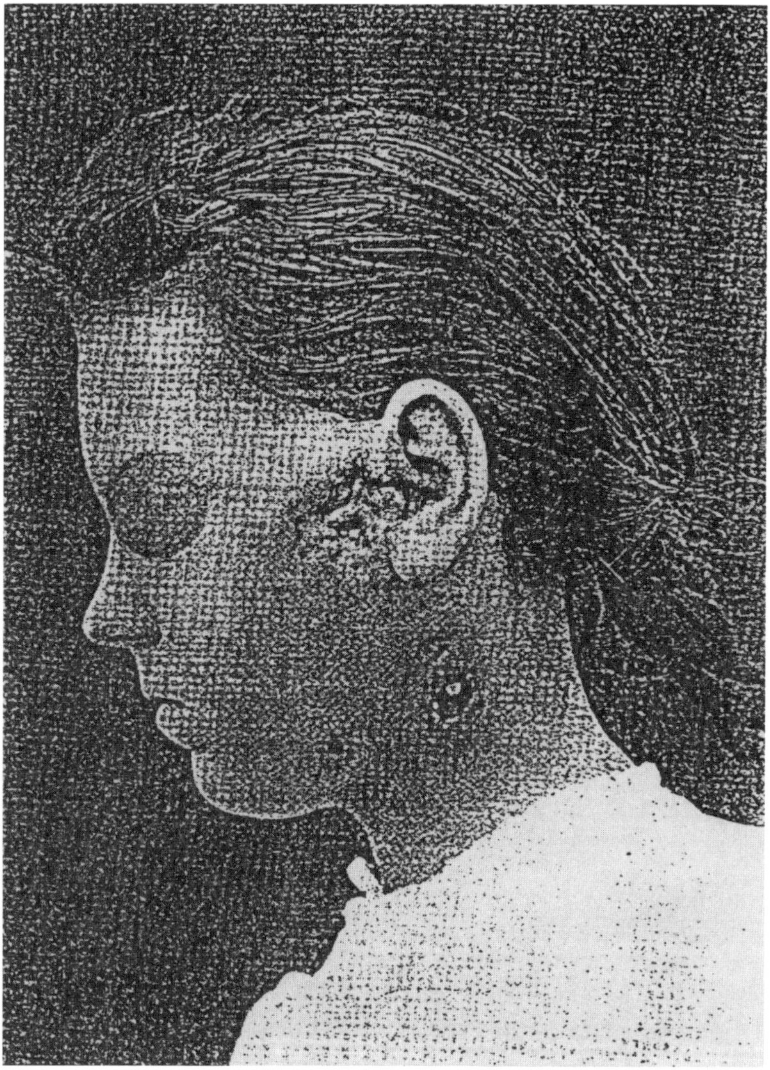

Abb. 63 Gumma infolge von hereditärer Syphilis,
das durch seine Lokalisation skrofulöse Drüsengeschwulst
vortäuscht. Rasche Heilung durch spezifische Behandlung.

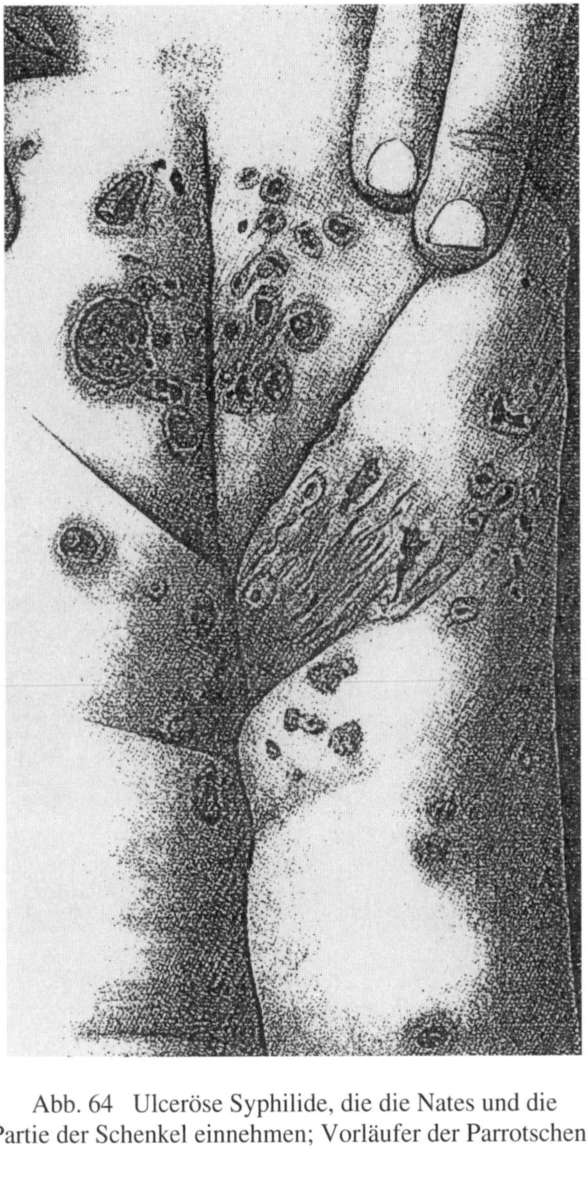

Abb. 64 Ulceröse Syphilide, die die Nates und die obere Partie der Schenkel einnehmen; Vorläufer der Parrotschen Narbe.

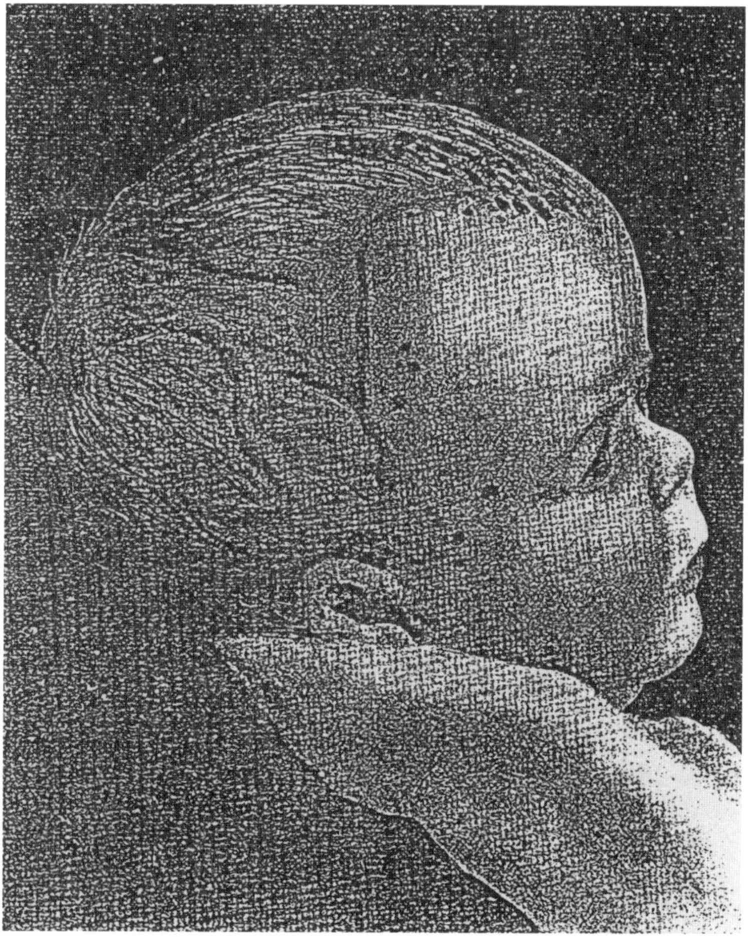

Abb. 65 Disseminierte papulo-krustöse Syphilide.
Venektasien an der Schläfe.

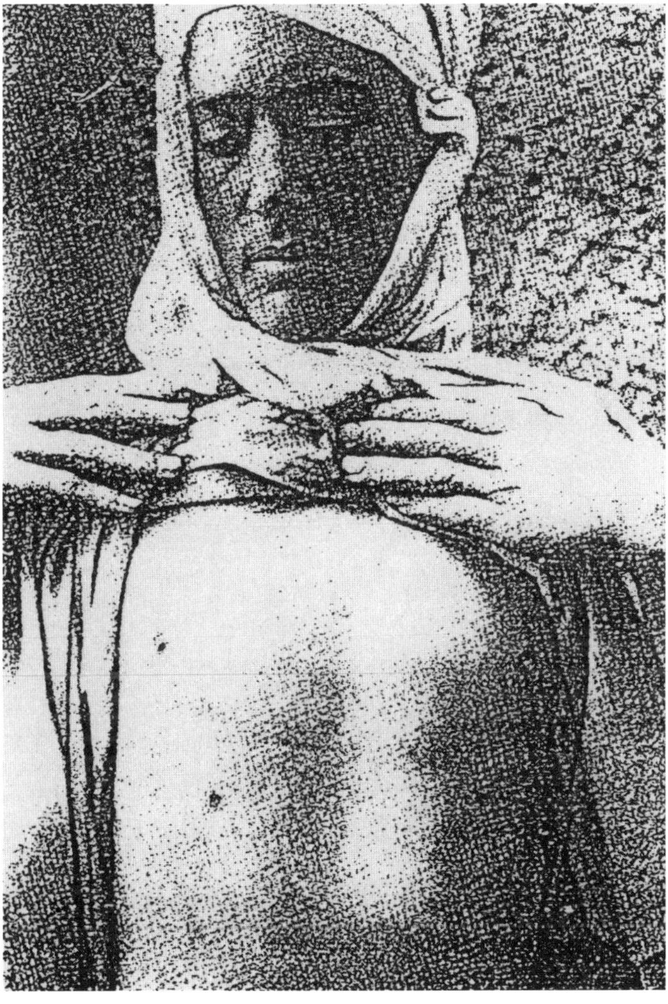

Abb. 66 Überzählige Brustwarzen.

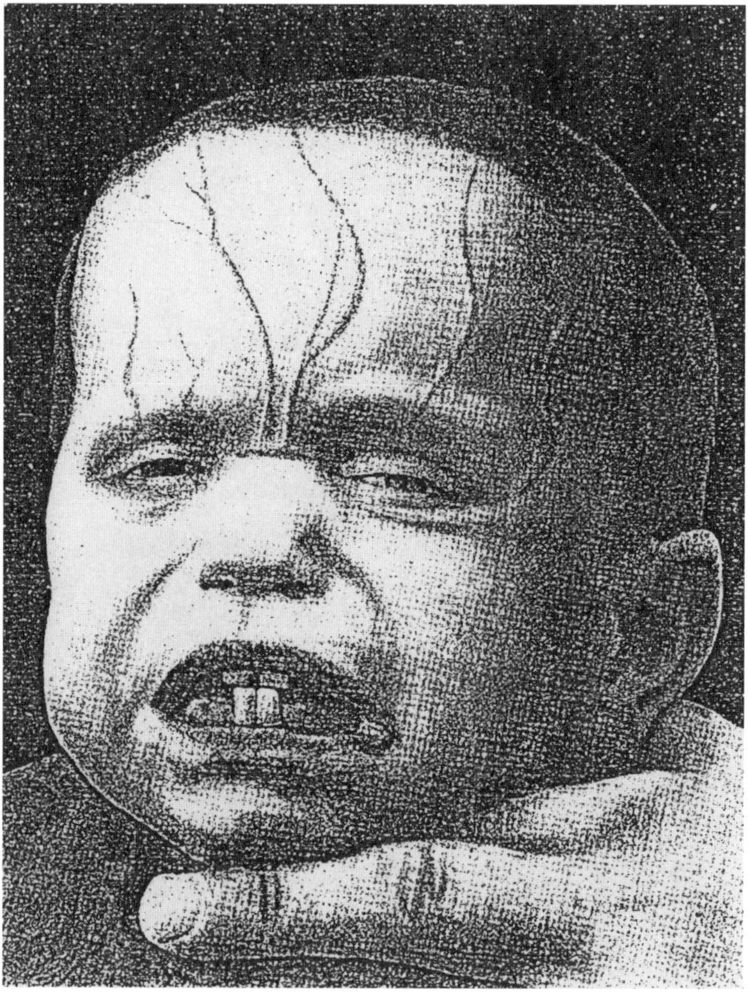

Abb. 67 Ulceröses Syphilid am Mundwinkel.
Multiple Venektasien an der Stirn.

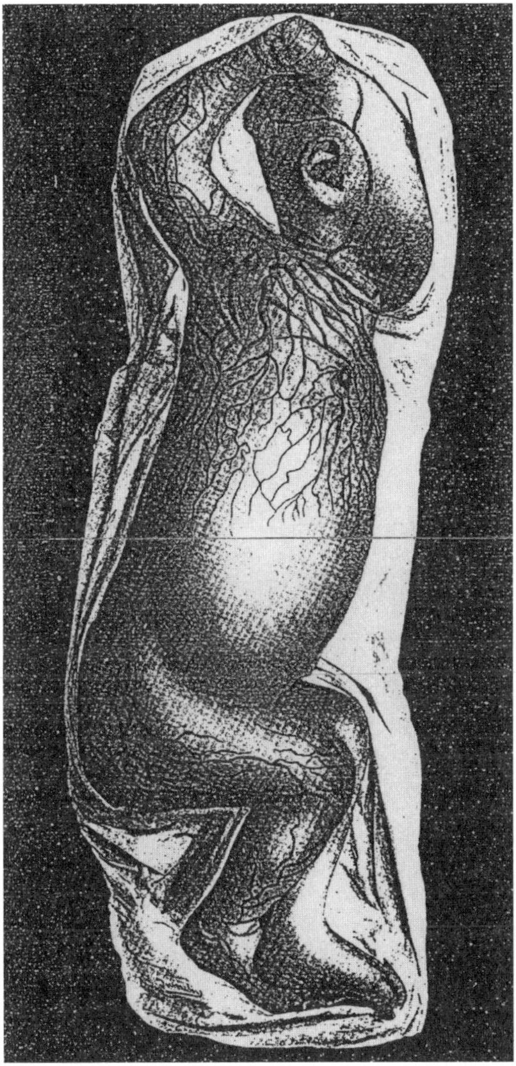

Abb. 68 Venektasien an einer ganzen Körperhälfte.

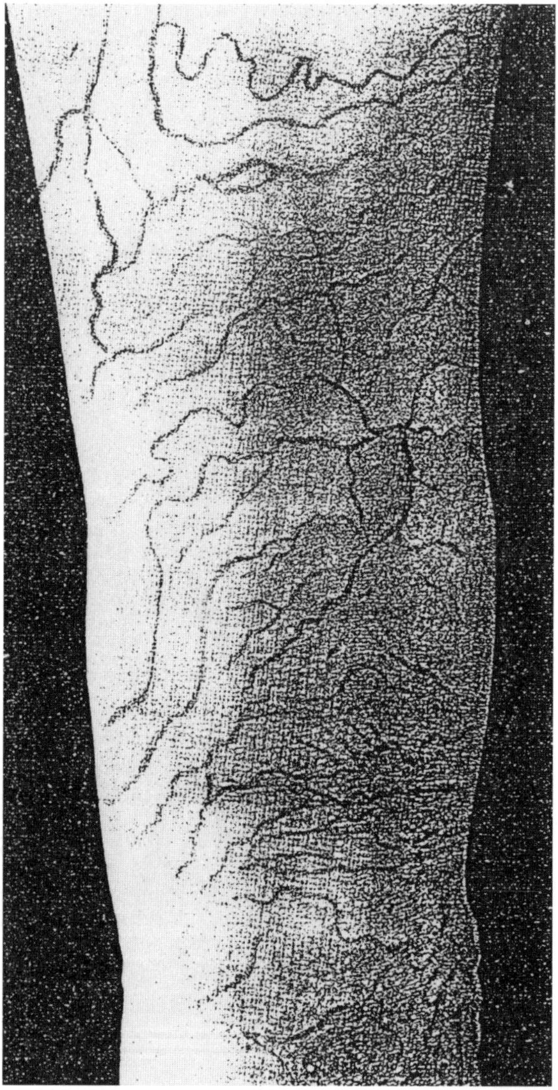

Abb. 69 Venektasien. Netz an der ganzen hinteren Seite des Ober- und Unterschenkels.

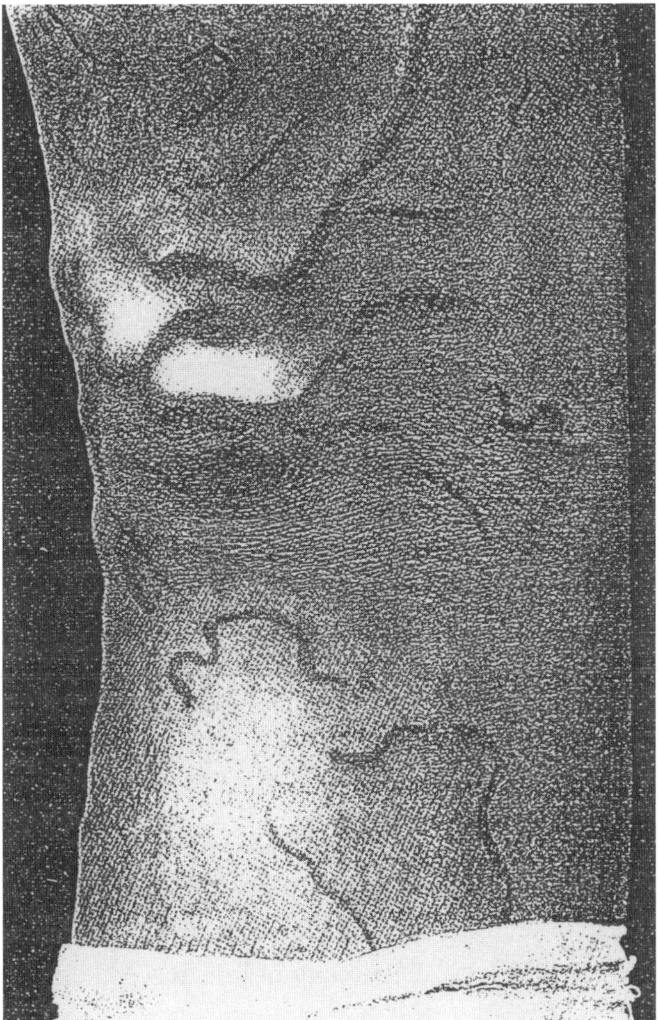

Abb. 70 Angeborene Venektasien. Blase in der Kniescheibe. (19jähr. Individuum.)

HEREDITÄRE SYKOSIS = DIE SYKOSINIE

QUELLEN:

Dr. J. H. Allen:	The Chronic Miasms Psora and Pseudo-Psora. The Diseases of the Skin.
C. v. Bönninghausen:	The Lesser Writings.
Dr. J. C. Burnett:	Schriftenreihe der Clemens von Bönningshausen-Akademie: Die Heilbarkeit von Tumoren durch Arzneimittel. Zarte, zurückgebliebene, schwächliche und im Wachstum behinderte Kinder. Vakzinose und ihre Heilung mit Thuja. Tumoren der Brust. Die Gicht und ihre Heilung. Organerkrankungen bei Frauen und die Wechseljahre der Frauen.
Dr. J. H. Clarke:	Dictionary of Practical Materia Medica. The Prescriber.
Dr. H. Farrington:	Ererbte Sykosis bei Kindern.
Dr. Fortier Bernoville:	Syphilis and Sykosis.

Dr. H. Goullon:	Thuja occidentalis (Leipzig, 1877).
Dr. C. Hering:	The Guiding Symptoms of our Materia Medica.
Dr. J. T. Kent:	Zur Theorie der Homöopathie.
Y. Laborde:	Eigene Praxis-Erfahrung.
Dr. Ramanlal P. Patel:	Chronic Miasms in Homoeopathy and their Cure.

HEREDITÄRE SYKOSIS = SYKOSINIE

Die SYKOSIS oder FEIGWARZENTRIPPER ist von Anfang an CHRONISCH.
Heutzutage ist die Sykosis, sowohl erworben als ererbt, ein GIGANTISCHES CHRONISCHES MIASMA geworden.
Die Unterdrückung dieser SPEZIFISCHEN Gonorrhoe hat nicht nur verheerende Auswirkungen für den/die Betroffene(n) selbst, sondern auch für seine Nachkommenschaft, was wir HEREDITÄRE SYKOSIS bzw. SYKOSINIE nennen werden.
Bei Neugeborenen wurde die SYKOSINIE relativ gut erforscht.

Dr. J.T. Kent schrieb: „Hat man eine Sykosis in einer Familie entdeckt, da achte man auf die Kinder, erstens wird es kaum viele geben, da die Sykosis zu STERILITÄT führt; sollte es ihrer aber doch etliche geben, wird man bei ihnen im ersten Lebensjahr eine starke Tendenz zu Marasmus beobachten, oder im ersten und zweiten Sommer eine starke Tendenz zur TUBERKULOSE, oder sie haben auffallend geschrumpelte, alt aussehende Gesichter. Jedes der drei Miasmen (Sykosis, Syphilis, Psora) kann das Kind zu diesen Dingen prädisponieren, da wo das Kind aber wächsern und anämisch ist, öfters unverdaute Stühle (lienterische Stühle) hat, und eine auffallend schlechte Verdauung, wenn jede Hitzewelle Störungen bringt, die an Cholera infantum denken läßt, und das Kind NICHT WÄCHST, nicht gedeiht, denkt man mit Recht an eine HEREDITÄRE SYKOSIS, denn für solches ist die Sykosis die Hauptursache“.

Weiter schrieb er: „Das Kind hat die INNERE FORM DER SYKOSIS. Noch etwas weiteres kann man beobachten, nämlich daß solche Kinder im Aufwachsen EINE SPEZIEL-

LE EMPFÄNGLICHKEIT FÜR DIE SYKOSIS haben, d. h. sie ziehen sich bei der ersten Gelegenheit fast sicher schon eine SYKOTISCHE GONORRHOE zu. Diese abnorm gesteigerte Empfänglichkeit (SYKOTISCHE HYPERERGIE) wird durch Eltern und Voreltern herbeigeführt, genau so wie die gesteigerte Anfälligkeit für Psora und die Empfänglichkeit für Syphilis".

Dr. J.H. Allen schrieb: „Wenn man seiner Nachkommenschaft die KENNZEICHEN der SYKOSIS für immer einprägen möchte, braucht man nur die Krankheit bei den Eltern zu unterdrücken, und dann wird es so geschehen. Nie wird ihr Erscheinen im neuen Leben ausbleiben. Bei der Geburt entdeckt man, daß das Neugeborene VON DER KRANKHEIT (SYKOSIS) gezeichnet ist. Oft heißt es, das Kind habe ein GEBURTSMAL. Woher sollte es kommen? Wenn wir jede NAEVUSFORM sorgfältig untersuchen, egal ob sie nun einen erythematösen Charakter hat oder nicht, können wir sie leicht unter die sykotischen dermatologischen Erkrankungen einreihen. Sollte das Kind dieser Eltern von jeglichen sykotischen Erscheinungen frei sein, soweit man dies bei der Geburt beobachten und erfahren konnte, so werden ganz sicher in der Periode der zweiten Zahnung warzige Hautausschläge auf den Händen oder anderen Körperteilen erscheinen. Kinder sykotischer Eltern zeigen ohne Unterschied irgendeine Art oder Erscheinungsform der Sykosis, nicht selten eine OPHTHALMIA NEONATORUM. Wenn sie dieser schrecklichen Krankheit entgehen, leiden sie an Kolik beinahe vom Augenblick ihrer Geburt an; NICHT AN DER GEWÖHNLICHEN BLÄHKOLIK, sondern an einer ernsten und spezifischen, die oft ein bis drei Monate nach der Geburt andauert. Die Leiden, die diese Kinder ertragen müssen, sind einfach unbeschreiblich. Sie winden, drehen und krümmen sich vor Schmerz, ziehen ihre Beine an und schreien oft stundenlang. Der Schmerz kommt gewöhnlich anfallsweise oder ist krampfartig, manchmal erleichtert durch Druck oder wenn das Kind auf dem Bauch liegt oder wenn es in den Armen der Kinderschwester herumgetragen wird; ständiges Wiegen und sanftes Schaukeln scheint ihre Leiden zu mildern. Wärme bringt vorübergehende Besserung, aber jede Nahrung verschlimmert sehr, sogar die Muttermilch, obgleich die Nahrung sofort nach der Aufnahme eine augenblickliche Erleichterung zu geben scheint. Häufig wird aus dem Magen oder Därmen unter großem Zwang Luft ausgestoßen, was oft sehr pathognomonisch für eine sykotische Kolik ist. Aber wenn sie glücklich genug sind, den Koliken zu entgehen, begegnen wir anderen Erscheinungsbildern der Krankheit (hereditäre Sykosis) wie Verdauungsstörungen, Darmkatarrh, Erbrechen von Speisen ohne ersichtliche Übelkeit, Diarrhoe, bei der die Stühle sauer riechen, scharf sind und den Säugling am Perineum wundmachen. Die Diarrhoen dieser Kinder sind für gewöhnlich grünlich, sauer, schlammig und schleimig. Oft riecht das Kind selbst sauer, und alles Baden ändert nichts daran. Urin und Stuhl machen infolge ihrer Schärfe wund. Oft ist der ganze Damm vom Urin entzündet und heiß, sehr wund und schmerzhaft und das Kind schreit nach dem Urinieren. Dies ist ein sehr beständiges Symptom bei kleinen (sykosinierten) Kindern und ist schon kurz nach der Geburt vorhanden. Sehr oft entgehen diese Kinder der Ophthalmia neonatorum und haben stattdessen Schnupfen, der wenige Tage nach der Geburt auftritt. Die Mutter oder Kinderschwester erzählt Ihnen, daß sich das Kind am Kopf erkältet hat; so sehr ähnelt die Krankheit einem gewöhnlichen Schnupfen, jedoch bei Untersuchung der Nasengänge finden wir eine spezifische Form des Schnupfens, die als „SNUFFLES“ bekannt ist. Die Nase ist trocken und fühlt sich verstopft an; sehr oft schreit das Kind vor Zorn, bei seinem Versuch mit geschlossenem Mund zu atmen. Das ist noch auffallender, wenn das Kind gestillt wird. Die Krankheit kann ein paar Tage dauern oder über eine gewisse Zeit anhalten, aber gewöhnlich tritt an deren Stelle etwas anderes, viel schwerwiegenderes, besonders wenn lokale Maßnahmen zur Linderung angewandt wurden. Manchmal bemerkte ich, daß in einem Fall von „SNUFFLES“, der kurz nach der Geburt begann, eine eitrige Augenentzündung folgte. Ich habe in einer Anzahl von Fällen festgestellt, daß Kinder, die von sehr sykotischen Eltern mit GICHT stammen, GICHTISCHE ZUSTÄNDE an der Urethra, in den Ohren, der Nase und sogar im Rektum und in der Vagina aufwiesen. Gichtische Ablagerungen, wie man sie bei erwachsenen Gichtikern so häufig findet, findet man bei den Babies SYKOTISCHER ELTERN schon bei der Geburt. Sie treten im Munde, in der Nase, den Ohren, dem Rektum, der Urethra und in den sonstigen Körperöffnungen auf. Ich erinnere mich an den Fall eines neugeborenen Knaben, der nicht urinieren konnte, ehe nicht die gichtischen Ablagerungen aus der Urethra entfernt worden waren. Man mußte tatsächlich eine Sonde nehmen, um die Ablagerungen zu entfernen. Diese bestand aus der üblichen Kristallformation, die man bei gewöhnlicher Gicht findet. Diese Kinder erkälten sich bei der geringsten Gelegenheit und leiden sehr oft an akutem Schnupfen; das Nasensekret wird reichlich wäßrig und oft wundmachend sein".

Zu dem Thema „Gicht" schrieb Dr. J.C. Burnett:
„Ein gichtkranker Vater zeugt ein Kind, während die Krankheit aktiv ist; Gleiches erzeugt Gleiches, und folglich erkrankt die NACHKOMMENSCHAFT UNWEIGERLICH an Gicht, bei welcher Ernährung auch immer; solche Kinder scheiden Harnsand und -grieß aus, sobald die reine Milchernährung eingestellt wird.
Angenommen, beide Elternteile einer bestimmten Person sind deutlich GICHTIG veranlagt, WIE SOLLTE DIE NACHKOMMENSCHAFT ANDERS ALS GICHTIG SEIN ?
Demzufolge kann das Kind eines gichtkranken Vaters GICHTIG ZAHNEN, EINE GICHTIGE AKNE (Hipp.-ac., Urea) UND EINE GICHTIGE URTIKARIA BEKOMMEN.
Bei der schmerzhaften Menstruation junger Frauen *(Y.L.: von sykotischen, gichtigen Eltern)* habe ich die Dysmenorrhoe immer wieder geheilt, indem ich das qualvolle Lei-

den als von GICHTIGER BESCHAFFENHEIT behandelt habe, – in der Tat, als GICHT.
Es wäre besser, den Begriff GICHT auf die Art von Krankheit zu beschränken, die in Anfällen paroxysmaler Arthritis auftritt, und den Ausdruck ANLAGE ZUR GICHT zu verwenden, um die mehr oder weniger VERERBTE BESCHAFFENHEIT der Konstitution zu bezeichnen.
Bei hartnäckigen Tumor-Fällen, ist das Mittel UREA von großer Wichtigkeit, besonders bei GICHTIG BELASTETEN PERSONEN".

Was können wir daraus lernen ?
Kinder sykotischer Eltern, die schon IM GICHTSTADIUM waren, werden auch dazu GICHTINISCH SEIN. Diese HEREDITÄRE SYKOSIS hat einen GICHTINISCHEN STEMPEL. Entweder ist diese, von mir genannte, GICHTINIE so heftig, daß sogar bei der Geburt Kristallformationen zu finden sind, oder aber wird diese GICHTINIE die PRIMA CAUSA MORBI für unzählige Beschwerden sein, die nicht als gichtinisch zu erkennen sind, wenn GICHT IN DER PRIMÄREN MIASMATIK, d. h. in der Familienanamnese, NICHT ERUIERT WURDE. Daher werden wichtige Mittel wie z. B. *Hipp.-ac., Urea, Uric.-ac.,* seltener eingesetzt, als sie es eigentlich sollten.

HOMÖOGICHTINIKA (Hauptmittel):
Benz.-ac., Hipp.-ac., Med., Thuj., Urea., Uric.-ac.

Dr. H. Farrington schrieb:
„Unter den verschiedenen Wirkungen der ERERBTEN SYKOTISCHEN VERANLAGUNG von Kindern finden sich BLOCKIERTE GEISTIGE ENTWICKLUNG, VERMINDERTES KÖRPERLICHES WACHSTUM, MARASMUS UND ASTHMA".

SYKOTISCHE SYMPTOME, ERKRANKUNGEN UND ZEICHEN IN DER PRIMÄREN MIASMATIK:

FAMILIÄRE SYKOTISCHER TRIPPER- UND / ODER KONDYLOME-BELASTUNG.
KONDYLOME, KONDYLOME-UNTERDRÜCKUNG.
SYKOTISCHER TRIPPER-UNTERDRÜCKUNG.
EITRIGER FLUOR, FLUOR-UNTERDRÜCKUNG.
CANDIDA-ALBICANS.
TRICHOMONADEN.
CHLAMYDIEN.
FEHLGEBURTEN.
FRÜHGEBURTEN.
CHRONISCHE UNTERLEIBSENTZÜNDUNGEN.
PROSTATA-ERKRANKUNGEN.
LANGE STERILITÄT-PHASEN.
HERZINFARKT, HYPERTONIE.
ASTHMA.
CHRONISCHE SPASTISCHE BRONCHITIDEN.
SYKOTISCHE PNEUMONIE.
SYKOTISCHE TUBERKULOSE.
ANÄMIE.
GICHT.
ISCHIAS.
VERRUCAE FILIFORMIS.
ANGIOME.
SPIDER NAEVI.
NAEVUS FLAMMEUS.
HÄMANGIOM.
WARZEN, WUCHERUNGEN.
EPITHELIOME.

EPULIS.
POLYPEN.
KREBSERKRANKUNGEN.
SUIZID.
ALKOHOLISMUS.

SYKOTISCHE SYMPTOME UND ZEICHEN WÄHREND DER SCHWANGERSCHAFT:

MUTTER DES KINDES:
- VORHER LANGE ZEIT STERIL GEWESEN.
- VORGESCHICHTE VON UNTERLEIBSENTZÜNDUNGEN (*Ovarien, Tuben, Uterus*).
- VORGESCHICHTE VON POSTPARTUM-PARAMETRITIS, EILEITERVERKLEBUNG-, -VERWACHSUNGEN -OPERATION.
- VORGESCHICHTE VON FRÜHGEBURTEN, FEHLGEBURTEN (*Besonders im 3. Monat*).
- ÜBERSTANDENE, DROHENDE FEHLGEBURT IM 3. MONAT.
- VORGESCHICHTE VON NEIGUNG ZUR LINKSSEITIGEN LEISTENHERNIE NACH ENTBINDUNG.
- LANGWIERIGES, HARTNÄCKIGES ERBRECHEN (*Manchmal sogar bis zum Entbindungstermin; Cupres.-l., Med., Sabin., Thuj.*).
- CHRONISCHER FLUOR, FISCHIGER FLUOR.
- AUFTRETEN VON KONDYLOMEN WÄHREND DER SCHWANGERSCHAFT.
- HERPES GENITALIS WÄHREND DER SCHWANGERSCHAFT.

WIEDERKEHRENDE VAGINAL-CANDIDA-INFEKTIONEN.
LINKSSEITIGER ISCHIAS.

ERKRANKUNGEN, SYMPTOME UND ZEICHEN DER HEREDITÄREN SYKOSIS BEI NEUGEBORENEN, KLEINKINDERN UND JUGENDLICHEN:

PLÖTZLICHER KINDSTOD.
GELBSUCHT.
SPIDER NAEVI.
HÄMANGIOME.
ANGIOME.
NAEVUS FLAMMEUS.
SAURER KÖRPERGERUCH.
FISCHIGER KÖRPERGERUCH.
FISCHIGE SCHLEIMHAUT-ABSONDERUNGEN.
FLUOR SEIT DER GEBURT.
OPHTHALMIA NEONATORUM.
WIMPERN-AUSFALL.
CHRONISCHE KONJUNKTIVITIDEN.
IRITIS.
GELBE FÄRBUNG DER IRIS.
HAARWACHSTUM AN DER GLABELLA.
HAARIGE HAUT.
MUNDSOOR.
GEZÄHNELTE SCHNEIDEZÄHNE.
HEFTIGE ZAHNUNGSBESCHWERDEN.
KARIES DER ZAHNWURZELN.
SNUFFLES.
NASENPOLYPEN.

CHRONISCHE RHINITIS.
HEUSCHNUPFEN.
ALLERGIEN VERSCHIEDENER ART.
PYLORUSSPASMUS, PYLORUSSTENOSE.
LANGWIERIGE BLÄHKOLIKEN.
SAURE, GRÜNE, SCHLEIMIGE DURCHFÄLLE.
UNVERDAUTE STÜHLE.
FRÜH APPENDIZITIS, SOGAR PERITONITIS.
DARMSOOR.
ZÖLIAKIE.
LINKSSEITIGER LEISTENBRUCH BEI SÄUGLINGEN, das Kind weint die ganze Zeit und ist nur still, wenn die linke Leistengegend von Druck befreit wird, oder wenn der Oberschenkel zum Abdomen gebeugt wird.
WENN BABIES SCHREIEN, TRITT DER NABEL HERAUS, WIRD ROT UND WUND.
NABELVEREITERUNG MIT FISCHIGEM GERUCH.
CHRONISCHE „WINDELDERMATITIDEN".
ERKÄLTUNGSNEIGUNG.
ANÄMIE.
LEUKÄMIE.
DIABETES MELLITUS.
ANFÄLLIGKEIT FÜR TUBERKULOSE.
ANFÄLLIGKEIT FÜR KREBSERKRANKUNGEN.
SPASTISCHE BRONCHITIDEN.
ASTHMA.
HERZFEHLER, HERZKLAPPENFEHLER.
HERZINFARKT BEI JUGENDLICHEN.
WACHSTUMSSTOP.
GEISTIG ZURÜCKGEBLIEBENE KINDER.
ONANIE BEI KINDERN.
OPISTHOTONUS.
CHRONISCHE MIGRÄNE.

EPILEPSIE.
ENURESIS NOCTURNA.
SIE KÖNNEN KEIN FIEBER ENTWICKELN.
UNFÄHIGKEIT, EINE KINDERKRANKHEIT DURCHZUMACHEN.
HEFTIGE WINDPOCKEN.
VERRUCA PLANA JUVENILIS (Handrücken, Gesicht).
VERRUCAE FILIFORMIS (Augenlider, Nacken).
VERRUCAE VULGARIS (bei oder um den Zeitpunkt der 2. Zahnung).
KONDYLOME.
TINEA-ERKRANKUNGEN.
ZONA.
VITILIGO (auf Muskelpartien verteilt).
NEURODERMITIS.
IMPETIGO CONTAGIOSA.
CELLULITIS-NEIGUNG (sogar an der Glabella).
SCHMERZHAFTE, EITERLOSE AKNE SEIT DER MENARCHE.
HEFTIGE DYSMENORROE SEIT DER MENARCHE.
FLUOR BEI KLEINEN KINDERN.
PHIMOSIS.
KRYPTORCHISMUS.
URETHRA-STENOSE, -STRIKTUREN.
RHEUMATISMUS BEI KLEINKINDERN.
GICHTIGE ZUSTÄNDE.
NIERENGRIESS BEI KINDERN.
SIE VERTRAGEN SCHLECHT MANIPULATIONEN.
LEGASTHENIE.
NÄGELKAUEN.
GEDÄCHTNISSTÖRUNGEN.
SUIZID BEI JUGENDLICHEN.
KRIMINALITÄT, MORD BEI JUGENDLICHEN.

ALKOHOLISMUS, DROGENSUCHT BEI JUGENDLICHEN.
KLEPTOMANIE.
PYROMANIE.

EINIGE FÄLLE AUS DER PRAXIS (*Yves Laborde*):

Fall Nr.1:
08.05.1995; M., ein kleines Mädchen, geb. am 04.09.93.
Spontanbericht der Eltern, die Betreiber eines Restaurants sind: M. leidet an Zöliakie. Alles begann, als sie 5-6 Monate alt war. Sie hatte 3-4 Mal täglich Durchfälle; der Stuhl war dunkel, dünn, unverdaut, mit weißem Schleim überdeckt, wundmachend, sauer und übelriechend. Abends war ihr Bauch aufgetrieben, sie hatte Blähungen, konnte oft nicht schlafen. Sie hatte keinen Appetit und wollte oft nur trinken. Damals biß sie auch in alles (Metall, Glas, Plastik). Die Kinderärztin setzte das Kind auf eine glutenfreie Ernährung, was die Symptome etwas besserte, und dies seit 4 Monaten. Aber bei jedem Ernährungsfehler kommen die Symptome wieder.

Primäre Miasmatik:
Schwester von M.: Laut Eltern keine Auffälligkeit.
Vater: Vor 5 Jahren *Chlamydien. Angiome.* Drei Varizen-OP.
- Geschwister des Vaters: Vier Geschwister leiden an Struma.
- Großvater väterlicherseits: Herzinfarkt. Lebt.
- Großmutter väterlicherseits: Gallenkoliken. Lebt.

Mutter: Rückenschmerzen.
- Bruder der Mutter: Alkoholismus. Hepatitis B. Rückenschmerzen.
- Großvater mütterlicherseits: keine Angaben.

Großmutter mütterlicherseits: Gutartiger Brusttumor-OP., Myom-OP., Arthritis, Rückenschmerzen, lebt.

Sekundäre Miasmatik:

1) Kinderkrankheiten: Noch *keine.*
2) Vakzinotik: B.C.G., Polio, Diphtherie, Tetanus, Keuchhusten, Masern, H.I.B.
3) Gelenkter Bericht:
   Mutter hat während der Schwangerschaft *viel erbrochen.*
   In den ersten Lebenswochen litt M. an einem *Schnupfen.* – Mit 6 Monaten bekam sie eine schwere *Konjunktivitis.* – Ihr Schlaf ist nicht sehr fest.
   Sie ißt oft Kreide. Sie hat viel Durst und mag Orangensaft und Apfelsaft.
   Sie ist ein Kind, das viel Unsinn macht; sie hat aber keine Ängste und beißt gern andere Kinder oder sogar Erwachsene. – Am Nacken, „Storchenbiß".
4) Verordnung: THUJA C 200.

Vollständige Heilung, hält bis heute an.

Fall Nr. 2:

(R.S., 10.02.1994). 10 Monate altes Baby, männlich, leidet an einem fürchterlichen blutigen perianalen und genitalen Ekzem. Alle allopathischen Salben, sogar Zink-Salbe, halfen nicht. Die Eltern sind verzweifelt.

Körperliche Untersuchung:
Ein *Hämangiom am Hodensack* rechts.

Primäre Miasmatik:

Schwester: Soor, monatelang Blähungskoliken, Spreizhose.

Vater: Gonorrhoe gehabt. Angiome. Sodbrennen. Hüftschmerzen.

Keine Geschwister.
Großvater: Starb an Darm-Krebs.
Großmutter: Nierensteine. Lebt.

Mutter: Nabelbruch. Doppelseitige Pneumonie. *Appendektomie.* Migräne.
Keine Geschwister.
Großvater: Nierensteine. Starb an Darm-Krebs.
Großmutter: Gallenkolik. Knie-Arthrose. Lebt.

Sekundäre Miasmatik:

1) Schwangerschaft der Mutter:
Starke Übelkeit und *Sodbrennen* gehabt. Sie bekam sogar eine *Vaginitis,* die behandelt wurde. Monatelang litt sie an einem starken, säuerlichen *Ausfluß.*
2) Vakzinotik: B.C.G., Pertussis, Polio, Tetanus, Diphtherie, H.I.B.
3) Keine Kinderkrankheiten.
4) Gelenkter Bericht:
Bei der Geburt, *starke Gelbsucht und heftige Konjunktivitis. Mundsoor.*Zweimal Mandelentzündung, die mit Antibiotika behandelt wurden. Vier Wochen lang mußte er nachts eine Spreizhose tragen. Schlechter Schlaf.
5) Verordnung: MED. C 1000.

Vollständige Heilung.

Fall Nr. 3:

19.10.1993: J.E., Kleinkind, männlich, 9 Monate alt.

Seit 4 Wochen hat er breiige, grünliche Stühle. Letztes Wochenende hatte er einen diffusen Hautausschlag am Rumpf und im Gesicht mit Fieber. Jetzt sei alles vorbei. Es ist ein „In-Vitro-Baby"; Eileiter-Verklebung bei der Mutter; die Spermien des Vaters seien zu langsam und zu gering.

Das Kind hat bei der Geburt einen Sauerstoffmangel erlitten. Er leidet an einer linksseitigen Parese und an Opisthotonus. Derentwegen muß er Krankengymnastik machen. Einmal perianales Ekzem. Beidseitige Konjunktivitis und leichte Gelbsucht nach der Geburt. Die ersten 11 Wochen hatte er Blähkoliken. Mit 5 Monaten Otitis, die mit Antibiotika behandelt wurde. Etwas Milchschorf. Schwitzt wenig, aber säuerlicher Körpergeruch.

Primäre Miasmatik:

Mutter: Otitiden. Zwischen dem 16. und 20. Lebensjahr, chronische Uterus- und Ovarienentzündungen. Eileiter-Verklebung.
- Großmutter: keine Angaben.
- Großvater: Diphtherie, Ulcus ventriculi.

Vater: Infertilität. Nierensteine.
- Großmutter: keine Angaben.
- Urgroßmutter: Tuberkulose.
- Großvater: keine Angaben.
- Urgroßvater: Malaria. An Malaria gestorben.

Sekundäre Miasmatik:

Vakzinotik: B.C.G., Pertussis, Polio, Diphtherie, Tetanus, H.I.B.

Verordnung: MED. C 200 und später C 1000 heilte vollkommen dieses kleine Kind.

Fall Nr. 4: (P.L. und L.L., 27.04.1994).
Eine Mutter brachte mir zur Behandlung ihre beide Söhne, P., 11 Monate alt und L., 2 Jahre alt.

P.:Chronisches *perianales Ekzem. Verspätete motorische Entwicklung. Schlafstörungen, Anämie, Opisthotonus.* Hausstaub-Allergie. Bei der Geburt hatte er *Akne*. Litt viel unter *Pylorusspasmen.* Vier Monate lang Blähkoliken. Kruppartigen Husten gehabt. Nabelbruch gehabt. *Frühgeburt.* Während der Schwangerschaft litt seine Mutter an starker *Übelkeit.*

L.:Während seiner Schwangerschaft bekam seine Mutter *Kondylome an den Labien, die gelasert wurden; einmal Zystitis mit Nephritis; Ödeme und linksseitigen Ischias.* Leidet von Geburt an unter chronischem perianalen Ekzem. Anämisch, oft erkältet, allergisch gegen Eier. Ekzem am re. Arm. Immer wieder treten säuerliche Durchfälle auf. Knie-Ellbogen-Lage im Schlaf. Phimosis. Anfällig für Gerstenkörner. Bei der Geburt war seine Zunge am Gaumen angewachsen, mußte operiert werden. Hat Opisthotonus und Hemiparese gehabt. Hat einmal eine Pneumonie gehabt.

Primäre Miasmatik:

Vater: KONDYLOMATA ACUMINATA.
Großmutter: Gelbsucht, Alopezia, Gicht, Migräne.
Großvater: Gelbsucht, Neurodermitis, Pneumonie, Herzkrank.

Mutter: Verdacht auf Multiple Sklerose; Heuschnupfen; unterdrückte Kondylome; Zona ophthalmica gehabt; Fehlbildung einer Patella; Analfistel gehabt; hätte dreimal Windpocken gehabt; Vaginalpilze; hat Furunkel, Abszeß und Gerstenkörner gehabt; chronische Bronchitis.

Großmutter: Allergien, Fehlbildung einer Patella, Nierenkrank.
Großvater: Hühnerbrust, allergisches Asthma, Furunkel, Pneumonie, Otitiden; schlechte Reaktion auf die Pokkenimpfung.

Vakzinotik: Beide Kinder geimpft gegen B.C.G., Pertussis, Tetanus, Polio, Diphtherie, H.I.B.

Beide Kinder haben Scharlach, antibiotisch behandelt, durchgemacht.

Verordnung für L.und für P.: THUJA C 10000 und später C 50000.
Heilung der beiden Kinder. Vater lehnte Behandlung ab (die Mutter brachte heimlich die Kinder zu mir). Wegen ihres Mannes lehnte auch dic Mutter jegliche homöopathische Behandlung ab.

Ganz im Gegensatz zur allgemein verbreiteten Annahme ist die SYKOSIS eine so schwere Krankheit wie die SYPHILIS. Nicht so spektakulär in ihren Manifestationen wie die Syphilis, verdirbt sie doch ganz im geheimen die ganze Menschheit, sowohl in ihrer erworbenen als auch in ihrer hereditären Form.
Die Sykosis ergreift vor allem das Mesoderm, die weichen Gewebe. Sie greift reproduktive Zellen und Blut an, bewirkt Sterilität, Aborte; die Sykosinie ist sogar u.a. Ursache für viele Fälle von geistiger und körperlicher Retardierung, Wachstumsstop, Anämie oder sogar Leukämie bei Kleinkindern.
Pathophysiologisch betrachtet, bewirkt die Sykosis eine ATONIE des RETIKULOHISTIOZYTÄREN SYSTEMS

(Heutzutage M.M.-System genannt, d.h. Monozyten-Makrophagen System).
Die SYKOSINIE bzw. die hereditäre Sykosis ist eine der Hauptursachen für KRIMINALITÄT, MORD und SUIZID bei Jugendlichen.
J. H. Allen hatte Recht, als er schrieb, die Sykosis sei die VENERISCHSTE aller venerischen Krankheiten und wegen ihrer schnellen METAMORPHOSE die zerstörerischste. Er schrieb: „Die Sykosis ist in mancher Weise noch zerstörerischer, noch unbedingter, bringt ihre Todesprozesse noch schneller zu Ende als die Syphilis. Die Syphilis braucht oft Jahre für das, wozu die Sykosis vom Anfang bis zum tödlichen Ende nur wenige Monate braucht, ja selbst nur wenige Wochen".
Diese Feststellung über die ERWORBENE SYKOSIS ist auch für die HEREDITÄRE SYKOSIS gültig.

Bei Neugeborenen ist eine SYKOSINIE oft leicht zu diagnostizieren, was bei Jugendlichen und Erwachsenen NICHT der Fall ist.
Bei Erwachsenen ist eine SYKOSINIE schwieriger als eine SYPHILINIE (hereditäre Syphilis) zu diagnostizieren, weil sie die MORPHOLOGIE verschont.
Die SPEZIFISCHEN SYKOTISCHEN DERMATOLOGISCHEN ZEICHEN verraten ihre Anwesenheit, wie z.B. die Verrucae FILIFORMIS, Verrucae PLANAE JUVENILIS, SPIDER NAEVI oder ANGIOME oder NAEVUS FLAMMEUS.

Die Haut ist verräterisch. Wie J. C. Burnett es schrieb: „Jede(r) trägt auf seiner Haut die Stigmata seiner miasmatischen Belastung, sowohl erworbene als hereditäre. Es ist wie ein Buch, das zum Glück nur wenige LESEN KÖNNEN".

ERWORBENE SYKOSIS UND HEREDITÄRE SYKOSIS haben viele ähnliche DERMATOLOGISCHE STIGMATA gemeinsam, wie:

SPIDER NAEVI (NAEVUS ARACHNOIDES).
VERRUCAE FILIFORMIS.
VERRUCAE VULGARIS.
ANGIOME.
LIPOME.
KONDYLOMATA ACUMINATA.
EPITHELIOME.
TINEA-ARTEN.

Und doch gibt es einige dermatologische Stigmata, die wir NUR bei der hereditären Form antreffen werden, wie z.B.:

VERRUCAE PLANAE JUVENILIS.
NAEVUS FLAMMEUS.
HÄMANGIOM.

Die hereditäre Sykosis kann sowohl aktiv als latent sein (wie die erworbene Form).
Im Gegensatz zu der erworbenen Sykosis, ist die hereditäre Sykosis NICHT KONTAGIÖS UND ERREGERLOS.
Die HEREDITÄRE SYKOSIS kann auch eine lange Zeit eine hundertprozentige INNERE FORM einnehmen, wo KEINE MIASMATISCHE WARNER DURCH DIE LEBENSKRAFT AN DIE PERIPHERIE ZENTRIFUGIERT WERDEN, d.h. ohne spezifische dermatologische Zeichen. DIES IST DIE SCHLIMMSTE SYKOSINISCHE FORM!
Sie kann auch (wie die erworbene) sogar jahrelang ASYMPTOMATISCH verlaufen und plötzlich eine Krebsgeschwulst als äußere Manifestation der inneren chronischen Krankheit hervorbringen, die schon längst da war. Dies erleben wir leider bei vielen Fällen von Krebs bei Kindern.

Der/die Patient(in) erschien gesund, war aber zweifellos schon seit langem krank.
BEI DER SYKOSINIE KÖNNEN GLEICHZEITIG MEHRERE STADIEN DER SYKOSIS VORHANDEN SEIN.
DIE SYKOSINIE HAT KEINE GEORDNETE METAMORPHOSE UND RETROMETAMORPHOSE.
Sie besitzt eine wilde, unberechenbare, oft destruktive Entfaltung.

Die UNTERDRÜCKUNG oder das NICHT-HERAUSKOMMEN oder DIE „AUTO-UNTERDRÜCKUNG" von sykotischen Zeichen (Filiformis, Spider naevus, Angiome u.s.w.), sowohl bei der ERWORBENEN als bei der HEREDITÄREN SYKOSIS, führt fast sicher zu:

Krebs.
Brustkrebs.
Lupus.
Hautkrebs.
Epitheliome.
Diabetes mellitus.
Nephritis.
AKUTE TUBERKULOSE.

Da die SYKOSIS, wie die Syphilis oder die Psora, im ZWEITEN oder DRITTEN STADIUM ihrer Entwicklung ERWORBEN werden kann, wo ähnliche dermatologische miasmatische Zeichen und Ekrankungen auftreten können, wird von dem HOMÖOPRAKTIKER ein akribisches Studium der SEKUNDÄREN UND PRIMÄREN MIASMATIK verlangt, um die richtige miasmatische Diagnose zu erstellen, ob es sich um eine erworbene oder um eine hereditäre Sykosis handelt.

Dies ist wichtig, um kein anderes hereditäres Miasma zu übersehen und keine falsche hereditäre miasmatische Diagnose zu erstellen.
Bei der PRIMÄREN MIASMATIK SOLLTEN DIE MIASMATISCHEN ZEICHEN DER VORFAHREN UND GESCHWISTER ERUIERT UND MITEINBEZOGEN WERDEN!

Wie J. H. Allen es schrieb: „Die miasmatische Vorgeschichte gibt uns auch ein WISSEN, das uns ermöglicht, bei einem Patienten eine Behandlung zu planen und anzufangen, die am Ende alles, was hinter den Säften steht, beseitigt".

HEREDITÄRE SYKOTISCHE SYMPTOME, ERKRANKUNGEN UND ZEICHEN BEI ERWACHSENEN:

SPIDER NAEVI.
NAEVUS FLAMMEUS.
VERRUCAE FILIFORMIS.
ANGIOME.
WARZEN, WUCHERUNGEN.
KONDYLOME.
VERRUCA PLANA JUVENILIS.
CELLULITIS.
VITILIGO.
LIPOME.
EPITHELIOME.
HAUT-CA.
FISTELBILDUNG.
TINEA-ARTEN.
PSORIASIS.

VERFÄRBUNG DER HAND- UND FUSSRÜCKEN.
FETTIGE HAUT.
VENEKTASIEN AUF DEN WANGEN UND NASENFLÜGEN.
HAARIGE HAUT.
BARTHAARE-ERKRANKUNGEN, AUSFALL.
HAARWACHSTUM ZWISCHEN DEN AUGENBRAUEN.
HAARAUSFALL.
KOPFSCHUPPEN.
NEURODERMITIS.
WIEDERKEHRENDE FURUNKEL.
AUFFALLEND WEICHE NÄGEL.
WELLIGE NÄGEL.
NÄGEL MIT QUERFURCHEN.
SCHMERZHAFTE, NICHT-EITRIGE AKNE VOR DER PERIODE.
ZONA.
FISCHIGER GERUCH DES KÖRPERS UND DER SCHLEIMHAUT-ABSONDERUNGEN.
TRIGEMINUS-NEURALGIEN.
EPULIS.
RANULA.
CHRONISCHE MIGRÄNE.
CHRONISCHE BLEPHARITIS.
IRITIS.
GELBE FÄRBUNG DER IRIS.
CHRONISCHE OTITIDEN.
OHRPOLYPEN.
NASENPOLYPEN.
CHRONISCHE RHINITIS.
HEUSCHNUPFEN.
STIMMBÄNDER-POLYPEN.
CHRONISCHE GASTRITIDEN.

ANGINA PECTORIS, MYOKARDINFARKT.
KLAPPEN-UND HERZVERÄNDERUNGEN.
PYLORUS-CA.
LEBER-STAUUNG.
GALLENSTEINE.
PANKREOPATHIE.
APPENDIZITIS, PERITONITIS.
CHRONISCHE JUCKENDE, NÄSSENDE HÄMORRHOIDEN, FISCHIG RIECHENDE ABSONDERUNG.
PROKTITIDEN.
REKTUM-POLYPEN.
SPASTISCHE BRONCHITIDEN.
ASTHMA.
PNEUMONIE.
AKUTE TUBERKULOSE.
ANÄMIE.
ANFÄLLIGKEIT FÜR ERKÄLTUNGEN.
PERNIZIÖSE ANÄMIE.
DIABETES MELLITUS.
NEIGUNG ZU KREBSERKRANKUNGEN.
CHRONISCHE ZYSTITIDEN.
CHRONISCHE NEPHRITIDEN.
CHRONISCHE URETHRITIS.
HARNRÖHRENKARUNKEL.
CHRONISCHES BRENNEN BEIM WASSERLASSEN.
NIERENSTEINE.
GELENKRHEUMATISMUS.
MUSKELRHEUMATISMUS.
ISCHIAS.
SEHNENKONTRAKTUREN.
DUPUYTREN'SCHE KONTRAKTUREN.
GICHT.

GICHT AB DEM KLIMAKTERIUM (*Periode und oft dazu Fluor können sowohl erworbene als hereditäre Miasmen in Schach halten. Zur Zeit des Klimakteriums verschwinden diese beiden „Ventile". Daher so viele Erkrankungen ab dem Klimakterium*).
STARKE DYSMENORRHOE SEIT DER MENARCHE.
UNTERLEIBSENTZÜNDUNGEN ALS JUNGFRAU.
UNTERLEIBS- UND BAUCHFELLADHÄSIONEN, -VERWACHSUNGEN.
UNTERLEIBS- UND BAUCHFELLABSZESSE und SCHLEIMZYSTEN.
UTERUS-SUBINVOLUTION MIT REKTALEN VERWACHSUNGEN.
UTERUS-HYPERPLASIE.
FLUOR SEIT DER KINDHEIT.
CHRONISCHER FLUOR.
FISCHIGER FLUOR.
PRURITUS VULVAE.
STERILITÄT.
UTERUS-CA, -MYOM.
OVARIEN-CA, -TUMORE.
FRÜHGEBURTEN.
FEHLGEBURTEN.
STERILITÄT.
CHRONISCHE CANDIDA-INFEKTION.
LINKSSEITIGE LEISTENHERNIE NACH ENTBINDUNG.
PHIMOSIS.
IMPOTENZ.
STERILITÄT.
CHRONISCHE PROSTATITIS.
PROSTATA-CA.

CHRONISCHE ORCHITIS.
HODENVERHÄRTUNG.
SAMENSTRANGNEURALGIEN.
HOMOSEXUALITÄT.
PYROMANIE.
KLEPTOMANIE.
KRIMINALITÄT.
MORD.
SUIZID.

Hier sehen wir, daß viele Symptome, Erkrankungen und Zeichen auch bei der erworbenen Form auftreten können, aber ohne vorhersehbare Metamorphose.

Die VAKZINOSIS und ihre hereditäre Form, die von mir so genannte VAKZINOSINIE, können auch die reine Diagnose ERWORBENE oder HEREDITÄRE SYKOSIS, weil teilweise pathogenetisch ähnlich, verfälschen.

VAKZINOSIS und Vakzinosinie (hereditäre Vakzinose)

DAS WORT VAKZINOSIS BEDEUTET AKUTE UND CHRONISCHE IMPFKRANKHEIT.
Wie Dr. J. H. Clarke es schrieb: „Mit dem Ausdruck „VAKZINOSIS" meint Burnett die Erkrankung, die als Vaccinia bekannt ist, dem Resultat der Pockenimpfung, PLUS
dem tiefgreifenden und oft langanhaltenden krankhaften konstitutionellen Zustand, der durch das Impfvirus erzeugt wird. Das Impfvirus muß nicht notwendigerweise „angehen", um eine vakzinotische Dyskrasie hervorzurufen, sondern viele Personen können ihren schlechten Gesundheitszustand auf eine sogenannte ERFOLGLOSE Pockenimpfung zurückdatieren".

Eine ausgeprägte Ähnlichkeit zwischen den Symptomen der SYKOSIS und den durch POCKENIMPFUNG erzeugten, veranlaßte Bönninghausen, sie als ÄHNLICH zu betrachten.
CLEMENS VON BÖNNINGHAUSEN war der allererste, der die Impfsykosis erkannte, und zwar die akute Form, d.h. Folgen von angegangenen Impfungen, und der die Menschheit davor warnte. Bei Folgen von Pockenimpfung erkannte er schon damals das Mittel THUJA als SPEZIFIKUM, weil Kuhpocken eine sykotische Erkrankung sind.
Dr. Kunkel und Dr. Goullon übernahmen später die Erfahrung von Clemens von Bönninghausen.

In seinem Buch „THUJA OCCIDENTALIS", schrieb Dr. Goullon: „Dr. Kunkel erinnert bei dieser Gelegenheit an die ÄHNLICHKEIT des Krankheitsbildes, wie es die von uns so genannte VACCINOSE, d.h. der Complex von krankhaften Symptomen nach dem Impfen bietet und wie es der eben beschriebene sycotische Tripper darstellt. Auch sei bei beiden das Incubationsstadium verhältnismäßig kurz".

Dr. J.H. Allen erforschte die akute Impfsykosis weiter, stellte schon eine Auflistung von durch Impfung hervorgerufenen bestimmten dermatologischen Erkrankungen zusammen und entdeckte den HEREDITÄREN CHARAKTER DER IMPFSYKOSIS.
Die Vakzinosis und ihre hereditäre Form, die Vakzinosinie, ist ein IATROGENES MIASMA, das teilweise ähnliche Erkrankungen, Symptome und ÄHNLICHE DERMATOLOGISCHE ZEICHEN wie die Sykosis oder Sykosinie hervorrufen kann. Sie lähmt auch das M.M.S.
Die erworbene Vakzinosis hat aber KEINE ERKENNBARE ENTFALTUNGSSTADIEN wie die erworbene Sykosis. Ihr STEMPEL ist aber nicht zu übersehen.

Dr. J. H. Allen schrieb: „Impfungen können als prädisponierende Ursache für dermatologische Erkrankungen angesehen werden, da der Organismus aus sich selbst heraus nicht die Kraft hat, die Wirkung dieser tiefen chronischen Vergiftung zu überwinden. DESHALB WIRKT DIE IMPFUNG AUF HEREDITÄREM WEGE PRÄDISPONIEREND FÜR VIELE DERMATOLOGISCHE ERKRANKUNGEN, DA SIE BEGLEITFAKTOR DER LEBENSKRAFT WIRD. Die Häufigkeit, mit der die Mehrzahl der Menschen mit diesem spezifischen Gift geimpft wird, implantiert in jeden Körper eine konstitutionelle Anlage zu zahlreichen Krankheiten sowohl der Haut als auch ALLER ANDEREN ORGANE DES KÖRPERS".
Weiter schrieb er: „Ich möchte einige Worte über eine ANDERE EINTRITTSPFORTE DES SYKOTISCHEN GIFTES in den Organismus sagen; dies ist die üble Methode der Impfung, die jetzt modern ist. Wir glauben, daß dies EINE FORM DER SYKOSE IST. Wir haben in der Tat keinen Zweifel mehr daran. Das häufige Auftreten all jener akuten Störun-

gen, die oft nach der Injektion des Virus in den Körper gefährliche Schäden zur Folge haben, schreit nach Zustimmung. Nichtsdestoweniger ist aber eine Veränderung da, und durch die Impfung kommt zu dem degenerativen Prozeß im Körper noch eine potentielle, andere Krankheit hinzu. IMPFUNG MACHT DIE GANZE RASSE SYKOTISCH und ist der Erzeuger einer Vielzahl von Hauterkrankungen wie:

ERYSIPEL,
IMPETIGO,
PSORIASIS,
MASERNARTIGE AUSSCHLÄGE,
EINIGE FORMEN VON GANGRÄNEN,
ERYTHEME,
ROSEOLA,
PAPULÖSE UND PUSTULÖSE AUSSCHLÄGE VERSCHIEDENER ARTEN,
URTICARIA,
EKZEM,
HERPETIFORME DERMATITIS,
EINE BESTIMMTE PEMPHIGUS-FORM,
LUPUS VULGARIS,
und noch vielen anderen, die noch erwähnt werden könnten."

Y.L: Dazu sind noch folgende VAKZINOTISCHE dermatologische Erkrankungen zu nennen:

AKNE, pustulös, hinterläßt Narben,
AKNE, impetiginös,
VITILIGO,
LICHEN RUBER PLANUS (besonders nach Hepatitis-B-Impfung),
ALOPEZIA AREATA,
KELOID,
FISTEL,
KONDYLOME,

KONDYLOME AM FRENULUM LINGUAE,
WARZEN,
WARZEN AUF DER KOPFHAUT,
TUMOR DER KOPFHAUT MIT LOKALEM HAARAUSFALL,
WUCHERUNGEN VIELER ART,
WUCHERUNG AM HARTEN GAUMEN,
ÜBERMÄSSIGER HAARWUCHS, BESONDERS AN FALSCHEN STELLEN,
SPÄRLICHER HAARWUCHS,
ZONA,
ABSZESS IN DER ACHSELHÖHLE,
GERSTENKÖRNER,
NÄGELERKRANKUNGEN VERSCHIEDENER ART,
NÄGEL-DEFORMIERUNG mit tiefen Kerben und schwarzen Flecken unter den Nägeln, die bis in die gesunde Haut reichen,
PANARITIUM,
ALLERGISCHE HAUTERKRANKUNGEN,
NEURODERMITIS,
BARTWUCHSSTÖRUNGEN, Alopezia areata,
BRAUNE HAUTFLECKE,
GESCHWÜRE,
TINEA TARSI,
NAEVI, SPIDER NAEVI,
EPITHELIOME,
LIPOME,
MELANOME,
VULVA-EKZEM, ELEPHANTIASIS,
HAUT, DICK, UNGESUND,
POCKEN.

J.H. Allen schrieb weiter: „Alle schreien: „HALTET EIN MIT DEN TODBRINGENDEN IMPFUNGEN ODER DIE GANZE RASSE WIRD DEGENERIEREN!“ Unserer Meinung nach sollte das ganze Volk wie ein Mann aufstehen und mit einmütiger Stimme verlangen, daß es aufhört. Jeder Arzt sollte ein eifriger Lehrer sein und diese Wahrheit in jedes Haus tragen und jeden Patienten, der ihn aufsucht, darüber unterrichten. Die Zwangsimpfung muß aufhören. Das Volk und besonders DIE UNSCHULDIGEN KINDER, GANZ BESONDERS DIE TUBERKULINISCHEN *(Y.L: hereditäre tuberkulose-Belastung)* KINDER, dürfen nicht länger wie Schafe zur Schlachtbank gebracht werden. „AUFHÖREN!“ sollte allerorts gerufen werden“.

Ohne die schulmedizinische IMPF-UNSINNIGKEIT würde die Vakzinosis nicht einmal existieren. Sie ist aber eine KÜNSTLICHE EVOLUTIV CHRONISCHE KRANKHEIT, die sowohl erworben als HEREDITÄR sein kann.
Dr. J.C. Burnett erweiterte das Feld DER CHRONISCHEN VAKZINOSE.
Über dieses Thema hat keiner mit größerer Kraft und Deutlichkeit in seinem Buch „Vakzinose und ihre Heilung mit Thuja“ geschrieben als Dr. J.C. Burnett.
Er erweiterte den Begriff der Impfkrankheit zu den NICHT-ANGEGANGENEN IMPFUNGEN.
Er schrieb: „Vakzinose ist Impfreaktion und NOCH MEHR, denn wenn jemand ERFOLGLOS geimpft wurde, hatte er keine Impfreaktion, wogegen einige der schlimmsten Fälle von Vakzinose, die mir begegnet sind, sich gerade bei denen fanden, bei denen die Impfung „NICHT ANGING“, wie man sagt“.
Er bekräftigte THUJA als Spezifikum und stellte fest, daß die Vakzinosis über die MUTTERMILCH ÜBERTRAGBAR IST.

Noch dazu ist zu erwähnen, daß viele Frauen WÄHREND EINER SCHWANGERSCHAFT geimpft werden und daß viele Ehepaare am Tag oder kurz nach einer Impfung oder mehreren Impfungen, Kinder zeugen.

Vakzinosis und Vakzinosinie haben aber auch dazu ihre charakteristischen Symptome und Zeichen:

VAKZINOTISCHE ERKRANKUNGEN / SYMPTOME

(können sowohl erworben als hereditär sein)

PLÖTZLICHER KINDSTOD,
INSOMNIA,
SCHLAFSUCHT,
MENINGITIS,
MENINGOENZEPHALITIS,
KONVULSIONEN, ZUCKUNGEN, MUSKELKRÄMPFE,
EPILEPSIE,
SCHWINDEL,
VERLUST AN ÜBLICHEN INTERESSEN, VERLANGSAMUNG IM DENKEN UND SPRECHEN,
LEGASTHENIE,
KONZENTRATIONS-, DENK-, SPRACHSTÖRUNGEN,
STOTTERN,
AUTISMUS,
GEISTIGE RETARDIERUNG, IDIOTIE, IMBEZILLITÄT,
PSYCHOSEN,
ANGSTZUSTÄNDE,
CHRONISCHE SCHWÄCHE,
INFEKTANFÄLLIGKEIT,
AUTOIMMUNERKRANKUNGEN,

HYPERAKTIVITÄT,
GEWALTTÄTIGKEIT,
SCHWACHSINNIGKEIT,
TICS NERVEUX,
CHOREA,
RÜCKENMARKREIZUNGEN,
PARESEN,
MULTIPLE SKLEROSE *(Y. L: Besonders durch Tetanus-Impfung),*
MORBUS PARKINSON *(Y. L.: Besonders durch Tetanus-Impfung),*
SYRINGOMYELIE,
HIRNÖDEM,
HIRNSCHADEN,
GEHIRNTUMOR,
PROGRESSIVE MUSKELATROPHIE *(Y. L.: Besonders durch Polio-Schluckimpfung)*
DIVERSE MYOPATHIEN *(Y. L: Besonders durch Polio-Schluckimpfung)*
ENURESIS NOCTURNA,
ONANIE BEI KINDERN,
KINDER FASSEN GENITALIEN DAUERND AN,
CHRONISCHES, SCHLEICHENDES FIEBER,
UNFÄHIGKEIT, FIEBER ZU ENTWICKELN,
UNFÄHIGKEIT, EINE EXANTHEMISCHE KINDERKRANKHEIT ENTWICKELN ZU KÖNNEN ODER ÜBERHAUPT EINE ZU ENTWICKELN *(Y. L.: Kinderkrankheiten dienen hereditären genetischen REPARATUREN, sind schon durch die primäre Miasmatik VORPROGRAMMIERT und für jede(n) lebenswichtig. Das Impfen gegen Kinderkrankheiten ist UNSINNIG und SCHÄDLICH. Noch dazu schützen sie meist nicht und die Kinder-*

krankheiten treten doch in einer larvierten Form auf, d.h. viele Kinderkrankheiten werden dadurch nicht erkannt und, wenn sie behandlungsbedürftig waren, werden sie nicht behandelt und es entstehen chronische Störungen. Oder, TROTZ IMPFUNG, entweder unmittelbar danach oder ein paar Jahre später, bekommen diese Kinder die Kinderkrankheit, wogegen sie geimpft waren. Noch dazu, nach einer Impfung, ist eine geimpfte Person für eine bestimmte Zeit KONTAGIÖS!! Die Schulmedizin, d.h. die idiopathische Medizin löst oft selbst Epidemien oder einzelne infektiöse Erkrankungen aus. Heutzutage bekommen wir in der Praxis Jugendliche oder sogar Erwachsene, die noch keine Kinderkrankheiten durchgemacht haben; dies ist kein Zeichen von Gesundheit, sondern von ernster Störung der Lebenskraft, und zwar meist durch eine VAKZINOSE).

KREBSERKRANKUNGEN,
GESTOPPTES ODER PARTIELL-GESTOPPTES MORPHOLOGISCHES ODER VISZERALES WACHSTUM.
ABMAGERUNG, MARASMUS,
ANÄMIE *(Y. L.: Vakzinosis ist die zweithäufigste Ursache nach dem UNTERDRÜCKTEN SYKOTISCHEN TRIPPER für ANÄMIE),*
LEUKÄMIE,
A.I.D.S.,
ESSENTIELLE HYPERTONIE,
APOPLEXIA CEREBRI,
ARTERIOSKLEROSE,
CHRONISCHE NEURALGIEN,
NEURITIDEN,
CHRONISCHE MIGRÄNE,
LÄHMUNGEN, HALBSEITIGE LÄHMUNGEN,

PTOSIS *(Y. L.: Besonders durch Polio-Schluckimpfung)*,
AUGENNEURALGIEN, LIDTUMORE, KERATITIS, KONJUNKTIVITIS,
AUSFALL DER AUGENBRAUEN-ENDEN,
STRABISMUS *(Y. L.: Besonders durch Polio-Schluckimpfung oder durch Pockenimpfung)*,
ALLERGIEN VERSCHIEDENER ART,
HEUSCHNUPFEN,
SCHWERHÖRIGKEIT, TAUBHEIT,
PAROTITIS,
EPULIS,
KONDYLOME AM FRENULUM LINGUAE,
CHRONISCHER MORGENDLICHER HUSTEN,
STIMMBÄNDER-WUCHERUNGEN, KONDYLOME, POLYPEN,
KEUCHHUSTEN,
AKUTE TUBERKULOSE,
CHRONISCHES ASTHMA,
SPLENOMEGALIE,
LEBER-ATONIE,
CHRONISCHE DYSPEPSIE, FLATULENZ,
CHRONISCHE OBSTIPATION,
CHRONISCHE ÜBELKEIT,
CHRONISCHE MAGENSCHMERZEN,
CHRONISCHE DIARRHOE,
DARM-CA *(Y. L.: Besonders durch Typhus- oder Cholera-Impfung)*.
CHRONISCHE NEPHRITIDEN,
IMPOTENZ,
SKROTUM, SCHMERZ UND SCHWELLUNG,
CHRONISCHE DYSMENORRHOE
(Y. L.: Besonders durch Röteln-Impfung),

AMENORRHOE,
VULVITIS,
MAMMAVERHÄRTUNG,
MAMMATUMORE,
MAMMATUMORE BEIM MANN,
OVARIENTUMORE,
UTERUSTUMORE,
CERVICOBRACHIALE NEURITIS, NEURALGIE,
CHRONISCHER ISCHIAS,
RHEUMATISMUS, PSEUDO-RHEUMATISMUS,
MUSKELRHEUMATISMUS,
MUSKELLÄHMUNG DER BEINE
(Y. L.: Besonders durch die Tetanus-Impfung),
CHRONISCHE RÜCKENSCHMERZEN,
LYMPHKNOTENSCHWELLUNG UND -VERHÄRTUNG,
VIELE DERMATOLOGISCHE ERKRANKUNGEN UND ZEICHEN, die ich schon aufgelistet habe.

Viele von diesen Erkrankungen, Symptomen und Zeichen, werden wir sowohl bei der erworbenen als bei der hereditären Form antreffen.
Einige Symptome, Erkrankungen oder Zeichen sind mit der ECHTEN SYKOSIS ÄHNLICH, was manchmal verwirrt.
Die Vakzinosis hat trotzdem, wie man ersehen kann, charakteristische Symptome, Erkrankungen und Zeichen.
Nach Dr. Fortier Bernoville und nach meiner eigenen Praxiserfahrung gilt der Begriff Vakzinosis für alle Arten von Impfungen, für ALLE SERENTHERAPIEN UND BLUTTRANSFUSIONEN. Dazu sollten auch Desensibilisierungen zählen.
BEI DER FRAU KÖNNEN IMPFUNGEN JEGLICHER ART, SERENTHERAPIEN ODER BLUTTRANSFUSIO-

NEN WÄHREND DER PERIODE EINE KREBSERKRANKUNG HERVORRUFEN. WER ACHTET DARAUF!
Die Vakzinosis kann TRÄGE sein, entwickelt sich dann langsam, kann lange Zeit ASYMPTOMATISCH bleiben, daher schwierig zu diagnostizieren sein.
Wenn sie aber symptomatisch wird, dann sind ihre Symptome MASSIV und KONSTANT, HARTNÄCKIG UND OHNE REMISSION.
BEI DER PRIMÄREN MIASMATIK SOLLTE DIE VAKZINOTIK ERUIERT UND MITEINBEZOGEN WERDEN.

Eine asymptomatische Vakzinosis kann die Behandlung einer Tuberkulinie (= hereditäre Tuberkulose) hemmen.

Nur die Tatsache, daß eine Person viel geimpft wurde, auch wenn die Impfungen angegangen waren und keine bösen sichtbaren, spürbaren Folgen auftraten, erlaubt den Verdacht auf Vakzinosis.

Die Rubrik der Homöovakzinotika gilt für jegliche Art von Impfungen.

HOMÖOVAKZINOTIKA
(Hauptmittel) (akute und chronische):

Acon., *Ant.-t.,* Apis, Arn., *Ars., Bac., Bapt., B.C.G.,* Bell., *Calc.-c.,* CARC., Crot.-h., *Cupress.-law.,* Dipht., *D.T.T.A.B., Echin.-a, Gunp.,* Hell., Hep., Hyper., *Kali.-mur.,* Led., *Mag.-phos.,* MALAND., MED., *Merc.,* MEZ., *Psor.*, Pyrog., *Sabin.,* SARS., Sep., SIL., *Skook.,* SULF., Syc.-co., *Tetanotox.,* THUJ., *Thuj.- lob., Tub.,* VACC., VARIO., *Zinc.*

HEREDITÄRE VAKZINOSIS (HAUPTMITTEL):

Calc.-c., Carc., Med., Merc., Psor., Sil., Sulf., THUJ., *Thuj.-lob.*, VACC., VARIO.

Zurück aber zur hereditären Sykosis.

Um zu zeigen, wie im erwachsenen Alter die hereditäre Sykosis gefährlich, destruktiv, heimtückisch und schwierig zu diagnostizieren ist, möchte ich Ihnen, an dieser Stelle, die eigene Biographie von Dr. R. P. Patel aus Indien weitergeben.
Er schrieb: „Jeder von uns hat seinen eigenen Schlüssel zu der Vergangenheit, etwas, das uns augenblicklich zu den Tagen und Jahren zurückführt, wo die Welt und wir selbst anders waren. Ich kann mich erinnern, wie ich mich im Juli 1960 fühlte, als ich an einem Knochen-Tumor im Vorderarm operiert wurde, und der Chirurg nach der Operation zu mir sagte: „Es tut mir leid, Ihnen berichten zu müssen, daß die Biopsie Ihres Tumors ein Spindelzell-Fibro-Sarkom ergab. Wir haben unser Bestes getan, um den Tumor zu entfernen."
Damals habe ich gesagt: „Warum ich? Warum hat Gott mich ausgewählt, um so jung zu sterben?"
Die Krankheit begann schon 1946, wo damals in Indien eine Fehldiagnose gestellt wurde und zwar „Myositis ossificans mit feiner Längsfraktur des Radius".
1952 gleiche Fehldiagnose in England und Anfang 1960 gleiche Fehldiagnose in Moskau/Rußland.
Mir wurde erklärt, daß die Ursache vom Cricket-Spiel kam und zwar durch mein schnelles Werfen.
Ich wurde schon wegen der sogenannten Myositis ossificans von den besten Homöopathen von England, Deutschland und Indien behandelt.
1962 hatte ich einen Rückfall, der Tumor wuchs wieder und ich wurde in den USA operiert.
Die Biopsie des Tumors ergab ein „Neuro-Fibro-Sarkom".

1964 wurde ich in Indien wieder operiert, gleiche Diagnose.
1966 wuchs der Tumor wieder, diesmal aber mit schrecklichen Schmerzen, die weder durch Allopathie noch durch Homöopathie zu lindern waren.
Eine Röntgenuntersuchung ergab, daß sich Metastasen im oberen Lappen meiner rechten Lunge befanden.
Die Ärzte sagten mir: "Es ist zu spät, wir können nichts mehr für Sie tun."
Zum Schluß entschloß ich mich, meinen rechten Arm von einem orthopädischen Chirurgen aus Bombay amputieren zu lassen, weil die Schmerzen unerträglich waren.
Aus Mitleid erklärte er sich zu der Operation bereit, und ich wurde auf mein eigenes Risiko operiert.
48 Stunden nach der Operation bekam ich einen Herzstillstand und wurde durch Notfalltherapie gerettet.
Damals verschrieb mir der jetzt verstorbene Dr. P. Sankaran (er war ein guter Freund von mir gewesen) STRONT.-CARB. C 200 und ich erholte mich.
Die Biopsie ergab wieder „Spindelzell-Neuro-Fibro-Sarkom".
15 Tage später fuhr ich für zwei Wochen nach Kashmir, um mich zu erholen.
Eines Tages bemerkte ich das Wachstum von Warzen (FILIFORMIS) auf meinem Gesicht und in den Achselhöhlen.
Es war überraschend. Diese Warzen traten jedesmal nach jeder meiner Tumor-Operationen auf und jedesmal nahm ich die Tatsache, daß Tumoren und Warzen Verstecken spielten, nicht sehr ernst.
Jedesmal, wenn der Tumor wieder wuchs, verschwanden die Warzen und jedesmal, nachdem der Tumor entfernt war, wuchsen die Warzen wieder auf meinem Gesicht und in den Achselhöhlen.
Ich hatte bis jetzt nie AN DIE HEREDITÄRE SYKOSIS gedacht, und ich hatte nie eine erworben.
Nach meiner Rückkehr nach Baroda besuchte ich meinen Vater, um von ihm zu wissen, ob er Warzen oder irgendwelche Wucherungen auf dem Körper hätte. Tatsächlich hatte er viele Warzen (FILIFORMIS) am Hals und Nacken. Ich er-

kundigte mich auch über meine Mutter, die sehr früh starb (als ich einen Monat alt war) und erfuhr, daß auch sie welche gehabt hatte.
Damals lebte noch meine Großmutter mütterlicherseits, sie war 94 Jahre alt.
Als ich sie untersuchte, ob sie auch Warzen oder irgendwelche Wucherungen hatte, fand ich Warzen auf ihren Händen, außerdem auch auf ihrem Gesicht und Nacken (FILIFORMIS). Sie waren gestielt und durch das Alter verdörrt.
DREI GENERATIONEN VON SYKOSIS!
Jetzt hatte ich den Schlüssel, um das Schloß zu öffnen.
Ich machte meine eigene krankhafte Biographie:
Mit 15 Jahren machte ich eine schlimme Form von hämorrhagischen Pocken durch.
Später, durch all meine Reisen, wurde ich sehr viel geimpft.
Das Mittel war mir jetzt klar.
Ich nahm THUJA XM, 2 Dosen einmal pro Monat, die zwei ersten Monate, und dann alle zwei Monate eine Gabe während sechs Monaten.
Seitdem (1994) habe ich keinen Tumor-Rückfall gehabt und die Metastasen in meiner Lunge sind längst völlig verschwunden.
In meinem Fall haben alle weltberühmten Homöopathen, die mich behandelt haben, versagt mich zu heilen, weil sie die miasmatische Vorgeschichte nicht berücksichtigt haben und ihre Mittel haben nur oberflächlich gewirkt.
Dies führte mich zu dem ernsten Studium der Miasmenlehre".

In diesem Fall können wir auch feststellen, daß Sykotiker und Sykosiniker keine Manipulation vertragen. Die schlimmsten Reaktionen auf Manipulationen, Operationen stammen aus der miasmatischen Kombination: TUBERKULINIE (= HEREDITÄRE TUBERKULOSE) MIT ERWORBENER SYKOSIS.

Dr. R.P. Patel schrieb weiter: „Während meiner 48-jährigen homöopathischen Laufbahn, bin ich acht mal um die Welt gereist und traf Hunderte von Homöopathen (Seminare, Konferenzen, Kongresse), aber in der ganzen Welt fand ich nur eine Handvoll von Homöopathen, die nach der erfolgreichen Hahnemann'schen Miasmenlehre arbeiteten. Alle andere, die ich „durchschnittliche" Homöopathen nenne, die eine ALLGEMEINE HOMÖOPATHIE betreiben, verpassen das Ziel der Heilung der chronischen Miasmen".

UNTERDRÜCKTE KONDYLOME (HAUPTMITTEL):

MERC., NIT.-AC., STAPH., THUJ., X.-RAY.

HEREDITÄRE HOMÖOSYKOTIKA (HAUPTMITTEL):

Aran., Arg.-n., Aur.-m., Aur.-m.-n., Bac., *Benz.-ac., Calc.-c., Carc., Castor., Caust., Cinnb., Cortison., Cupress.-laws., Ferr.-picr., Fluo.-ac., Gonotox.,* Lach., Lyc., Maland., *Merc.,* MED., Mez., Monilia-a., NAT.-S., NIT.-AC., Parotid., *Penizill.,* Phos., *Pic.-ac., Plat., Psor., Rad.-br., Sabin., Sanic., Sars.,* Selen., *Sep.,* STAPH., Sulf., *Syc.-co.,* THUJ., *Thuj.-lob., Vacc., Vario., X.-Ray.*

DIE HEREDITÄRE PSORA = PSORINIE

Die *PSORA* ist eine natürliche chronische nicht-venerische Krankheit. Sie wurde von Dr. S. Hahnemann entdeckt.

Im § 80 seines Organons schreibt S. Hahnemann: „Unermeßlich ausgebreiteter, folglich weit bedeutender, als genannte beide *(Y.L: Syphilis und Sykosis),* ist das chronische Miasm der Psora, bei welcher, (während jene beiden, die eine durch den venerischen Schanker, die andre durch die Blumenkohlartigen Auswüchse ihr spezifisches inneres Siechthum bezeichnen) sich das innre, ungeheure, chronische Miasm ebenfalls erst nach vollenderter innerer Infection des ganzen Organisms durch DEN EIGENARTIGEN, ZUWEILEN NUR IN EINIGEN WENIGEN BLÜHTCHEN BESTEHENDEN HAUTAUSSCHLAG MIT UNERTRÄGLICH KITZELND WOHLLÜSTIGEN JÜCKEN UND SPEZIFISCHEM GERUCHE beurkundet – die Psora, jene wahre Grund-Ursache und Erzeugerin fast aller übrigen häufigen, ja unzähligen Krankheitsformen ..."

Zu dieser Beschreibung des Lokalübels schreibt er auf Seite 125 seiner „Chronischen Krankheiten": „... sobald das Kind, oder auch schon der noch wenige Tage alte Säugling die Stelle unaufhaltsam reibt und kratzt, oder der Erwachsene über einen, am meistens Abends und Nachts unerträglichen, ohne Kratzen nicht auszuhaltenden Kitzel des wohllüstigjückenden Ausschlags (oder wäre es auch nur ein einziges Blüthchen) klagt, worauf BRENN-SCHMERZ erfolge ...."

In den „Chronischen Krankheiten“ schreibt Dr. S. Hahnemann weiter: „Nach und nach lernte ich hülfreichere Mittel gegen dieses so viele Leiden erzeugende Ur-Uebel, das ist, gegen DIE MIT EINEM ALLGEMEINEN NAMEN ZU BENENNENDE PSORA (INNERE KRÄTZ-KRANKHEIT MIT ODER OHNE IHREN HAUTAUSSCHLAG) finden, und es ward mir dann beim Gebrauche dieser Arzneien in ähnlichen chronischen Krankheiten, welchen der Kranke eine solche Ansteckung auch nicht nachweisen konnte, durch die erfolgende Hülfe einleuchtend, daß auch diese Fälle, wo der Kranke sich keiner Ansteckung dieser Art erinnerte, dennoch von der ihm vielleicht schon in der Wiege oder sonst unerinnerlich mitgetheilten Psora herrühren müßten, was dann auch bei sorgfältigerer Nachforschung bei den Eltern oder alten Anverwandten sehr oft eine Bestätigung fand.“

„Ich nenne diese Ur-Übel PSORA, um einen allgemeinen Namen dafür zu haben“, schrieb Dr. S. Hahnemann.

Den Namen *Psora,* hat Dr. S. Hahnemann nicht erfunden, er hat ihn einfach aus der zeitlichen Schulmedizin genommen. *Psora* war damals ein Sammelbegriff für mehrere dermatologische Erkrankungen.

Wenn wir die 97 Fälle aus den „Chronischen Krankheiten“, die S. Hahnemann aus der schulmedizinischen Praxiserfahrung entnommen hat, ausarbeiten, dann wissen wir, was wir unter Psora verstehen müssen.

In diesen Fällen finden wir:
- Kopfgrind-Unterdrückung (Tinea favosa).
- Milchschorf-Unterdrückung.
- Gesichtsausschlag-Unterdrückung.
- Genital-Hautausschlag-Unterdrückung.

- Ekzem-Unterdrückung.
- Feuchtes Ekzem-Unterdrückung.
- Krätze-Hautausschlag-Unterdrückung.

Wenn wir Psora synonym zu „Krätze" setzen, verstehen wir nichts von der ganzen Frage und gehen weit an Hahnemanns eigener Auffassung vorbei, schreibt Dr. J.T. Kent. Die Psora ist u.a. die Ursache der Krätze, sie bereitet ihr das Bett und nicht umgekehrt. Sie ist ihr PRÄEXISTENT.
Mit der Psora-Lehre brachte Dr. S. Hahnemann die Folgen der Unterdrückung von nicht-venerischen Hautausschlägen ans Licht. Er schrieb: „Wenn der Arzt gewissenhaft und verständig verfahren will, darf kein Hautausschlag, gar keiner, ER SEY VON WELCHER ART ER WOLLE, durch äußere Mittel vertrieben werden."

Nie wurde ein chronisches Miasma (bis heutzutage) so mißverstanden wie die *Psora*. Vielleicht liegt es an seiner nichtvenerischen Natur?

In der Anmerkung zu § 284 des Organons schreibt Dr. S. Hahnemann: „.... Da den meisten Säuglingen die Psora durch die Milch der Ammen mitgetheilt zu werden pflegt, wenn sie dieselbe nicht schon durch ERBSCHAFT von der Mutter besitzen ..... Doch ist die Besorgung der Mütter, in ihrer ersten Schwangerschaft durch eine gelinde antipsorische Cur, vorzüglich mittelst der in dieser Ausgabe (§ 270) beschriebenen neuen Dynymisationen des Schwefels unentbehrlich, um die fast stets bei ihnen vorhandene, schon durch ERBSCHAFT ihnen mitgetheilte Psora, Erzeugerin der meisten chronischen Krankheiten, in ihnen und in ihrer Leibesfrucht zu vertilgen, damit ihre NACHKOMMENSCHAFT im voraus dagegen geschützt sei. Dies ist so wahr, daß die Kinder so behandelter Schwangern gemeiniglich weit gesunder und kräftiger auf die Welt kommen, so daß jedermann darüber erstaunt. Eine neue Bestätigung der großen Wahrheit der von mir aufgefundenen Psora-Theorie.“

In der Anmerkung zu § 78 des Organons über die „WAHREN NATÜRLICHEN CHRONISCHEN KRANKHEITEN“, schreibt Dr. S. Hahnemann: „In den blühendsten Jünglings-Jahren und beim Anfange geregelter Menstruation, gepaart mit einer für Geist, Herz und Körper wohltätigen Lebensweise, bleiben sie oft (die chronischen Miasmen) mehre Jahre unkenntlich; die davon ergriffenen scheinen dann in den Augen ihrer Anverwandten und Bekannten, als wären sie völlig gesund und als wäre die, ihnen durch Ansteckung oder ERBSCHAFT eingeprägte Krankheit völlig verschwunden. Sie kömmt aber in spätern Jahren und bei widrigen Ereignissen und Verhältnissen im Leben, unausbleiblich aufs Neue zum Vorscheine, und nimmt um desto schneller zu, gewinnt einen desto beschwerlichern Charakter, je mehr das Lebens-Prinzip durch schwächende Leidenschaften, Gram und Kummer, vorzüglich aber durch zweckwidrige, medicinische Behandlung zerrüttet worden war.“

Im § 81 des Organons über die PSORA schreibt Dr. S. Hahnemann: „...... , daß dieser uralte Ansteckungs-Zunder nach und nach, in einigen hundert Generationen, durch viele Millionen menschlicher Organismen ging ....“

Im § 204 des Organons über die WAHREN NATÜRLICHEN CHRONISCHEN KRANKHEITEN schreibt Dr. S. Hahnemann: „..... und so all das namenlose Elend, die unglaubliche Menge chronischer Krankheiten verbreiten, welche das Menschengeschlecht seit Jahrhunderten und Jahrtausenden quälen, deren keine so häufig zur Existenz gekommen wäre, hätten die Ärzte diese drei Miasmen, ohne ihre äußern Symptome durch topische Mittel anzutasten, bloß durch die innern homöopathischen, für jede derselben gehörigen Arzneien gründlich zu heilen und im Organism auszulöschen sich verständig beeifert."

Auf Seite 11 der „Chronischen Krankheiten" schreibt Dr. S. Hahnemann über die Psora:
„Die Psora ist es, jene älteste, allgemeinste, verderblichste und dennoch am meisten verkannte, chronisch-miasmatische Krankheit, welche seit vielen Jahrtausenden die Völker verunstaltete und peinigte, seit den letzten Jahrhunderten aber die Mutter aller der Tausende unglaublich verschiedener (akuter und) chronischer (unvenerischer) Uebel geworden ist, von denen jetzt das cultivirte Menschengeschlecht auf der ganzen bewohnten Erde mehr und mehr heimgesucht wird. Die Psora ist die älteste miasmatisch-chronische Krankheit, die wir kennen."

Auf Seite 67 der „Chronischen Krankheiten" schreibt Dr. S. Hahnemann über die PSORA:
„Das Erwachen der innern, bisher schlummernden, latenten und (durch gute Körper-Konstitution und günstige äußere Verhältnisse) gleichsam gebunden gehaltenen Psora und ihr Ausbruch zu ernsthaftern Uebeln und Siechthumen kündigt sich durch Erhöhung obiger, die schlummernde Psora andeutenden und durch eine zahllose Menge verschiedner andrer Zeichen und Beschwerden an – verschieden je nach der verschiednen Körper-Konstitution des Menschen, seiner ERB-ANLAGE, den verschiednen Fehlern in seiner Erziehung und seiner Angewohnheiten, seiner Lebensweise und Diät, seiner Beschäftigungen, seiner Geistes-Richtung, seiner Moralität u.s.w."

Auf Seite 130 der „Chronischen Krankheiten" schreibt Dr. S. Hahnemann über die PSORA:
„Dieser Umstand darf nicht befremden, wenn man bedenkt, daß die Psora ein chronisches Miasm von ganz eignem und besondern Charakter sey, was, schon seit vielen Jahrtau-

senden mehre Millionen menschlicher Organismen durchgangen, endlich einen so ungeheuern Umfang verschiedner Symptome angenommen haben mußte – ....".

Hiermit können wir schon feststellen, daß Dr. S. Hahnemann uns einige Hinweise über die HEREDITÄT der chronischen Miasmen hinterlassen hat, aber meist nur im Zusammenhang mit der Psora. Aber kein Wort über hereditäre Syphilis oder hereditäre Sykosis, keine eventuelle Symptomatik der hereditären chronischen Miasmen, kein Heilungssystem der hereditären chronischen Miasmen.

Dr. J. T. Kent schrieb: „Die Psora entwickelt sich über einfache Stadien zu komplizierten Zuständen, nicht stets allein und nur aus sich heraus, sondern sehr oft eben angefacht und unterstützt durch schlimmen Arzneimittelabusus durch Generationen. Denn das Bestreben der Ärzte geht ja immer nur dahin, alle äußeren pathologischen Manifestationen zu unterdrücken, von der Oberfläche zu vertreiben. Indem sie das tun, verwurzeln sich aber diese Leiden umso tiefer im Organismus, intensivieren sich im INNERN und ziehen sich MEHR UND MEHR GANZ INS INNERE ZURÜCK, zeigen keine äußere Manifestationen mehr, verlieren ihren objektiven Charakter und bedrohen schießlich die menschliche Rasse mit der Ausrottung .....
Kennen wir die Wahrheit über die Psora, sehen wir ein, was für ein grandioser Schaden dem Patienten angetan wird, dem jenes Nach-außen-Werfen der Krankheit auf diese Weise gestoppt wird, und erkennen, was für ein eingreifender Schock so etwas für den Organismus ist, und wieso die Psora auf diese Weise eben nur gefördert und schlimmer gemacht wird, komplexer von Jahr zu Jahr und Generation zu Generation, bis sie die Grundkrankheit der menschlichen Gesellschaft wird, die Basis aller Leiden des Menschen .....
Die drei chronischen Miasmen sind zu jedem Zeitpunkt ihrer Evolution ansteckend, und zwar überträgt sich jene Entwick-

lungsstufe, in der sie zum Zeitpunkt der Übertragung gerade steht. Der Krankheitszustand wird so übertragen, wie er gerade ist. Wer psorisch ist, und leide er an weit entwickelter Psora, der überträgt auf seine gute Frau dasjenige Stadium, in dem er gerade selbst steht. Sie nimmt sie auf, und dann geht die Entwicklung in ihr weiter, zusätzlich zu dem, was sie schon selbst an Krankheit trägt, und nimmt immer mehr zu, wobei die Psora bei ihr dann natürlich ihren individuellen Stempel bekommt .....
Weil die Psora nun Generation um Generation belastet, Jahrhundert um Jahrhundert, nimmt die EMPFÄNGLICHKEIT FÜR SIE ZU. Daraus entwickelt sich EINE PSORISCHE HYPERERGIE .....
Die komplizierte Form der Psora ist die ERERBTE ..... Handelt es sich um eine ERERBTE PSORA, bekommen wir den Patienten nicht wie bei der erworbenen Psora zur Anfangsform derselben zurück (Bläschenausschlag), da es DESSEN ELTERN waren, welche die Anfangsform hatten. Das Kind hat sie von ihnen schon in einer komplizierteren, höheren Form erhalten. Behandelt man dieses Kind, so kann man dessen Psora einfach zu weniger komplizierten Stadien bringen, aber auf die Anfangsform des vesikulären Ausschlages wartet man bei ihm meist vergebens. Diese Anfangsform, den vesikulären Ausschlag, sieht man fast nur bei jenen Patienten zurückkommen, die ihn einst auch wirklich hatten; aber Formen, die ihm gleichen, können auch bei anderen Patienten gesehen werden, wenn die Lebensenergie des Organismus einmal in Ordnung gebracht ist.“

Historisch richtig müssen wir feststellen:

1) Dr. J. T. Kent entdeckte, daß die drei erworbenen chronischen Miasmen zu jedem Zeitpunkt ihrer Evolution ansteckend sind, und zwar überträgt sich jene Entwicklungsstufe, in der sie zum Zeitpunkt der Übertragung gerade steht. Der Krankheitszustand wird so übertragen, wie er gerade ist.

2) Dr. J.T.Kent stellte fest, daß die drei chronischen Miasmen nicht nur erworben werden können, sondern auch ererbt werden können.

Hereditäre Psora wird sich immer seltener auf der Haut zeigen, wenn überhaupt, dann fast immer kombiniert, z. B. als Pruritus oder Schuppen oder Trockenheit in spezifischen dermatologischen Erkrankungen, die aber aus gemischten chronischen Miasmen entstanden sind. Die innerliche Form der Psora hat aber meist die Oberhand.
Durch hereditäre Übertragung wächst dann immer mehr die innerliche Form der Psora, die immer schwieriger zu erkennen sein wird. Wie Dr. J. C. Burnett es schrieb: „Man weiß nicht, wo die Psora anfängt und wo sie endet."

Dr. J. H. Allen schrieb: „Daß die Psora als erste Erscheinung eine Art von Jucken hervorbrachte, das von einem feinen Bläschenausschlag gefolgt wurde, ist ohne Zweifel wahr und wurde sowohl von Hahnemann als auch von vielen seiner Nachfolger bezeugt. Primär konnte sie offenbar nicht als irgendein Ausschlag bei solchen Krankheiten wie Ekzem, Psoriasis usw. erscheinen, da diese Hauterkrankungen alle sekundäre Prozesse der Psora oder eines anderen Miasmas (Psoriasis ist gichtischen oder sykotischen Ursprungs) sind ....."
Weiter schrieb er: „Heutzutage verstehen wir unter Psora ein GRUNDMIASMA, das nicht auf eine bestimmte Form eines Hautausschlages beim Menschen beschränkt ist, sondern das der Urheber funktioneller und pathologischer Veränderungen im menschlichen Organismus ist. (Y. L.: Besonders zutreffend bei der HEREDITÄREN PSORA). Sicher zeigt es sich häufig in Form eines Hautausschlages und ursprünglich zweifellos als Bläschenausschlag mit einem Juckreiz oder einem juckenden Gefühl, einem Pruritus, der wahrscheinlich nicht nur ein primäres Symptom der akuten Form des Mias-

mas ist, sondern ein beharrliches, wenn nicht sogar ein konstantes Symptom im Verlauf der gesamten Krankengeschichte. Kein anderes Symptom ist so pathognomonisch wie der Pruritus. Wenn wir bei der Sykosis oder Syphilis Pruritus finden, dann kann man sicher sein, daß die Psora mit der Sykosis oder mit der Syphilis eng kombiniert ist."

Für Dr. J. H. Allen, ebenfalls für Dr. H. C. Allen und Dr. J. C. Burnett, war Heredität der einzelnen und sogar der verschmolzenen chronischen Miasmen eine praktische Selbstverständlichkeit.

Kommen wir aber jetzt zu der Hahnemann'schen Auflistung der psorischen Symptome, Erkrankungen und Zeichen aus seinen „Chronischen Krankheiten".

Dr. S. Hahnemann schrieb: "Bei sich zur offenbaren, sekundären Krankheit entwickelndem Krätz-Siechthume zeigen sich dann folgende Symptome, welche ich bloß aus Geschichten von Krankheitsfällen, die ich selbst mit Erfolg behandelte und die geständlich aus Krätz-Ansteckung entsprossen, AUCH WEDER MIT LUSTSEUCHE NOCH MIT FEIGWARZEN-UEBEL VERMISCHT WAREN, entnommen und beobachtet habe. Ich bescheide mich gern, daß in der Erfahrung Andrer noch weit mehre vorkommen können."

„.... die geständlich aus Krätz-Ansteckung entsprossen .....": Ätiologisch gesehen bleibt S. Hahnemann ausschließlich bei der erworbenen Form der Psora; dies ging so weit, daß er Seite 99 der „Chronischen Krankheiten" schrieb: „..... Oder soll etwa eine solche chronische Krankheit nur deshalb nicht für psorisch gehalten werden, weil der Kranke bis ZU SEINER GEBURT ZURÜCK, einige oder mehrere (unerträglich wohllüstig) jückende Haut- (Krätz-) Bläschen hie oder da gehabt zu haben, sich nicht erinnern konnte, oder (weil Krätze für etwas Schimpfliches gehalten wird) nicht gestehen wollte? SEIN NICHT-GESTÄNDNIS BEWEIST HIER GAR NICHTS DAGEGEN ....."

Aus einigen Andeutungen wissen wir, daß S. Hahnemann sich in den Jahren seit 1828 ganz offensichtlich auch mit der Möglichkeit der Heredität der chronischen Krankheiten beschäftigte, wie wir z.B. aus einem Bericht von Dr. Peschier aus Genf, der im August 1832 Hahnemann in Köthen besuchte und bei seinen Fallaufnahmen dabeisein durfte, erfahren (siehe das Zitat in Teil I). Ähnliches wissen wir aus seinen Krankenjournalen aus seiner Pariser Zeit, wo er z.B. bei einigen Fällen Informationen über die Vorfahren des Patienten notierte. Aber wenn er auch diesen Bereich der Homöopathie *(die hereditären chronischen Miasmen)* damals schon erforschte, so finden wir doch seinerseits nirgends theoretische Erörterung darüber oder gar praktische Hinweise für ihre Behandlung. Dr. S. Hahnemann entwickelte ein Heilsystem für *ERWORBENE* chronische Miasmen, auch für erworbene chronische miasmatische Kombinationen, das bis heutzutage absolut gültig ist.

Daher können wir ausschließen, daß Dr. S. Hahnemann absichtlich in seiner psorischen Auflistung hereditäre miasmatische Symptome eingeführt hat, und es erklärt, warum wir auch in dieser Auflistung Symptome oder Erkrankungen finden, die hereditär-syphilitisch oder hereditär-sykotisch oder aus der hereditären Tuberkulose oder aus dem hereditären Krebs stammen. Hahnemann kannte auch noch nicht die erworbene chronisch-miasmatische Ansteckung im 2. oder 3. Stadium und die durch die Pockenimpfung hervorgerufene Vakzinosis (die auch hereditär sein kann). Hier ist auch zu bemerken, daß einige Symptome oder Erkrankungen gleichzeitig zu verschiedenen chronischen Miasmen gehören können.

Hereditäre syphilitische Erkrankungen, Symptome und Zeichen, die wir in der Hahnemann'schen Auflistung der Psora finden können:

Frühgeburten (können auch sykotisch sein).
Fehlgeburten (Seite 172 und 173 der „Chronischen Krankheiten"; können auch sykotisch oder hereditär-sykotisch sein).
Foetus-Mißbildungen (Seite 172 und 173 der „Chronischen Krankheiten").
Lageanomalien des Foetus (Seite 172 und 173 der „Chronischen Krankheiten").
Hydrozephalus (auch durch hereditäre Tuberkulose).
Zurückgebliebene Kinder (§ 80 des Organon).
Chronische Migräne.
Apoplexie (kann auch vakzinotisch sein).
Alopezia diffusa.
Alopezia areata (kann auch vakzinotisch sein oder durch hereditäre Tuberkulose hervorgerufen werden).
Katarakt (kann man auch bei der hereditären Syphilis vorfinden).
Strabismus.
Hypermetropie.
Myopie.
Diplopie.
Hemianopsie.
Hemeralopie.
Nykteralopie.
Amaurose.
Tränendrüsenfistel (auch bei hereditärer Tuberkulose vorzufinden).
Ozaena.

Tinnitus aurium.
Surditas.
Lippen-Krebs (§ 205 des Organon).
Hypersalivation.
Gingivitis.
Parodontose.
Zahnausfall.
Zahnkaries.
Zahnzerfall.
Parotis-Tumor.
Gesichtskrebs (§ 205 des Organon).
Chronische Aphonie.
Halslymphknoten Schwellungen (auch durch hereditäre Tuberkulose).
Rezidivierende Halsentzündungen.
Kropf (Struma).
Chronisches Asthma (sehr oft sykotisch oder durch hereditäre Tuberkulose, kann aber auch rein psorisch sein).
Tuberkulose (syphilitische Tuberkulose. Akute Tuberkulose ensteht entweder aus einer psorosyphilitischen miasmatischen Kombination oder aus einer psorosykotischen Kombination [sykotische Tuberkulose]).
Angina pectoris (kann auch sykotisch sein).
Persistierender Ductus botalli.
Herzinfarkt (psoro-syphilitisch oder psoro-sykotisch).
Gefäßaneurysmen.
Morbus Raynaud.
Ulcus ventriculi (auch bei der hereditären Tuberkulose vorzufinden).
Hepatitis (kann auch sykotisch sein).
Leberverhärtung.
Neigung zu Hernien.
Chronische Hämorrhoiden.

Verzögerte Menarche (auch durch hereditäre Tuberkulose).
Uterus-Prolaps.
Chronischer Fluor.
Sterilität bei der Frau (öfter sykotisch oder durch hereditäre Tuberkulose).
Nymphomanie.
Mamma-Atrophie.
Hydrozele.
Sarkozele.
Hodenatrophie.
Hodenverhärtung.
Sterilität beim Mann (kann auch oft sykotisch sein).
Übermäßig starker Sexualtrieb.
Impotenz (Seite 133 der „Chronischen Krankheiten", weist Hahnemann darauf hin, daß sie auch syphilitisch sein kann).
Lähmungen.
Skoliose.
Kyphose.
Hüftluxation.
Rachitis (auch durch hereditäre Tuberkulose).
Exostosen.
Osteomalazie (auch durch hereditäre Tuberkulose).
Osteomyelitis (auch durch hereditäre Tuberkulose).
Knochen-Geschwüre (auch durch hereditäre Tuberkulose).
Osteoporose (auch durch hereditäre Tuberkulose).
Enuresis nocturna (auch bei hereditärer Tuberkulose und hereditärem Krebs vorzufinden).
Haut-Geschwüre.
Wassersucht (meist psorosyphilitisch oder psorosykotisch oder durch hereditäre Tuberkulose).
Naevus flammeus (hereditäre Tuberkulose oder hereditärer Krebs).

Tics douloureux des Gesichtes (Seite 89 der „Chronischen Krankheiten").

Stottern.

Chorea.

Epilepsie (kann auch hereditär-sykotisch sein oder durch hereditäre Tuberkulose auftreten).

Chronische Insomnia.

Geistes- und Gemütskrankheiten (Hahnemann weist schon darauf hin, daß sie aus einer chronisch-miasmatischen Kombination stammen, nämlich Psora mit Syphilis, heutzutage müssen wir die Kombination Psora mit Sykosis, die hereditäre Tuberkulose und den hereditären Krebs dazu zählen).

Suizid (entweder Psora mit Syphilis oder Psora mit Sykosis kombiniert oder durch hereditären Krebs).

Ich möchte noch einmal die Tatsache erwähnen, daß Dr. S. Hahnemann noch nicht wußte, daß *erworbene* chronische Miasmen auch im 2. oder 3. Stadium weiter ansteckend sind. Schon damals äußerte sich Clemens von Bönninghausen vorsichtig über dieses Thema, indem er schrieb, daß viele Symptome, die Hahnemann unter die Psora eingeordnet hatte, auch für die Sykosis relevant sind (C. v. Bönninghausen, The Lesser Writings, Anamnesis of Sycosis).

Erworbene oder hereditäre sykotische Erkrankungen, Symptome und Zeichen, die wir in der Hahnemannschen Auflistung der reinen psorischen Symptome finden können:

Suizid (Psora mit Sykosis oder Psora mit Syphilis kombiniert oder durch hereditären Krebs).

Geistes- und Gemütskrankheiten (auch Psora mit Syphilis kombiniert oder hereditäre Tuberkulose oder hereditärer Krebs).
Zurückgebliebene Kinder (§ 80 des Organon).
Hordeolum (kann auch vakzinotisch sein oder durch hereditäre Tuberkulose).
Nasenpolypen (auch bei der hereditären Tuberkulose).
Zahnkaries.
Störungen beim Schlingen:
  Kramphaft verhindertes Schlingen, zuweilen bis zum Hungertode.
  Kramphaftes, unwillkürliches Schlingen.
Chronische Katarrhe.
Tuberkulose (sykotische Tuberkulose).
Asthma bronchiale.
Herzinfarkt (psorosykotisch oder psorosyphilitisch).
Hepatitis.
Chronische Hämorrhoiden.
Rektum-Polyp.
Rektum-Fistel (kann auch durch hereditäre Tuberkulose hervorgerufen werden).
Chronische Zystitiden (kann auch durch hereditäre Tuberkulose auftreten).
Harnröhren-Striktur (Psora mit Sykose kombiniert).
Harnröhren-Fistel (S. Hahnemann weist schon darauf hin, das es sich um eine miasmatische Kombination nämlich Psora mit Sykosis handelt, kann aber bei der hereditären Tuberkulose auch auftreten).
Diabetes mellitus.
Nierensteine.
Nierengries.
Prostata-Vergrößerung (auch durch hereditäre Tuberkulose).

Prostata-Verhärtung (hereditäre Tuberkulose mit erworbener Sykosis kombiniert).
Hodenverhärtung.
Sterilität beim Mann.
Impotenz.
Emesis gravidarum (Seite 84 der „Chronischen Krankheiten", kann auch durch hereditäre Tuberkulose hervorgerufen werden).
Frühgeburt.
Fehlgeburt.
Chronischer Fluor.
Chronische Dysmenorrhoe (kann auch vakzinotisch sein oder durch hereditäre Tuberkulose hervorgerufen werden).
Ovarien-Ödeme (Seite 98 der „Chronischen Krankheiten").
Uterus-Ödem (Seite 98 der „Chronischen Krankheiten").
Uterus-Prolaps.
Uteruspolyp.
Uterus-Krebs (hereditäre Tuberkulose plus erworbene Sykosis oder hereditärer Krebs mit erworbener Sykosis kombiniert).
Sterilität bei der Frau.
Nymphomanie.
Gicht.
Wassersucht (Syko-psorisch; Seite 126 der „Chronischen Krankheiten").
Naevus flammeus (hereditärer Krebs oder durch hereditäre Tuberkulose).
Erysipel des Gesichtes (ist psoro-sykotisch oder Kombination aller drei chronischer Miasmen).
Verrucae vulgaris.
Ganglien.

Vergessen wir auch nicht, daß damals Dr. S. Hahnemann die Sykosis unterschätzt hat und daher nicht vollständig erforscht hat, im Gegensatz zur Syphilis oder Psora, aber immer nur als erworbene Form.

Ein anderer Punkt ist, daß, obwohl schon Clemens von Bönninghausen davor warnte, S. Hahnemann die iatrogene Krankheit Vakzinosis nicht erkannte. Die Pockenimpfung ist in der Lage, sykotische sogar sykosyphilitische Symptome hervorzurufen. Damals kannte auch keiner die chronische Vakzinose (und ihre Symptomatik) durch erfolglose Impfungen und ihre hereditäre Übertragung. Daher ist auch damit zu rechnen, daß wir in der Hahnemann'schen psorischen Auflistung erworbene oder sogar schon hereditäre vakzinotische Symptome finden werden, wie zum Beispiel:
Geistes- und Gemütskrankheiten.
Zurückgebliebene Kinder (§ 80 des Organon: „Blödsinn").
Epilepsie.
Chorea.
Chronische Schlaflosigkeit.
Chronische Migräne.
Chronische Neuralgien.
Alopezia areata.
Hordeolum.
Asthma bronchiale.
Akute Tuberkulose.
Impotenz.
Chronische Dysmenorrhoe.
Lähmungen.
Pseudo-Rheumatismus.
Krebserkrankungen.
Neigung zu jeglicher Art von Hauterkrankungen.
Abszeß.

Warzen.
Ganglien.

Ein weiterer Punkt ist, daß Dr. S. Hahnemann am Anfang der Forschung über die Erkrankungen aus erworbenen chronisch-miasmatischen Kombinationen war, z. B.:

1) Erkrankungen durch psoro-syphilitische Kombination:
   - Lippen- und Gesichtskrebs (§ 205 des Organon, Fußnote 1, was eine Ergänzung zu den „Chronischen Krankheiten", Seite 72, repräsentiert).
   - Geistes- und Gemütskrankheiten („Chronische Krankheiten", Seite 96, Fußnote 1; § 222 und § 227 des Organon).
   - Alternierende Krankheiten (§ 232 des Organon).
   - Wechselfieber (§ 234 des Organon).
   - Pseudosyphilis, ohne spezifische Erkrankungs-Angaben (Seite 116 der „Chronischen Krankheiten").
2) Erkrankungen durch psoro-sykotische Kombination:
   - Harnröhren-Stenose, Harnröhre-Fistel:
   - „Eben so ist die Blasenentzündung von verengerten Stellen der Harnröhre, und die davon erfolgende Harnfistel bloß psorischen Ursprungs, obgleich in seltenen Fällen die Sykosis mit der Psora kompliziert sein kann." (Seite 79 und 80 der „Chronischen Krankheiten").

Seite 117 der „Chronischen Krankheiten" erwähnt sogar S. Hahnemann die Möglichkeit einer dreifachen chronisch-miasmatischen Kombination, aber immer nur als dreifache erworbene chronische miasmatische Kombination.

Dr. S. Hahnemann kannte auch noch nicht die hereditäre Tuberkulose oder den hereditären Krebs, die durch erbliche

Übertragung aus verschmolzenen chronisch-miasmatischen Kombinationen entstehen können. Er kannte auch nicht die hereditäre sykotische und die hereditäre syphilitische Tuberkulose.

Dr. J. H. Allen schreibt: „Wenn wir die Symptome studieren, die Hahnemann uns im Band 1 seiner „Chronischen Krankheiten" gegeben hat, sehen wir die gemischten Miasmen unter den Symptomen, die er bei der Psora angegeben hat und die er reine psorische Symptome nennt" *(Y.L.: d. h. nicht mit einem anderen Miasma vermischt).*

Erkrankungen, Symptome, Zeichen der hereditären Tuberkulose, die wir in der Hahnemann'schen Auflistung der reinen psorischen Symptome finden können:

Mißbildungen (Seite 172 der „Chronischen Krankheiten").
Geistes- und Gemütskrankheiten.
Zurückgebliebene Kinder.
Hypochondrie.
Hysterie.
Verlangen zu reisen.
Stimmungswechsel.
Chronische Schlaflosigkeit.
Hydrozephalus.
Epilepsie.
Chronische Migräne.
Tränendrüsenfistel.
Hordeolum.
Nasenbluten.
Nasenpolypen.
Schwieriges Zahnen.

Zahnausfall.
Zahnkaries.
Zähneknirschen im Schlaf.
Halslymphknotenschwellungen.
Kehlkopf-Tuberkulose.
Krupp.
Kropf (Struma).
Chronische Bronchitis (Seite 100 der „Chronischen Krankheiten").
Asthma bronchiale.
Akute Lungentuberkulose.
Ulcus ventriculi.
Herzklopfen.
Diabetes mellitus.
Rektumfistel.
Chronische Hämorrhoiden.
Chronische Verstopfung.
Chronische Diarrhoe.
Würmer.
Nieren-Erkrankungen (Seite 98 der „Chronischen Krankheiten").
Chronische Zystitis.
Enuresis nocturna.
Prostatorrhoe.
Folgen von chronischer Prostatorrhoe (sogar akute Tuberkulose).
Prostata-Vergrößerung.
Hydrozele.
Vermehrter Sexualtrieb.
Pollutionen.
Folgen von Pollutionen.
Mastopathie.

Mamma-Abszeß während der Stillzeit (kann auch durch hereditären Krebs auftreten).
Brustkrebs.
Verzögerte Menarche.
Fehlgeburten.
Sterilität bei der Frau.
Emesis gravidarum.
Allgemeine Besserung während der Schwangerschaft (Seite 173 der „Chronischen Krankheiten", Fußnote).
Amenorrhoe.
Chronische Dysmenorrhoe.
Chronischer Fluor.
Nymphomanie.
Skoliose.
Kyphose.
Chronischer Rheumatismus.
Rachitis.
Spina ventosa.
Knochen-Geschwüre.
Knochen-Karies.
Osteomyelitis.
Osteomalazie.
Osteoporose.
Ganglien.
Varizen.
Wassersucht.
Hyperhydrosis.
Übelriechende Schweiße.
Hautgeschwüre.
Balggeschwülste.
Panaritien.
Hühneraugen.
Furunkel.

Urtikaria.
Anfälligkeit für Scabies, Läuse, Tinea.
Sommersprossen.
Leberflecke.
Verrucae vulgaris.
Malaria.
Neigung zur Krebserkrankungen.
Anfälligkeit für Tetanus.

Erkrankungen und Symptome des hereditären Krebses (hereditäre dreifache verschmolzene chronisch-miasmatische Kombination), die wir in der Hahnemann'schen psorischen Auflistung vorfinden können:

Mißbildungen.
Suizid.
Geistes- und Gemütskrankheiten.
Zurückgebliebene Kinder.
Hypochondrie.
Verlangen zu reisen.
Chronische Insomnia.
Chronische Migräne.
Tics douloureux des Gesichtes.
Gesichts-Ca.
Wangen-Ca.
Lippen-Ca.
Parotis-Tumor.
Tumor des Pharynx, Larynx.
Krupp.
Hepatitis.
Akute Tuberkulose.
Chronische Verstopfung.

Würmer.
Enuresis nocturna.
Mamma-Abszeß während der Stillzeit (Seite 173 der „Chronischen Krankheiten", Dr. S. Hahnemann).
Brust-Ca.
Uterus-Ca.
Sarkozele.
Chronischer Rheumatismus.
Chronische Gicht.
Chronische Neuralgien.
Chronischer Pruritus.
Chronische juckende Dermatosen.
Leberflecke.
Ganglien.
Kann keine Erkältungen bekommen.

Der fünfte Punkt ist die damalige Hahnemann'sche Liste der Antipsorika, die viele Mittel enthält, die eine chronische plurimiasmatische Wirkung haben (*Mittel in kursiv großgeschrieben*):

Agar.	*CALC.-C.*	*EUPH.*	*MEZ.*	*SARS.*
ALUM.	*CARB.-A.*	*GRAPH.*	*MUR.-AC.*	*SEP.*
Am.-c.	*CARB.-V.*	Guaj.	*NAT.-C.*	*SIL.*
Am.-m.	*CAUST.*	*HEP.*	*NAT.-M.*	*STANN.*
Anac.	Clem.	*JOD.*	*NIT.-AC.*	*SULF.*
Ant.-c.	Coloc.	*KALI.-C.*	*NITRUM.*	*SULF.-AC.*
ARS.	*CON.*	*LYC.*	*PETR.*	*ZINC.*
AUR.	Cupr.	*MAG.-C.*	*PHOS.*	
BAR.-C.	Dig.	*MAG.-M.*	*PHOS.-AC.*	
Bor.	Dulc.	*MANG.*	*PLAT.*	

Eine Sache muß klar gesagt werden: ich behaupte nicht, daß Dr. S. Hahnemann *Fehler* gemacht hätte, weil Unkenntnisse keine Fehler sind. Da aber alles, was Hahnemann noch nicht kannte, sich logischerweise in seiner Auflistung der psorischen Symptome wiederfindet, hielt ich diese vorangegangene Analyse für notwendig.

VERSUCH EINER AUFLISTUNG REIN HEREDITÄRER PSORISCHER SYMPTOME / ERKRANKUNGEN / ZEICHEN

Dr. S. Hahnemann schrieb: „Mir ward es möglicher, als vielen Hundert Andern, die Zeichen sowohl der noch im Innern schlummernden und latenten, als der zu ansehnlichen, chronischen Übeln aus dem Innern erwachten Psora zu finden und zu erkennen durch genaue Vergleichung des Befindens der so Behafteten mit mir, der ich, was selten ist, NIE PSORISCH war und daher von allen diesen hier und weiter unten angeführten Beschwerden (kleinern und größern) von MEINER GEBURT an bis in mein jetziges achtzigstes Lebensjahr gänzlich frei blieb, obwohl übrigens sehr empfänglich für akute, epidemische Krankheiten, und obwohl unter vielen Geistes-Anstrengungen und tausendfachen Gemüths-Kränkungen."

Mit dieser Aussage können wir feststellen, daß in der Hahnemann'schen Auflistung der psorischen Symptome nur erworbene Symptome vorgesehen wurden und als solche verstanden wurden. Obwohl angeblich Dr. S. Hahnemann nie die Psora erwarb, war er mit Sicherheit chronisch hereditär-psorisch belastet.

„Alles deutlich PATHOLOGISCH VERÄNDERTE kommt selten, wenn überhaupt, aus dem psorischen Miasma, denn dieses behindert mehr das Funktionelle. Erst wenn die Psora sich mit Syphilis oder Sykosis verbindet, sehen wir, wie pathologische Veränderungen sich zu entwickeln beginnen. Dies gilt vor allem für innere Erkrankungen des Körpers. Wir treffen heute jedoch nur wenige Menschen an, die REIN psorisch und zwar rein HEREDITÄR-PSORISCH und frei von jeglicher Verbindungen mit anderen Miasmen sind" (Dr. J. H. Allen).

Die rein hereditäre Psora prägt nicht die Morphologie ein und ist sehr langsam destruktiv unter der Voraussetzung, daß sie sich nicht mit einem anderen chronischen Miasma verbindet, was leider selten der Fall ist, weil die Psora das Miasma ist, das sich am leichtesten bindet. Die hereditäre wie die erworbene Psora haben keine „Lieblingsregionen", sondern können jegliche Körperstellen oder jegliche Gewebe angreifen. Die hereditäre Psora entfaltet sich wild und ist sehr schwierig zu erkennen, weil sie sehr oft eine pure innere Form einnimmt. Bei der hereditären Psora werden wir einige Symptome oder Erkrankungen finden, die auch bei der erworbenen Psora auftreten können. Hereditäre Psora prädisponiert natürlich zur akuten psorischen Ansteckung (psorische Hyperergie) und zur nicht sykotischen Gonorrhoe und ist auch das primäre Tor für jegliche weiteren chronischen miasmatischen Infektionen der Menschheit.

GEMÜT:

Überempfindlichkeit.
Geistige Aktivität.
Geist überaktiv, scharfsinnig.
Schnell, lebhaft.
Exaltiert.
Heiter, aktiv und schnell in seinen Bewegungen.

Leicht psychisch aus der Fassung zu bringen.
Schnell verwirrt, leicht gereizt und widerspenstig.
Schnell erschöpft durch geistige Anstrengung und psychische Eindrücke.
Folgen von geistiger Anstrengung.
Hitze im ganzen Körper nach psychischen Eindrücken.
Hitze im ganzen Körper nach geistiger Anstrengung.
Voller Vorahnungen.
Ängstlichkeit.
Plötzliche Angst bei Menschen, die an Magen- oder Leberbeschwerden leiden.
Angst mit zuerst Zittern und Schütteln des ganzen Körpers, gefolgt von großer Schwäche und muskulöser Erschöpfung und häufig mit reichlichem Schweiß.
Kälteschauer durch Angst.
Fröstelndes Gefühl durch Angst.
Ohnmachtsanfälle durch Angst.
Kopfschmerzen durch Angst.
Übelkeit durch Angst.
Erbrechen durch Angst.
Konvulsionen durch Angst.
Epileptiformer Anfall durch Angst.
Krämpfe durch Angst.
Angstanfälle um den Neumond herum.
Angstanfälle vor der Periode.
Beklemmung und Angst morgens beim Erwachen.
Beängstigungen Abends nach dem Niederlegen:

„Wovon Einige in starken Schweiß verfallen; Andre fühlen dann bloß Wallungen des Bluts und Pulsieren in allen Adern; Andern will die Angst die Kehle zuziehen, daß sie ersticken wollen, und wieder Andern däuchtet das Blut in allen Adern stillzustehen, was ihnen dann die Angst verursacht. Bei Einigen ist die Angst mit ängstlichen Bildern und Gedanken vergesellschaftet und scheint von diesen herzukommen, bei Andern sind keine ängstlichen Vorstellungen und Gedanken bei der Beängstigung". (Dr. S. Hahnemann, Seite 96 der „Chronischen Krankheiten", Fußnote 2).

Starkes Herzklopfen nach dem Erwachen.

Pulsieren in verschiedenen Körperteilen.

Gefühl des Zusammenschnürens in verschiedenen Körperteilen.

Hitzewallungen nach dem Erwachen.

Arterielle Erregung nach dem Erwachen.

Blutandrang nach dem Erwachen.

Furcht nach dem Erwachen.

Erregte Vorstellungen nach dem Erwachen.

Große innere Unbehaglichkeit und Ängstlichkeit.

Äußerste Nervosität nach dem Erwachen.

Bei Anfällen psychischer Unruhe, muß herumlaufen.

Mutlosigkeit.

Traurigkeit.

Plötzlicher Stimmungswechsel.

Plötzlicher Wechsel von Heiterkeit zu Traurigkeit (ohne jeglichen ersichtlichen Grund).

Plötzlicher Wechsel von Heiterkeit zu schlechter Laune (ohne jeglichen ersichtlichen Grund).

Schwermut, Herzklopfen und Beängstigung weckt sie die Nacht aus dem Schlafe (am meisten gleich vor Eintritt des Monatlichen).

Geistige Depression.

Manchmal schweigsam durch Depression, aber meist deswegen Plage.

Jeder weiß es und jeder kann es sehen, daß er depressiv ist.

Plagt jeden mit seinem geistigen Zustand.

Melancholie nach dem Erwachen.

Melancholie allein, oder mit Wahnsinn, auch wohl mit Wut und vernünftigen Stunden abwechselnd.

Schwitzen, Diarrhoe, reichliches Wasserlassen oder Hautausschläge bessern den geistigen Zustand.

Weinen bessert den geistigen Zustand.

Weinerliche Laune; sie weinen oft Stunden lang, ohne eine Ursache dazu zu wissen.

Beschwerden durch Kummer.

Beschwerden durch unglückliche Liebe.

Beschwerden durch Verlust einer geliebten Person.

Wiederholte Anfälle von Furcht während des Tages (mit oder ohne Schmerz).

Furcht vor dem Tod.

Furcht vor Krankheiten.

Furcht vor dem Alleinsein.

Furcht vor Dunkelheit.

Furcht vor Feuer.

Furcht vor Schlaganfall.

Furcht verrückt zu werden.

Hoffnungsloskeit.

Glaubt, er sei unheilbar.

Schüchternheit, mit einem Gefühl von Müdigkeit.

Schwinden der Gedanken beim Lesen.

Schwinden der Gedanken beim Schreiben.

Kann seine Gedanken nicht beherrschen.

Zeitweilig völlige Gedankenleere.

Allgemein geistesabwesend.

Arbeitscheu.

Abneigung zu denken.

Abneigung gegen geistige Anstrengung.

Abneigung gegen körperliche Anstrengung.

Erschreckt leicht.

Beschwerden nach Schreck.

Schweiß und Zittern nach Schreck.
Schwindel in einer Menschenmenge.
Ohnmacht in einer Menschenmenge.
Anticipationsangst (Erwartungsangst).
Beschwerden durch Erwartungsangst.
Kopfschmerzen, wenn sie Fremden begegnen müssen.
Ohnmachtsanfälle, wenn sie Fremden begegnen müssen.
Diarrhoe, wenn sie Fremden begegnen müssen.
Übelkeit, wenn sie Fremden begegnen müssen.
Erbrechen, wenn sie Fremden begegnen müssen.
Kopfschmerzen, wenn eine ungewöhnliche Prüfung bevorsteht.
Ohnmachtsanfälle, wenn eine ungewöhnliche Prüfung bevorsteht.
Übelkeit, wenn eine ungewöhnliche Prüfung bevorsteht.
Erbrechen, wenn eine ungewöhnliche Prüfung bevorsteht.
Diarrhoe, wenn eine ungewöhnliche Prüfung bevorsteht.
Empfindlich durch Sinneseindrücke.
Empfindlich gegenüber Blumenduft.
Empfindlich gegenüber dem Geruch von gekochten Speisen.
Empfindlich gegenüber atmosphärischen Veränderungen.
Beschwerden durch schlechte Nachrichten.
Schreckliche Dinge, traurige Geschichten ergreifen sie tief.
Hartnäckige unangenehme vergangene Erinnerungen.
Beschwerden durch übermäßige Freude.
Zornanfälle:

„Eine zornige, grämliche Gemüthsart befördert den Ausbruch der Psora ungemein ...“ (Seite 66 der „Chronischen Krankheiten“, Band 1 von Dr. S. Hahnemann, Fußnote).

Beschwerden nach Zorn.
Zorn mit Zittern.
Zorn mit Reue.

Plötzlich zornig und einen Augenblick später zerknirscht und weinend.
Voller Sorgen.
Unzufriedenheit.
Mürrisch.
Beklagt sich ständig.
Jammern, lamentieren.
Kritisiert ständig.
Tadelsüchtig.
Sucht Fehler.
Es sind die Ausgenutzten, die Vernachlässigten, obwohl in Wirklichkeit jeder für sie tut, was er kann.
Können meist ihre Beschwerden gut lokalisieren.
Sinnestäuschungen.
Die Zeit vergeht zu schnell.
Die Zeit vergeht zu langsam.
Geschwätzigkeit im Delirium.
Geschwätzigkeit bei Manie.
Gedanken drängen sich auf und schwirren durcheinander.
Bei psychischen Störungen fallen ihm die Worte schneller ein als er sie aussprechen kann.
Alle Arten von Wahnvorstellungen, die oft vorübergehend oder flüchtig sind. Diese Wahnvorstellungen lassen sich häufig ausreden.
Abstoßende Handlungen im Delirium.
Manchmal Langsamkeit der Verstandeskräfte mit Selbst-Verdammung.
Selbst-Entleibungs-Wahnsinn:

„... diese Art Geistes-oder Gemüthskrankheit, welche ebenfalls rein psorisch ist ...“ (Dr. S. Hahnemann, Seite 96 der „Chronischen Krankheiten“, Fußnote 3).

Nach dem Essen, Ängstlichkeit mit Angstschweiß:

„Bei einigen Personen erhöhet sich auf das Essen die Angst bis zum Triebe sich das Leben zu nehmen durch Erdrosseln“ (Dr. S. Hahnemann, Seite 76 der „Chronischen Krankheiten“, Fußnote 3).

Das Verlangen, sich das Leben zu nehmen, ist kein reines psorisches Gemütssymptom, sondern ein Erzeugnis von gemischten chronischen Miasmen (Psora mit Sykosis oder Psora mit Syphilis oder hereditärer Krebs).

Mord, Kriminalität sind auch keine reine psorischen Symptome, sondern stammen aus einer chronischen miasmatischen Kombination, nämlich Psora mit Sykosis oder Psora mit Syphilis.

Gemüts- und Geistesstörungen aller Art:

„Ich habe weder in meiner Praxis, noch in irgend einem Irrenhause je einen Melancholischen, einen Wahnsinnigen, oder Wüthigen angetroffen, bei dessen Krankheit nicht Psora zum Grunde gelegen hätte, obwohl zu weilen, doch selten, MIT SYPHILIS KOMPLIZIERT“ (Dr. S. Hahnemann, Seite 96 der „Chronischen Krankheiten“, Fußnote 1, Siehe auch Organon § 222 und § 227).

Heutzutage müssen wir die Kombination Psora mit Sykosis, hereditäre Tuberkulose und hereditären Krebs dazu zählen.

Verlangen und Sehnsucht nach Reisen, Ortswechsel, Änderung des Berufes oder der Lebensweise.

Sie wünschen etwas und wissen nicht, was dieses Etwas ist.

Verlangen nach Stimulantien.

Kleptomanie (am schlimmsten bei syko-psorischer Kombination).

Pyromanie (am schlimmsten bei syko-psorischer Kombination).

Sexuelle Perversionen.

SENSORIUM:

Das Gehirn wird leicht anämisch, daher alle Arten von Schwindel.
Schwindel, Taumel beim Gehen.
Schwindel beim Gehen auf einem von beiden Seiten nicht eingeschlossenen Wege, auf freien Ebenen.
Schwindel bei Bewegung.
Schwindel; bei schnellem Umdrehen fällt er fast über den Haufen.
Schwindel beim Herabsehen selbst auf den ebenen Boden, oder beim Sehen in die Höhe.
Schwindel beim plötzlichen Nach-oben-Schauen.
Schwindel beim Aufstehen aus dem Sitzen.
Schwindel im Liegen.
Drehschwindel mit Übelkeit.
Drehschwindel mit Erbrechen.
Schwindel mit momentanem Bewußtseinsverlust.
Schwindel, wie ein Ruck im Kopfe, wovon er auf einen Augenblick die Besinnung verliert.
Schwindel, ohnmachtartiger.
Schwindel, in Bewußtlosigkeit übergehend.
Schwindel mit Sinnestäuschungen: Die Dinge erscheinen zu groß oder zu klein.
Schwindel; sie kommt sich selbst, oder andere Gegenstände kommen ihr bald zu groß, bald zu klein vor.
Schwindel mit häufigem Aufstoßen.
Schwindel mit Blutandrang zum Kopf.
Schwindel mit Blutandrang zum Gesicht.
Schwindel mit Kopfschmerzen, Prosopalgie gefolgt von vorübergehender Blindheit.
Schwindel wie betrunken.

Schwindel beim Bücken.
Schwindel beim Wiederaufrichten nach Bücken.
Schwindel mit Leichtigkeit des Kopfes, als ob er schwimmen würde.
Schwindel mit dem Gefühl, als ob man in der Luft schweben würde.
Schwindel mit dem Gefühl, als ob der Kopf größer als der Körper sei.
Schwindel mit dem Gefühl, als ob man sich in einem Kreis drehen würde.
Schwindel mit allen Arten von Verdauungsstörungen.
Schwindel mit Störungen des Portalssystems.
Schwindel mit Übelkeit.
Schwindel mit Erbrechen.
Schwindel mit Verstopfung.
Schwindel beim Lesen, mit Geistesverwirrung.
Schwindel beim Schreiben, mit Geistesverwirrung.
Schwindel mit Fleckchen oder Sternchen vor den Augen.
Schwindel mit dem Gefühl eines Schleiers vor den Augen.
Schwindel beim Schließen der Augen.
Schwindel beim Einschlafen.
Schwindel beim Umdrehen im Bett.
Schwindel mit dem Gefühl zu fallen.
Schwindel wie auf einem Schiff.
Seekrankheit.
Reisekrankheit.
Schwindel mit Hitzewallungen.
Schwindel mit Schweißausbrüchen (Schweiß bessert).
Schwindel im warmen Zimmer.
Schwindel in schlechter Luft.
Schwindel mit Rauschen in den Ohren.
Schwindel mit Verwirrung der Sinne.
Schwindel mit Schwere des Kopfes.

Schwindel mit Schwäche der Beine.
Schwindel mit Herzklopfen.
Von freier Luft düselig und dämisch im Kopfe.

ALLGEMEINES:

Die hereditäre Psora kann allein keine morphologische Strukturveränderungen aufbringen.
Die hereditäre Psora ist die Quelle fast aller subjektiven Symptome, besonders solchen, die vom Patienten mit „als ob“ beschrieben werden.
Die hereditäre Psora kann eine hundertprozentige innere Form einnehmen.
Die hereditäre Psora bewirkt eine Assimilationsstörung der dem Körperaufbau dienenden Grundsubstanzen, ein nicht richtiges Verwerten dieser Nahrungsbestandteile im Organismus, chronische Störungen im Grundmetabolismus und Anämie (noch ausgeprägter bei der hereditären Tuberkulose).
Die hereditäre Psora kann die Sinneswahrnehmung pervertieren.
Die Psora (sowohl erworbene als hereditäre) ist das chronische Miasma, das sich am leichtesten aktivieren läßt und sich mit anderen chronischen Miasmen verbinden kann.
Die Psora (sowohl erworbene als hereditäre) reagiert ganz besonders empfindlich auf toxische Substanzen, Stimulantien, allopathische Medikamente, und läßt sich dadurch aktivieren.
Eine latente hereditäre Psora kann auch durch Impfungen aktiviert werden.
Die Unterdrückung einer nicht sykotischen Gonorrhoe kann eine latente hereditäre Psora aktivieren.

Die Unterdrückung von Fieber kann eine latente hereditäre Psora aktivieren.

Die Unterdrückung von Schleimhaut-Katarrh kann eine latente hereditäre Psora aktivieren.

Gefühlserregungen können eine latente hereditäre Psora leicht aktivieren:

„Eine zornige, grämliche Gemüthsart befördert den Ausbruch der Psora ungemein, so wie vorausgegangene Erschöpfungen durch häufige Schwangerschaften, übertriebenes Kindersäugen, übermäßige Strapatzen, angreifende ärztliche Kuren, Schwelgerei und lüderliche Lebensart.“ (Dr. S. Hahnemann, Seite 66 der „Chronischen Krankheiten, Fußnote).

„Ununterbrochner Kummer und Aergernis erhöhet ja selbst die kleinsten Spuren noch schlummernder Psora gar bald zu größern Symptomen und entwickelt sie dann unvermuthet zum Ausbruche aller erdenklichen chronischen Leiden .....“ (Dr. S. Hahnemann, Seite 140 der „Chronischen Krankheiten“).

Andauernder vermeidbarer Kummer oder Ärger wird ständig eine latente hereditäre Psora aktivieren und daher jegliche miasmatische Behandlung zunichte machen:

„Die Fortsetzung des schönsten Baues ist thöricht, wenn der Grund des Gebäudes täglich, obwohl nur allmählich von anspülenden Wellen untergraben wird.“ (Dr. S. Hahnemann, Seite 140 und 141 der „Chronischen Krankheiten“).

Außergewöhnliches Wohlbefinden während einer Schwangerschaft.

Alles scheint sich bei diesen Patienten hin zu Extremen zu entwickeln. Sie sind körperlich zu groß oder zu klein; zu dick oder zu dünn; sehr intelligent oder stumpfsinnig; zu rot oder zu bleich; zu kalt oder zu warm.

Langsame Erholung nach akuten Krankheiten.

Essen verschlechtert den Allgemeinzustand, der Patient bekommt nach dem Essen viele Beschwerden: Kopfschmerzen, Flatulenz oder flatulente Dyspepsie, Müdigkeit, Schläfrigkeit, Schwindel, Erbrechen, Herzklopfen, Husten, Schmerzen in den verschiedensten Körperteilen, besonders in der Leberregion.

Erleichterung mehrerer, auch entfernter Beschwerden durch Essen.

Weinen bessert den Allgemeinzustand.

Hautausschläge, Schweiß, Diarrhoe, reichliches Wasserlassen bessert den Allgemeinzustand.

Wenn psorische Patienten krank sind, verhalten sie sich lieber ruhig, außer wenn der Geist betroffen ist.

Wenn psorische Patienten Schmerzen haben, fürchten sie berührt zu werden, selbst der leichteste Druck wird nicht ertragen.

Frieren, Mangel an Lebenswärme.

Neigung zu Erkältungen.

Kann keinen Schnupfen bekommen.

SCHLAF:

Chronische Schlaflosigkeit.

Schlaflosigkeit wegen ängstlicher Hitze jede Nacht – eine Ängstlichkeit, die oft so hoch steigt, daß er aus dem Bette fliehen und umhergehen muß.

Von früh 3 Uhr an kein, oder kein fester Schlaf mehr.

Schon beim Zutun der Augen, allerhand schwärmerische Bilder, Fratzen.

Beim Einschlafen, Schwindel.

Beim Einschlafen beunruhigen sie wunderliche, ängstliche Phantasien; sie muß aufstehen und lange umhergehen.

Der Schlaf wird durch Träume gestört und stellt sich erst gegen Morgen ein.
Träume sehr lebhaft, wie im Wachen, oder traurige, schreckhafte, ängstliche, ärgerliche, geile Träume.
Alpträume.
Zähneknirschen im Schlaf.
Erwachen durch Angst und Depression.
Erwachen durch Geruchsüberempfindlichkeit.
Häufiges Erwachen vor der Periode mit Blutwallungen.
Erwachen durch Herzklopfen.
Möchte am liebsten bis Mittag im Bett liegen bleiben.
Schlaf unerquicklich. Kommt schwer in Gang.
Schlaf unterbrochen durch Durst.
Nächtliche Lubrikation der Frau.
Nächtliche Pollutionen des Mannes.
Nach einer sehr unruhigen Nacht hat er früh oft mehr Kräfte, als nach ruhigem, festen Schlafe.
Fast beständiges Gähnen, Dehnen und Renken der Glieder.
Tagesschläfrigkeit, oft gleich nach dem Niedersetzen, besonders nach dem Essen.
Schläfrigkeit bei Verstopfung.
Einschlafen nach dem Essen.
Einschlafen nach dem Mittagsessen.

KOPF / KOPFSCHMERZEN / KOPFHAUT / HAARE:

Bei der Psora ist der Kopf in Größe und Form normal.
Atherom.
Kopfgeräusche.
Hitze des Kopfes, nicht selten mit Kälte der Hände und Füße.
Ein kalter Druck oben auf dem Kopfe, gewöhnlich mit Ängstlichkeit.

Vertragen nicht viel Hitze am Kopf.
Selten Kopfschweiß.
Abneigung, den Kopf unbedeckt zu lassen.
Chronische Kopfschmerzen.
Kopfschmerzen beim Vollmonde.
Kopfschmerzen beim Neumonde.
Morgendliche Kopfschmerzen, ständig wiederkehrend, anhaltend, gewöhnlich in der Stirn.
Kopfschmerzen nachmittags bei starkem Gehen oder beim laut Sprechen.
Kopfschmerzen werden schlimmer, wenn die Sonne aufgeht, lassen nach, wenn sie untergeht.
Pulsierende Kopfschmerzen mit rotem Gesicht.
Scharfe, heftige, anfallsweise Kopfschmerzen.
Kopfschmerzen gewöhnlich an der Stirn, an den Schläfen oder tempoparietal, manchmal auf dem Scheitel.
Kopfschmerzen mit cholerischen Anfällen.
Kopfschmerzen mit Schwindel.
Kopfschmerzen mit Übelkeit.
Kopfschmerzen mit Erbrechen.
Kopfschmerzen: ein- oder zweimal pro Monat.
Kopfschmerzen besser durch Ruhe, Stille oder Schlaf.
Kopfschmerzen besser durch heiße Anwendungen.
Kopfschmerzen durch starke Gerüche.
Kopfschmerzen durch Lärm.
Kopfschmerzen durch Gefühlserregung.
Kopfschmerzen durch Kummer.
Kopfschmerzen durch Schreck.
Kopfschmerzen durch Ärger.
Kopfschmerzen durch Zorn.
Kopfschmerzen durch Schlafmangel.
Kopfschmerzen nach dem Koitus.
Kopfschmerzen bei Verstopfung.

Kopfschmerzen durch Kopfverletzung.
Kopfschmerzen durch körperliche Anstrengung.
Kopfschmerzen durch Erkältung.
Zusammenziehende Empfindung in der Kopfhaut.
Schmutziges Aussehen der Kopfhaut.
Kleine Schuppen, auf der ganzen Kopfhaut verteilt.
Kleieartige Schuppen.
Schuppige Kopfhaut.
Die Schuppen und Krusten sind gewöhnlich trocken, wenn der Hautausschlag feucht ist, dann sind die Absonderungen spärlich und entweder rein serös oder blutig serös.
Starker Juckreiz der Kopfhaut.
Juckreiz der Kopfhaut schlimmer abends und durch die Bettwärme.
Heftiges Jucken der Kopfhaut mit Trockenheit.
Trockenheit der Kopfhaut.
Trockene Hautausschläge.
Trockene, juckende, schuppige Hautausschläge auf der Kopfhaut.
Kleine papulöse Hautausschläge auf der Kopfhaut.
Trockene ekzematöse Hautausschläge der Kopfhaut.
Schmerzhafte juckende Pickel auf der Kopfhaut; nach dem Kratzen: Brennen und Schmerz.
Die Pickel der Psora sind entzündet und sehr empfindlich und oft schmerzhaft, aber nicht eitrig, oder wenn sie eitern, so ist die Absonderung spärlich.
Milchschorf.
Anfällig für Läuse-Befall.
Trockene Haare, glanzlos, verwickeln sich leicht, brechen und spalten sich leicht.
Kann sein Haar nicht kämmen, bevor es nicht feucht oder angefeuchtet ist.
Frühes Ergrauen der Haare am ganzen Kopf.

Weiße Haarsträhne.
Haare werden fleckweise weiß.
Allgemeiner Haarausfall.
Haarausfall nach einer akuten Erkrankung.
Haarausfall nach Bauch- und Brustoperation.
Haarausfall nach akutem Fieber.
Haarausfall nach dem Partus.
Haarausfall während der Stillzeit.
Haarausfall nach Kummer.
Barthaare, Augenbrauen, Wimpern selten betroffen.

AUGEN / SEHEN:

Der Augapfel ist selten sehr tiefgreifend von der hereditären Psora befallen. Wenn Sehvermögen bei der Psora überhaupt betroffen ist, so handelt es sich um einfache Formen von abweichenden Brechungsverhältnissen im Auge. Die hereditäre Psora kann viele Augenerkrankungen verursachen, aber niemals Veränderungen der Augenstruktur selbst. Die Augenbeschwerden bestehen in reflektorischen Beschwerden oder Nervenstörungen. Die Beschwerden am Auge (Schmerzen und Neuralgien) werden durch Hitze gebessert und sind schlechter, wenn der Morgen naht und während des Tages, wenn die Sonne zur Mittagshöhe steigt. Gewöhnlich sind die entzündlichen Beschwerden, bei denen die Augen mitbetroffen sind, begleitet von heftigem Jucken und Brennen der Lider mit starkem Verlangen sie zu reiben. (J.H. Allen).
Abneigung gegen Licht.
Abneigung gegen Tageslicht.
Abneigung gegen Sonnenlicht.

Starke Photophobie.
Chronische Hyperämie der Augen.
Juckreiz und Brennen der Lider.
Starke Trockenheit, Jucken und Brennen in den Augen.
Augenbutter.
Starkes und anhaltendes Jucken in den Augenwinkeln, das nicht vom Reiben gebessert wird.
Beschwerden der Konjunktiven mit starkem Verlangen, die Augen zu reiben.
Unsicherheit beim Sehen.
Verschwommenes Sehen.
Buchstaben laufen beim Lesen zusammen.
Illusionen:
 Feurige Zickzackerscheinungen um die Gegenstände.
 Dunkle Flecken gefolgt von Lichtstreifen.
Katarakt.

OHREN / HÖREN:

Bei rein hereditärer Psora ist das Ohr selten betroffen. Die Ohren sind normal groß und geformt. Ohren dicht am Schädel gewachsen.
Ohren haben ein schmutziges Aussehen, werden durch Waschen nicht sauber.
Gehörgang trocken und schuppig.
Die äußeren Gehörgänge sehen trocken, schmutzig und schuppig aus.
Schuppige Ohrmuschel.
Juckreiz im Gehörgang, der Ohrmuschel.
Ohrenschmalz stark vermehrt.
Ohrenschmalz stark vermindert.

Die psorische Schwerhörigkeit ist meistens reflektorisch bedingt oder von nervöser Art.
Lärm-Überempfindlichkeit.
Beschwerden durch Lärm.
Hyperakusis.

NASE / GERUCHSSINN:

Akne vulgaris.
Schmerzhafte Furunkel, Pickel und Blasen an dem Nasenseptum.
Schmerzhafte Furunkel an dem Nasenseptum, brechen selten auf und sondern nur selten viel Eiter ab.
Das Nasenseptum sieht schmutzig und rußig aus.
Nasentrockenheit.
Bei Rhinitis ist das Nasenseptum oft trocken, heiß, brennend.
Schnupfen: beginnt mit Niesen, dann Röte und Hitze der Nase; nach dem Nasenputzen bleibt die Nase eine Zeitlang empfindlich gegen Berührung. Die Absonderung ist dünn, wäßrig und scharf.
Fließschnupfen (im Freien) wechselt mit Stockschnupfen (im Zimmer).
Manchmal Geruchsempfindlichkeit herabgesetzt oder teilweise verschwunden.
Meist Geruchsüberempfindlichkeit.
Geruchshalluzinationen.
Beschwerden durch starke Gerüche.

GESICHT:

Es kann sein, daß keine Zeichen von Psora im Gesicht zu finden sind. Wiederum kann doch das Gesicht die Gegenwart der Psora im Organismus deutlich anzeigen, meistens nur in sehr fortgeschrittenen Fällen, wo sie in irgendeiner auffallenden Weise zu sehen sein wird (J.H. Allen).

Keine Schädel-Deformierung.
Weiße Haarsträhne.
Frühes Ergrauen.
Glanzlose Haare.
Schuppige und juckende Kopfhaut.
Wenig Schweiß.
Das Gesicht kann bleich, fahl und erdig sein. Manchmal erscheinen die Augen eingesunken mit tiefen, blauen Augenringen.
Pralle, rote Lippen.
Geschwollene Lippen.
Brennende, juckende Lippen.
Ohren dicht am Schädel gewachsen.
Rote Ohren.
Schuppige Ohrläppchen.
Die Gesichtshaut kann trocken, pickelig, rauh, juckend sein und kann einen ungewaschenen oder unreinen Eindruck machen.
Akne vulgaris auf der Nase.
Bläschen um den Mund, klein, weiß, transparent mit starkem Juckreiz.
Zusammenziehende Empfindung der Gesichtshaut.
Hitzewallungen im Klimakterium.
Hitze im Gesichte, nicht selten mit Kälte der Hände und Füße.

Gesicht bei Fieber: rot, heiß und glänzend.
Gesichts-Ausschläge unzähliger Art.

MUND / ZUNGE / ZAHNFLEISCH / ZÄHNE:

Bläschen um den Mund, klein, weiß, transparent mit starkem Juckreiz.
Mundsoor und Stomatitis bei Kindern.
Zahnfleisch-Bluten.
Jucken des Zahnfleisches.
Mundtrockenheit.
Fauliger Mundgeschmack.
Der Geschmack kann sauer, süß, bitter oder einfach schlecht sein.
Ein bitterer Geschmack mit gelb belegter Zunge ist ein starker Hinweis auf die Psora.
Bitterer Mundgeschmack im Freien.
Geschmack wie verbrannt.
Geschmack von kürzlich vorher Gegessenem.
Aufstoßen mit dem Geschmack von Gegessenem, Fett oder Öl, usw.
Zusammenfließen von Magensaft zum Mund.
Geschmacksüberempfindlichkeit.
Geschmacksverlust:
Jedes Miasma kann einen teilweisen oder kompletten Verlust der Geschmacksempfindung hervorrufen.
Geschmacksperversionen:
- Saurer, süßsaurer oder bitterer Geschmack nach dem Essen von Süßigkeiten.
- Brot schmeckt bitter.
- Wasser hat einen abnormalen Geschmack.

– Wasser schmeckt bitter.
– Speisen aller Art werden wegen ihres unnatürlichen Geschmackes zurückgewiesen.

An der Zunge schmerzhafte Blasen und wunde Stellen.
Zunge gelb belegt.
Zunge weiß, weiß belegt oder grauweiß.
Zunge blaß, bläulich-weiß.
Zunge wie zerrissen.
Trockenheit der Zunge.
Trockenheits-Gefühl auf der Zunge bei gehöriger Feuchtigkeit.
Zahnung der Kinder:
Die Zähne treten entweder in Gruppen von 5 – 6 Zähnen auf einmal durch oder die Zahnung erfolgt langsam mit Fieber und Schmerz und reichlichem Speichelfluß.
Zahnschmerzen unzähliger Art, mit mancherlei Erregungs-Bedingnissen.

MAGEN:

Appetitlosigkeit.
Appetit ohne Hunger.
Schnell satt.
Krankhafter, unnatürlicher Hunger.
Hunger zu unnatürlichen Zeiten.
Hunger unmittelbar nach dem Essen.
Unstillbarer Hunger.
Heißhunger früh morgens.
Heißhunger nachts.
Folgen von Fasten, Nüchternheitszustand.
Hunger wird schlecht vertragen.

Ohnmachtsgefühl, wenn Hunger nicht bald gestillt wird.

Extremer Hunger mit total flauem, schwachem, leerem Gefühl im Magen.

Hunger mit Schwäche, mit flauem Gefühl vor dem Essen.

Während des Essens düselig und schwindlig; er will auf die Seite fallen.

Herzklopfen nach dem Essen.

Hunger mit starker Erschöpfung nach dem Essen.

Essen macht ihn schläfrig.

Essen verursacht starkes Schwitzen.

Nach dem Essen, Ängstlichkeit und Angstschweiße.

Nach dem mindesten Abendessen, Nachthitze im Bette (und früh Leibverstopfung und ungemeine Mattigkeit).

Aufstoßen.

Luftaufstoßen.

Aufstoßen, leeres, lautes, von bloßer Luft, unaufhaltbar, oft stundenlang, auch nachts nicht selten.

Aufstoßen nach dem Geschmack der Speisen, ein paar Stunden nach dem Essen.

Versagendes Aufstoßen, was bloß krampfhafte Stöße im Schlunde verursacht, ohne aus dem Mund herauszukommen.

Aufstoßen, saures, teils nüchtern, teils nach Genüssen, besonders Milch.

Aufstoßen, was zum Erbrechen reizt.

Aufstoßen, ranziges (besonders nach Fettgenusse).

Aufstoßen, fauliges oder moderiges, früh.

Häufiges Aufstoßen vor Tische, mit einer Art von wildem Hunger.

Starkes Aufgeblähtsein, Völlegefühl, Flatulenz und Blähungsabgang nach dem Essen.

Verlangen nach Unverdaulichem.

Verlangen nach Stimulantien (Tee, Kaffee, Tabak).

Verlangen nach reichhaltigem Tortengebäck mit Unverträglichkeit.

Verlangen nach Zucker.

Verlangen nach Süßigkeiten.

Beschwerden nach Süßigkeiten.

Verlangen nach stark gewürzten Speisen.

Verlangen nach Gebratenem.

Verlangen nach Fett und fetten Sachen, mit Unverträglichkeit.

Verlangen nach Saurem und sauren Sachen, mit Unverträglichkeit.

Verlangen nach schwarzem Brot mit Unverträglichkeit.

Verlangen nach warmem Essen.

Verlangen nach warmen Getränken.

Durstig.

Durstig früh morgens.

Bei Fieber, Verlangen nach Buttermilch, sauren Sachen, eingelegten Gürkchen, Kohl und unverdaulichen Dingen, nach Sachen, die sie nicht haben sollten.

Während der Schwangerschaft, Verlangen nach Dingen, die sie vorher nie gegessen haben, und sie tun alles, um sie zu bekommen. Diese unnatürlichen Gelüste verschwinden meistens nach der Entbindung und es folgt dann Abneigung und Widerwillen dagegen. Sie haben keinen Geschmack mehr an diesen Dingen und wollen sie nicht mehr haben. Häufig werden diese Gelüste auf das Kind übertragen und begleiten es viele Jahre seines Lebens. (J.H. Allen).

Abneigung gegen gekochte Speisen.

Vorübergehende Abneigung gegen geliebte Dinge.

Unverträglichkeit gegenüber Fleisch, Fett und grüne Gemüse.

Unverträglichkeit von sauren Früchten und Essig.

Schwächegefühl im Magen.

Leeregefühl im Magen.
Völlegefühl im Magen.
Kältegefühl im Magen.
Hitzegefühl im Magen.
Ohnmachtsgefühl in der Magengrube.
Nagen in der Magengrube.
Rumpeln, Gurgeln im Magen.
Saures oder bitteres Aufstoßen.
Sodbrennen, nach dem Essen.
Übelkeit.
Übelkeit, auch bis zum Erbrechen, früh gleich nach dem Aufstehen aus dem Bette, die sich bei Bewegung mindert.
Übelkeit jedesmal nach Fettigem oder nach Milch.
Erleichterung mehrerer, auch entfernter Beschwerden durch Essen.
Schlucksen nach Essen oder Trinken.

BLUT:

Anämie.

INNERER HALS / BRUSTKORB / LUNGEN:

Halsentzündungen.
Mandelentzündungen.
Mandelvergrößerung.
Heiserkeit.
Trockenheit, Brennen des Halses.
Durch reine hereditäre Psora keine Brustkorb-Deformierung.
Bronchitis.

Asthma bronchiale.
Husten: trocken, krampfhaft, quälend, belästigend, und kommt aus dem Bronchialraum.
Husten, der sich jedesmal mit Niesen endigt.
Husten meist abends nach dem Niederlegen und bei jedem Tiefliegen mit dem Kopfe.
Husten nach dem ersten kurzen Schlafe, aufweckend.
Husten besonders die Nacht.
Husten früh nach dem Erwachen am ärgsten.
Husten nach dem Essen am meisten.
Husten sogleich bei jedem Tiefatmen.
Husten, welcher Wundheitsschmerz in der Brust oder zuweilen Stiche in der Brust- oder Bauchseite zuwege bringt.
Auswurf: schleimig, spärlich und geschmacklos.
Ohne aktive Psora keine akute Tuberkulose.

HERZ / PULS:

(Hier herrscht die erworbene *SYKO-PSORISCHE KOMBINATION VOR*, besonders bei den Veränderungen der Herzklappen und des Herzens. Auf dem zweiten Platz kommt die erworbene psoro-syphilitische Kombination und auf dem dritten Platz die hereditäre Tuberkulose).

Angina Pectoris.
Viele nervöse Herzbeschwerden.
Herzbeschwerden abends.
Herzbeschwerden gleich nach dem Essen.
Herzbeschwerden nachts.
Viele Herzbeschwerden sind funktionell und werden begleitet von viel Angst und seelischen Qualen sowie von Schmer-

zen und Neuralgien, die oft scharf, durchdringend und schneidend sind.

Die stechenden Schmerzen töten ihn fast, wenn er sich bewegt.

Besserung der Herzbeschwerden, wenn er sich ruhig verhält und sich hinlegt.

Herzbeschwerden durch Angst, Schreck.

Herzbeschwerden durch Kummer.

Herzbeschwerden durch Verlust von Freunden.

Herzbeschwerden durch Enttäuschung.

Herzbeschwerden durch übermäßige Freude.

Herzneurosen.

Furcht, Angst und Ruhelosigkeit bei Herzbeschwerden.

Angst bei Herzbeschwerden, plagt damit seine Umgebung.

Angst zu sterben bei Herzbeschwerden.

Angst bei echten Herzerkrankungen, plagt damit seine Umgebung.

Die Beklemmung und die Angst sind gewöhnlich am Morgen schlechter, und die Schmerzen werden von Bewegung, Lachen, Husten usw. stärker.

Gemüts- und Herzsymptome können miteinander alternieren.

In der Herzregion haben wir viele psorische Symptome, die sich in Gefühlen offenbaren, wie Gefühl von Schwäche, Erschöpfung, Völle, Schwere und Wehgefühl.

Bandgefühl um den Brustkorb in der Herzhöhe.

Reflektorisches Hämmern und Schlagen in der Herzgegend aufgrund von Magenstörungen, Flatulenz und Gebärmutterreizungen.

Herzbeschwerden vom Essen oder Trinken.

Starkes Herzklopfen mit Klopfen im ganzen Körper.

Die Pulsationen des Herzens schütteln den Körper und sind begleitet von großer Angst und Traurigkeit.

Herzklopfen beim Hinlegen.

Herzklopfen mit Angst, vorzüglich die Nächte.
Herzklopfen schlechter beim Liegen auf dem Rücken.
Herzklopfen beim Schlafengehen.
Herzklopfen nach dem Essen.
Herzklopfen während der Verdauung, besser durch Luftaufstoßen.
Schmerzhafte kardiale Dyspnoe.
Ödeme durch Herzerkrankung.
Anasarka.
Puls: voll und prall beim Fieber.

ABDOMEN:

Hernien (sind aber meist bei hereditärer Tuberkulose oder hereditärer Syphilis zu finden).
Völlegefühl.
Ausdehnung.
Flatulenz.
Blähungen.
Eingeklemmte Blähungen.
Umgekehrte Peristaltik.
Luftansammlung.
Darmgeräusche.
Hörbares Rumpeln durch Luft.
Rumpeln und Gurgeln im Bauch, sobald man etwas ißt oder trinkt.
Ständiger Aufruhr und Bewegung im Colon, wodurch der Patient nachts wach gehalten wird.
Alle abdominellen Schmerzen werden durch Wärme-Anwendungen, warme Speisen, warme Getränke, Ruhe und oft durch leichten Druck gelindert.

Bei Darmkolik, Kälte der einen Bauchseite.
Darmkrämpfe nach bestimmten Speisen oder Getränken.
Darmkrämpfe nach Kartoffeln.
Darmkrämpfe nach Bohnen.
Darmkrämpfe nach Milch.
Darmkrämpfe nach kaltem Wasser.
Scharfe, schießende oder kolikartige Bauchschmerzen.
Bauchschmerzen mit Völlegefühl und Blähungen.
Bauchschmerzen bei Kindern, schlechter morgens, fast täglich, ohne Durchfall, manchmal Tag und Nacht.
Schlagen, Pochen wie das des Pulses im Bauch.
Leeres, sinkendes Gefühl im Bauch.
Gefühl, wie ein Stein im Bauch.
Gefühl von Einschnürung.
Gefühl von Band um den Bauch.
Gefühl von Seil um den Bauch.
Gefühl, als ob die Därme herabhingen.
Stark herabziehendes Gefühl in den Därmen.
Krabbelnde oder kriechende Empfindung im Darm.
Kribbelndes, kriechendes Gefühl vor einem Frostanfall.
Druck in der unteren Leberregion.
Leberstiche durch Bücken oder beim sich Beugen.
Die schlimmsten Form von chronischer Darmträgheit und Obstipation.
Hartnäckige Obstipation.
Obstipation mit Kopfschmerzen.
Obstipation mit Kopfschmerzen an der Hirnbasis oder an den Schläfen.
Obstipation mit Leberschmerzen.
Obstipation mit Benommenheit, Schläfrigkeit und Schwere.
Obstipation mit Arbeitsunlust.
Obstipation mit stinkendem Atem.
Obstipation mit faulig belegter Zunge.

Obstipation mit Übelkeit.
Obstipation mit Appetitlosigkeit.
Obstipation ohne Drang.
Erfolgloser Stuhldrang.
Obstipation und Diarrhoe im Wechsel.
Stuhl: trocken, hart, spärlich und schwierig zu entleeren.
Stuhlgang, dessen erster Teil gewöhnlich sehr hart ist und mühsam abgeht, der folgende durchfällig ist.
Der Stuhl sieht dunkel und trocken aus wie verbrannt.
Harter Stuhl in runden Bällchen wie Schafskot.
Stühle können jede Farbe haben, wechseln jedoch meist in der Farbe.
Stühle meist übelriechend und nicht sehr schmerzhaft.
Große Schwäche nach dem Stuhlgang.
Gefühl, als ob ein Durchfall einsetzen würde, besonders morgens.
Friert leicht am Bauch, was Kolik oder Diarrhoe, Dysenterie und viele andere schwere Baucherkrankungen danach auslösen kann.
Diarrhoe durch Überessen.
Diarrhoe durch Erkältung oder durch kleinste Verkühlung.
Schmerzhafte Diarrhoe: kolikartige oder schneidende Schmerzen.
Diarrhoe: wäßrig, unverdaut, mit widerlichem Geruch.
Diarrhoe tritt meist morgens auf.
Diarrhoe nach Schreck.
Diarrhoe nach Kummer.
Diarrhoe nach schlechten Nachrichten.
Diarrhoe vor Prüfungen.
Diarrhoe durch Erwartungsangst.
Hämorrhoiden.
Analjuckreiz.
Würmer (u.a. Oxyuren).

HARNORGANE:

Viele der Harnsymptome sind reflektorisch bedingt oder Folge von anderen Krankheitszuständen, mit anderen Worten, Folge von sekundären Ursachen, ganz besonders bei Frauen. (J.H. Allen)

Harnverhaltung bei Kindern nach Kälteeinwirkung.
Harnverhaltung bei älteren Menschen nach Kälteeinwirkung.
Unwillkürlicher Harnverlust beim Niesen, Husten, Lachen.
Starke Ausdehnung der Blase mit Völlegefühl.
Völlegefühl in der Harnblase, als ob sie überfüllt wäre.
Zusammenschnürungsgefühl in der Harnblase.
Leichtes Brennen beim Wasserlassen.
Übersäuerter Urin.
Nach Fiebern bei akuten Erkrankungen ist das Sediment meistens weiß oder weißlich-gelb, gelegentlich rosa oder rostfarbig; enthält Phosphate oder ähnliche Ablagerungen.
Chronische Urethritiden.
Chronischer Harnröhrenausfluß.
Nicht-sykotische Gonorrhoe.
Unterdrückte nicht-sykotische Gonorrhoe.
Chronischer Nachtripper.

WEIBLICHE GENITALIEN:

Pruritus vulvae.
Vorzeitige Menarche.
Verzögerte Menarche.
Funktionelle Störungen.

Funktionelle Störungen, in engem Bezug zu den Emotionen, daraus resultieren Dysmenorrhoe, Amenorrhoe und viele andere Zustände.
Angstanfälle vor der Periode.
Häufiges Erwachen mit Blutwallungen vor der Periode.
Schwermut, Herzklopfen und Beängstigung weckt sie die Nacht aus dem Schlafe (am meisten gleich vor Eintritt des Monatlichen).
Mamma-Schwellung und -Schmerzen zur Zeit der Periode.
Jückende, auch feuchtende und schorfige Ausschläge um die Brustwarzen.
Kopfschmerzen vor der Periode.
Ohnmacht vor der Periode.
Dysmenorrhoe: scharfe Unterleibsschmerzen.
Dysmenorrhoe ab der Pubertät.
Dysmenorrhoe im Klimakterium.
Hitzewallungen im Klimakterium.
Jede Art von Menses kann beobachtet werden.
Unregelmäßigkeit der Menses.
Das Blut der Menses ist gewöhnlich mild.
Blut mit kleinen Klumpen vermischt.
Spärliche und zu kurz dauernde Menses.
Menses können übelriechend sein.
Intermittierende Menses.
Nächtliche Lubrikation.
Spärliche Leukorrhoe.
Der Fluor kann jede Farbe haben.
Nicht-sykotische Gonorrhoe.
Ausfall der Schamhaare bis zur Kahlheit (Seite 81 der „Chronischen Krankheiten", Fußnote 3).
Libido-Verlust.
Nymphomanie.
Sexuelle Perversionen.

Folgen von zu häufigen Schwangerschaften.
Ungewöhnliches Wohlbefinden während einer Schwangerschaft.
Abnorme Gelüste während der Schwangerschaft, verschwinden oft nach der Entbindung, übertragen sich aber oft auf die Nachkommenschaft.
Übelkeit während der Schwangerschaft.
Erbrechen während der Schwangerschaft.
Folgen von übertriebenen Kindersäugen.
Wundsaugen der Brustwarzen.
Mamillitis.
Heftige Bewegungen des Fötus.

MÄNNLICHE GENITALIEN:

Kälte der Genitalien.
Schlaffe und kalte Genitalien.
Prostatorrhoe.
Nächtliche Pollutionen.
Spermatorrhoe, sogar ohne Erektion.
Spermatorrhoe nach dem Wasserlassen.
Spermatorrhoe nach hartem Stuhl.
Priapismus.
Erektion schwindet beim Coitus.
Libido-Verlust.
Vermehrter Sexualtrieb.
Impotenz.
Ejakulatio praecox.
Kein Samenabgang beim Coitus.
Sexuelle Perversionen.
Nicht-sykotischer Tripper.

Unterdrückter nicht-sykotischer Tripper.
Chronischer Nachtripper.
Schmerzhaftes Zucken in den Muskeln der Ruthe.
Jückender, auch wohl mit Blüthen und Schorfen besetzter Hodensack.
Ziehender Schmerz im Hoden und dem Samenstrange.
Quetschungs-Schmerz im Hoden.

EXTREMITÄTEN:

Frieren einzelner Körperteile.
Der psorische Patient kann gut gehen, aber das Stehenbleiben ist für ihn unerträglich.
Rückenschmerzen.
Lumbago.
Gelenke: Knacken und Knarren.
Gliederschmerzen, Gelenkschmerzen.
Brennende Schmerzen.
Neuralgische Schmerzen, gewöhnlich besser durch Ruhe und Wärme, Bewegung verschlechtert.
Trockene, rauhe Hände.
Trockene Füße.
Brennende Handflächen.
Brennende Fußsohlen.
Schlechte Durchblutung.
Prickeln oder Kribbeln in den Extremitäten.
Taubheitsgefühl der Extremitäten.
Extremitäten schlafen leicht ein.
Wadenkrämpfe.
Fuß- und Zehkrämpfe.
Furunkel: klein, empfindlich, schmerzhaft, wenig eiternd.

Trockene Ekzeme.
Verrucae vulgaris.

DERMATOLOGIE:

Anfälligkeit für Scabies.
Hauterkrankungen nach Impfungen.
Trockene Ekzeme.
Bei psorischen Hauterkrankungen treten kaum Eiterungen auf, meistens sind sie trocken, mit spärlicher Eiterung, seropurulent und gelegentlich blutig.
Vesikuläre Hautausschläge mit heftigem Juckreiz.
Papulöse Hautausschläge mit heftigem Juckreiz.
Papulovesikuläre Hautausschläge mit heftigem Juckreiz.
Pruritus.
Haut: trocken, rauh, ungesundes und unsauberes Aussehen.
Anhydrosis.
Akne vulgaris.
Furunkel: klein, schmerzhaft, wenig eiternd.
Verrucae vulgaris.

HEREDITÄRE PSORA: HAUPT-HOMÖOPSORIKA:

Ars., Ars.-j., Aur., Bac., Bac.-t., B.-Morgan, B.-Morgan-pur, Calc.-ars., CALC.-C., *Calc.-phos., Carb.-a., Carb.-v., Carc., Chin., Cond., Con., Graph., Gunp., Hep., Jod., Kali.-bi., Kali.-c., Kali.-s., Lac.-c., Lach.,* LYC., *Melitagr., Merc., Nat.-c., Nat.-m., Nit.-ac., Ped., Phos.,* PSOR., *Puls., Pyrog., Rad.-br., Sel., Sep., Sil.,* SULF., *Syc.-co., Tub., X-ray.*

B: Die Manifestationen der verschmolzenen hereditär-chronischen Miasmen

DIE HEREDITÄRE TUBERKULOSE

„In die Tiefe mußt Du steigen, soll sich Dir das Wesen zeigen. Nur Beharrung führt zum Ziel. Nur die Fülle führt zur Klarheit. Und im Abgrund wohnt die Wahrheit“.

Friedrich Schiller.

QUELLEN:

Dr. J.H. Allen: The Chronic Miams Psora and Pseudo-Psora.

Dr. E. Fournier: Recherche et diagnostic de l'hérédo-syphilis tardive, Paris 1907.

Dr. J. Hollós: Symptomatologie und Therapie der latenten und larvierten Tuberkulose, Wiesbaden 1911.

Y. Laborde: Eigene Praxis-Erfahrung.

SCHULMEDIZIN und HEREDITÄRE TUBERKULOSE.

Beim Forschen in der alten schulmedizinischen Literatur entdeckt man, daß der Begriff „hereditäre Tuberkulose“ kein unbekannter Begriff für die Schulmedizin gewesen ist.
Sie trug zwar andere Namen wie „MASKIERTE TUBERKULOSE“, „LATENTE TUBERKULOSE“ oder „LARVIERTE TUBERKULOSE“, die untereinander alle Synonyma sind.

Bemerkenswert ist die Arbeit von Dr. Karl Spengler (1860-1937) über die „maskierte Tuberkulose“, die Arbeit von Dr. A. Sokolowsky „Über die larvierten Formen der Lungentuberkulose“ (Klin. Zeit- und Streitfragen 1890), die Arbeit von Prof. Dr. Poncet, der schon im Jahre 1896 auf den Zusammenhang von Tuberkulose und Rheumatismus hingewiesen hatte und der später mit Prof. Dr. Leriche u.a. das Buch „Le Rheumatisme Tuberculeux“(Paris, 1909) herausgab, und ganz besonders die Arbeit von Dr. Josef Hollós aus Ungarn mit seinem Buch „SYMPTOMATOLOGIE UND THERAPIE DER LATENTEN UND LARVIERTEN TUBERKULOSE“ (1911), das ich in einer kurz gefaßten Form teilweise wiedergeben werde. Bei den folgenden, weiter unten zitierten Ausführungen und Fällen von Dr. Hollós habe ich einige charakteristische Symptome oder Zeichen der hereditären Tuberkulose zur Verdeutlichung in großen Buchstaben geschrieben.

Hier ist noch zu erwähnen, daß keiner der zitierten Autoren Homöopath gewesen ist, daß aber alle bemüht waren, eine Realität der Praxis anzuerkennen, und zwar die Existenz der hereditären Tuberkulose, und auf der Suche nach einer

„SPEZIFISCHEN THERAPIE“ waren. Ihre Beobachtungen aus der Praxis stimmen überein mit denen der wissenschaftlichen miasmatischen Homöopathie, AUSGENOMMEN aber ihre ponderale oder Impf-Therapie. Diese sogenannte „spezifische Therapie“ bestand damals nur aus entweder Impfungen von Immunkörpern nach Spengler, die aus dem Blut von immunisierten Kaninchen gewonnen wurden oder durch Gaben von Kalium jodatum (Hollós'sche Therapie), zwar sehr verdünnt (nicht dynamisiert!), aber immerhin in einer ponderalen Form, die nicht ohne Folgen waren.

Die Arbeit von Dr. Josef Hollós:

Dr. J. Hollós schrieb: „Wenn Tuberkulose bei einem der Elternteile gewesen ist, kann es vorkommen, daß ein oder zwei von den Kindern an manifester Tuberkulose erkranken werden, aber die anderen werden nicht an akuter Tuberkulose erkranken, sondern, wie auch später die Enkelkinder, werden sie andere Symptome der hereditären Tuberkulose aufweisen, die ich als Intoxikationssymptome gruppiert habe, wie z.B. u.a. Struma oder Rheumatismus“.

Weiter schrieb er: „Im Laufe der spezifischen Behandlung der Tuberkulose, welche ich seit Jahren bei ungefähr 1500 Kranken anwandte, erkannte ich die Symptome der latenten und larvierten Tuberkulose Schritt für Schritt durch zeitweilige oder endgültige Beseitigung von Krankheitssymptomen und konnte so schließlich ein äußerst wechselndes klinisches Krankheitsbild unter einem einheitlichen Bilde zusammenfassen, das bis jetzt noch gar nicht oder kaum als tuberkulöse Erscheinung erkannt worden war. Dieses Krankheitsbild faßte ich unter dem Namen TUBERKULÖSE INTOXIKATIONEN zusammen und halte deren genaues Erkennen für sehr wichtig .... Ich gruppiere diese INTOXIKATIONSSYMPTOME in folgender Weise:

1) KOPFSCHMERZEN:

Daß die Tuberkulösen oft an Kopfschmerzen leiden, ist eine allbekannte Tatsache. Im allgemeinen aber schenkt man diesem Symptom sehr wenig Beachtung, man hält es oft für die Folge sekundärer Anämie. Meine Beobachtungen lehrten mich aber, daß dieser Kopfschmerz keineswegs die Folge der Gehirnanämie ist, weil er oft auch bei Individuen vorkommt, bei denen von eigentlicher Blutarmut keine Rede sein kann. Je ausgeprägter die Phthise selbst, je mehr der tuberkulöse Prozeß hervortritt, desto geringer sind die Kopfschmerzen. In der LATENZ, bevor die manifesten Erscheinungen aufgetreten sind, zeigt sich Kopfschmerz oft als ein QUALVOLLES SYMPTOM. Er lokalisiert sich entweder auf den ganzen Kopf oder nur auf die Stirne oder das Genick, nicht selten zeigt er sich als HALBSEITIGER SCHMERZ. Er beginnt oft schon im KINDESALTER, hält sich Jahre, sogar Jahrzehnte lang, und kann auch verschwinden, oft ohne daß die manifesten Erscheinungen von Tuberkulose sich entwikkelt hätten....
Die Kranken suchen den Arzt direkt wegen der peinigenden Kopfschmerzen auf; sie haben Jahre hindurch eine Legion von kopfschmerzstillenden Präparaten verbraucht, aber erfolglos. Bei jungen Personen muß man auf dieses Symptom besonders achten und auch nach anderen Intoxikationserscheinungen forschen, die gewöhnlich den Kopfschmerz begleiten. Es ist selbstverständlich, das der Kopfschmerz sich selten als vereinzelte Erscheinung meldet; in den meisten Fällen beigleiten ihn noch andere Intoxikationsmerkmale....
Unter den Krankheitserscheinungen, welche die MENSTRUATION begleiten, ist meist auch der KOPFSCHMERZ zugegen. Auch diese Symptomgruppe erwies sich als tuberkulöse Intoxikation.

Fall 15: S.P., 15 jähriges Schulmädchen, leidet seit 3-4 Jahren an KOPFSCHMERZEN, die fast JEDEN TAG kommen, oft hat sie starkes HERZKLOPFEN und SCHWINDEL, Appetit ist schlecht, Schlaf gut. Seit einem Jahr hüstelt sie etwas, SCHWITZT VIEL und nahm 6 Kg ab. Erste Menstruation mit 12 Jahren, immer UNREGELMÄSSIG, manchmal hat sie zwei Monate KEINE, manchmal ZWEI IN EINEM MONAT. STARKE BLUTUNG, die 5-6 Tage, ja eine Woche dauert, immer SEHR SCHMERZHAFT, sie muß wegen der starken Krämpfe liegen bleiben; im Beginn der Blutung ÜBELKEIT, ERBRECHEN, OHNMACHTSANFÄLLE, STARKE KOPFSCHMERZEN. IHR VATER STARB VOR ELF JAHREN AN LUNGENSCHWINDSUCHT....

Fall 20: B.M., 16 Jahre alt, Stubenmädchen. Sie leidet seit Jahren an KOPFSCHMERZEN, seit einem Monat hat sie TÄGLICH SCHWINDEL. TROTZ GUTEN APPETITS MAGERT SIE seit einigen Monaten AB. Sie hat VERWORRENE TRÄUME, manchmal Erbrechen. NOCH KEINE MENSTRUATION. Kein Husten. VATER UND EINE 17 JÄHRIGE SCHWESTER AN PHTHISE GESTORBEN....

FALL 25: Frau N.V., 19 Jahre alt. Seit 3 Jahren leidet sie an HEFTIGEN KOPFSCHMERZEN. Am Morgen hat sie SCHWINDEL. Sie SCHLÄFT UNRUHIG, SCHWITZT OFT DES NACHTS, manchmal auch am Tag. Sie ist sehr empfindlich gegen KÄLTE. ERSTE MENSTRUATION MIT 16 JAHREN, ist immer UNREGELMÄSSIG, sie BLUTET SEHR VIEL, was sie sehr schwächt. Seit 2 Jahren sind die Perioden sehr SCHMERZHAFT, so daß sie einen Tag liegen muß. Dabei hat sie HEFTIGE KOPFSCHMERZEN UND SCHWINDEL.... ZWEI GESCHWISTER AN PHTHISE GESTORBEN....

Fall 26: Frau K.L., 35 Jahre alt. Sie leidet seit 10 Jahren öfter an starken KOPFSCHMERZEN, wogegen sie verschiedene Medikamente benutzte und viele Ärzte konsultierte. Seitdem hat sie auch ständige OBSTIPATION und muß immer verschiedene Purgantien gebrauchen. Sie hat oft SCHWINDEL, guten Appetit, bekommt aber oft MAGENSCHMERZEN. Sie ist NERVÖS und hat VERWORRENE TRÄUME. Am Morgen ist sie immer sehr MATT, wird auch am Tage LEICHT MÜDE. Sie SCHWITZT in der NACHT. Ihre GESICHTSFARBE ÄNDERT SICH SEHR LEICHT. In den letzten Jahren nahm sie stark an Gewicht ab. Vor 10 Jahren hat sie geboren, VORHER SEHR SCHMERZHAFTE MENSTRUATION, seitdem verspürt sie nur am ersten Tag mäßigen Schmerz. IHR VATER UND EINE SCHWESTER SIND AN LUNGENSCHWINDSUCHT GESTORBEN....

Fall 27: K.J., 23 Jahre alt, Lehrerin. Sie leidet seit IHRER KINDHEIT AN KOPFSCHMERZEN. Seit einigen Jahren hat sie Schmerzen in der Brust und im Rücken, seit 2 Monaten schlechten Appetit, sie nimmt ab, schwitzt etwas in der Nacht. Sie hustet nicht. IHR VATER IST VOR 3 JAHREN AN PHTHISE GESTORBEN....

Fall 28: T.O., 8 Jahre alt, Mädchen. Das Kind hat oft KOPFSCHMERZEN, es schläft sehr UNRUHIG, manchmal SCHREIT ES IN DER NACHT AUF. Appetit ist schlecht. DER VATER LEIDET AN CHRONISCHER TUBERKULOSE, EINE SCHWESTER IST UNLÄNGST AN PHTHISE GESTORBEN. Patientin ist SCHLECHT ENTWICKELT....

Fall 29: Sz.B., 34 Jahre alt, Uhrmacher. Er leidet seit 8 bis 10 Jahren an HEFTIGEN KOPFSCHMERZEN, WÖCHENTLICH 2-3 mal den ganzen Tag, am Morgen fast JEDEN TAG. Er hat oft Brechreiz und Magenschmerzen. Er schläft gut, doch wacht er mit großer MATTIGKEIT auf. Er hat zu keiner Arbeit GEDULD und ist sehr NERVÖS. Er litt als 3jähriges Kind an COXITIS MIT FISTELBILDUNG, woran er 3 Jahre hindurch lag. Seitdem hinkt er, hat ein steifes HÜFTGELENK. SEIN VATER IST VOR 10 JAHREN AN PHTHISE GESTORBEN....

2) SCHWINDEL:

Schwindel ist ein häufiges, oft lästiges und hartnäckiges Symptom der tuberkulösen Intoxikation. Besonders bei jungen Personen ist Schwindel eine tuberkuloseverdächtige Erscheinung. Der Schwindel kann den Kranken jahrelang plagen und er wird oft für ein Symptom der Anämie oder Neurasthenie gehalten. Manchmal zeigt sich der Schwindel nur von Zeit zu Zeit in schwächeren oder stärkeren Anfällen, welche einen solchen Grad erreichen können, daß der Kranke beinah hinfällt. Manchmal meldet er sich tagtäglich, besonders beim Aufstehen und Bücken. Er kann sich auch als Begleitserscheinung oder Einleitung der Menstruation äußern.

Fall 32: I.M., 18jährig, hat seit Jahren KOPFSCHMERZEN, es SCHWINDELT ihr fortwährend, Appetit in letzter Zeit schlecht, sie schläft UNRUHIG, eine Zeit lang hatte sie Nachtschweiß, neuerdings plagen sie Magenschmerzen. ERSTE MENSTRUATION MIT 16 JAHREN, schmerzlos, normal. IHR VATER STARB VOR 8 JAHREN AN SCHWINDSUCHT....

Fall 33: E.Ny., 21jährige Arbeiterin, leidet seit einem Jahr an starken oft auftretenden KOPFSCHMERZEN und SCHWINDEL, schläft UNRUHIG, hat STARKES HERZKLOPFEN. Vor 3-4 Jahren hustete sie eine Zeit lang, hat seit damals Brustschmerzen; neuerdings schwitzt sie nachts; Appetit ist schlecht; seit 2 Monaten hat sie DIARRHÖE. ERSTE MENSTRUATION MIT 16 JAHREN, sehr UNREGELMÄSSIG, BLIEB auch 3-5 MONATE AUS, dauert zuweilen eine Woche, ist stark und verursacht am ersten Tage starke Krämpfe, so daß Patientin nicht arbeiten kann; während der Blutung Brechreiz. IN DER FAMILIE DES VATERS VIELE FÄLLE VON TUBERKULOSE....

Fall 35: Frau S.V., 32J. alte Bäuerin. Seit 6 Monaten bekommt sie oft starke SCHWINDELANFÄLLE, so daß sie fast hinfällt, dieselben sind von KOPFSCHMERZEN und HERZKLOPFEN begleitet. Sie ist seitdem erschöpft, schwitzt manchmal des Nachts und nimmt ab. DIE MENSTRUATION WIEDERHOLT SICH ALLE 3 WOCHEN, am ersten Tag mäßig schmerzhaft. MUTTER UND EIN BRUDER AN SCHWINDSUCHT GESTORBEN....

Fall 37: Frau B.M., 48 J. alt. Sie leidet seit 20 Jahren an SCHWINDELANFÄLLEN und starker VERSTOPFUNG. Sie ist sehr NERVÖS, hat oft HERZKLOPFEN. Sie SCHWITZT viel, Tag und Nacht, besonders während der Anfälle, welche so stark sind, daß sie nicht allein zu gehen wagt. Sie friert oft; schläft schlecht. Sie ist am Morgen so müde, daß sie kaum gehen kann. Sie hat nie gehustet. Sie hat ständig guten Appetit. EINE TOCHTER IST MIT 12 JAHREN AN DER LUNGENSCHWINDSUCHT GESTORBEN....

Fall 42: S.T., 22 Jahre alt, Näherin. Seit einigen Jahren fühlt sie sich schwach, sie hat oft SCHWINDEL und KOPFSCHMERZEN, neuerdings auch HERZKLOPFEN. Seit 2 Monaten 3 kg Abnahme. Sie hustet nicht. Sie ist HOCHGEWACHSEN, mäßig entwickelt und genährt, BLASS. Sie hat regelmäßige Perioden, aber bei den zwei letzten hatte sie GERINGERE BLUTUNG. VATER VOR VIER JAHREN, EIN BRUDER UNLÄNGST AN PHTHISE GESTORBEN....

Fall 43: St.M., 14 Jahre alt, Näherin. EIN BRUDER UND GROSSMUTTER AN SCHWINDSUCHT GESTORBEN. Patientin ist mäßig entwickelt und genährt. RECHTES SCHLÜSSELBEIN STEHT ETWAS TIEFER. Seit 6 Monaten leidet sie fortwährend an KOPFSCHMERZEN und SCHWINDEL. Sie hat JEDEN MORGEN starke Schwindelanfälle und ist MÜDE. Appetit ist WECHSELND, STUHLGANG UNREGELMÄSSIG, manchmal hat sie VERSTOPFUNG, manchmal DURCHFALL. ERSCHRECKT LEICHT und bekommt dann heftiges HERZKLOPFEN. Sie ist KÄLTEEMPFINDLICH. Hände und Füße sind immer KALT. Sie hustet nie. Erste Menstruation vor 6 Monaten, regelmäßig, STARK, dauert eine WOCHE lang, hat dabei mäßige Krämpfe....

3) STÖRUNGEN DES SCHLAFES:

So viel auch Ärzte und speziell Psychiater – besonders neuerdings – sich mit Schlaf und Träumen beschäftigen, wurde bisher der Zusammenhang der Schlafstörungen mit der Tuberkulose noch nicht untersucht. Eine Anzahl meiner Beobachtungen weisen darauf hin, daß bei tuberkulöser Intoxikation die verschiedensten Störungen des Schlafes zustande kommen, die sehr oft haupsächtlichste Klage der Patienten bilden. Sie werden mit den verschiedensten Heilmitteln, hydrotherapeutisch, suggestiv, medikamentös behandelt, doch – wie gesagt – ziemlich erfolglos. Ein hervorragendes Symptom der tuberkulösen Intoxikation ist die SCHLAFLOSIGKEIT, bzw. der schlechte Schlaf, ein Zustand, der manchmal hartnäckig und eine längere Zeit andauert, sich auch gelegentlich bessert und zeitweise wieder stärker auftritt. Oft schläft der Kranke aber im GEGENTEIL lang und tief und bleibt am Tage noch schläfrig und zwar oft in dem Maße, daß er beim Ausruhen fast sicher sofort einschläft (SCHLAFSUCHT). Sehr häufig ist auch unruhiger Schlaf zu beobachten; die Kranken wälzen sich die ganze Nacht herum, haben VERWORRENE TRÄUME mit unruhigen, BE-

ÄNGSTIGENDEN TRAUMBILDERN. Manchmal SCHREKKEN sie aus dem Schlaf AUF, nicht selten mit HEFTIGEM HERZKLOPFEN, ein anderes Mal SCHREIEN sie LAUT AUF, was besonders BEI KINDERN vorkommt.

Fall 48: J.T., 20 jährige Tabakfabrikarbeiterin. Hat häufig KOPFSCHMERZEN, SCHWINDEL selten; Appetit schlecht, NÄCHTLICHER SCHWEISS, am Tage manchmal ÜBELKEIT. Schläft gut und tief, doch ist sie BEIM ERWACHEN MÜDE UND AUCH AM TAGE SCHLÄFRIG. ERSTE MENSTRUATION MIT 15 JAHREN; anfangs normal, schmerzlos, seit einem Jahr UNREGELMÄSSIG, BLEIBT OFT AUS, in den Intervallen leidet die Patientin an KOPFSCHMERZEN, ÜBELKEIT, APPETITLOSIGKEIT. ELTERN VOR 13 JAHREN AN PHTHISE GESTORBEN....

Fall 49: J.H., 32 jähriges Dienstmädchen. Patientin SCHLÄFT seit Jahren sehr SCHLECHT, hat AUFGEREGTE WIRRE TRÄUME. Bei den letzten beiden PERIODEN war sie außerordentlich SCHLÄFRIG, beim Niederlegen SCHLIEF SIE SOFORT EIN, schlief dann tief, hatte das Gefühl des vollständigen Zerschlagenseins. Appetit war immer schwach, IM SOMMER NIMMT SIE REGELMÄSSIG AB. Sie leidet an VERSTOPFUNG, oft hat sie nur wöchentlich einmal Stuhl, fühlt sich sehr ERSCHÖPFT, MORGENS ist sie noch MÜDER als ABENDS. TROTZ WARMER KLEIDUNG HAT SIE FORTWÄHREND KALTE FÜSSE. ERSTE PERIODE MIT 15 JAHREN, ANFANGS 2-3 MAL MONATLICH, neuerdings einmal im Monat, doch UNREGELMÄSSIG, seit 3 J. mit GROSSEN KRÄMPFEN, so daß sie einen halben Tag liegen muß, hat dann BRECHREIZ und tagelang 1-2 Wochen lang KEINEN APPETIT. 2-3 Tage VOR DER PERIODE hat sie einen Tag lang KOPFSCHMERZEN; seit 3 Jahren hat sie bei der Menstruation STARKE KRÄMPFE. MUTTER SEIT 15 JAHREN TUBERKULÖS. GATTE STARB VOR 7 JAHREN AN PHTHISE, EBENSO IHR SOHN IM ALTER VON 7 MONATEN....

4) NERVÖSE SYMPTOME:

NERVOSITÄT ist charakteristisch. Der Kranke klagt ja selbst sehr oft darüber, daß er NERVÖS, REIZBAR, MATT, KAUM ZUR ARBEIT FÄHIG IST. Diese Symptome kommen infolge von Tuberkulose so oft vor, daß wir bei solchen nervösen, reizbaren Patienten an Tuberkulose denken müssen....
MATTIGKEIT AM MORGEN ist ein außerordentlich wichtiges, ja geradezu CHARAKTERISCHES SYMPTOM der tuberkulösen Intoxikation. Die Müdigkeit am Morgen, wie immer auch die Kranken schliefen, ist oft größer, als am Abend; sie erwachen manchmal nach tiefem, sogar nach besonders tiefem Schlaf vollkommen ermattet, ganz zerschlagen und es dauert Stunden, bis sie die nötige Arbeitsfähigkeit erlangen. Nachmittags oder abends sind sie schon besser ausgeruht und weniger müde als morgens. Häufig ist RASCHES ERMÜDEN bei GEISTIGER ARBEIT, ebenso wie bei KÖRPERLICHER. Mancher Kranke wird schon nach einem kleinen Spaziergang todmüde und die rasche Ermüdung steht in keinem Verhältnis zu seinen Kräften. Auch über starke Verminderung der geistigen Arbeitsfähigkeit beschweren sich viele Kranke, sie sind gereizt und erschöpft und außer Stande, fortdauernd zu arbeiten. Bei solchen Personen liegt es besonders nahe, Neurasthenie anzunehmen. Die verschiedensten Nervina und sedativen Mittel, die hydropathischen Prozeduren, Suggestionen etc. sind von keinem Erfolg begleitet, und auch längeres Ausruhen führt nicht die ersehnte Beserung herbei, ja bleibt nicht selten vollkommen erfolglos. Eine häufige Erscheinung ist ferner die leichte Reizbarkeit, Erregbarkeit. Bei KLEINEN KINDERN zeigt sich dies als Trotz, als SCHLIMMSEIN. Die sogenannten „SCHLIMMEN KINDER“ VERDANKEN DIESEN ZUG SEHR OFT EINER LATENTEN TUBERKULOSE.

Fall 52: Frau H.J., 42 Jahre alt. Sie fühlt seit Jahren große MATTIGKEIT, meist am MORGEN, welche seit zwei Monaten zunimmt. Seit 20 J. leidet sie oft an heftigen KOPF-

SCHMERZEN, seit einem Jahr hat sie auch manchmal starke SCHWINDELANFÄLLE. Sie SCHLÄFT sehr SCHLECHT, kann kaum einschlafen und hat sehr VERWIRRTE TRÄUME. Seit einem Monat benutzt sie jeden Tag BROM. Hat oft HERZKLOPFEN. Manchmal nachts SCHWERES ATMEN. ERSTE MENSTRUATION MIT 16 JAHREN, war immer regelmäßig, doch seit 7 Monaten bekommt sie dieselbe in JEDER 2.-3. WOCHE. Sie ist zwar nicht schmerzhaft, hat aber 1-3 TAGE LANG SEHR HEFTIGEN KOPFSCHMERZ und BRECHREIZ, besonders neuerdings. Sie hustet seit einigen Wochen und hat manchmal Stechen. IHR VATER, DESSEN 3 GESCHWISTER UND MEHRERE KINDER VON SEINER SCHWESTER SIND AN LUNGENSCHWINDSUCHT GESTORBEN....

5) VASOMOTORISCHE UND TEMPERATURSTÖRUNGEN, SCHWITZEN:

Man findet bei der Tuberkulose so manche Symptome, welche den Störungen der Herzinnervation und der Zirkulation, kurz VASOMOTORISCHEN STÖRUNGEN, zuzuschreiben sind; so vor allem das HERZKLOPFEN, welches sehr oft als das allererste Symptom tuberkulöser Infektion zu konstatieren ist und jahrelang bestehen kann....
Das HERZKLOPFEN kann den Kranken jahrelange plagen, nicht selten mit HERZSCHMERZEN und anderen unangenehmen Herzsensationen, manchmal auch mit SCHWEREM ATMEN verbunden sein. Die Kranken konsultieren den Arzt direkt wegen ihrer „Herzleiden", sogar einen nach dem anderen. Da helfen aber weder die verschiedensten Cardiaca noch die gebräuchlichen narcotischen Mittel. Zumeist, doch nicht immer, finden wir beim Herzklopfen auch eine erhöhte Pulsfrequenz. Es kann auch ein erhöhter Puls bestehen, ohne daß die Kranken Herzklopfen fühlen. Auffallend ist bei der Tuberkulose-Intoxikation nicht nur die Frequenz, sondern auch die LABILITÄT des Pulses. Pulszahl über 100-120 ist

keine Seltenheit bei sonstigem allgemeinen Wohlbefinden. Die Frequenz ist entweder eine fortwährende, oder wird durch die geringsten körperlichen oder physischen Emotionen hervorgerufen. In schwereren Fällen kann die Pulszahl 140-150 erreichen, ja sogar darüber hinausgehen.
Man hält DAS LEICHTE ERRÖTEN der sogenannten „tuberkulös DISPONIERTEN" Individuen schon längst für ein verdächtiges Zeichen der Tuberkulose. Auch dies ist das Resultat der Labilität des vasomotorischen Systems. Oft stellen wir fest, daß die Kranken LEICHT ERRÖTEN oder ERBLASSEN, daß ihnen KALT und OFT WIEDER SEHR WARM IST, ohne daß die Temperatur dieser subjektiven Empfindung entsprechend wäre. Wenn wir aber die Patienten täglich öfters messen, so sehen wir, daß die TEMPERATUR HÖCHST LABIL ist; schon eine kleinere Bewegung oder Gemütserregung genügt zur AB- ODER ZUNAHME DER TEMPERATUR. Das Thermometer zeigt dabei oft Schwankungen von mehr als einem Grad; häufig ist die Temperatur subnormal und steigt wieder leicht um 1-2 Zehntel über 37 Grad.
Durch vasomotorische Störungen sind auch KALTE FÜSSE und HÄNDE zu erklären. Wahrscheinlich hängt damit auch der HÄUFIGE HAND- und FUSSSCHWEISS solcher Individuen zusammen, aber auch DER GANZE KÖRPER ist zu STARKEM SCHWEISS disponiert. Ganz abgesehen vom Nachtsschweiß, der ein allgemein bekanntes Symptom der Tuberkulose ist, kommt überaus häufig auch DAS SCHWITZEN AM TAGE, SELBST NACH KLEINSTER KÖRPERLICHER ARBEIT VOR. Die Patienten sind EMPFINDLICH GEGEN KÄLTE UND KLEIDEN SICH DARUM WÄRMER als andere Menschen. Das seltener sich meldende EINSCHLAFEN der ARME und FÜSSE, was manchmal nur auf eine Extremität sich lokalisiert, ist wahrscheinlich auch ein Resultat vasomotorischer Störungen.

Fall 58: I.J., 16 J. alt, Buchhalterin. Sie hat seit Jahren oft HERZKLOPFEN und KOPFSCHMERZEN. Abends fühlt sie sich MATT. Appetit schlecht. Manchmal Rückenschmerzen. EIN BRUDER IST UNLÄNGST AN PHTHISE GESTORBEN....

6) KURZATMIGKEIT, SCHWERES ATMEN, ASTHMA:

Oft bereitet das schwere Atmen die wichtigsten Beschwerden für die Kranken. Dasselbe kann in verschieden starkem Maße auftreten; meist beginnt es beim Gehen und tritt besonders stark beim Treppensteigen auf. Es kann auch von Husten begleitet sein; der letztere kann aber gänzlich fehlen, so daß die Kranken oft nur wegen ihres „Asthmas" den Arzt aufsuchen. Die Kurzatmigkeit ist oft mit Herzklopfen verbunden, eventuell mit anderen Intoxikationssymptomen. Oft stellt sich dieselbe in Form von Anfällen ein, und wenn die letzteren auch nicht so schwer sind, wie bei echtem Bronchialasthma, so machen sie doch leicht den Eindruck eines ASTHMAS. Bei solchen Anfällen, die tage-, oft wochenlang anhalten, können wir nicht selten einen BRONCHIALKATARRH konstatieren. Hinter diesem Katarrh steckt eine LATENTE TUBERKULOSE. Wir können auch ASTHMATISCHE Beschwerden in Verbindung MIT DER PERIODE finden.

Fall 65: B.J., 12 Jahre alt, Mädchen. Es leidet seit 3 Jahren öfters an starken ASTHMATISCHEN ANFÄLLEN, welche mit Husten verbunden sind. Sonst fühlt es sich wohl, abgesehen von geringer Appetitlosigkeit. IN DER FAMILIE DER PATIENTIN SIND VIELE TUBERKULOSE-FÄLLE GEWESEN....

Fall 70: K.J., 22 Jahre alt, Lehrerin. Seit ihrer Kindheit hustet sie. Vor zwei Jahren hat sie eine SCHWERE PLEURITIS durchgemacht, manchmal leidet sie an KOPFSCHMERZEN, und neuerdings auch an SCHWINDEL, sie nimmt seit einem Jahr ständig ab. Die erste Menstruation ist mit 14 Jahren aufgetreten, regelmäßig und ohne Schmerzen verlaufen.

Aber 2 Wochen VOR JEDER PERIODE TRETEN SCHNUPFEN UND SCHWERES ATMEN AUF, so daß die Patientin deshalb arbeitsunfähig wird, niemals auszugehen wagt und meist zu Bette bleiben muß. VATER UND ZWEI SÖHNE SIND AN DER SCHWINDSUCHT GESTORBEN, DREI SCHWESTERN STEHEN WEGEN LUNGENTUBERKULOSE IN MEINER BEHANDLUNG.....

7) MAGENBESCHWERDEN:

(Yves Laborde: Hereditäre syphiltische Tuberkulose ist eine der Ursachen für Ulcus ventriculi et duodeni.)
Zahlreiche Kranke suchen den Arzt mit den verschiedensten Klagen über MAGENBESCHWERDEN auf. So klagen sie z.B. über Magenschmerzen, welche sich vor oder auch nach den Mahlzeiten einstellen und zwar meist als Druckschmerzen. Nicht selten beschweren sich die Patienten über AUFSTOSSEN, BRECHREIZ, manchmal sogar über ERBRECHEN und am häufigsten über ständige oder zeitweilige APPETITLOSIGKEIT.
Ein WOLFSHUNGER kann auch beobachtet werden, die Kranken können gar nicht genug essen und nehmen deshalb sehr oft äußerst rasch zu. Man kann nicht behaupten, daß ausschließlich der gesteigerte Appetit die rasche Gewichtszunahme der spezifisch behandelten Patienten verursacht, denn nicht selten berichten die Kranken, daß sie sich schon seit Jahren reichlich nährten, ohne aber eine Gewichtszunahme zu erzielen.
Anscheinend beeinflußt die Intoxikation auch die ASSIMILATION und den Stoffwechsel....

Fall 74: M.M., 16jähriges Bauernmädchen, leidet seit 2 Jahren häufig an KOPFSCHMERZEN und SCHWINDEL. Vor 2 Jahren bekam sie starke MAGENSCHMERZEN, seither ist sie gänzlich appetitlos, hat oft Magenschmerzen, besonders

BEI NÜCHTERNEM MAGEN. In letzter Zeit hat sie NACH DEN MAHLZEITEN OFT BRECHREIZ. Früher war ihr Stuhlgang regelmäßig, jetzt hat sie oft DIARRHOE, dann wieder VERSTOPFUNG. Seit 2 Monaten hüstelt sie. Im letzten halben Jahre wurde sie blasser und schwächer, sie schläft gut, steht aber ERSCHÖPFT AUF und wird RASCH MÜDE. Sie kann nicht arbeiten. Erste Menstruation mit 13 Jahren. Sie wiederholt sich regelmäßig, dauerte anfangs 3 Tage, doch BLUTETE SIE WENIG. Seit 2 Jahren dauert DIE BLUTUNG NUR EINEN TAG, ist schmerzlos. Bei der genügend entwikkelten, mäßig ernährten, außerordentlich BLASSEN Kranken ist DIE RECHTE SUPRAKLAVIKULARGRUBE ETWAS EINGESUNKEN. EINE 15-JÄHRIGE SCHWESTER STARB VOR 9 JAHREN AN LUNGENSCHWINDSUCHT.

8) HABITUELLE OBSTIPATION:

Es fiel mir nämlich auf, daß meine tuberkulösen Kranken bei GENAUER AUFNAHME DER ANAMNESE sehr häufig über HARTNÄCKIGE VERSTOPFUNG berichteten, und zwar manchmal SEIT DER KINDHEIT.

Fall 83: I.R., 35 Jahre alt, Krankenwärterin, war bis zu ihrem 16. Lebensjahr gesund, damals begann sie BLUTARM zu werden; sie wurde blaß, schwach, appetitlos, litt häufig an Kopfschmerzen. Zu jener Zeit nahm sie EISEN und ARSEN, der Zustand dauerte mit geringer Besserung 3 Jahre lang. Hustet nicht. Ungefähr seit ihrem 8.-9. Lebensjahr leidet sie AN STÄNDIGER OBSTIPATION, welche sich niemals besserte. Sie hat bloß alle 7-8 Tage einmal Stuhl, wobei ihr ÜBEL wird. Sie hat dreimal geboren, zum erstenmal vor 9 Jahren, seitdem wird die Stuhlentleerung von starken Schmerzen begleitet und von großer SCHWÄCHE gefolgt, sie behauptet, beim Stuhl stärkere Schmerzen zu haben als bei der Geburt. Erste Menstruation mit 12 Jahren; Menses waren bis zum 16. Lebensjahr SEHR STARK, von 8 TÄGI-

GER DAUER, von STARKER SCHWÄCHE gefolgt; Mit 16 J. BLIEB die PERIODE 3 bis 4 Monate AUS, dann traten alle Monate zur Zeit der Periode STARKE KRÄMPFE auf, so daß sie jedesmal 1-2 Tage liegen mußte, wobei sie gleichzeitig an STARKEN KOPFSCHMERZEN, SCHWINDEL, APPETITLOSIGKEIT litt. In den letzten Jahren sind ihre Blutungen regelmäßig, doch immer PROFUS, so daß sie von denselben sehr geschwächt wird. Der Appetit ist mittelmäßig, Schlaf und Arbeitsfähigkeit gut. Sie wird ständig von STUHLVERSTOPFUNG geplagt, trotz des fortwährenden Gebrauchs von Abführmitteln. VATER STARB AN MAGENKREBS; EIN BRUDER STARB VOR KURZEM AN TUBERKULOSE, AUCH IHR MANN GING AN TUBERKULOSE ZU GRUNDE. Seit einigen Jahren zeitweise etwas Husten, kein Auswurf.

(Yves Laborde: Tuberkulose und Krebs haben eine enge Beziehung. Beide Erkrankungen können entweder von einer Generation zu der nächsten ALTERNIEREN, d.h., eine tuberkulöse Generation gefolgt von einer kanzerösen Generation, oder beide Erkrankungen können innerhalb eines Lebens auftreten, z.B. akute Tuberkulose in der Jugendzeit, Krebs im Klimakterium).

Fall 91: G.L., 15 J. alt (Tochter eines Zigeuners), leidet seit mehreren Jahren an ständiger STUHLVERSTOPFUNG, so daß sie oft verschiedene Purgantien einnehmen muß. Seit einigen Monaten hat sie auch KOPFSCHMERZEN, besonders in der Nacht, auch leidet sie oft an SCHWINDEL. Sie SCHLÄFT SCHLECHT, hat SCHWERE TRÄUME, und SCHWITZT in der Nacht. Am Tage fühlt sich die Patientin sehr SCHLÄFRIG, so daß sie LEICHT EINSCHLÄFT; ihr Appetit ist schwach; sie leidet auch an Brechreiz, und oft an HERZKLOPFEN. Patientin hustet seit 2 Monaten und hat Brust- und Rückenschmerzen; gestern hat sie Blut gespuckt. Sie hatte ihre erste Menstruation mit 13 Jahren; dieselbe verläuft immer UNREGLMÄSSIG und ist mit STARKEN

KRÄMPFEN, besonders in der letzten Zeit, verbunden, so daß sie während der Menstruation 2 Tage im Bett bleiben muß; es ist nicht möglich, die großen Schmerzen zu lindern. In dieser Zeit hat sie auch STARKE KOPFSCHMERZEN, BRECHREIZ UND ERBRECHEN. DER VATER DER SCHÜLERIN IST VOR 13 JAHREN AN SCHWINDSUCHT GESTORBEN, AUCH SIND ALLE GESCHWISTER DES VATERS UND DIE GROSSELTERN DARAN GESTORBEN....

Fall 95: M.G., 28 Jahre alt, Dienstmädchen, leidet schon seit Jahren an STUHLVERSTOPFUNG, oft auch mit SCHWINDEL. Sie fühlt sich immer sehr müde, hat schlechten Appetit und seit 3 Wochen Rückenschmerzen und etwas Husten. IHRE MUTTER IST VOR 6 JAHREN AN DER SCHWINDSUCHT GESTORBEN....

Fall 97: M.K., 24 Jahre alt, Leutnant, leidet seit 8 Jahren fortwährend an STUHLVERSTOPFUNG, welche in der letzten Zeit hartnäckiger geworden ist, deshalb muß er fortwährend verschiedene Abführmittel dagegen gebrauchen. Zeitweise verliert er auch den Appetit und hat manchmal geringe Magenschmerzen. Er leidet seit 5-6 Jahren an sehr STARKEN KOPFSCHMERZEN, so daß er sich hinlegen muß; seit einem Jahr hat er auch SCHWINDEL. Der Patient schläft oft schlecht, hat sehr verworrene Träume. Seit einiger Zeit fühlt er sich auch des Morgens matt; manchmal hat er auch Herzklopfen; er ist ziemlich stark ERREGBAR. Patient hat nie gehustet; er SCHWITZT VIEL AM TAGE, manchmal auch in der Nacht. EINER VON SEINEN BRÜDERN LEIDET AN DER TUBERKULOSE, EIN ONKEL IST DARAN GESTORBEN....

9) BLUTARMUT:

Meist kommt die Blutarmut zur Erscheinung im Pubertätsalter oder nach demselben; oft tritt diese Erkrankung erst nach der ersten Geburt auf. Nicht selten schließt sich die Blutarmut auch einer ÜBERSTANDENEN INFEKTIONSKRANKHEIT an, z.B. dem TYPHUS, der PNEUMONIE, der INFLUENZA, dem KEUCHHUSTEN etc. (Die Kranken können SICH NICHT DAVON ERHOLEN). Die Mädchen oder die Jünglinge, die sich bis dahin gut oder wenigstens ziemlich gut entwickelt haben, fangen an, blaß zu werden und abzumagern. Die Kranken fühlen sich matt, leiden an verschiedenen Magenbeschwerden, auch an Kopfschmerzen, eventuell auch an Schwindel. Oft gesellen sich dazu verschiedene Störungen der Menstruation. Dieselben können aber auch von Beginn an als schmerzhafte, unregelmäßige Blutungen auftreten. Und alle diese Beschwerden reagieren gar nicht auf die übliche Arsen- und Eisentherapie, oder auf andere medikamentöse Behandlungen. Diese Krankheit kann Jahre, sogar Jahrzehnte lang dauern, kombiniert mit dem ganzen Komplex der beschriebenen verschiedenen Intoxikationserscheinungen. Bald bessert sich dieselbe, besonders durch klimatische Einflüsse, bald verschlimmert sie sich, sie kann auch in die Lungenschwindsucht übergehen, sie kann aber auch keine manifesten Symptome aufweisen....

10) MENSTRUATIONSSTÖRUNGEN:

(Dr. J. Hollós: „Ich veröffentlichte meine Erfahrungen über den Zusammenhang zwischen Tuberkulose und Menstruation zusammen mit dem Gynäkologen Dr. Karl Eisenstein bereits 1907 in der Nr. 23 der Gynäkologischen Rundschau und 1908 in der Nr. 44 des Zentralblatts der Gynäkologie. Dr. Bandelier und Dr. Roepke bestätigen unsere Befunde und nehmen in ihrem Lehrbuche unsere Schlüsse an).

Die Ätiologie vieler Menstruationsstörungen war bisher völlig unklar und man dachte gar nicht daran, daß diese Störungen eine EINHEITLICHE URSACHE haben könnten. Daß bei MANIFESTER TUBERKULOSE die verschiedensten Störungen der Menstruation häufig vorkommen, namentlich unregelmäßige Blutungen und AUSBLEIBEN der Menstruation, war wohl bekannt, wurde aber als einfache Folge der die Tuberkulose begleitenden Anämie, Abmagerung etc. angesehen. Auch sonst wurden die Menstruationsstörungen als mit Anämie, Chlorose, Hysterie zusammenhängend betrachtet, meistens aber lokale Veränderungen als auslösende Momente angesehen, wie auch gegen die letzteren lokale Behandlungsmethoden in Anwendung gebracht werden. Dennoch trotzt z.B. die DYSMENORRHOE oft allen lokalen Behandlungsmethoden, plagt und schwächt die Frauen durch viele Jahre....

Die Menstruation beginnt in unserem Klima im 13. bis 15., oft aber schon im 11. bis 12. Lebensjahre, und dieser VERFRÜHTE wie auch der VERSPÄTETE, NACH DEM 15. LEBENSJAHR ERFOLGENDE EINTRITT DER MENSTRUATION IST BEREITS TUBERKULOSE-VERDÄCHTIG. Die Menstruationsstörungen treten gleichzeitig mit anderen tuberkulösen Intoxikationssymptomen auf, bilden sogar häufig das allererste derartige Symptom. Die Form der Störung ist sehr verschieden; oft werden die bisher regelmäßigen Menses ANTEPONIEREND oder TRETEN HÄUFIGER AUF, z. B. ZWEIMAL IM MONAT, oder wird DER EINTRITT DER PERIODE UM TAGE ODER WOCHEN VERZÖGERT, die Menses treten auch SELTENER AUF. Die DAUER der Blutung kann KÜRZER oder LÄNGER werden, der BLUTVERLUST auffallend STÄRKER ODER GERINGER. Ein sehr häufiges Intoxikationssymptom ist monate-, oft jahrelange AMENORRHOE. Unter den Menstruationsstörungen verdienen jedenfalls die schmerzhaften Blutungen, die sog. DYSMENORRHOE, die größte Aufmerksamkeit; diese werden in den meisten Fällen auch von den verschiedensten Allgemeinsymptomen begleitet. Diese Allgemeinsymptome sind schon an und für sich äußerst CHARAKTERISTISCH für die tuberkulöse Intoxikation, indem sie sozusagen sämtliche Symptome in sich begreifen, welche ich als CHARAKTERISTIKA der Intoxikation erkannt habe. Die Schmerzen bei der Menstruation lokalisieren sich meistens auf den Uterus und seine Umgebung, werden sehr häufig von STARKEN KREUZ- UND MAGENSCHMERZEN begleitet. Die Störungen dauern oft tagelang, die Kranken werden völlig erschöpft. Die Dysmenorrhoe, ebenso wie die übrigen Menstruationsstörungen, melden sich schon VON ANFANG AN, d.h. bei der ersten Menstruation oder erst später (nicht selten erst nach der Geburt des ersten Kindes)....

Von meinen untersuchten (tuberkulösen) Fällen habe ich bei 562 Frauen über ihre Periode Notizen gemacht. Leider waren über das Auftreten ihrer ersten Menstruationen nur 278 Frauen ausgefragt. Von diesen letzteren menstruierten ZU FRÜH, nämlich vor ihrem 13. Lebensjahr 31 Mädchen, IN ACHT FÄLLEN SOGAR MIT 10 und 11 JAHREN, und ZU SPÄT, nämlich nach dem 15. Lebensjahr 53 Mädchen, DAVON 10 MÄDCHEN ZWISCHEN DEM 18. und 21. LEBENSJAHR. In diesen 278 Fällen trat also die Menstruation zu früh oder zu spät in 36% der Fälle auf. Von den 562 Frauen haben regelmäßige und schmerzlose Menstruation 165, d.h. 29% der Frauen gehabt. Eine AUSGESPROCHENE DYSMENORRHOE, d.h. schmerzhafte Blutungen, welche meistens von den verschiedensten allgemeinen Symptomen begleitet sind, kam in 213 Fällen vor. Unter diesen waren die Regeln gleich schmerzhaft, d.h. VON DER ERSTEN MENSTRUATION AN SCHMERZHAFT IN 108 Fällen, wogegen bei den übrigen Frauen menstruelle Schmerzen erst nach einem oder mehreren Jahren auftraten, NICHT SELTEN ERST NACH DER GEBURT DES ERSTEN KINDES. AMENORRHOE kam in 55 Fällen vor; dieselbe dauerte 2 Monate BIS 3 JAHRE (IN EINEM FALL SOGAR 4 JAHRE). Unter den allgemeinen Symptomen, welche die Menstruationen begleiteten, waren sämtliche toxischen Symptome in kleinerem oder größerem Maße vertreten, besonders aber DIE KOPFSCHMERZEN, DER SCHWINDEL und DIE APPETITLOSIGKEIT, auch DER BRECHREIZ; ferner gesellte sich hinzu oft noch ERBRECHEN, MAGENSCHMERZEN, HERZKLOPFEN, MATTIGKEIT, ERREGBARKEIT UND STUHLVERSTOPFUNG. Als seltenere Symptome erwähne ich DAS SCHWERE ATMEN, DIE DIARRHOE UND DAS SCHWITZEN. Endlich habe ich noch 8 Fälle beobachtet, in denen die Patientinnen älter als 16 Jahre waren und noch nicht menstruiert hatten; davon waren zwei Frauen 18, eine 21 und zwei sogar 30 bzw. 47 Jahre alt; bei diesen letzteren wurde INFANTILISMUS DES UTERUS konstatiert.

Dr. PONCET und seine Schüler, besonders Dr. Leriche und Dr. Cotte, sind teils durch klinische, teils durch pathologische Beobachtungen auch zu solchen Folgerungen gelangt, daß nämlich in der Ätiologie der gesamten menstruellen Störungen der TUBERKULOSE die HERRSCHENDE ROLLE ZUKOMMT. Sie haben IN ALLEN DIESEN FÄLLEN auch lokale Veränderungen der inneren Genitalien feststellen können, welche von Dr. PONCET unter der Bezeichnung „TUBERCULOSE INFLAMMATOIRE" („Entzündliche Tuberkulose") zusammengefaßt wird. Unter dieser Bezeichnung werden CHRONISCHE ENTZÜNDLICHE VERÄNDERUNGEN verstanden, welche zwar TUBERKULÖSEN URSPRUNGS sind, aber KEINE, weder makro- oder mikroskopisch, an TUBERKULOSE ERINNERNDE SPEZIFISCHE VERÄNDERUNGEN AUFWEISEN. Es wurde in diesen Fällen BINDEGEWEBIGE VERÄNDERUNG des UTERUS, CHRONISCHE ENTZÜNDUNGEN DES ENDOMETRIUMS, oft SERÖSE ENTZÜNDUNGEN der TUBEN, MIKROZYSTISCHE DEGENERATION DER OVARIEN, auch CHRONISCHE ENTZÜNDUNG und BINDEGEWEBIGE VERHÄRTUNG DES PARAMETRIUMS festgestellt....

(Yves Laborde: Dazu möchte ich erwähnen, daß aus der Homöopathie nur Dr. J.C. Burnett uns diese Kenntnisse in seinen Büchern angibt und uns unterrichtet, daß sie TUBER-

KULINISCH sein können und entsprechend behandelt werden müssen.
Dr. J.H. Allen unterschätzte sie. Er schrieb: „Gelegentlich weisen Uterus und Ovarien einen tuberkulösen Befund auf, das ist aber so selten, daß wir es kaum zu erwähnen brauchen."
Aus der Praxiserfahrung möchte ich darauf hinweisen, daß solche Fälle nicht so selten sind und oft mit sykotischer Ätiologie verwechselt werden.)

In meinen gynäkologisch untersuchten Fällen wurden am meisten ADNEXERKRANKUNGEN, PERI- UND ENDOMETRITIDEN festgestellt, sogar bei 3 untersuchten VIRGINES konnte man diese chronischen entzündlichen Zustände konstatieren. Bei einer Virgo und bei einigen auch mit AMENORRHOE Behafteten war HYPOPLASIE bzw. ATROPHIE DES UTERUS VORHANDEN. Die so oft DIE LATENTE TUBERKULOSE begleitende LEUKORRHÖ ist auch ein Resultat der chronischen ENDOMETRITIS, und sie ist nicht selten auch BEI KLEINEN, UNREIFEN MÄDCHEN anzutreffen.

Fall 105: N.V., 21 Jahre alt, Setzerin, hatte ihre ERSTE MENSTRUATION MIT 16 JAHREN; dieselben sind immer UNREGELMÄSSIG, manchmal 3-5 MONATE AUSBLEIBEND, mit STARKEN BLUTUNGEN, EINE WOCHE dauernd. Die Periode ist am ersten Tag von starken KRAMPFARTIGEN SCHMERZEN begleitet, welche die Patientin in der letzten Zeit arbeitsunfähig machen; in dieser Zeit hat sie oft BRECHREIZ. Seit einem Jahr schläft die Patientin schlecht, hat starkes Herzklopfen, oft Kopfschmerzen und Schwindel; seit einigen Monaten hat sie schlechten Appetit; in der letzten Zeit schwitzt sie in der Nacht, seit 2 Monaten leidet sie an Husten und Durchfall. IN DER FAMILIE IHRES VATERS SIND VIELE FÄLLE VON SCHWINDSUCHT VORGEKOMMEN....

Fall 115: I.E., 16 Jahre alt. Hat seit mehreren Jahren ständig KOPFSCHMERZEN, oft HERZKLOPFEN, schlechten Appetit, sie schläft gut, doch erwacht sie früh. Sie hustet nicht. Erste Menstruation mit 13 Jahren, VON ANFANG AN SCHMERZHAFT mit tagelangen KRÄMPFEN und starken KOPFSCHMERZEN WÄHREND der Blutung. IHR VATER STARB VOR 12 JAHREN AN LUNGENSCHWINDSUCHT....

Fall 116: Frau I.D., 39 Jahre alt. Erste Menstruation mit 13 Jahren, VON ANFANG AN SCHMERZHAFT, dauert 4-5 Tage, sie muß in dieser Zeit das Bett hüten. VOR 2 JAHREN hatte sie KEUCHHUSTEN und HUSTETE NACHHER 9 MONATEN LANG. Seit einem halben Jahr hustet sie wieder. Sie nahm 9 kg ab. Zur Zeit ist sie appetitlos; schläft schlecht, schwitzt nachts, hat zeitweise Atembeschwerden. BEIDE SCHLÜSSELBEINGRUBEN SIND EINGESUNKEN. DER VATER UND EINE SCHWESTER STARBEN AN LUNGENSCHWINDSUCHT....

(Yves Laborde: Kinderkrankheiten dienen genetischen Reparaturen und werden von der primären Miasmatik gesteuert. Keuchhusten, wie Masern, sind Kinderkrankheiten der hereditären Tuberkulose. Das Auftreten einer Kinderkrankheit, wie z.B. Keuchhusten, im Erwachsenenalter, und zwar noch dazu in einer schweren Form, ist EIN MIASMATISCHER MOMENT. Gleichzeitig ist es ARZNEI-INDIKATORISCH für CARCINOSINUM).

Fall 127: Z.T., 11 Jahre alt, ist seit einiger Zeit schwach, blutarm, leidet an Kopfschmerzen und Schwindel. Die Patientin hat zwar guten Appetit, doch sie nimmt ab, ist sehr müde und auch am Tage sehr schläfrig, sie hat manchmal Herzklopfen, schwitzt sehr viel; SEIT EINIGER ZEIT LEIDET SIE AN STÄNDIGEM WEISSEN FLUOR. DER VATER IST SEIT EINEM JAHRE AN SCHWINDSUCHT erkrankt.

11) MORBUS BASEDOW:

Morbus Basedow gehört zu den Erkrankungen, deren Ätiologie vollständig unbekannt ist, und obwohl in den meisten Fällen des Basedow zweifellos die gesteigerte Tätigkeit der vergrößerten Thyreoidea die verschiedenen nervösen Symptome und Stoffwechselstörungen hervorbringt, ist uns die URSACHE dieser Hypersekretion vollständig unbekannt. ALLE MEINE BASEDOW' SCHEN FÄLLE ließen in mir die ÜBERZEUGUNG reifen, daß diese Krankheit durch TUBERKULÖSE INTOXIKATION hervorgerufen wird....
Die erste diesbezügliche Beobachtung machte ich bei einem Mädchen von 16 Jahren, DIE AUS TUBERKULÖSER FAMILIE STAMMTE. SIE HATTE KEIN ZEICHEN MANIFESTER TUBERKULOSE, aber alle ihre Klagen stimmten mit den Symptomen der tuberkulösen Intoxikation überein....
Wenn wir all meine Fälle von Morbus Basedow zusammenfassend betrachten, kommen wir zu folgenden Resultaten. Wir sehen, daß zwischen den angeführten 15 Fällen 10 solche Fälle sich vorfinden, DEREN ELTERN UND MEIST AUCH EINES ODER MEHRERE DER GESCHWISTER AN LUNGENTUBERKULOSE LEIDEN ODER DARAN GESTORBEN SIND....
Daher ist es unmöglich, nicht zu dem Schluß zu kommen, daß zwischen der Basedow'schen Krankheit und der Tuberkulose ein ENGER URSÄCHLICHER ZUSAMMENHANG BESTEHT....

(Yves Laborde: Oft werden wir familiäre Anamnesen erleben, wo STRUMA über 2 oder manchmal 3 Generationen berichtet wird).

Fall 136: Frau A.K., 57 Jahre alt. Seit ihrem 29. Lebensjahr fing IHRE SCHILDDRÜSE AN, SICH ZU VERGRÖSSERN, welche auch ständig vergrößert blieb. Sie litt auch immer an starkem Herzklopfen, welches einige Jahre lang andauerte;

damals hat sie auch Kopfschmerzen gehabt. Seit einem Jahr hustet sie, besonders seit einem Monat, und hat auch erschwertes Atmen. IHRE MUTTER IST AN DER SCHWINDSUCHT GESTORBEN, ZWEI TÖCHTER VON IHR LEIDEN AN STRUMA....

12) DER TUBERKULÖSE RHEUMATISMUS:

(Yves Laborde: Hier möchte ich, aus der Homöopathie, auf das Buch von Dr. J.H. Clarke „RHEUMATISM UND SCIATICA" (London, 1904) hinweisen. Dr. J.H. Clarke liefert uns darin schöne Fälle von Rheumatismus durch HEREDITÄRE TUBERKULOSE).

Der unter dem Sammelnamen von Rheumatismus zusammengefaßte, ganz unklare Begriff, wurde zum ersten Mal in seiner ätiologischen Bedeutung durch die ausführlichen Untersuchungen von Prof. Poncet klargestellt, der schon im Jahre 1896 auf den Zusammenhang von Tuberkulose und Rheumatismus hingewiesen hatte und mit seinem Schüler Dr. Leriche das Buch „Le Rheumatisme Tuberculeux" („Der tuberkulöse Rheumatismus", Paris, Octave Doin et fils, 1909) herausgab.

Nach PONCET können die rheumatischen Affektionen der Gelenke oft die ersten Symptome einer bisher latenten tuberkulösen Infektion sein oder sie gesellen sich zu einer schon manifesten tuberkulösen Erkrankung irgend eines Organs. Zur Manifestierung genannter Affektionen ist gewiß auch eine individuelle Disposition nötig. Durch anatomische oder bakteriologische Untersuchungen können wir MEIST DEN TUBERKULÖSEN URSPRUNG dieses rheumatischen Leidens NICHT FESTSTELLEN. Die in diesen Fällen stark attenuierte Infektion ist nicht imstande, der Tuberkulose charakteristische, spezifische Veränderungen hervorzurufen.

Diese Affektionen sind meist rein toxischen Ursprungs. Es kommt selten vor, daß die sogenannten rheumatischen Gelenkaffektionen in Fungus übergehen. Nach Prof. Poncet ist das Wesen des ganzen Arthritismus oft nichts anderes, als attenuierte tuberkulöse Infektion.

(Yves Laborde: Hier sehen wir, wie die Schulmedizin es schwer hat, ihre Bakterien- und Viren-Theorie als Ursache für Erkrankungen mit der praktischen Erfahrung aus der Praxis in Einklang zu bringen. Diese Problematik besteht bis heute; was die Tuberkulose angeht, haben wir den Streitpunkt unter den Schulmedizinern mit den Tuberkuliden und Pseudo-tuberkuliden. Die Praxiserfahrung widerspricht der Theorie, was unwissentschaftlich ist.
Heutzutage lautet das Motto: „Keine Krankheit, wenn kein Erreger zu finden ist !" Dies ist der erste Grund, warum echte wissenschaftliche Studien der Schulmedizin wie z.B. über die hereditäre Tuberkulose oder über die hereditäre Syphilis, die beide eine Realität der täglichen Praxis darstellen, völlig aufgegeben, ignoriert, sogar verschwiegen werden.
Der zweite Grund wäre das Anerkennen, daß die für diese beide Krankheiten eingesetzten allopathischen Mittel das weitere Fortschreiten dieser Krankheiten bei dem Patienten selbst (auch ohne nachweisbare Erreger!) und bei seiner Nachkommenschaft nicht verhindern können, weil sie nicht heilen können, sondern nur unterdrücken können. Heutzutage werden in Europa und America immer mehr Fälle von akuter Tuberkulose registriert, die absolut schulmedizinisch „therapieresistent" sind. Der dritte Grund ist die Tatsache, daß die Schulmedizin für die Behandlung der hereditären Syphilis oder Tuberkulose (oder Sykose oder Psora) auch gar keine Arznei besitzt).

Nach den Untersuchungen Poncets kann der tuberkulöse Rheumatismus sowohl in akuter als chronischer Form auftreten und in einem oder mehreren, manchmal sogar sich in allen Gelenken lokalisieren; dabei wird in den Gelenken bald eine rarefizierende Atrophie, bald wieder eine plastische Hyperostose hervorgerufen. Die Krankheit kann einmal als PROGREDIERENDE POLYARTHRITIS DEFORMANS, ein anderes Mal als ARTHRITIS SICCA (z.B. Malum coxae senile) auftreten, zuweilen manifestiert sich dieselbe durch verschiedene Dislokationen der Gelenke (z.B. HALLUX VALGUS), durch ANKYLOTISCHE PROZESSE u.s.w.. Sowohl die akuten als die chronischen Formen des tuberkulösen Rheumatismus können oft in eine ANKYLOSE übergehen. Von sehr vielen RÜCKGRATSVERSTEIFUNGEN, von vielen entzündlichen PLATTFÜSSEN, sogar von vielen TAUBHEITEN (durch Ankylose der Gehörknochen verursacht) bildet die Tuberkulose die gemeinsame Ursache. Die mildeste Form von diesen Erkrankungen stellt die einfache ARTHRALGIE dar.

Fall 132: P.E., 34 Jahre alt, Hausmeisterin, hat vor 5 Jahren schmerzhafte Anschwellung des rechten Kniegelenks und vor 3 Jahren schmerzhafte Anschwellung des rechten Fußes gehabt, welche nach monatelangem Liegen verschwanden. Seit 6 Monaten leidet sie oft an Herzklopfen, seit einigen Monaten hat sie ständige Stuhlverstopfung; sie schwitzt stark am Tage; seit einigen Wochen leidet sie auch an Rükkenschmerzen und oft an Kopfschmerzen; sie ist seit einigen Monaten appetitlos und hat auch stark abgenommen. Die Menstruationen sind regelmäßig; aber die Blutungen sind seit einigen Jahren sehr stark, eine Woche lang dauernd; nachher hat sie 1-2 Wochen lang weißen Fluß. IHR VATER IST VOR 13 JAHREN AN DER SCHWINDSUCHT GESTORBEN, EBENFALLS EINE SCHWESTER VOR JAHREN.

Fall 133: J.S., 37 Jahre alt, Beamter, leidet seit 16 Jahren an RHEUMATISMUS, wogegen er schon siebenmal Schlammbäder aufsuchte, doch die Krankheit ist trotzdem fortgeschritten. Das Rheuma hat zuerst das rechte Hüftgelenk ergriffen, nach einigen Wochen schwoll auch das rechte Knie stark an und wurde schmerzhaft; nachher traten diese Erscheinungen auch an den rechten Fußgelenken auf, wenn auch in geringerem Maße. Seit einem Jahre hat er Schmerzen im Rückgrate und seit 2 Monaten auch in der Halswirbelsäule, wodurch er gar nicht den Kopf bewegen und der Schmerzen wegen gar nicht schlafen kann. Auch im rechten Oberschenkel verspürt er Schmerzen. SEINE MUTTER LEIDET AN SCHWEREM ASTHMA, EIN BRUDER DER MUTTER IST AN DER SCHWINDSUCHT GESTORBEN....“

Mit diesem obengenannten letzten Fall, beende ich die Wiedergabe der ERFAHRUNG von Dr. J. Hollós.

Die Analyse seiner Arbeit ergab folgende Erkrankungen, Symptome und Zeichen der hereditären Tuberkulose:

- Blässe des Gesichtes, hochgewachsen, mager, eingesunkene Schlüsselbeingruben, anämisch, kalte Hände und Füße, Handschweiß, Fußschweiß, Kälteempfindlich, rasche Ermüdbarkeit, ständig müde, hektische Röte, starkes Schwitzen, auch nach kleinsten körperlichen Anstrengungen, Pityriasis versicolor, Morbus Addison, Morbus Basedow.
- Typhus, Influenza, Keuchhusten, Pneumonie und deren Folgen.
- Keuchhusten im Erwachsenenalter.
- Subfebrile Temperatur.
- Nervosität, Reizbarkeit.

- Reizbare, nervöse Kinder.
- Rasches Ermüden durch geistige Arbeit.
- Migräne, periodisch, vor der Periode, bei Kleinkindern.
- Chronischer Schwindel.
- Taubheit durch Ankylose der Gehörknochen.
- Fortschreitende Abmagerung.
- Abmagerung trotz gutem Appetit.
- Schlaflosigkeit, unruhiger Schlaf, schreit im Schlaf, Aufschrecken im Schlaf, unerquicklich, Nachtschweiß, Herzklopfen, beängstigende, verworrene Träume.
- Schläfrigkeit während des Tages.
- Schlafsucht.
- Herzklopfen, Kardialgie, Tachykardie.
- Asthma, chronischer Bronchialkatarrh, Pneumonie, Pleuritis; Asthma und Schnupfen vor der Periode.
- Struma.
- Übelkeit, Brechreiz, Erbrechen, Aufstoßen, Appetitlosigkeit.
- „Wolfshunger" mit Neigung zur Adipositas.
- Assimilations- und Stoffwechselstörungen.
- Ulcus Ventriculi et Duodeni.
- Hartnäckige Obstipation, sogar seit der Kindheit.
- Periode: Verspätete oder verfrühte Menarche, Amenorrhoe, Dysmenorrhoe, Unregelmäßigkeit, anteponierend, zu spät, alle 3 Wochen, Metrorrhagie, Menorrhagie, zu starke oder zu geringe Blutung, zu kurz dauernd, Kreuzschmerzen, Magenschmerzen, Schnupfen, Asthma, Brechreiz, Erbrechen, Migräne, Schwindel, Appetitlosigkeit, starkes Schwitzen, Herzklopfen, Müdigkeit, Erregbarkeit, Magenschmerzen, Diarrhoe, Verstopfung bei der Periode, Dysmenorrhoe von erster Periode an oder nach der ersten Geburt.

- Adnexitis, Endometritis, Parametritis, Ovariitis.
- Seröse Entzündungen der Tuben.
- Mikrozystische Degeneration der Ovarien.
- Chronischer Fluor.
- Fluor bei kleinen Mädchen.
- Hypoplasie, Atrophie des Uterus.
- Infantilismus des Uterus.
- Arme und Füße schlafen ein.
- Arthralgien.
- Knochenfistel.
- Chronische Coxitis.
- Malum Coxae senile.
- Rheumatismus.
- Progredierende Polyarthritis Deformans.
- Hallux valgus.
- Pes planus.
- Ankylose.
- Rückgratversteifung.

Man kann daraus feststellen, daß diese miasmatischen Symptome Symptome sind, die am Kranken beobachtet worden sind, d.h. klinische Symptome, und kein Ergebnisse von Arzneimittelprüfung am Gesunden. Arzneimittelprüfungen am Gesunden haben die Behandlung der akuten Krankheiten vorangetrieben, nicht aber die Behandlung der chronischen erworbenen und hereditären Miasmen. Die Arbeit von Dr. J. Hollós zeigt auch, wie wichtig die FAMILIÄRE ANAMNESE (PRIMÄRE MIASMATIK) IST, um die HEREDITÄRE TUBERKULOSE, d.h. DIE TUBERKULINIE zu erkennen. Hier lernen wir schon wichtige Informationen für die primäre Miasmatik, die ich ergänzt habe.

PRIMÄRE MIASMATIK:

- Tuberkulose, Hilusdrüsentuberkulose (usw.). Sykotische oder syphilitische Tuberkulose.
- Krebs.
- Psychiatrische Erkrankungen, Neurasthenie, Hysterie, Hypochondrie.
- Legasthenie-Fälle.
- Alkoholismus.
- Migräne.
- Poliomyelitis- Fälle.
- Tetanus-Fälle.
- Typhus-Fälle.
- Dysenterie-Fälle.
- Influenza-Anfälligkeit.
- Schwere Keuchhustenfälle, Keuchhusten im Erwachsenen-Alter.
- Chronische Otitiden, Nekrose der Gehörknöchelchen.
- Schlechte Zähne, Zahnstein-Neigung, Unregelmäßige Zahnreihe in der Familie.
- Taubheit durch Ankylose der Gehörknöchelchen.
- Pneumonien, Pleuritiden, chronische Bronchitiden, Asthma, Todesfälle durch Pneumonie oder Influenza.
- Allergien, Heuschnupfen.
- Struma, Basedow'sche Krankheit.
- Anämie.
- Hämophilie.
- Viele Fälle von Enuresis Nocturna.
- Familiärer Kryptorchismus.
- Fehlgeburten.
- Familiäre schreckliche Dysmenorrhoe.

- Pytiriasis versicolor.
- Tinea-Anfälligkeit.
- Vitiligo.
- Erythema nodosum.
- Morbus Addison.
- Rheumatismus.
- Osteomyelitis mit oder ohne Fistelbildung.
- Fistel, Analfistel.
- Hartnäckige Obstipation in der Familie.
- Hühnerbrust, glänzende Nägel, Behaarung zwischen den Scapulae und im Lumbalbereich in der Familie.
- Mißbildungen.

Um die Wichtigkeit der primären Miasmatik noch zu betonen, zitiere ich noch einen Fall von einem homöopathischen Arzt, Dr. Mau (aus Kiel), (Leipziger populäre Zeitschrift für Homöopathie, 1905):

Vor ungefähr einem Vierteljahr hatte ich einen Herrn von einigen 40 Jahren zu behandeln, der an chronischer Gonorrhoe und seit 8 Tagen auch an Hodenentzündung litt. Ich verordnete dagegen *Clematis erecta*, denn der Hoden war sehr geschwollen, hart und schmerzhaft. Das Mittel blieb ohne Wirkung. In der Annahme, daß die Hodenentzündung Folge der Gonorrhoe sei, gab ich nach 14 Tagen *Clematis* mit *Thuja occidentalis* 6. im Wechsel, aber auch diese Medikation erwies sich als vollständig fruchtlos, zu meinem nicht geringen Erstaunen. Wie kam es, daß ein Mittel, welches mir und anderen Ärzten in solchen Fällen stets die besten Dienste leistete, hier gänzlich ohne Wirkung blieb? War etwa die Hodenentzündung nicht die Folge der Gonorrhoe? Sicher war sie eine Folge derselben, aber der Umstand, daß die gegebenen Mittel nicht halfen, beweist, daß die Konstitution des Patienten mit noch einem anderen – oder vielleicht auch mehreren – Krankheitsstoffe belastet war. Aber welcher Art war derselbe? Ich stellte ein sehr eingehendes Krankenexamen an, fragte nach den Impfungen, nach überstandenen Krankheiten, nach etwa durch äußerliche Selbstbehandlung „geheilten" Hautkrankheiten, ob der Patient in der Kindheit an Ohrlaufen, Augenentzündungen, Gesichts- oder Kopfausschlägen, Drüsenerkrankungen gelitten hatte. Überall negatives Resultat, Patient war stets gesund gewesen, erbliche Krankheiten waren in der Familie nicht vorgekommen. Die objektive Allgemeinuntersuchung des ganzen Körpers fiel ebenfalls absolut negativ aus. Was tun? Daß die Angaben des Patienten dem wirklichen Tatbestand nicht entsprechen konnten, war klar, aber Patient wußte es augenscheinlich selber nicht besser. Zum Glück erinnerte ich mich nun, daß ich vor mehreren Jahren einen damals zwölfjährigen Sohn des Patienten wegen tuberkulös entarteter Drüsen behandelt hatte und schloß nun hieraus, daß die betreffende Belastung des Vaters, denn vorliegen mußte eine, eine latente Tuberkulose sei und daß also der Sohn vom Vater die Tuberkulose geerbt habe. Daher wurde nun *Tuberculin* in 100. Potenz verordnet, jede Woche eine Dosis. Das Resultat war völlige Heilung sowohl der Hodenentzündung als auch des Ausflusses in wenigen Wochen. Wie würde das Resultat wohl gewesen sein, wenn der Patient nicht *Tuberculin* bekommen hätte?

Dr. J.H. Allen schrieb: „Aufgrund einer tuberkulösen Veranlagung entstehen Schwierigkeiten, die erworbene Sykosis (oder erworbene Syphilis) auszurotten".

An anderer Stelle schrieb er: „Es ist aber eine Tatsache, daß wir das möglichst ähnlichste Arzneimittel nicht auswählen können, wenn wir nicht die Phänomene des zugrundeliegenden, wirksamen MIASMAS verstehen; denn das wahre Simile basiert immer auf den bestehenden, zugrunde liegenden Miasmen, ob wir uns dieser Tatsache nun bewußt sind oder nicht. Das heilende Mittel ist nichts anderes als dasjenige, welches DIE KRANKHEIT erzeugen kann, die durch ein bestimmtes bestehendes Miasma entstanden ist“.

Eine amiasmatische Homöopathie ist eine unwissenschaftliche Homöopathie. Sogenannte Homöopathen, die von den Miasmen nichts wissen oder nichts wissen wollen, (die meisten unter denen sollten lieber Psychologen werden) sind nur Symptom-Verschreiber und wissen nicht einmal bei einem Patienten, was sie zu behandeln haben oder was sie behandeln. Im Sinne Hahnemanns, sind sie keine „Erhalter der Gesundheit“!

Dr. J.H. Allen schrieb weiter: „Was stellen die Symptome dar? Das Wesen der Krankheit. Und was ist das Wesen der Krankheit? DAS CHRONISCHE MIASMA. Ist nicht die Gesamtheit der Symptome (Y.L.: Diese sollte immer qualitativ und nicht quantitativ sein, und „Totalität“ bedeutet, von der primären Miasmatik über die sekundäre Miasmatik bis zur jetzigen Symptomatik!) alles, was die Krankheit ist? Ja, aber für mich ist es notwendig, etwas über das zu wissen, was hinter dieser Gruppierung der Gesamtheit liegt. WENN SIE DIES NICHT WISSEN, VERSCHREIBEN SIE FÜR ETWAS, DAS SIE NICHT KENNEN! Daher können sie der Entwicklung des Heilungsprozesses NICHT FOLGEN!“.

Dr. J.C. Burnett schrieb, und ich stimme ihm völlig zu: „Für mich ist ein Homöotherapeut, der nicht weiter als zu den Symptomen kommt, wie ein Leser, der, wenn er lesen will, immer gezwungen ist, die Worte zu buchstabieren“.

Noch ein Fall von Dr. Mau, 01.09.1905, aus: Leipziger populäre Zeitschrift für Homöopathie:
Ein Fall von Unfruchtbarkeit. Eine Frau, in den Zwanzigern, leidet an Sterilität. Unfruchtbarkeit zu heilen ist nicht immer

leicht, denn zumeist dürfte die Ursache nicht bei den Frauen, sondern woanders liegen, und die Zahl derjenigen Frauen, die für frühere Sünden ihrer Männer zu büßen haben, sei es durch Frühgeburten, zu starke oder schmerzhafte Regel, Weißfluß und andere seit der Verheiratung aufgetretene Beschwerden, ist sicher nicht gering und viel größer als man glaubt. Natürlich brauchen diese Beschwerden nicht in allen Fällen ein und dieselbe Ursache zu haben, vorhergegangene und schlecht geheilte Krankheiten des Gatten, aber sehr oft liegt hier die Endursache. Sogar unstillbares Erbrechen während der Schwangersschaft kann hierin seinen Grund haben, und in solchen Fällen helfen THUJA, SABINA, CUPRESSUS LAWSONIA und vor allem MEDORRHINUM. Die Sünden des Vaters werden nicht allein an den Kindern, sondern wohl öfter noch an den Frauen heimgesucht. In dem zu besprechenden Falle handelt es sich jedoch um einen gesunden Ehemann und eine etwas schwächliche Frau, die schon vor der Ehe an Weißfluß gelitten hatte. Hier möchte ich die Frage aufwerfen, ob es in solchem Falle richtig ist, etwas zur Beseitigung der Sterilität zu tun; hätte man nicht vielmehr der Patientin sagen müssen, daß bei ihrer allgemeinen Körperschwäche es besser für sie sei, kinderlos zu bleiben, da eine Schwangerschaft, Entbindung und Wochenbett nur zu sehr geeignet seien, die ohnehin geringen Körperkräfte frühzeitig aufzuzehren? Zu bejahen ist diese Frage jedenfalls für den, der etwa nur durch eine Operation, wie z.B. die Erweiterung des Zervikalkanales, Abhilfe schaffen wollte; vom homöopathischen Standpunkt ist sie ganz entschieden zu verneinen, denn erstens ist die Sterilität keine Krankheit sui generis, sondern nur das Symptom oder ein Symptom eines krankhaften Allgemeinzustandes, und zweitens behandelt bekanntlich die Homöopathie keine einzelnen Symptome, sondern sie behandelt die Totalität der Symptome, d.h. den Körper als Ganzes, und erst wenn der pathologische Allgemeinzustand geheilt ist, schwinden die Symptome bzw. dasjenige Symptom, welches der Patient als besonders lästig empfindet und deswegen er überhaupt erst

den Arzt aufgesucht hat. Doch zu unserem Fall zurück: Die Regel war erst mit 16 Jahren aufgetreten und stets schwach gewesen, manchmal auch zu spät kommend und nicht ohne heftige Schmerzen am ersten Tage. EINE TANTE DER PATIENTIN IST AN DER SCHWINDSUCHT GESTORBEN.
Außer den Kinderkrankheiten will die Patientin nie krank gewesen sein, nur einmal hat sie als junges Mädchen mit der Wagendeichsel einen heftigen Stoß vor den Leib bekommen, wonach am nächsten Tag ein ganz klein wenig Blut abgegangen sei ... Da die Männer der Wissenschaft das so erkrankte Organ, weil sie es nicht zu heilen verstehen, einfach herausschneiden, und da es immer genug Kranke gibt, die sich zu solcher Behandlung hergeben, so dürfte das Mittel nicht allzuschwer zu erlangen sein. So ward denn TUBERCULINUM C 30 in achttägigem Wechsel mit ARNICA C 30 verordnet.
So vier Monate lang. Dann ebenso lange TUBERCULINUM C 200 und PULSATILLA C 30. Unter dieser Medikation verschwand sehr langsam und allmählich der Fluß; auch wurde die Regel normal, d.h. sie kam zur rechten Zeit und ohne Schmerzen. Aber damit war die Unfruchtbarkeit noch nicht geheilt. Eine Untersuchung der Körperorgane zeigte noch eine Milzschwellung, und bei näherem Nachfragen gestand die Patientin zu, daß das vor einigen Jahren erlittene Trauma wohl die Ursache derselben sein könne; wenigstens sei seit dieser Zeit die linke Seite nicht ganz in Ordnung, zuweilen, namentlich bei schnellem Gehen, bekäme sie Seitenstechen. Nun gab ich BELLIS PERENNIS Urtinktur und CEANOTHUS C 1 abwechselnd vierstündlich 5 Tropfen, zwei Monate lang, mit dem Resultat, daß nach Verlauf derselben die Milz normal geworden war. Ich ließ nun abwarten, bekam aber nach einem Vierteljahr die Nachricht, daß noch keine Schwangerschaft eingetreten sei. In Ermangelung anderer Anhaltspunkte und in der Vorraussetzung, daß ich von der Patientin über alles richtigen und wahrheitsgetreuen Aufschluß bekommen hatte, konnte ich nur annehmen, daß durch die 8 Monate TUBERCULINUM DIE HEREDITÄRE

BELASTUNG NOCH NICHT GETILGT SEI, und gebe nochmals diese Mittel, jeden zehnten Abend ein Pulver der C 1000 (6 Pulver), worauf ich längere Zeit nichts von der Patientin hörte und später erfuhr, daß ein Vierteljahr nach der letzten Verordnung die Regel ausgeblieben sei und das Eintreffen eines Prinzen demnächst erwartet werde.

In der Homöopathie gibt es gar kein „Miasmaproblem" (wie einige es behaupten), sondern ein grundsätzliches „Homöopathie-Problem", zwischen einer miasmatischen wissenschaftlichen Homöopathie, die ätiologisch ist (Hahnemannsche Homöopathie, § 206 und § 209 des Organon) und einer anderen Homöopathie, die sich nur auf das homöopathische Heilsystem der akuten Krankheiten (§153 des Organon) und auf den § 211 des Organon (der nur für die Behandlung von AKUTEN EXOGENEN GEISTES- UND GEMÜTSKRANKHEITEN oder von akuten Explosionen endogener Geistes- und Gemütskrankheit vorgesehen ist!) beschränkt und damit chronische Krankheiten (im Sinne der Homöopathie) zu behandeln versucht, was sehr unwissenschaftlich und zwecklos, wenn nicht gefährlich für die Patienten, ist. Und wie Dr. J.C. Burnett es schrieb:
„Wenn die Homöopathie einmal ihre Säuglingswindeln ablegt, dann werden die subjektiven Symptome für die höhere Homöopathie das sein, was das Buchstabieren für das Lesen ist".

DIE MIASMATISCHE ÄTIOLOGIE DER AKUTEN TUBERKULOSE.

HEREDITÄRE SYKOTISCHE TUBERKULOSE. HEREDITÄRE SYPHILITISCHE TUBERKULOSE.

Bei diesem Thema müssen wir uns zuerst kurz mit der Dynamik der Miasmen befassen. In der Regel kann die Lebenskraft nicht alle drei Miasmen (Syphilis, Sykosis, Psora) in einem inaktiven Zustand zurückhalten. Mit noch latenter Psora kompliziert sich die Syphilis eben so wenig wie die Sykosis. Aber die Psora ist das Miasma, das sich am leichtesten aktivieren läßt und das sich am leichtesten mit einem anderen Miasma verbindet. Zwei latente Miasmen werden selten zur selben Zeit aktiv. Wenn dies zutrifft, schreibt Dr. J.H. Allen, dann haben wir es sicher mit „Bösartigkeit" zu tun: „... Wenn ich von Bösartigkeit spreche, meine ich Krebs, Brustkrebs, Lupus, Hautkrebs, Epitheliom, Diabetes Mellitus, Nephritiden und TUBERKULOSE".

Eine Kombination von Miasmen entsteht entweder durch Unterdrückungs-Maßnahmen oder durch Autounterdrückung, wenn die Widerstandskraft der Lebenskraft abgeschwächt wird. Wenn ein stärkeres unähnliches erworbenes Miasma in den Organismus eindringt, zieht sich das vorige unähnliche schwächere Miasma zurück und wird latent. Erst wenn das neue hinzugekommene Miasma ausgerottet sein wird, tritt das ältere, ungeheilt, wieder auf (Dr. S. Hahnemann, § 38 des Organon). So ein Mechanismus verlangt eine relative starke Lebenskraft. Wenn aber die Symptome des neuen hinzugekommenen Miasmas regelrecht systematisch unterdrückt werden oder wenn die Lebenskraft nachgibt oder wenn die neue Krankheit, obwohl gleich stark wie die ältere, aber durch lange Einwirkung auf den Organismus, endlich zu der älteren Zutritt findet (§ 40 des Organon), dann kommt es bei den zwei ersten Prozessen zur Aktivierung des älteren Miasmas und bei allen drei Prozessen zur Bildung EINER DOPPELTEN Kombination von chronischen Miasmen. (Oder je nach dem Fall zu EINER DREIFACHEN MIASMATISCHEN KOMBINATION).

Wie Dr.S. Hahnemann in der Fußnote 1 des § 40 des Organon es schrieb, verschmelzen die erworbenen chronischen Miasmen nicht: „Nach genauen Versuchen und Heilungen dieser Art complicirter Krankheiten, bin ich nun fest überzeugt, daß sie keine Zusammenschmelzung sind, sondern daß in solchen Fällen die eine nur neben der anderen im Organismus besteht, jede in den Theilen, die für sie geeignet sind.....“

So entsteht nämlich die akute Tuberkulose-Erkrankung. Sie entsteht aus einer DOPPELTEN MIASMATISCHEN KOMBINATION, in der die Psora immer anwesend ist. Keine akute Tuberkulose ohne Psora!

In den „CHRONISCHEN KRANKHEITEN“, schrieb Dr. S. Hahnemann unter der Psora:

- Kehlkopf- und Luftröhr-Eiterung (Kehl- Luftröhr-Schwindsucht).
- Husten mit ungemein viel Schleimauswurfe und sinkenden Kräften (Schleimschwindsucht).
- Husten mit gelbem eiterigen Auswurfe, mit oder ohne Blutauswurfe.

  Fußnote 1:

  „Die geschwürigen Lungensuchten haben wohl selten einen andern Grund als dieses Siechthum (Psora), selbst wenn Quecksilber- oder Arsenikdämpfe dergleichen zuwege gebracht zu haben scheinen; wenigstens entstehen die meisten eiterigen Lungensuchten von mit Aderlässen mißhandelten Brust-Entzündungen, welche stets als Aufloderungen latenter Psora anzusehen sind".

(Y. Laborde: Heutzutage können auch langfristige Behandlung mit Zytostatika oder Glukokortikoiden das Infektions- bzw. Erkrankungsrisiko besonders für Lungentuberkulose erhöhen).

„Alles deutlich pathologisch Veränderte", schreibt Dr. J.H. Allen, „kommt selten, wenn überhaupt, allein aus dem psorischen Miasma, denn dieses behindert mehr das Funktionelle. Erst wenn die Psora sich mit Syphilis oder Sykosis verbindet, sehen wir, wie pathologische Veränderungen sich zu entwickeln beginnen". Akute Tuberkulose entsteht entweder aus einer SYKO-PSORISCHEN KOMBINATION (SYKOTISCHE TUBERKULOSE) oder aus einer SYPHILO-PSORISCHEN KOMBINATION (SYPHILITISCHE TUBERKULOSE). Es gibt tatsächlich zwei Formen von akuter erworbener Tuberkulose und es wird auch zwei Formen von hereditärer Tuberkulose geben. Und hier fassen wir schon Fuß in einem neuen, noch forschungsbedürftigen Feld der Homöopathie, nämlich die zweifache oder sogar dreifache miasmatische Ätiologie bestimmter Erkrankungen, die Folgen ihrer Unterdrückungen und ihrer möglichen HEREDITÄREN Auswirkungen.

Aber zurück zur akuten Tuberkulose-Entstehung:

Wir können die Entstehung von akuter Tuberkulose beobachten:

1) Durch Unterdrückung einer sykotischen Pneumonie oder durch hereditäre Sykosis:

Im zweiten und dritten Stadium der erworbenen Sykosis können chronische Bronchitiden und sogar Pneumonien auftreten. Die Unterdrückung einer sykotischen Pneumonie bewirkt die Aktivierung der Psora und führt zur einer sykopsorischen miasmatischen Kombination, die das Auftreten einer akuten Tuberkulose, und zwar sykotischen Tuberkulose, erlauben kann.

Ich zitiere Dr.H. Goullon, Autor des Buches „Thuja occidentalis", Seiten 38 und 39, Leipzig, 1877: „So beschreibt v. Grauvogl sogar eine SYKOTISCHE PNEUMONIE oder er entlehnt vielmehr die Beschreibung den Angaben älterer Autoren. Der Vollständigkeit wegen dürfen wir auch diese nicht übergehen. Diese Lungenentzündungen liefern langsam gerinnendes Blut (das sykotische Blut zeichnet sich ja überhaupt durch geringen Faserstoffgehalt aus). Die unaussprechliche Angst steht in keinem Verhältnis zu dem obendrein oft torpiden Verlauf. Es fehlt nie die Heiserkeit und Dyspnoe, welch letztere wiederum die physikalisch ermittelte Ausbreitung der Pneumonie übersteigt. Ferner ist die Prostratio virium ebenso eigenthümlich als die grünliche, reichliche, nicht schwierige Expectoration, das unerträgliche Schwere- und Spannungsgefühl über die Brust. Das Asthma, welches sich hinzugesellt, wird durch die geringsten Anlässe hervorgerufen und hindert die Kranken, sich wie früher zu bewegen, wenn auch der entzündliche Prozeß abgelaufen ist. Abmagerung und schlechtes Aussehen erreichen schon in den ersten Tagen einen hohen Grad. Der Harn ist, wie sich die Alten ausdrückten, und wie bei den sykotischen Formen überhaupt (v. Grauvogl) rosenroth. Auch der Ausgang dieser Art von Lungenentzündung ist bezeichnend. Bei unzweckmäßiger Behandlung, z. B. nach Quecksilbergebrauch, oder Unterdrückung durch die Wasserkur, geht sie in chronischen Katarrh über, und die befallenen Lungenpartien in bindegewebige Verhärtung. AUS DIESEM CHRONISCHEN KATARRH ENTSTEHT DANN PHTHISIS ULCEROSA, welche leicht mit der tuberculösen verwechselt wird".

Fall von Dr. J.H. Allen:
„Eine junge Frau kam vor einem Jahr zu mir. Sie litt an Eierstockzysten, die schon lange bestanden und durch Arzneimittel nicht heilbar waren; sie wurden deshalb entfernt. Sie erlangte ihre Gesundheit zurück und war 6 Monate lang, d.h. während des ganzen Sommers, anscheinend wohl. Aber sobald das Wetter kalt wurde, entwickelte sich eine SCHWERE RECHTSSEITIGE PNEUMONIE. Sie war dünn von Statur und ließ in keiner Weise eine Pneumonie oder eine kongestive Erkrankung erwarten; die gegenwärtigen Miasmen waren PSORA und SYKOSIS, EINE KOMBINATION, die uns auffallende Kongestionen und lokale Entzündungen beschert, gefolgt von zystischen Degenerationen oder Abszessen…
Der Auswurf ist spärlich und hat eine schmutzig-braungelbe Farbe…"

Daher im Kent'schen Repertorium die Rubrik „sykotische Pneumonie" (Nat.-s.) und die Rubrik „sykotische Tuberkulose" (Aur., Calc.-c., Lyc., Med., Nat.-s., Nit.-ac., Thuj.).

Dr. J.T. Kent schrieb: „Sykotiker sind speziell der Bright'schen Krankheit unterworfen und AKUTER PHTHISE".

Diese Form der akuten Tuberkulose ist spezifisch und daher verlangt sie eine spezifische homöopathische Behandlung, nämlich eine homöosykopsorische Behandlung.

Die HEREDITÄRE sykotische Tuberkulose hat eine andere Auswirkung als die syphilitische auf die Nachkommenschaft. Sie ist nicht weniger virulent, scheint aber die Morphologie zu schonen; daher ist sie schwieriger als die hereditäre syphilitische Tuberkulose zu erkennen. Sie bleibt ein Forschungsfeld. Die hereditäre sykotische Tuberkulose ist noch nicht erarbeitet worden. Dr. J.H. Allen hat mit seiner Pseudo-Psora die hereditäre syphilitische Tuberkulose gründlich ausgearbeitet. Es ist für die Praxis wichtig zu wissen, daß es eine hereditäre sykotische Tuberkulose gibt, damit dann auch HOMÖOSYKOTIKA oder HOMÖOSYKOPSORIKA eingesetzt werden.

Die HEREDITÄRE Sykosis prädisponiert auch zur akuten Tuberkulose. Hereditäre Sykosis prädisponiert zur akuten Tuberkulose und zwar zur akuten sykotischen Tuberkulose.

Dr. J.T. Kent schrieb: „Hat man die Sykosis in einer Familie entdeckt, da achte man auf die Kinder; erstens wird es kaum viele geben, da die Sykosis zu Sterilität führt; sollte es ihrer aber doch etliche geben, wird man bei ihnen im ersten Lebensjahr eine starke Tendenz zu Marasmus beobachten, oder im ersten oder zweiten Sommer EINE STARKE TENDENZ ZUR TUBERKULOSE...".

2) Durch Impfung, d.h. erworbene vakzinotische Tuberkulose:

Impfungen können „sykotisieren", d. h. können eine iatrogene Krankheit bewirken, die ähnliche Symptome wie die der

Sykosis hervorruft. Die „Sykotisierung“ ist noch ausgeprägter, wenn die Krankheitsinformation selbst sykotischen oder sykosyphilitischen Ursprungs ist, z. B. Impfungen gegen Pocken, Tetanus, ...
Vakzinose mit Psora kann akute Tuberkulose hervorrufen. Die akute Behandlung dieser spezifischen Tuberkulose erfordert die gleichen Homöopathika wie die der akuten sykotischen Tuberkulose und die Homöopathika <u>meiner</u> Rubrik „Vakzinosis“.

Fall von Dr. J.C. Burnett: „Der Junge C., 12 Jahre alt, kam am 18. August 1881 in meine Sprechstunde und klagte über Husten, schlechter um 7.30 Uhr abends; er hustete tagsüber und die ganze Nacht, aber er wachte dabei nicht auf. Er schwitzte fürchterlich, am schlimmsten am Kopf und besonders nachts. Über der oberen linken Lungenhälfte waren feuchte Rasselgeräusche zu hören. Die Halslymphknoten über der linken Lungenspitze waren verhärtet und deutlich fühlbar. Er wog 67 Pfund. Die Impfnarben befanden sich am linken Arm, und die Lymphknoten über der rechten Lungenspitze waren nicht verhärtet. Lymphdrüsenverhärtung an der linken Halsseite (der geimpften Seite) sind die Regel nach Pockenimpfung. Das kann jeder selbst feststellen, der sich die Mühe macht, ein gesundes Kind direkt vor der Impfung und irgendwann danach zu untersuchen. Ich sage irgendwann danach, denn so etwas bleibt meist lange bestehen, wenn es nicht durch ärztliche Behandlung geheilt wird. Mir schien es sich um das erste Stadium von Tuberkulose zu handeln. Der Schularzt hatte den Jungen wegen seines hartnäckigen Hustens und der alarmierenden Allgemeinsymptome zu den Eltern nach Hause geschickt.
Verordnung: THUJA C 30, dreimal täglich 1 Pulver (in 24 Päckchen Milchzucker waren 2 mit Thuja C 30 gemischte).
27. August: Ist vom Husten genesen, aber das Schwitzen besteht noch. KEIN MITTEL.

6. September: Bei eingehender Untersuchung des Brustkorbes sind keine Rasselgeräusche mehr festzustellen; kein Husten; das Schwitzen hat fast aufgehört; die besagten Halslymphknoten sind nicht mehr zu finden. Der Junge wiegt jetzt 69 Pfund, d.h. er hat seit der Einnahme von Thuja 2 Pfund zugenommen. Als geheilt entlassen".

In der letzten Zeit konnte ich das Auftreten von akuter Tuberkulose nach Hepatitis-Impfung beobachten. Dies sollte noch eingehend erforscht werden.

2a) Iatrogen-produzierte Tuberkulose-Erkrankung durch die B.C.G.- Impfung.

Die Zahl der Opfer ist größer als man denkt und wird verschwiegen, noch dazu ist ein Geimpfter während der Inkubationszeit kontagiös. Andere Komplikationen sind große eitrige Ulzerationen an der Impfstelle (Ulkus nach B.C.G.-Impfung), Tuberkulide wie *Lichenoides Tuberkulid, papulonekrotisches Tuberkulid, nodöse Erytheme oder multiforme Erytheme.*

Ich möchte einen Artikel aus der Zeitschrift „Der Naturarzt" dem Leser weitergeben:
„60 Babys nach Impfung an Tuberkulose erkrankt !
Mehr als 60 Neugeborene sind in den vergangenen Monaten in ganz Österreich an Lymphknoten-Tuberkulose erkrankt. Das Gesundheitsministerium hat einen Impfstoff ohne genaue Prüfung zugelassen, der zu stark dosiert und außerdem nur für die Dritte Welt geeignet ist.
(Y.Laborde: Ich möchte dazu nichts sagen. Die Tatsache spricht für sich. Ich hoffe nur, daß der Leser nachdenklich wird).

Den schwerkranken Babys mußten die Lymphknoten operativ entfernt werden."
In diesem Fall erleben wir eine tuberkulöse Intoxikation, häufig vorkommend bei Patienten, die hereditär mit Tuberkulose oder hereditär mit Krebs belastet sind. Es sind Tuberkulose-Fälle durch „höhere Gewalt".

3) Hereditäre Tuberkulose, sowohl die sykotische als die syphilitische, prädisponiert zur akuten Tuberkulose; dies nennt man tuberkulöse Hyperergie. Die Auslöser werden Unterdrückungen sein, entweder von Ausleitungsprozessen oder von für die Tuberkulose stellvertretenden Erkrankungen:

- Fluor-Unterdrückung.
- Schweiß-Unterdrückung.
- Periode-Unterdrückung.
- Masern-Unterdrückung.
- Fistel-Unterdrückung.
- Influenza-Unterdrückung: In seinem Buch „Die Heilmittel von Fiebern", schreibt Dr. H.C. Allen: „Die sporadische Influenza, die sogenannte Grippe, ist im allgemeinen ein „AUSBRUCH" EINER LATENTEN TUBERKULINISCHEN DIATHESE".

  Dazu schreibt Dr. J.H. Allen: „In vielen Fällen von Asthma bei tuberkulösen Patienten, die in meine Behandlung kamen, war das Leiden nach Unterdrückung der Grippe oder eines Bronchialshustens durch den Gebrauch von Hustenmixturen entstanden. IN VIELEN DIESER FÄLLE entwickelte sich EINE TUBERKULOSE....".
- Malaria-Unterdrückung: Dr. H.C. Allen schreibt: „Eine weitere Causa für Malaria, und besonders für die hartnäckigsten Typen – eine Causa, die allgemein unbekannt ist oder von der Mehrheit der homöopathischen Ärzte übersehen wird – muß in der VERERBTEN Dyskrasie des

Patienten gefunden werden, in der psorischen oder tuberkulinischen Diathese". Dazu schrieb Dr. J.H. Allen: „Die Unterdrückung der Malaria ist nicht weniger wichtig … Der Organismus, der gewöhnlich von diesem akuten Miasma (dem akuten Malaria-Miasma) befallen wird, ist psorisch oder pseudopsorisch (tuberkulinisch) erkrankt, letzteres häufiger … Einige der Folgen unterdrückter Malaria sind Asthma, chronische Kopfschmerzen, chronische Leber- und Milzleiden, TUBERKULÖSE ERKRANKUNGEN und Bronchialkatarrh. Wahnsinn, wie man ihn so häufig in bäuerlichen Siedlungen antrifft, hat oft seine Wurzel in auf irgendeine Weise unterdrückter Malaria. Nehmen Sie die Mündungen solcher Flüsse wie des Wabasch, Ohio, Mississipi, dann treffen wir auf viele chronische Krankheiten, die nicht sykotisch oder syphilitischen Ursprungs sind, sondern entweder von unterdrückter Krätze oder einer unterdrückten Malaria herrühren. Wie häufig haben wir schon, besonders bei jungen Mädchen, die tuberkulöse Dyskrasie beobachtet, die sich kurz nach der Unterdrückung einer Malaria entwickelte; zuerst wird die Leber oder die Milz betroffen oder beide zusammen, dann beobachten wir jenes eigenartige aschfahle Aussehen, das sich mit der Entwicklung der Dyskrasie zeigt. Am Ende entwickelt sich das tuberkulöse Element schnell innerhalb kurzer Zeit ZU EINER WIRKLICHEN TUBERKULOSE".

- Durch Typhus-Unterdrückung: Dr. Allendy zitiert den Fall einer Sekundär-Tuberkulose nach einem Typhus.... Dazu schreibt Dr. H.C. Allen: „Typhus wird bei psorischen oder tuberkulinischen Patienten angetroffen, bei letzteren häufiger".
- Durch Hautausschläge-Unterdrückung: Dr. J.C. Burnett schrieb: „Unterdrückt man einen Tinea circinatus, so folgt oft eine tuberkulöse Erkrankung". Durch Unterdrückung von Hautausschlägen wie Ekzeme, Krätze usw.

4) Durch Syphilis-Unterdrückung oder durch hereditäre Syphilis:

Dr. S. Hahnemann schrieb: „Es entsteht durch diese Verbindung (Syphilis mit Psora), was man verlarvte, unächte Syphilis und bei den Engländern Pseudosyphilis nennt, EIN UNGEHEUER VON DOPPELKRANKHEIT..... eine Bastard-Syphilis...".
In diesem Stadium der akuten erworbenen Syphilis, wo Syphilis mit Psora kombiniert ist, kann eine akute Tuberkulose auftreten.

Dr. C.M. Boger betrachtete die Syphilis als das „Lieblingsterrain" der Tbc-Bazillen.
Dr. E. Fournier (L'hérédo-syphilis tardive, Paris 1907) schrieb: „Die Syphilis schafft dem Tuberkelbazillus einen geeigneten Boden. Die Syphilis und die Tuberkulose treten ja auch sehr häufig zusammen auf und die Syphilis bildet, wie mein Vater sagt (Dr. A. Fournier), einen der großen Zuflüsse der Skrofulo-Tuberkulose. Sie bereitet den Boden vor für sie und „versetzt den Organismus in einen Zustand, wobei er dem Enstehen der Mikroben der Tuberkulose äußerst günstig ist .... Sicher bereitet die Syphilis den Boden für das Entstehen der Tuberkulose vor". Dieser Gedanke ging damals sehr weit: Dr. E. Fournier zitiert Dr. Lebert aus Frankreich: „Die Syphilis schafft eine Disposition zur Tuberkulose und gehört zu den Erkrankungen, die die Syphilis erzeugt, daher muß man Leute, die zur Tuberkulose neigen, an ihrer Syphilis energisch behandeln, dadurch läßt auch die Tuberkulose nach und wird gebessert".

Nebenbei gesagt erwähnt Dr. S.Hahnemann in seinem Buch „Unterricht für Wundärzte über die venerischen Krankheiten" (Leipzig, 1789), eine Tuberkulose syphilitischen Ursprungs und beschreibt ihre Symptomatik: „Akute Lungentuberkulose ohne Hämoptyse".

Die HEREDITÄRE SYPHILIS prädisponiert auch zur akuten Tuberkulose und dies war der Schulmedizin bekannt. Dr. E. Fournier schrieb: „Von jeher hat man die Syphilis mit der Tuberkulose in Zusammenhang gebracht und das häufige Auftreten von Drüsenerkrankungen und Skrofulo-Tuberkulose bei hereditär-syphilitischen Kindern beschrieben, ja man nannte die Tuberkulose das „quartäre" Stadium der Syphilis. „Ich bin überzeugt" sagt Dr. Wilson, „daß eine große Zahl der sogenannten skrofulösen Erkrankungen Produkte der Syphilis sind". Zum Beweis führte man dann eine Reihe von Beobachtungen an bei Kindern syphilitischer Eltern, die alle möglichen skrofulo-tuberkulösen Erkrankungen durchgemacht hatten, wie:

- Lungenphthisis.
- Tuberkulose der Mesenterialdrüsen.
- Tumor albus.
- Malum Pottii.
- Drüsenerkrankungen, usw...

Lange führte man als typische Beobachtung der Art den Baumès'schen Fall eines syphilitischen Vaters an, der nacheinander:

1) Ein syphilitisches Kind mit Hydrozephalus zeugte.
2) Ein Kind mit sicher tuberkulöser Auftreibung der Hände und Füße.
3) Ein Kind mit Drüsenerkrankungen, das an Lungenphthise starb.
4) Ein Kind mit Drüsen, das im Alter von 5 Jahren einen Tumor albus des Knies bekam und nach der Amputation starb.
5) Ein Kind mit Lymphdrüsen, das von den ersten Tagen an Karies des Ellbogens und der Gesichtsknochen hatte.

Kurz, die Skrofulose galt als eine Tochter der Syphilis. Bald mußte man aber einsehen, daß die Syphilis sich nicht in Skrofulo-Tuberkulose verwandeln konnte, weil dazu der Koch'sche Bazillus gehört. Erst von da ab machte man einen Unterschied zwischen diesen beiden Erkrankungen. ABER DIE KLINISCHE BEOBACHTUNG ließ eine nahe Verwandtschaft zwischen Skrofulose und Syphilis erkennen. Zwar kann die Syphilis nicht durchweg den Tuberkelbazillus erzeugen, aber sie schafft ihm einen geeigneten Boden".
(Y.L.: Hier sieht man wieder, wie die Schulmedizin es schwer hat, ihre Erreger-Theorie mit der Praxiserfahrung in Einklang zu bringen; die Psora ist die Lösung des Rätsels.)

Dr. E. Fournier zitiert Dr. Sergent („Syphilis et Tuberculose. Congrès de la tuberculose, 1905): „Es ist von vornherein klar, daß das Bestehen einer Prädisposition bei HEREDITÄR-SYPHILITISCHEN zur TUBERKULOSE nur durch systematisches NACHFORSCHEN NACH SYPHILIS DER ELTERN der Tuberkulösen bewiesen werden kann. Zum Beispiel: Eine 30 jährige Frau mit Drüsennarben erkrankte vor 8 Jahren an Lungentuberkulose, die jetzt beinahe ausgeheilt ist. IHR 76 jähriger VATER HATTE MIT 20 JAHREN SYPHILIS."

Dr. Sergent führt dann noch vier weitere Fälle der Art an und schließt: „So konnte ich konstatieren, daß in den fünf Fällen, in denen ich in der Familie nachgeforscht habe, ich fünfmal ein positives Resultat erzielte; fünfmal zeigte sich bei den VÄTERN SYPHILIS, ohne daß in allen diesen Fällen die Söhne die geringste Spur hereditärer Syphilis gezeigt hätten. Ich will ja nicht behaupten, daß die Tuberkulose zu ihrer Entwicklung syphilitischen Boden brauche, ich suche nur zu beweisen, daß die Syphilis für ihren Träger nicht nur eine Prädisposition zur Phthisis schafft, sondern daß DIESE PRÄDISPOSITION AUF SEINE NACHKOMMENSCHAFT ÜBERGEHT".

In seinem Buch „Syphilis und Tuberkulose“ schrieb Dr. Sergent: „Eine im frühen Kindesalter auftretende Lungenkaverne ist nach Dr. Hutinel ein Zeichen hereditärer Syphilis. Diese ganz merkwürdige Erscheinung ist von großem Interesse, da bekanntermaßen in diesem Alter Kavernen äußerst selten auftreten. Ich behaupte sogar, daß Skrofulo-Tuberkulose in der Mehrzahl der Fälle auf Syphilis zurückzuführen ist“.

Daraus kann man schließen, daß es auch eine Tuberkulose syphilitischen Ursprungs gibt, die nicht nur erworben werden kann, sondern auch ERERBT WERDEN KANN, nämlich eine HEREDITÄRE SYPHILITISCHE TUBERKULOSE, die, im Gegensatz zu der SYKOTISCHEN HEREDITÄREN TUBERKULOSE, unter dem Namen Pseudo-Psora von Dr. J.H. Allen erarbeitet worden ist. Daher auch wird die hereditäre syphilitische Tuberkulose einige Ähnlichkeiten mit der hereditären Syphilis haben müssen, besonders was die Zeichen angeht.

5) Vergiftungen auf einem psorischen oder meist tuberkulinischen Terrain, wie mit Quecksilber, Arsenic, Zytostatika, Glukokortikoide usw., können eine akute Tuberkulose hervorrufen. Hier haben wir eine Kombination mit einer iatrogenen Krankheit.

Wie schon erklärt, ensteht AKUTE Tuberkulose entweder aus einer sykopsorischen oder syphilopsorischen Kombination oder durch eine iatrogene Krankheit. Deshalb einige Abweichungen der Kriterien des schon bekannten Schemas eines einzelnen chronischen erworbenen Miasmas, z. B. was das Lokalübel angeht: Die erworbene Tuberkulose, sowohl die sykotische als die syphilitische, hat KEIN SPEZIFISCHES LOKALÜBEL, sondern kann **entweder** viele verschiedene OPPORTUNISTISCHE Lokalübel haben, die die Krankheit in Schach halten könnten, wie z. B.:

- Hautausschläge wie Krätze, Ekzem, Tinea usw.
- Fistel, Analfistel.
- Schweiß, Fußschweiß.
- Fluor.

  (Das Terrain ist aber entscheidend, worauf die Unterdrükkung dieser verschiedenen Lokalübel stattfinden wird),

oder kann sich OHNE Lokalübel-Unterdrückung entwickeln, z.B. akute Tuberkulose nach:

- Masern.
- Malaria.
- Influenza.
- Typhus.

Iatrogen:

- Impfung.
- Toxikose (Arsen, Quecksilber, B.C.G., Zytostatika, Glukokortikoid).

Was das Lokalübel angeht, können wir überhaupt nicht die akute erworbene Tuberkulose mit erworbener Sykosis oder erworbener Syphilis oder erworbener Psora vergleichen, die ein oder zwei definierte Lokalübel haben. Die Tuberkulose entsteht aus einer doppelten miasmatischen Kombination, dies macht den Unterschied. Die Tuberkulose kann entweder verschiedene opportunistische Lokalübel haben oder gar keines, was beweist, daß eine miasmatische Kombination dahinter steckt. Dies macht sie gefährlich, unberechenbar, OPPORTUNISTISCH und destruktiv.

Die Patienten, die eine akute Tuberkulose (syk. oder syph.) mit allopathischer Behandlung durchgemacht haben (Dr. Léon Vannier nannte sie „klinisch geheilte tuberkulöse Patienten"), zeigen, daß, obwohl die Erreger abgetötet worden sind, die Krankheit weitergeht. Diese POSTLÄSIONNELLEN TUBERKULÖSEN PATIENTEN neigen oft dazu, (je nach der miasmatischen Natur der erworbenen Tuberkulose) folgende Erkrankungen zu entwickeln:

1) Zikatrizielle, adhäsive, fibrosklerotische Zustände (fibrosklerotische, produktive Tuberkulose, chronische Arthritiden und ihre Folgen, Knochenspangenbildungen wie z. B. bei Spondylarthrose). (Léon Vannier)
2) Neurasthenie, Hypochondrie, persistierende Abmagerung, neurovegetative Störungen. (Léon Vannier)

Hier ist auch zu bemerken, daß schöne, abgrenzbare und vorhersehbare Stadien, wie bei der erworbenen Sykosis oder Syphilis, nicht zu finden sind. Wiederum wird ihre hereditäre Metamorphose klarer und vorhersehbarer sein, als die hereditäre Metamorphose eines einzelnen chronischen Miasms, die oft sehr heimtückisch sein kann, wie z. B. die hereditäre Sykosis oder die hereditäre Psora. Dies scheint ein Charakteristikum der hereditären verschmolzenen Miasmen zu sein, weil wir dasselbe beim hereditären Krebs feststellen werden können.

Ob der postläsionelle Tuberkulöse, d.h. der klinisch geheilte tuberkulöse Patient (ohne nachweisbare Erreger), im Sinne der Homöopathie, wie nach Syphilis-Unterdrückung oder Sykosis-Unterdrückung, noch dynamisch kontagiös ist, bleibt noch ein Forschungsfeld. Auf jeden Fall kann man bei dem Patienten selbst beobachten, daß die Krankheit, trotz allopathischer Abtötung der Erreger, weitergehen kann, sogar bis zur Krebserkrankung und erblichen Übertragung.

Die HEREDITÄT dieser doppelten miasmatischen Kombination, was die Tuberkulose ist, d.h. die Heredität der Tuberkulose ist unbestreitbar und eine Realität der homöopathischen Praxis.

Bei der Behandlung der akuten Tuberkulose haben die alten Meister die AKUTE MIASMATISCHE ÄTIOLOGIE der Tuberkulose berücksichtigt, ob sie syphilo-psorisch oder syko-psorisch war. Dies sollte man auf die primäre Miasmatik erweitern. Wenn Tuberkulose in der Familie gewesen ist, sollte man versuchen zu eruieren, ob diese Tuberkulose sykotischer oder syphilitischer Natur gewesen ist, um eine hereditär-miasmatische Diagnose erstellen zu können, d.h. entweder hereditäre sykotische Tuberkulose oder hereditäre syphilitische Tuberkulose. Dies ist entscheidend für die Therapie des betreffenden Patienten. Wie kann man es erkennen? Durch die Gesamtheit der Symptome desjenigen, der in der Familie akute Tuberkulose gehabt hat und an den Zeichen des zu behandelnden Patienten. Dies geht so weit, daß in manchen Fällen, wenn wir die Symptome der akuten Tuberkulose des Vorfahren, der sie bekommen hat, eruieren könnten und das Spezifikum dafür finden würden, hätten wir dann in diesem Mittel das Simillimum für den betreffenden Patienten, den wir zu behandeln haben.

Die HEREDITÄRE Tuberkulose, sykotischer oder syphilitischer Natur, ist die erste Erforschung der hereditären Übertragung einer Erkrankung doppelter chronischen miasmatischen Genese.

DIE HEREDITÄRE SYKOTISCHE TUBERKULOSE = DIE SYKOTISCHE TUBERKULINIE

Die hereditäre sykotische Tuberkulose wurde bis heute noch nicht erarbeitet und auch kaum erkannt. Sie wird auch einige gleiche Symptome oder Erkrankungen wie die syphilitische hervorrufen können, aber gleichzeitig auch ihre eigenen spezifischen. Die hereditäre sykotische Tuberkulose wird einen Patienten oder eine Patientin nicht nur für akute Tuberkulose anfällig machen, sondern auch für sykotische Gonorrhoe und Kondylome. Bei der hereditären sykotischen Tuberkulose werden wir, unter psorischen Symptomen, auch viele sykotische oder syko-psorische finden.

SYMPTOME / ERKRANKUNGEN / ZEICHEN DER HEREDITÄREN SYKOTISCHEN TUBERKULOSE

Säuglingsbrechdurchfall.
Anfälligkeit für Windpocken, Mumps.
Geistig zurückgebliebene Kinder.
Gedächtnisschwäche bei Kindern.
Endogene Geisteskrankheiten.
Sexuelle Perversionen.
Pyromanie.
Kleptomanie.
Kriminalität.
Mord.
Selbstmordneigung.
Legasthenie.
Gesichtsneuralgien.

Gesichtserysipel.
Arthritische und rheumatische Beschwerden der Augen.
Nasenpolypen.
Heuschnupfen.
Aphthen im Mund.
Speicheldrüsensteine.
Gallensteine sogar bei Jugendlichen.
Angeborene Herzfehler.
Herzklappenveränderungen.
Herzmuskelveränderungen.
Herzinfarkt sogar bei jungen Leuten.
Chronische Appendizitis.
Divertikulitis.
Pruritus ani.
Nierensteine sogar bei Jugendlichen.
Chronische Nephritiden.
Chronische Zystitiden bei kleinen Mädchen.
Harnröhren-Striktur.
Enuresis nocturna.
Chronische Prostatitis.
Kryptorchismus.
Chronische Orchitis.
Herpes genitalis.
Chronische Gonorrhoe.
Ausfluß bei kleinen Mädchen.
Bartholinitis.
Chronischer Fluor.
Chronische Ovariitiden.
Lageanomalie des Uterus.
Metritis, Endometritis.
Cervicitis.
Dysmenorrhoe.
Starkes, langes Erbrechen während der Schwangerschaft.

Fehlgeburten.
Sterilität.
Diabetes mellitus juvenilis.
Leukämie bei Jugendlichen.
Anämie.
Wachstumsstörungen bei Kindern.
Rheumatismus bei Kindern.
Chronischer Muskel- oder Gelenk-Rheumatismus.
Gicht.
Naevus flammeus bei Neugeborenen.
Aszites, Anasarka.
Tinea- Erkrankungen.
Lichen.
Psoriasis.
Akne.
Herpes Zoster.
Warzen.
Dellwarzen.
Anfälligkeit für sykotischen Tripper und Kondylome.
Anfälligkeit für Krebserkrankungen.

Im Gegensatz zu der syphilitischen hereditären Tuberkulose scheint die sykotische die Morphologie zu schonen. Wiederum werden auf der Haut ihre verräterischen Spuren zu lesen sein. Wie gesagt bleibt die sykotische Tuberkulinie ein Forschungsfeld. Es ist für die homöopathische Therapie sehr wichtig, ihre Existenz zu kennen und sie diagnostizieren zu können. Dies ist eine praktische Erfahrung und ich warte „auf mehr Licht“, wie Dr.J.C. Burnett es sagte. BACILLINUM und BACILLINUM-TESTIUM sind bei der hereditären sykotischen Tuberkulose unter anderen Mitteln nicht zu vernachlässigen.

BACILLINUM – BURNETT:
Hereditäre Tuberkulose.
Hereditärer Alkoholismus.
Auffällig starke Erkältungsneigung.
Folgen von BCG-Impfung.
Psychotische Veränderungen.
Deprimiert, reizbar.
Hydrozephalus.
Geistig und körperlich zurückgebliebenes Kind.
Schwächliche, anämische Personen mit nach vorn hängenden Schultern.
Folgezustände nach Tonsillektomie.
Täglich auftretende und fälschlich als Malaria behandelte Fieberanfälle.
Alopezia.
Tinea capitis.
Migräne: Kopfweh tief im Schädelraum oder Kopfweh wie durch einschnürenden Reifen.
Migräne und Müdigkeit bei Multipler Sklerose.
Ekzem der Augenlider.
Neigung zu Erkältungen. Kälteempfindlichkeit.
Häufiger Schnupfen: „Laufnase“.
Epistaxis.
Chronische Mandelvergrößerung.
Chronische Tonsillitis.
Chronisch eitrige Mandeln.
Dichtstehende, kleine verkrüppelte Zähne.
Kleine Löcher auf den Zähnen.
Zahnstein an den Zahnhälsen.
Grünliche Verfärbung der Zähne.
Himbeerzunge.
Vergrößerte, schmerzhafte Halsdrüsen.
Pylorus-Ca.

Milzschwellung.
Plötzlicher Durchfall vor Frühstück.
Obstipation mit stinkenden Flatus.
Feuchtblasige Rasselgeräusche und schleimig-eitrige Expektoration; letztere meist polybazillär und nach Dr. Cartier (Frankreich) besonders für Bac. geeignet.
Beseitigt pulmonäre Kongestion.
Katarrhalische Dyspnoe.
Asthma humidum.
Pyorrhoe der Atemwege.
Tägliche Fieberanfälle mit Husten einer tuberkulös Belasteten.
Chronische Bronchitiden bei alten Menschen mit schlechter pulmonaler Zirkulation, nächtlichen Husten- und Erstickungsanfällen, suffocativen Katarrhen.
Tuberkulose.
Tuberkulose nach Analfistel-Operationen.
Ulzerierter Brustkrebs.
Hartnäckiges Erbrechen in der Schwangerschaft.
Wiederholte Aborte.
Sterilität bei Frauen.
Starke, übermäßige Pigmentierung in der Vulva- und Vaginalregion.
Mamma-Abszeß in der Stillzeit.
Übermäßige Uterusblutungen im Klimakterium.
Morbus Addison.
Multiple chronische Ulcera an den Beinen.
Fersensporn.
Vitiligo: Entfärbung der der Sonne ausgesetzten Körperstellen.
Pityriasis versicolor.
Übermäßige rasche Bräunung der Haut.
Unterdrückte Hautausschläge.

Vergrößerte harte Lymphdrüsen.
AIDS.

BACILLINUM – TESTIUM:
Hereditäre Tuberkulose.
Tuberkulose.
Erkrankungen der Leisten- und Mesenterialdrüsen.
Tabes mesaraica.
Hodentuberkulose.
Kryptorchismus.
Enuresis nocturna.
Harnröhren-Striktur.
Chronische Zystitiden.
Übermäßige Uterusblutungen im Klimakterium.

HAUPT- HOMÖOMIASMATIKA BEI DER HEREDITÄREN SYKOTISCHEN TUBERKULOSE
(Hauptmittel):

Aur., Aur.-m., Bac., Bac.-t., Carc., Calc.-c., Carb.-a., Caust., Lach., Lyc., MED., *Nat.-c., Nat.-m.,* NAT.-S., NIT.-AC., *Phos, Puls., Rad.-br., Sabin., Sil., Ther.,* THUJ., *Vacc., Vario.,* X.-RAY.

DIE HEREDITÄRE SYPHILITISCHE TUBERKULOSE = DIE SYPHILITISCHE TUBERKULINIE

Wie die erworbene sykotische Tuberkulose entfaltet sich die erworbene syphilitische Tuberkulose wirklich in ihrer hereditären Form und ruft viele neue Symptome, Zeichen und Erkrankungen hervor, die wir bei der erworbenen Form nicht finden werden. Sie ist erregerlos und im Sinne der Homöopathie nicht kontagiös. Ihre Metamorphose ist dann relativ geordnet und ihre Symptome oder Erkrankungen lassen sich relativ gut vorhersehen. Dies ist beinahe ein Charakteristikum der hereditären verschmolzenen Miasmen. Es unterscheidet sie von den einzelnen hereditären Miasmen. Bei der hereditären syphilitischen Tuberkulose ist der syphilitische Stempel nicht zu übersehen, einige Mißbildungen werden auftreten. Die Morphologie wird verändert, was uns ihre Diagnose erleichtert. Die hereditäre syphilitische Tuberkulose prädisponiert u.a. nicht nur zur akuten Tuberkulose, sondern auch zur akuten Syphilis.

Bevor ich zu der Symptomatik der hereditären syphilitischen Tuberkulose komme, möchte ich einen Vergleich zwischen den erworbenen tuberkulösen dermatologischen Erkrankungen und den hereditären ziehen.

1) Die erworbenen tuberkulösen dermatologischen Erkrankungen und ihr Vergleich mit ähnlichen dermatologischen Erkrankungen bei der hereditären Tuberkulose:

- Tuberculosis cutis verrucosa (warzige Hauttuberkulose): Hier können wir daraus schließen, daß bei der hereditären Tuberkulose Warzen vorkommen könnten. Und tatsächlich werden wir Verrucae vulgaris und Dellwarzen antreffen (bei beiden Formen).

- Erythema nodosum:
  Erythema nodosum wird auch bei der hereditären syphilitischen Tuberkulose zu finden sein, ohne nachweisbare

Erreger!! Häufig ist die Assozierung mit Colitis ulzerosa, wobei Erythema nodosum der klinischen Darmerkrankung vorausgehen kann.

- Tuberculosis cutis colliquativa mit Abszeß- (Skrofuloderm) und Fistelbildung:
  Bei der hereditären syphilitischen Tuberkulose werden wir viele Fälle von Abszessen und Fisteln erleben können.

- Tuberculosis subcutanea et fistulosa:
  Sie kann als Sonderform der Tuberculosis cutis colliquativa gelten. Zumeist in der ANOGENITALREGION kommt es zu ausgedehnten knotigen Infiltraten mit Einschmelzungstendenz, FISTELBILDUNGEN und eitriger Sekretion. Bei der hereditären syphilitischen Tuberkulose werden wir viele Fälle von Analfisteln antreffen.

- Tuberculosis cutis miliaris disseminata:
  Diese Erkrankung kann sich u.a. auch nach Masern entwickeln. Ihre ähnliche Erscheinungsform wie Lues II erfordert immer eine Differentialdiagnose. In der Homöopathie wissen wir, daß Masern eine tuberkulinische Kinderkrankheit sind und daß ein schlechtes Überstehen derselben Folgen für die Gesundheit haben wird, nämlich tuberkulinische Erkrankungen auftreten können, wie:
  Bronchopneumonie,
  Otitis media,
  Krupp,
  Encephalitis.
  Bei diesen Hauterscheinungen ist der syphilitische Stempel nicht zu übersehen, so daß sie zur Differentialdiagnose mit sekundärer Syphilis zwingen.

- Tuberculosis miliaris ulcerosa mucosae et cutis:
  Synonym: Tuberkulöse Haut- und Schleimhautgeschwüre. Hauptsitz sind die Mundhöhle vom Kehlkopf bis zu den Lippen und deren naher Umgebung. Sitz sind ferner das Orificium urethrae bei Nierentuberkulose sowie Rektum, After und seine Umgebung bei intestinaler Tuberkulose. *Anogenitale tuberkulöse Haut- und Schleimhautgeschwüre sind bei Patienten mit AIDS nicht selten.* Differentialdiagnose: In der Mundhöhle ist besonders an Lues miliaris ulcerosa mucusae bei tertiärer Syphilis zu denken.
  Bei der hereditären syphilitischen Tuberkulose werden wir ähnliche Erscheinungen antreffen, wie:
  Ulzeröse Aphthen,
  Halsgeschwüre,
  Aftergeschwüre.
  Hier auch ist der syphilitische Stempel nicht zu übersehen.

- Lupus vulgaris und seine Varianten:

  a) Lupus vulgaris exfoliativus: Mit einer psoriasiformen Schuppung, wird auch Lupus vulgaris psoriasiformis genannt. Bei der hereditären syphilitischen Tuberkulose werden wir Psoriasis antreffen, auch bei der hereditären sykotischen Tuberkulose.
  b) Lupus vulgaris verrucosum: Dieser ist durch warzenähnliche Wucherungen gekennzeichnet. Vorhandensein von Warzen bei der hereditären syphilitischen und sykotischen Tuberkulose.
  c) Lupus vulgaris tumidus (hypertrophicus): Charakterisiert durch knotenförmig erhabene Veränderungen. Einige Analogie mit Hauterscheinungen bei der hereditären syphilitischen Tuberkulose.

d) Lupus vulgaris mit Lupuskarzinom: In straffen Lupusnarben ist die Entstehung von spinozellulären Karzinomen nicht selten. Haut-Ca hat oft, wie viele andere Krebserkrankungen, einen tuberkulinischen Hintergrund. Enge Beziehung zwischen Tuberkulose und Krebs. Hereditäre sykotische oder syphilitische Tuberkulose prädisponieren beide zur Krebserkrankungen; beim Hautkrebs besonders die sykotische.

e) Lupus vulgaris ulcerosus et mutilans: Nekrosen der Granulome mit fortschreitendem ulzerösem Zerfall von Haut- und Knorpelanteilen. Diese Verlaufsform führt zu schweren und den Patienten belastenden Zerstörungen, d.h. Mutilationen. Die hereditäre syphilitische Tuberkulose prägt die Morphologie der Nachkommenschaft ein. Mißbildungen werden zu beobachten sein.

f) Lupus vulgaris der Schleimhäute: Häufigster Sitz ist die Nasenschleimhaut, oft das Vestibulum nasi zwischen Septum und Nasenflügel, ferner das knorpelige Septum sowie der vordere Anteil der unteren Muschel. Die Ulzerationen sind weich und bluten leicht. In der Nase kann es zu Verborkung, Atembehinderung, Sekretfluß und Blutungen kommen. Hier sieht man eindeutig den syphilitischen Stempel.

– Tuberculosis fungosa serpiginosa: Vorzugweise an den Unterarmen und Handrücken enstehen papillomatöse Wucherungen ohne Hornbildung. Die Veränderungen schmelzen oft in der Tiefe ein, perforieren, fisteln und entleeren ein trübseröses oder eitriges Sekret. Die pilzartig über das Hautniveau erhabenen Hauterscheinungen können spontan zentral abheilen und peripher unter entzündlicher Reaktion fortschreiten. Auf diese Weise ensteht ein Krankheitsbild, das klinisch einer chronisch-vegetierenden Pyodermie sehr ähnlich sein kann. Ist es eine Erkrankung, die durch die sykotische Tuberkulose hervorgerufen wird (Papillome, Fistel, tineaartig)? Ich warte auf mehr Licht.

– Die Tuberkulide: Der Begriff *Tuberkulid* wurde 1896 von Darier geprägt. Man versteht darunter disseminiert und symmetrisch auftretende Exantheme. In den Hauterscheinungen von Tuberkuliden sind vermehrungsfähige Erreger färberisch oder kulturell praktisch NIE nachweisbar. Kontagiosität ist nicht gegeben. Der Tuberkulintest ist stets stark positiv. Sind sie nur Hauterkrankungen durch entweder hereditäre sykotische oder syphilitische Tuberkulose? Die Schulmedizin kann bis heute keinen Herd finden, was eine erworbene Angelegenheit erklären würde. Ich zitiere jetzt die Meinung von Schulmedizinern, die, obwohl kein Erreger zu finden sei, die Tuberkulide trotzdem als tuberkulöse Erkrankungen betrachten: „Ihre Existenz wird von manchen Autoren angezweifelt. Da Tuberkulide aber auch nach Injektion von Tuberkulin, nach BCG-Impfung oder unter chemotherapeutischer Behandlung von Tuberkulose auftreten können, ist an ihrer Existenz grundsäztlich nicht zu zweifeln".

a) Die Tuberkulide:

1) Lichen scrophulosorum: Ich glaube, daß hereditäre sykotische Tuberkulose die wahre Ätiologie dieser Erkrankung ist. Bei der hereditären sykotischen Tuberkulose werden wir Lichen-Erkrankungen antreffen.
2) Papulonekrotisches Tuberkulid: Es handelt sich um eine chronisch-rezidivierende symmetrische

Eruption von nekrotisierenden und mit varioliformen Narben abheilende Papeln, besonders in durchblutungsgestörten Hautarealen. Ob auch durch hereditäre sykotische Tuberkulose hervorgerufen?

3) <u>Erythema induratum</u>: Kann bei der hereditären syphilitischen Tuberkulose auftreten.

4) <u>Lepra-Tuberkulid</u>: Tritt als Vitiligo bei der hereditären syphilitischen Tuberkulose auf. Der Vitiligo ist dann symmetrisch, meist auf Knochenpartien oder Entfärbung der der Sonne ausgesetzten Körperpartien. Über Lepra schrieb Dr. J.H. Allen: „Bei der Lepra haben wir einen zerstörenden Prozeß tuberkulösen Ursprungs, dessen Giftigkeit zu beispiellosen Difformitäten führt" (auch wenn der Erreger Mykobakterium leprae heißt! Es hat nichts damit zu tun). Der syphilitische Stempel ist auch nicht zu übersehen.

– <u>Die Pseudotuberkulide</u>: Es handelt sich um Erkrankungen, die früher den Tuberkuliden zugerechnet wurden. Es wurden niemals Tuberkelbakterien in den Hauterscheinungen solcher Erkrankungen nachgewiesen, der Tuberkulintest ist entweder schwach positiv oder negativ und Beziehungen zu einer inneren Organtuberkulose konnten nicht festgestellt werden. Aus diesen Gründen werden die hier dargestellten Erkrankungen als Pseudo-Tuberkulide von den Tuberkuliden abgetrennt, obwohl die Krankheitsbezeichnungen teils noch auf Tuberkulose hindeuten.

b) Pseudotuberkulide:

1) Lupus miliaris disseminatus faciei: Es handelt sich um eine symmetrische papulöse, papulosquamöse bis papulopseudupustulöse lupoide Eruption im Gesicht, die einen chronisch-wellenförmigen Verlauf nimmt und sich spontan zurückbildet. Es erkranken meist jüngere Männer (20-35 Jahre). Keine Tuberkel, keine Organtuberkulose nachweisbar. Ähnliche Erscheinungen treffen wir bei der hereditären syphilitischen Tuberkulose an. Gemeinsames Auftreten mit Erythema nodosum, auch bei Yersiniosis, wurde bekannt.
2) Rosaceaartiges Tuberkulid: Bei der hereditären syphilitischen Tuberkulose treffen wir ein ähnliches Bild mit dem der Akne rosacea an.
3) Akneiformes Tuberkulid: Akne wird bei beiden Formen der hereditären Tuberkulose angetroffen.

SYMPTOME / ERKRANKUNGEN / ZEICHEN DER HEREDITÄREN SYPHILITISCHEN TUBERKULOSE

NEUGEBORENE, KINDER, JUGENDLICHE:

Babys haben oft eine feine Flaumbehaarung auf Brust und Rücken.
Kongenitale Hüftluxation.
Angeborene Zyanose.
Sie vertragen schlecht Impfungen oder haben gar keine Reaktion.
Anfälligkeit für Poliomyelitis.

Anfälligkeit für Tetanus.
Anfälligkeit für Typhus.
Anfälligkeit für Malaria.
Anfälligkeit für Influenza (meist zwischen Januar und März).
Anfälligkeit für Sonnenstiche.
Anfälligkeit für Keuchhusten, Masern, Scharlach, Röteln.
Neigung zu Tuberkulose.
Neigung zu Krebserkrankungen.
Hämophilie.
Mangel an Assimilationskraft für Substanzen, die den Knochenbau fördern.
Kleiner Wuchs.
Zu rasches Wachstum in der Kindheit, das im Jünglingalter einhält.
Demineralisation.
Hydrozephalus.
Epilepsie.
Fontanellen schließen sich sehr spät.
Kopf oft groß und vorgewölbt.
Rothaarig.
Fehlerhafter Ansatz der Haare.
Feuchte Kopfhaut; muffiger Geruch.
Reichlicher Schweiß am Kopf.
Tinea capitis.
Milchschorf.
Läuse-Befall.
Meningitis.
Meningo-Encephalitis.
Chronische Migräne schon bei Kleinkindern.
Migräne gebessert durch Nasenblutung.
Migräne bei Schülern, Studenten.
Zurückgebliebene Kinder, Wachstumsstörungen.

Problemkind in der Schule; versteht nur langsam, stumpfsinnig, unfähig, eine Gedankenkette zu verfolgen; unsozial, bleibt für sich, wird mißmutig und mürrisch. Gedächtnisschwäche für das, was er gelesen hat, für das, was er sagen wollte.

Unzufriedenheit, Stimmungswechsel bei Kindern.

Reizbare, nervöse Kinder.

Zornausbrüche, schlägt.

Übertriebene Schamhaftigkeit.

Legasthenie.

Stottern.

Tics.

Fieberschübe unklarer Genese.

Starke Neigung zur Erkältungen, Zugluftempfindlichkeit.

Kind sieht kränklich aus, eingesunkene Augen mit dunklen Ringen unter den Augen, blasses Gesicht, schmale Brust, Hühnerbrust, eingesunkene Schlüsselbeingruben, durchsichtige Haut, Ohren; Ohren zu groß für das Gesicht; Schweißperlen auf der Nase.

Hektische Gesichtsröte.

Nasenpolypen.

Heuschnupfen.

Epistaxis: Helles Blut, schwer zu stillen.

Chronische Bindehautentzündungen.

Blaue Skleren.

Astigmatismus.

Chronische Pupillenerweiterung.

Chronische Hornhaut-Geschwüre.

Iritis.

Tränensackentzündung.

Tränenkanalfistel.

Gerstenkörner.

Tinea tarsi.

Krumme, gebogene oder geknickte und gebrochene Wimpern.
Lange, seidige Wimpern.
Zerstörung der Gehörknöchelchen.
Chronische Otitiden: Das Ohr ist für tuberkulinische Kinder meist ein Sicherheitsventil. Nächtliche Schmerzen. Schon im ersten Lebensjahr können diese Ohrenbeschwerden beginnen bis zur Pubertät.
Feuchtes Ekzem hinter den Ohren.
Mittelohrabszeß, Mittelohrerguß.
Chronische Tonsillen-Vergrößerung.
Chronische Mandelentzündungen.
Pathologische Veränderungen der Zähne oder der Zahnreihe; abnorme Implantation oder abnorme Zahnreihe; Zahnbogen unvollkommen, unregelmäßig; Zähne unvollkommen gebildet, keulenförmig; Karies beginnt sofort nach dem Erscheinen der Zähne, obwohl diese noch nicht ganz ausgebildet sind; verspätetes Zahnen bis Zahnlosigkeit; erschwerte Zahnung mit Diarrhoe, Konvulsionen, Fieber, Mittelohrabszeß; starke Zahnsteinbildung; weiches, schwammiges, blutendes, sich zurückziehendes Zahnfleisch; Fistel.
Zähneknirschen im Schlaf.
Pralle rote Lippen.
Tiefe Risse der Lippen.
Aphthen im Mund.
Drüsenschwellung am Hals.
Krupp, Pseudo-Krupp.
Chronische Bronchitiden.
Rezidivierende Pneumonien.
Starker Keuchhusten *(Y.L: Ich habe einen Fall gehabt, wo sogar die Patientin mit Keuchhusten zur Welt kam).*

Säuglingsbrechdurchfall.
Nabelgeschwüre bei Kindern mit gelber, übelriechender Absonderung.
Kuhmilchunverträglichkeit.
Drüsenschwellungen: Abdominal, Inguinal.
Chronische Diarrhoe bei Kindern.
Rektumprolaps bei Kindern.
Würmer, besonders Oxyuren.
Der Stuhl kann wie Asche oder grau aussehen, was auf einen Mangel an Gallenfarbstoffen hinweist.
Hartnäckige Verstopfung bei Kindern.
Adipositas bei Kindern.
Enuresis nocturna.
Chronische Zystitiden bei Kleinmädchen.
Ausfluß bei kleinen Mädchen.
Verzögerte Menarche.
Vorzeitige Menarche; frühreif.
Primäre Amenorrhoe.
Sekundäre Amenorrhoe.
Starke Dysmenorrhoe, von erster Periode an.
Extreme Fruchtbarkeit.
Onanie bei Kleinkindern.
Kryptorchismus.
Erektionen bei Knaben.
Digitus hippocraticus.
Ungeschicklichkeit, läßt Gegenstände fallen, stolpert beim Gehen.
Morbus Still.
Scheuermann-Krankheit.
Klumpfuß.
Übelriechender, reichlicher Fußschweiß.
Masern.
Sommersprossen.

Schlechte Heilhaut.
Starke Reaktion auf Insektenstiche.
Urticaria: Die schwersten Fälle bei Kindern.
Akne juvenilis.
Ekzema fissum.
Pyodermie.
Dellwarzen.
Verrucae vulgaris.
Vitiligo.
Impetigo contagiosa.
Tinea circinatus.
Scabies.
Allergische Hauterkrankungen.
Panaritium.
Nägel: Löffelförmig, dünn wie Papier; krumm; Niednägel.
Keine Lunula unguis.
Chronische Schlaflosigkeit.
Pavor nocturnus.

ERWACHSENE:

Hereditärer Alkoholismus.
Feminismus. (Effeminatio).
Anfälligkeit für akute Syphilis.
Anfälligkeit für Tuberkulose.
Anfälligkeit für Krebserkrankungen.
Anfälligkeit für Typhus.
Anfälligkeit für Ruhr.
Anfälligkeit für Malaria.
Anfälligkeit für Influenza.
Anfälligkeit für Poliomyelitis.
Anfälligkeit für Tetanus.

Anfälligkeit für Mononucleosis infectiosa.
Anfälligkeit für Maltafieber.
Schleichendes Fieber.
Subfebrile Temperatur.
Fieber nach mäßiger Körperanstrengung.
Fortschreitende Abmagerung.
Allergien.
Anämie.
Hämophilie.
Diabetes mellitus et insipidus.
Schlechte Reaktion auf Impfungen oder gar keine.
Sie vertragen Operationen, Manipulationen schlecht.
Meningitis, Meningo-Encephalitis.
Epilepsie.
Chorea.
Chronische Migräne.
Periodische Migräne.
Hartnäckige Schlaflosigkeit.
Chronischer Schwindel.
Morbus Ménière.

Gesicht:

1) Rundes Gesicht mit heller, weicher und reiner, wachsartig glatter Haut. Klare, strahlende Augen mit weichen, langen, seidigen Wimpern und dünnen Lippen.
2) Das Gesicht hat die Form einer umgekehrten Pyramide (d.h. mit dem Kinn als Spitze).
3) Kräftige Backenknochen mit dicken Lippen.
3a) Asymmetrie des Gesichtes. Vorgewölbte Stirn.
4) Leuchtende Augen, schmale Nasenflügel und enge Nasenöffnungen.

5) Eingesunkene Augen mit dunklen Ringen unter den Augen; blasses Gesicht.
6) Ohren: zu große Ohren für das Gesicht; chronische Ohrenschmerzen, Otitiden, Mittelohrerguß, Mittelohrabszesse; Eiterungsprozesse und Zerstörung der Gehörknöchelchen. Morbus Ménière. Mißbildungen der Ohren.
6a) Taubheit durch Ankylose der Gehörknöchelchen.
7) Ohren mit sichtbaren, erweiterten Blutgefäßen, fast durchsichtig.
8) Kleine bronzeartige Punkte, als ob die Haut mit einem Höllensteinstift touchiert wäre.
9) Die Gesichtshaut kann rauh, derb, blaß, kalt und schwitzend sein; Gesichtshaut wie Alabaster mit kleinen sichtbaren Venen; Schweißperlen auf Stirn, Nase, Oberlippe; übermäßige rasche Bräunung; hektische Röte, umschriebene Wangenröte; Sommersprossen.
10) Die Augenlider können rot, entzündet, schuppig und verkrustet sein; Lidgranulome, Gerstenkörner. Mißbildungen der Lider.
11) Die Wimpern können unregelmäßig, struppig, unvollkommen und gebrochen sein.
12) Augen: Chronische Pupillenerweiterung bei Frauen. Hereditäre Fehlbildungen des Augapfels. Destruktive Veränderungen der Chorioidea, Iris (Iritis), Hornhaut, Linse, Sklera, Ziliarkörper; Neuralgie der Ziliarkörper; Irisdiagnose: Das Koch'sche Seil.
13) Pralle, dicke Lippen; tiefe Risse in den Lippen; Atrophie der Oberlippe.
14) Gesichts- und Kopf-Hautausschläge:
Alopecia areata.
Tinea capitis.
Akne vulgaris.
Akne indurata.

Akne rosacea.
Rötliche, hirsekorngroße Papeln auf der Nase, den Wangen und dem Kinn.
Herpes labialis.

15) Ödeme, Schwellungen oder Aufgedunsenheit des Gesichtes, der Lippen, Augenlider, besonders morgens oder nach dem Schlafen.
16) Gesichtsneuralgien, Trigeminusneuralgien.
17) Zähne: Schlechte Zähne, starke Zahnsteinbildung, Parodontose, Gingivitis, Skorbut. Frühzeitiges Ausfallen der Zähne.
18) Hasenscharte.

Heuschnupfen.
Rezidivierende Nasenfurunkel.
Epistaxis.
Epistaxis während der Periode.
Ozaena.
Deformitäten der Nase und des Gaumens.
Spitzbogenbildung des Gaumens.

Hals / Larynx:

Langer Hals; Halsgeschwüre, chronische Mandelentzündungen; Schwellung, Verhärtung oder Eiterung (Fisteln) der Halsdrüsen; STRUMA, Morbus Basedow.
Chronische Laryngitis; tuberkulöse Laryngitis.

Schulter:

Der Patient hat runde, nach vorn abfallende Schultern; die Atmung ist eingeschränkt, funktioniert schlecht.
Schwellung-, Verhärtung-, Abszeß-, Eiterung-, Fistelbildung der Achseldrüsen.

Rücken:

Morbus Scheuermann.
Morbus Kümmel-Verneuil.
Scapulae alatae.
Haarwachstum zwischen den Schulterblättern und in der Lumbalregion.

Brustkorb:

Unvollkommene Wölbung; eingesunkene oder eingedrückte Gebiete auf dem Brustkorb; schmaler Brustkorb; vertiefte Schlüsselbeingruben; Hühnerbrust; eine Lunge kann größer sein als die andere oder es besteht eine ungleichmäßige Tätigkeit, z.B. eine Lunge kann beschleunigt arbeiten, die andere langsamer. Eine Seite kann besser oder weniger ausgebildet sein als die andere. Vorspringen der Rippen.

Bronchien, Lungen:

Chronische Bronchitiden; Bronchiektasie; Bronchopneumonie; Asthma bronchiale; rezidivierende Pneumonien, Pneumonien abwechselnd mit Rektalerkrankungen; schwerer Keuchhusten, Keuchhusten im Erwachsenenalter; Pleuritis sicca, Pleuritis exudativa. Lungenerkrankungen abwechselnd mit psychiatrischen Erkrankungen; Tuberkulose; Sarkoidose; Emphysem.
Folgen von Pleuritis.
Folgen von Pneumonien.

Herz:

Herzklopfen.
Herzrhythmusstörungen.
Kardialgie.

Herzneurose.
Herzbeschwerden mit Blässe, Ohnmacht, Ohrensausen oder vorübergehendem Sehverlust (sich hinlegen >, Gebirge <).
Pulmonalstenose.
Mitralstenose.
Herzhypertrophie.
Mißbildungen am Herzen, des Orificium und der Mitralklappen, der Aorta und ihrer Klappen.
Herzkammern und -scheidewände verkleinert.
Basedow-Herz.
Pericarditis fibrinosa.
Pericarditis exsudativa.
Altersherz.

Gefäße:

Zyanose.
Sichtbare Venenzeichnung unter der Haut.
Kapillarwände, Venenwände und Arterienwände sind fehlerhaft und ungewöhnlich erweitert.
Der Blutkreislauf könnte mit einem schlechten Rohrwerk verglichen werden, das keinen außergewöhnlichen Druck ertragen würde.
Enge der Arterien.
Hypoplasie der Gefäße.

Leber / Galle:

Gelappte Leber.
Chronische Hepatitis.
Chronische Cholezystitis.

Magen:

Angeborene Dilatation des Ösophagus sowie der Seitenventrikel.
Appetitlosigkeit morgens oder während der Periode.
Anorexie.
Kuhmilchunverträglichkeit.
Verlangen nach: Alkohol, Tabak, Rauschgift, Stimulantien, Fett, Speck, Fleisch, geräuchertem Fleisch oder Schinken, Kartoffeln, unverdauten Sachen, Milch.
Heißhunger mit Neigung zur Adipositas.
Heißhunger mit Abmagerung.
Hypostenische Dyspepsie.
Übelkeit, Brechreiz, Erbrechen, Aufstoßen, Appetitlosigkeit.
Ulcus ventriculi.

Abdomen / Rektum / Anus:

Leistenhernie.
Das Abdomen hat die Form eines mit dem Boden nach oben gedrehten Tellers. Die Bauchmuskeln sind schwach und schlaff. Die Haut ist blaß, leicht bläulich, man sieht die Venenzeichnung unter der Haut. Durch die Bauchwand läßt sich das Schlagen der Bauchschlagader leicht fühlen.
Mißbildung des Nabels.
Chronische Appendizitis.
Enterocolitis.
Chronische Durchfälle.
Chronische intestinale Parasitosen (mit toxischen Folgen).
Bazilläre Ruhr.
Darm-Tuberkulose.
Darm-Ca.
Colitis mucosa.
Colitis ulcerosa.

Hämorrhagische Rectocolitis.
Divertikel, Divertikulitis.
Morbus Crohn.
Ileus.
Furunkel am After.
Abszeß am After.
Analfistel.
Rektum-Ca.
Hartnäckige, langwierige Verstopfung, sogar seit der Kindheit.

Extremitäten:

Schmale Körper mit langen, dünnen Extremitäten.
Kalte Extremitäten.
Lange Finger mit keulenförmigen, stumpfen Enden, d.h. die Enden verjüngen sich nicht.
Abnorme Unregelmäßigkeit der Fingerlänge.
Feuchte, klamme, stark schwitzende, häufig auch kalte, weiche Hände.
Hängehand.
Dupuytren'sche Krankheit.
Karpaltunnelsyndrom.
Fingernägel: glänzende; fallen aus, wachsen wieder; weiße Flecke; dünn wie Papier; löffelförmig; spröde, brechen leicht; Nagelpilz.
Kalte feuchte Füße auch mit übelriechendem Fußschweiß (akute Tuberkulose nach Fußschweiß- Unterdrückung).
Starke Hornhaut-Bildung.
Klumpfuß.
Hallux valgus.
Fersensporn.
Pes planus.

Rezidivierende Verstauchungen.
Zehennägel: Eingewachsen; unvollkommene Wölbung, flach; Hühneraugen.
Arme und Füße schlafen ein.
Volkmann'sches Syndrom (ischämische Muskelkontraktur).
Muskuläre Schwäche.
Weiche, schwache Muskulatur.
Dicke Gelenke.
Arthralgien.
Akute oder chronische Arthritis.
Ankylose.
Chronischer Rheumatismus.
Morbus Poncet.
Rachitis.
Knochen-Tuberkulose.
Chronische Osteomyelitis mit Fistelbildung.
Osteomalazie.
Osteoporose.
Osteogenesis imperfecta.
Chronische Coxitis.
Malum coxae senile.
Idiopathische Synovitis.
Chronischer Ischias.
Paresen und Paralysen der unteren Gliedmaßen.
Idiopathische Gangrän oder gangränöse Flecke.
Frostbeulen.
Varizen.
Ulcus cruris (bei der kleinster Verletzung).

<u>Blase / Nieren</u>:

Enuresis.
Chronische Zystitiden.

Morbus Addison.
Chronische Nephritiden mit Albuminurie und Hämaturie.

Männliche Genitalien:

Nächtliche Pollutionen.
Prostata-Vergrößerung.
Absonderung aus der Prostata.
Chronische Prostatitis.
Prostata-Ca.
Infantilismus: Kleiner Penis, atrophische Hoden.
Mißbildungen des Präputium.
Fistelbildung am Skrotum.
Hodenektopie.
Idiopathische Hydrozele.
Orchitis.
Kleine Hodenverhärtungen.
Sterilität.
Impotenz.
Vermehrte Libido.
Masturbation.
Homosexualität.
Sexuelle Perversionen.

Weibliche Genitalien:

Brustabszeß in der Stillzeit.
Brustabzeß mit Fistelbildung.
Mastopathie.
Milch bei nicht schwangeren Frauen.
Brustzysten.
Chronische, einfache, diffuse oder zystische Mastitis.
Brusttumor nach einem Schlag auf die Brust.
Eingezogene Brustwarzen.

Brust-Ca.
Mißbildung der Brüste.
Sterilität, lange Phasen steril.
Extreme Fruchtbarkeit.
Eklampsie.
Mißbildungen der Placenta und der Nabelschnur.
Hartnäckiges Erbrechen in der Schwangerschaft.
Allgemeine Besserung während der Schwangerschaft.
Verzögerte Geburt.
Wehen: Erschöpfend, langdauernd, quälend.
Wiederholte Aborte.
Fluor bei kleinen Mädchen.
Cervicitis.
Grünlicher, reichlicher, dicker, eitriger, übelriechender Fluor.
Chronischer Fluor (Akute Tuberkulose oder Morbus Addison nach Fluor-Unterdrückung).
Lageanomalien des Uterus.
Uterus-Prolaps.
Hypoplasie, Atrophie des Uterus.
Infantilismus des Uterus.
Metritis, Endometritis, Parametritis.
Dysmenorrhoe von Menarche an.
Dysmenorrhoe ab der ersten Geburt.
Schreckliche Dysmenorrhoe.
Schwere Migräne vor der Periode.
Mastopathie vor der Periode.
Asthma und Schnupfen vor der Periode.
Nasenbluten während der Periode.
Verstopfung vor, während der Periode.
Subfebrile Temperaturen vor der Periode, die mit Eintritt der Periode verschwinden.
Erschöpfende, reichliche Menses.
Hypomenorrhoe.

Menses zu früh: alle 2- 3 Wochen.
Periode anteponierend.
Vorzeitige Menarche (schon mit 9 oder 10 Jahren).
Verspätete Menarche.
Primäre Amenorrhoe.
Sekundäre Amenorrhoe.
Chronische Ovariitiden.
Mikrozystische Degeneration der Ovarien (Stein-Leventhal Syndrom).
Seröse Entzündung der Tuben.
Adnexitis.
Chronische Salpingitis.
Bartholinitis.
Herpes Genitalis.
Übermäßige starke Uterusblutung im Klimakterium.
Onanie.
Sexuelle Perversionen.
Homosexualität.
Nymphomanie.

Dermatologie:

Feine, durchscheinende Haut, die ihre Elastizität scheinbar verloren hat.
Weiche Haare.
Hauterkrankungen mit Drüsenbeteiligung.
Pruritus.
Ekchymosen.
Purpura.
Chronische nässende eitrige Ekzeme.
Ekzema fissum.
Furunkel.
Abszesse.

Fistel.
Vitiligo.
Urticaria.
Impetigo.
Tinea capitis.
Tinea circinatus.
Tinea versicolor.
Psoriasis.
Erythema nodosum.
Akne juvenilis.
Dellwarzen.
Verrucae vulgaris.
Gänsehaut.
Schlechte Heilhaut.
Narben brechen auf.
Atrophische Narbe.
Lupus vulgaris.
Keloidbildung.

Schweiß:

Übermäßiger Schweiß bei leichter Anstrengung.
Übelriechender Schweiß.
Fehlende Schweißabsonderung.
Nachtschweiß.

Schlaf / Träume:

Schlaflosigkeit, unruhiger Schlaf, schreit im Schlaf, Aufschrecken im Schlaf, unerquicklich, Nachtschweiß, Zähneknirschen, Herzklopfen, beängstigende, verworrene Träume.

Psyche:

Hypochondrie.
Selbstmordneigung.
Endogene Depression.
Neurosen.
Hysterie.
Wahnideen.
Findet sich häßlich, mutiliert sich.
Hereditärer Alkoholismus.
Drogensucht.
Sexuelle Perversionen.
Starker Stimmungswechsel.
Schmerzüberempfindlichkeit.

Allgemeine Besserung durch:

Nasenblutung.
Schweißabsonderung.
Ohrabsonderung.
Fluor.
Während der Schwangerschaft.

Allgemeine Verschlechterung durch:

Schweiß-Unterdrückung.
Fluor-Unterdrückung.
Hautaussschlagunterdrückung.
Kälte.
Milch.
Nach der Schwangerschaft.

HAUPT- HOMÖOMIASMATIKA BEI DER HEREDITÄREN SYPHILITISCHEN TUBERKULOSE:

Aeth.-a., Aeth.-m., AUR., AUR.-M., *Ars., Asaf., Aviaire, Bac., Bac.-t., Beryll.,* CALC.-FLUO., CALC.-SIL., CARC., DENYS, *Dros., Ferr.,* FL.-AC., *Hedera,* HEP., *Insul., Kali.-c.,* KALI.-J., KALI.-S., KLEBS, *Kreos.,* Lach., LAP.-A., MARMOREK, *Merc., Morbill., Nit.-ac., Ol.-j., Phos.,* PSOR., *Rad.-br.,* ROSENBACH, SACCH.-OF., SCIRRH., SIL., SIL.-MAR., SPENGLER, *Stann.,* SULF., *Syph., Tell., Thall., Thuj., Thyr.,* TUB., TUB.-RES., *Urea, Vanad., X-ray.*

DER HEREDITÄRE KREBS = DIE KANZERINIE

DIE ERWORBENE KREBSERKRANKUNG AUS HOMÖOPATHISCHER SICHT

In seinem Buch „Die Illusion der Gesundheit", schreibt Dr. R. Dubos: „Die Forschung der Schulmedizin über die Krebsursache ist von Anfang an zum Scheitern verurteilt, weil Krebs ein indirektes Ergebnis einer Konstellation von Geschehen ist und kein direktes Ergebnis von einem einzelnen isolierten bestimmten Faktor".

Dr. J.H. Clarke schrieb: „Die Suche nach einem spezifischen Heilmittel, das alle Krebserkrankungen heilen könnte, ist einfach sinnlos. Die Individualisierung der Krebserkrankung, wie die Individualisierung jeglicher Krankheit, ist absolut notwendig". (Jede Krankheit hat ihre Logik). Weiter schrieb er: „Ich habe keinerlei Zweifel, daß Krebs in einem geringen Grad und auf einem sehr langsamen Weg ansteckend ist ... Die hereditäre Krebs-Belastung spielt aber eine große Rolle..."

Dr. L.H. Cooper, der Sohn von Dr. R.T. Cooper, schrieb: „Wenn ein Tumor ein Initialsymptom der Krebserkrankung wäre, dann würde die Chirurgie immer heilen können".

In der Fußnote 1 des § 205 des Organon, schreibt Dr. S. Hahnemann: „Eine gleiche ist, ohne vorgängige Heilung des inwohnenden Miasms, die Folge des, bloß durch den

Schnitt weggenommen Gesichts- oder Brustkrebses und der Ausschälung der Balg-Geschwülste; es erfolgt etwas noch schlimmeres drauf, wenigstens wird der Tod beschleunigt. Dieß ist unzählige Male der Erfolg gewesen; aber die alte Schule fährt doch bei jedem neuen Falle in ihrer Blindheit fort, gleiches Unglück anzurichten."

In den „Chronischen Krankheiten" betrachtet Dr. S. Hahnemann die Krebserkrankung als psorischen Ursprungs, d.h. bei dieser Erkrankung wird immer die Psora vorhanden sein, aber nicht nur die Psora; Dr. S. Hahnemann wußte schon, daß Krebs aus einer Kombination chronischer Miasmen entsteht. In der Fußnote 1 des § 205 des Organon schreibt Dr. S. Hahnemann über Krebs: Krebs sei eine „Frucht weit entwikkelter Psora nicht selten mit Syphilis in Vereinigung".
Bei der Krebserkrankung haben wir das Vorhandensein der drei chronischen Miasmen, nämlich Psora plus Sykosis plus Syphilis. Krebs entsteht aus einer dreifachen miasmatischen Kombination plus oft die iatrogene Krankheit dazu. Unter iatrogener Krankheit wird Vakzinosis, Toxikosen (u.a. die medikamentöse), Bestrahlungen, verstanden. Die Krebserkrankung ist eine systemische Erkrankung, die jahrelang vorher spezifische Erkrankungen, Symptome und Zeichen, wie z. B.:

- Tuberkulose,
- Mononucleosis infectiosa,
- Chronische Migräne,
- Chronische Hepatitis,
- Chronische Gicht,
- Chronischer Rheumatismus,
- Chronische Neuralgien,
- Chronische Dyspepsie,
- Chronische Colitis mucosa,

- Chronische Verstopfung,
- Chronische Nachtschweiße,
- Verrucosis,
- Psoriasis,
- Neurodermitis,
- Chronische Ekzeme,
- Angiome,
- Ulcus cruris,
- Fistel,
- Endogene Depression,
- Suizid-Versuche,
- Übertriebene Angst vor Krebs,
- Maßlose Hypochondrie,
- Hartnäckige Schlaflosigkeit,

  als Warner produziert, bevor überhaupt ein kanzeröser Tumor auftritt. (Ein kanzeröser Tumor ist ein vitales Endprodukt der Krankheit, nicht ihre Ursache, ein einseitiger destruktiver Zustand.) All diese zitierten Erkrankungen, Symptome und Zeichen sind in Wirklichkeit Tumor-Vorstadien von Krebs. Dieses Phänomen könnte man larvierte oder latente Krebskrankheit nennen.

Dieser Zustand wird zuerst von der primären Miasmatik bestimmt, weil Krebs HEREDITÄR ist. Patienten mit Krebsbelastung in der Familie haben 300% mehr Affinität zur Krebserkrankung als diejenigen, die diese erbliche Belastung nicht haben.
Das Alternieren zwischen akuter Tuberkulose und Krebserkrankung von einer Generation zur anderen, oder das Auftreten einer Tuberkulose in der Jugendzeit, gefolgt ein paar Jahre später von einer Krebserkrankung ist eine frappante Praxiserfahrung und zeigt deutlich, daß die Krankheit Tuberkulose

ein Krebs-Vorbote ist. Wenn Tuberkulose in einer Familienanamnese zu finden ist, ist auch Krebs zu finden oder umgekehrt. Eine Krebserkrankung ist immer das Endergebnis einer Kettenreaktion, die aus hereditärer Krebsbelastung mit erworbenen chronischen Miasmen plus oft mit einer iatrogenen Belastung (am schlimmstens durch Impfungen) ausgelöst wird.

Aus der praktischen Erfahrung kann ich folgende erworbene Faktoren auflisten, die, meist auf einem hereditären kanzerösen Terrain, Krebs hervorrufen können (dabei ist immer die Wichtigkeit der hereditären Krebsbelastung in Betracht zu ziehen, weil sie entscheidend ist):

1) Impfungen (Bluttransfusionen, Serentherapien, Desensibilisierung):

Vakzinosis ist eine iatrogene Krankheit und pathophysiologisch betrachtet verlangsamt sie oder lähmt sie sogar das M.M. System. Da dieses System im Organismus für die Eliminierung von Abfallprodukten verantwortlich ist, kann man sich leicht vorstellen, daß Vakzinosis eine große Rolle bei einer Krebsenstehung spielen kann und spielen wird. Das schrecklichste bei dieser iatrogenen Krankheit ist, daß Millionen von Kindern oder Erwachsenen ahnunglos systematisch damit infiziert werden, noch dazu als Gesundheits-Maßnahme! Impfungen bei der Frau während der Periode sind ganz besonders verdächtig, Krebserkrankung auslösen zu können. Impfungen vergiften den ganzen Organismus. Das ist immer eine ernste Sache, aber es wird noch viel ernster, wenn das zu einer Zeit geschieht, in der der Organismus in einem Zustand verminderter Widerstandsfähigkeit ist, beispielsweise wenn eine Frau gerade ihre monatliche Periode hat. Noch dazu ist die Periode ein Entgiftungsprozeß, der nie gestört werden sollte; sie kann jahrelang ein Miasma in Schach halten, deshalb soviele Erkrankungen ab dem Klimakterium. Die Impfungen, die nicht angehen, sind am schlimmsten; sie bewirken eine der schlimmsten Form von chronischer Vakzinosis. Das Abwehrsystem hat sich nicht mit dem eingeimpften Infektionserreger auseinandergesetzt, obwohl eine Toxikose provoziert wurde. Die Impfungen gegen Kinderkrankheiten sind ganz besonders verdächtig, weil sie erstens verhindern, daß das sogenannte Abwehrsystem sich auf eine natürliche Art und Weise bildet und zweitens, weil diese Kinderkrankheiten oft trotzdem auftreten, aber dann als maskierte Form, so daß keiner sie erkennen und entsprechend behandeln kann. Daraus entstehen schleichende, chronische krankhafte Zustände, die noch dazu wiederum oft unterdrückt werden. Tumor-Entstehung nach Impfungen wird sehr oft beobachtet; die benigne Lymphdrüsenschwellung oder -Verhärtung nach Impfung ist schon dafür eine Warnung. Man muß auch wissen, daß jede Impfung eine Milzschwellung hervorruft, die sich zurückbilden kann oder nicht. Auf jeden Fall greifen Impfungen ein sehr wichtiges Organ an, das heutzutage von der Schulmedizin in ihrer Wichtigkeit diskreditiert wird („man kann ohne leben"!), nämlich die Milz, die wir tatsächlich als das „Atomkraftwerk" des Körpers betrachten sollten (eine andere Erklärung wäre, daß die Pharmaindustrie gar kein Milzmittel zu verkaufen hat). Eine gesunde Milz ist ein Schutz vor Krebs. Vakzinosis lähmt das M.M. System und ist daher krebsfördend. Nebenbei beobachtet sind Typhus- und Cholera-Impfung für viele Fälle von Darmkrebs sehr verdächtig. Ich erinnere den Leser, daß Vakzinosis nicht nur erworben, sondern auch ererbt werden kann. Die Nachkommenschaft mit einer hereditären Tuberkulose oder hereditären Krebsbelastung sollte ganz besonders nie geimpft werden.

2) Unterdrückung spezifischer Ansteckungen:

Unterdrückte Geschlechtkrankheiten:
- Unterdrückte sykotische Gonorrhoe / Kondylome.
- Unterdrückte Syphilis.

Diese sind spezifische Unterdrückungen, die mit einer hereditären Tuberkulose oder einem hereditären Krebs als Basis zur Krebserkrankung führen können.

3) Unterdrückung von erworbener Sykosis oder Syphilis im 2. oder 3. Stadium:

Das Erwerben der Sykosis oder der Syphilis im 2. oder 3. Stadium mit der systematischen Unterdrückung ihrer Erscheinungen führt sehr oft zum Krebs. Diese sind auch spezifische Unterdrückungen.

4) Unterdrückungen, die oft in vielen Fällen kettenweise durchgeführt werden:

Hier ist auch zu bemerken, daß Autounterdrückungen stattfinden können, wenn die Widerstandskraft der Lebenskraft nachläßt.
- Hautausschläge-Unterdrückungen jeglicher Art:
  Psoriasis oder Neurodermitis sind u.a. oft Indikatoren für einen latenten Krebs und Krebs-Vorboten.
- Warzen-Unterdrückungen, besonders die Verrucae Filiformis.
- Fieber-Unterdrückung.
- Unterdrückte Kinderkrankheiten.
- Unterdrückte Absonderungen: Fluor, Schweiß, Fistel, Geschwüre, Durchfälle, Milch, Menses.
- Brustabszeß-Unterdrückung.

- Unterdrückte Erkältungskrankheiten.
- Rheumatismus-Unterdrückung.
- Gicht-Unterdrückung.
- Migräne-Unterdrückung.
- Tuberkulose-Unterdrückung.
- Mononucleosis-infectiosa-Unterdrückung.
- Colitis mucosa-Unterdrückung.
- Unterdrückungen von Krankheiten durch Bestrahlungstherapie.
- Operationen und Manipulationen oder Entfernung von Organen:
  a) Die sehr oft sinnlose Appendektomien haben die Zahl der Darm-Ca in die Höhe getrieben.
  b) Sehr oft auch ist der Sitz der Mamma-Erkrankungen bei der Frau in latenten Erkrankungen der Ovarien und Gebärmutter. Eingriffe in dieser Region lösen oft noch schneller Brustkrebs aus. Mammae und Ovarien/Uterus haben eine synorganopathische Beziehung, wie die Schilddrüse mit dem Uterus, die Milz mit dem Uterus oder die Leber mit der Haut.
  c) Tonsillektomie:
  Abwehrorgane werden geopfert, weil die Schulmedizin keine vernünftige Therapie anbieten kann.

All diese Unterdrückungen sind Unterdrückungen mit miasmatischen Auswirkungen und bewirken die Enstehung von aktiv gemischten miasmatischen Kombinationen.

5) Manipulationen, die meist sykotische Aktivierung bedeuten, wie:

- Ausschabungen.
- Abtreibungen.
- Sterilisation.

6) Verletzungen:

Es ist zu beobachten, daß Frauen, die hereditär-Tuberkulose oder hereditär-Krebs belastet sind, nach einem Schlag auf eine der Brüste sehr oft einen Tumor entwickeln, der entarten kann. Meist ist es aber gleichzeitig die Brust, die vor Jahren während der Stillzeit der Sitz eines Brustabszesses gewesen ist.
Weitere Verletzungen sind noch zu zitieren, wie:
- Quetschung und Bestrahlung der weiblichen Brust durch Mammographie.
- U.V.-Verbrennungen (Hautkrebs).
- Radium-Verbrennungen (Hautkrebs).
- Röntgenstrahlungen (Leukämie).

7) Seelischer Kummer, Schock:

Sie sind Beschleunigungsfaktoren der Krebsentstehung. Solche Ereignisse können den psorischen Anteil aktivieren und die dreifache Kombination perfekt machen.

8) Schwangerschaft:

Schwangerschaft bedeutet für den Organismus eine beträchtliche Anstrengung.
Eine Schwangerschaft aktiviert oft latente chronische Miasmen. Daher z. B. das Auftreten von Kondylomen während

einer Schwangerschaft oder das Verschwinden von vielen Symptomen für andere oder das Auftreten von einer Krebserkrankung.

9) Die iatrogene Krankheit als medikamentöse Vergiftungen:

a) Hormon-Einnahme: Die kanzerogene Wirkung der Hormone ist nicht zu bestreiten (Uterus, Mamma, Leber). Noch dazu wirken Hormone wie Schweinefleisch oder Milch, sie fördern das Gewebswachstum, egal ob das Gewebe gesund oder krank ist.
b) Penizillin-, Antibiotika-Abusus.
c) Cortisontherapien.
d) Acetylsalicylsäure-Abusus (Magenkrebs).
e) Schmerzmittel (Magenkrebs, Nierenkrebs).
f) Rheuma-Mittel (Magen- Darmkrebs).
g) Radioaktiv-Kontrastmittel.
h) Radiojodtherapie.
i) Röntgenbestrahlungen.
j) Radioaktive Bestrahlung.
k) Abführmittel-Abusus (Darmkrebs).

10) Verschiedene äußere karzinogene Einflüsse
und karzinogene Substanzen, die auch eine andere Form der iatrogenen Krankheit repräsentieren:
- Cobalt.
- Cadmium.
- Selenium.
- DDT und andere Insektizide.
- Elektrosmog.
- Aluminium-Vergiftung durch Kochen mit Aluminium-Töpfen.
- Fluorisiertes Wasser.

- Asbest.
- Aflatoxine.
- Formaldehyd.
- Verschiedene Holzschutzmittel, Farbmittel.
- Benzin, Benzol.
- Nikotin-Abusus.
- Alkohol-Abusus.
- Quecksilber
- Stimulantien: Drogen.
- Vitamine-Abusus.
- Kosmetika.
- Geräucherte Nahrungsmittel.
- Denaturierte Nahrungsmittel.
- Genmanipulierte Nahrungsmittel (Fremdeiweiße).
- Bestimmte Konservierungsstoffe, Farbstoffe usw.

Aus mehr als 200 Fällen von Krebs muß ich feststellen, daß die häufigste Ätiologie des Krebsgeschehens eine Kombination der Punkte 1 bis 9 ist, die auf einem entweder schon kanzerinischen Terrain (d.h. hereditärer Krebs) oder tuberkulinischen Terrain (d.h. hereditäre Tuberkulose) stattgefunden haben. Und wenn in einigen wenigen Fällen der Punkt 10 – besonders fluorisiertes Wasser und Aluminium-Vergiftung – eine Rolle gespielt hat, d.h. kanzerogene Stoffe eine Rolle gespielt haben, war aber im Hintergrund immer hereditäre Tuberkulose oder hereditärer Krebs zu finden. Dies erklärt, warum nicht alle Menschen, die einer gleichen chemischen Substanz ausgeliefert sind, Krebs entwickeln. Das Terrain ist entscheidend. Die kanzerogenen Stoffe bekommen nur ein günstiges Nest. Solche Belastungen sind auch meist der letzte Reiz, um Krebs auszulösen. Darunter liegt der Vulkan schon zum Explodieren bereit. Die Heredität des Krebses bestimmt fast alles. Klar ist, daß jemand, der keine hereditäre Krebs-

oder hereditäre Tuberkulose-Belastung hat, sehr selten für Krebs anfällig sein wird. Um aber in der hereditären Belastung eines Patienten keine miasmatische Diagnose-Fehler zu machen, ist es sehr wichtig zu wissen, daß die Krebskrankheit stellvertretende Erkrankungen hat, die durch ihr Auftreten den Krebs als solchen verzögern oder eine Generation lang sein Auftreten verhindern können, wenn sie nicht den Patienten schon vorher zum Suizid getrieben hat:

- Tuberkulose.
- Asthma bronchiale.
- Diabetes mellitus.
- Colitis mucosa.
- Perniziöse Anämie.
- Hypoplastische Anämie.
- Thallassämie.
- Chronische Hepatitis.
- Chronische Gicht.
- Chronischer Rheumatismus.
- Chronische Osteomyelitis.
- Knochenfistel, -Karies.
- Spondylose.
- Epilepsie.
- Chronische Migräne.
- Endogene Depression.
- Alkoholismus mit Suizidneigung.
- Psychiatrische Erkrankungen mit Suizidneigung.
- Fistel.
- Psoriasis.
- Neurodermitis.
- Verrucosis.
- Nicht heilende Geschwüre, Verletzungen.

Deshalb, wenn solche Erkrankungen in der primären Miasmatik (oder Suizid- Fälle) gewesen sind, denken Sie immer an larvierten hereditären Krebs. Dies ist für die Therapie Ihres Patienten entscheidend, weil er krebsgefährdet ist. Es ist von höchster Wichtigkeit zu verstehen, wie Krebs enstehen kann, damit man erstens eine echte Prophylaxe betreiben kann, und zweitens um zu wissen, wie man ihn behandeln könnte und mit welchen Mitteln.

Einige Fälle aus meiner Praxis, um dem Leser die Logik der Krebsentstehung zu zeigen:

<u>FALL 1</u>: Frau D., 43 J. alt. Von der Schulmedizin aufgegebener Fall. Kommt wegen Metastasierung im Omentum und Darmschlingen nach Ovarektomie und Hysterektomie wegen Ovarialkarzinom. Alle Chemotherapien sind erfolglos gewesen, und sie ist jetzt inoperabel.

a) <u>Primäre Miasmatik</u>: In ihrer Familie gab es Tuberkulose.

b) <u>Sekundäre Miasmatik:</u>

Mit 2 Jahren starker Keuchhusten, kurz danach Windpokken mit anschließender Pneumonie.

Mit 4 Jahren starke Pneumonie. Tonsillektomie. Appendektomie.

Mit 14 Jahren schwere Tonsillitis mit Otitis.

Mit 20 Jahren Beginn mit der Anti-Baby-Pille.

Mit 22 Jahren Heirat. Ihr Mann hat schon 5 mal Gonorrhoe gehabt. Seit dieser Zeit, leidet sie an chronischen Hämorrhoiden und an chronischen Analfissuren.

Mit 30 Jahren Ischiasbeschwerden rechts und 1. Abtreibung.

Mit 31 Jahren 2. Abtreibung. Beginn einer chronischen Schlaflosigkeit.
Mit 33 Jahren 3. Abtreibung und STERILISATION.
Mit 37 Jahren wieder Ischias rechts. Bandscheiben-Operation.
Mit 38 Jahren Verrucae filiformis-Entfernung, die vermehrt nach der Sterilisation aufgetreten waren.
Mit 42 Jahren Ovarialkarzinom.

Miasmatische Analyse: Hereditäre Tuberkulose mit erworbener Sykosis im 2. Stadium. Dazu: Unterdrückungen, Abtreibungen, Sterilisation.

Diese Patientin lebt noch und ist seit 6 Jahren frei von jeglichen Metastasen. Die Homöopathie hat sie gerettet. Man hatte ihr damals noch ein paar Monate zu leben gegeben.

Sie bekam lange Zeit Thuja LM 6 und in der Urtinktur Lobelia erinus. Zwei Jahre später bekam sie Tuberkulinum LM 18 und noch später Carcinosinum LM 18.

FALL 2: Frau, 59 J. alt. Endstadium von Uterus-Karzinom. Völlig abgemagert. Inoperabler Zustand. Schreckliche Unterleibsschmerzen, besonders nachts. Hat 7 Kinder geboren: 1 Totgeburt, 2 Frühgeburten, ein Kind starb mit 8 Monaten aus unerklärlichen Gründen.

a) Primäre Miasmatik: Die Eltern ihrer Mutter und alle Geschwister ihrer Mutter sind an Krebs gestorben. Ihre eigene Schwester ist an Krebs gestorben.

b) Sekundäre Miasmatik:
Als Kind Rachitis und Typhus.

Mit 29 Jahren: Zweite Heirat mit einem Mann, der früher eine Gonorrhoe und eine akute Syphilis gehabt hat.
Frühgeburten, Totgeburt, Kindstod.
Ab 31. Lj., chronische Ovaritiden.
Mit 37 Jahren: Sterilisation.
Mit 58 Jahren Uterus-Ca.

Miasmatische Analyse: Hereditärer Krebs mit erworbener Syphilis im 2. Stadium plus wahrscheinlich erworbene Sykosis im 2. Stadium. Dazu: Unterdrückungen, Sterilisation.

Ich gab ihr AUR.-M.-N. LM 6, aber die Lebenskraft war schon zu sehr abgeschwächt, es war zu spät. Die Patientin verstarb ein paar Wochen später.

FALL 3: Frau U. S., 37 J. alt. Kommt wegen chronischer Migräne. Mit 30 J. hatte sie ein Ovarialkarzinom; Operation, Bestrahlung, Chemotherapie. Bis heute keine Rezidiv. Braune Flecken auf der Iris.

a) Primäre Miasmatik:
Mütterlicherseits: Mutter starb an Krebs.
Schwester der Mutter: Epilepsie. Endogene Depression.
Großvater: Endogene Depression. Starb an Apoplex.
Väterlicherseits: Vater hatte Pleuritis.
Schwester des Vaters: Starb an Brustkrebs.
Geschwister der Patientin:
Bruder: Angeborener Herzfehler, starb mit 3 Tagen.
Bruder: Chronische Bronchitis.
Schwester: Halsfisteln.

b) Sekundäre Miasmatik (chronologisch):
Schlaflosigkeit als kleines Mädchen.

Chronische Otitis.
Mit 12 Jahren: Warzen-Entfernung am rechten Handrükken.
Mit 20 Jahren: Masern.
Mit 25 Jahren: Gonorrhoe, allopatisch behandelt.
Brust-Zysten rechts.
Auftreten von Verrucae filiformis am Hals und Stirn. Operative Entfernung.
Entfernung eines Muttermals auf der rechten Seite des Halses.
Mit 30 J. Ovarialkarzinom.
Mit 36 J. Wachstum eines Polypen am oberen Lippenrand.

Miasmatische Analyse: Hereditärer Krebs mit unterdrückter erworbener Sykosis.
Patientin noch in Behandlung.

FALL 4: Frau H. N., 43 J. alt. Fortgeschrittenes Lymphdrüsenkarzinom, inoperabel. Progressive Gehirnatrophie, Gangstörungen; Polyneuropathie, kein Diabetes. Abgemagert.

a) Primäre Miasmatik:
Väterlicherseits: Vater: Malaria. An Lungenkrebs gestorben.
Großvater: Alkoholismus.
Urgroßmutter: An Tuberkulose mit 61 J. gestorben.
Großmutter: An Tuberkulose gestorben.
Großvater: Keine Angaben.
Mütterlicherseits: Mutter: Struma-Operation. Starb nach Oberschenkelhalsbruch.
Großmutter: Struma. Rheumatismus.

b) Sekundäre Miasmatik (chronologisch):
Strabismus nach Pockenimpfung. Wurde mit 5 J. operativ korrigiert.
Bis zum 20. Lebensjahr: Chronische Mandelentzündungen.
Mit 10 J.: Schwere Pneumonie.
Mit 22 J.: Gonorrhoe. Danach Scabies.
Mit 23 J.: Auftreten von Kondylomen an den Genitalien. Operativ entfernt.
Ab 23. Lj. bis zum 40 Lj.: Alkoholismus. Mehrere Entziehungskuren.
Ab 40. Lj. Haschisch-Konsum.
Mit 24 J.: Zweite Gonorrhoe.
Mit 27 J.: Abtreibung.
Mit 30 J.: Abtreibung.
Mit 34 J.: Rezidivierende Bartholinitis trotz operativem Eingriff.
Mit 38 J.: Abtreibung.
Mit 39 J. Läuse.
Mit 40 J.: Beginn der Gehirnatrophie.
Mit 41 J.: Osteolyse des linken Oberkiefers.
Mit 42 J.: Wieder Kondylome an den Geschlechtsteilen. Operative Entfernung.
Lymphdrüsenkrebs.

Miasmatische Analyse: Hereditärer Krebs mit unterdrückter erworbener Psora plus unterdrückte Sykosis. Dazu: Abtreibungen, Unterdrückungen, Alkoholismus, Drogenmißbrauch. Ein paar Monate später starb die Patientin. Die Lebenskraft war schon zu schwach, die materielle Destruktion zu fortgeschritten.

FALL 5: Frau G. B., 60 J. alt. Gehirnmetastasen nach Brustkrebs rechts. Mit 55 Jahren bekam sie Brustkrebs rechts: Operation, Chemotherapie, Bestrahlungen. Mit 59 J. Metastasen im Gehirn: Operation und 30 Cobalt-Bestrahlungen. Mit 60 J. wieder Brustkrebs rechts: Wieder Bestrahlungen. Brustkorb verbrannt durch die Bestrahlungen. Kopfhaut entstellt durch die Bestrahlungen, Glatze. Nimmt Tamoxifen, dadurch ständige Übelkeit. Weint, völlig verzweifelt.

a) Primäre Miasmatik:
Vater starb an Lungenkrebs.
Mutter starb an Pankreaskrebs. Zwei Brüder von ihr starben auch an Krebs.
Die Patientin hat eine Zwillingsschwester: Brustabszeß in der Stillzeit.

b) Sekundäre Miasmatik:
Zwillingskind.
Chronische Otitiden.
Mit 6 J.: Gelbsucht.
Mit 18 J.: Nasenpolypen-Operation.
Mit 22 J.: Erste Schwangerschaft. Geburt des ersten Sohnes. In der Stillzeit Brustabszeß in der rechten Brust: Operativ behandelt.
Mit 27 J.: Zweite Schwangerschaft: Ihr Sohn kam zur Welt mit chronischer Osteomyelitis des Kniegelenks und des Radius rechts. Zehn Jahre lang wurde er immer wieder operiert, so daß sein rechtes Bein kürzer als das andere wurde. Vor ein paar Jahren wurde eine Operation versucht, um das Bein zu verlängern.
Mit 49 J.: Tod des ersten Sohnes durch Leukämie.
Mit 50 J.: Klimakterium. Beginn der Einnahme von Hormonen, als sogenannte „Osteoporose-Prophylaxe" und für das „ewige Jungbleiben".

Mit 51 J.: Hämorrhoiden-Operation.
Mit 55 J.: Brustkrebs rechts. Absetzen der Hormone. Dann später Hormon-Blocker (Tamoxifen) !!! (Wo bleibt die Wissenschaft?)

Miasmatische Analyse: Hereditärer Krebs (Kanzerinie) mit Unterdrückungen und seelischem Kummer plus iatrogene Hormon-Vergiftung.

Ein paar Wochen später verstarb die Patientin. Man hat sie immer weiter bis kurz vor ihrem Tod bestrahlt und bestrahlt. In diesem Fall ist auffallend, daß der Krebs sich in der Brust entwickelt hat (nach dem Klimakterium), in der während der Stillzeit ein Abszeß unterdrückt wurde. Dies ist eine häufige Ursache für Brustkrebs. Achten Sie darauf: Abszeß in der Brust während der Stillzeit, Unterdrückung, dann Brustkrebs derselben Brust im Klimakterium. Dr. J. C. Burnett hatte recht, er schrieb: „Beim Brustabszeß in der Stillzeit, gib Bac., wenn Tuberkulose in der Familie stattgefunden hat oder Scirrh., wenn Krebs in der Familie gewesen ist. Aber unterdrücke nie! Sonst tritt Brustkrebs im Klimakterium auf."

FALL 6: Frau M.S. H., 34 J. alt. Leidet an chronischer myeloischer Leukämie. Leukozyten bei 18000 trotz Interferon-Therapie. Milz stark angeschwollen. Abgemagert. Ist Graphikdesignerin aus den neuen Bundesländern; hat jahrelang mit Benzolstiften gearbeitet.

a) Primäre Miasmatik:
Mütterlicherseits: Mutter: Zervixerosion. Nierenkrebs.
Großvater: Tuberkulose. Schwere Pneumonien. Starb an Asthma.

Großmutter: Knie-Arthrose. Nierensteine. Hypertonie. Tod durch Apoplex.

Väterlicherseits: Vater: Fettleber. Verunglückt.

Großvater: Starb an Magenkrebs.

Bruder der Patientin:

Schwerer Keuchhusten.

Poliomyelitis.

Chronische Otitiden.

Schwere Pneumonien.

Hepatomegalie.

Schwere Masern nach der Pubertät.

Die hereditäre Krebsbelastung läßt sich bei ihrem Bruder sehr schön ablesen.

b) Sekundäre Miasmatik:

Kam zur Welt mit einem Blutschwamm auf dem Abdomen, der bestrahlt wurde.

Mit 8 J.: Mononucleosis infectiosa.

Chronische Mandelentzündungen bis zum 23. Lj.

Ab 17. Lj.: Chronische Migräne.

Ab 20. Lj.: Benzol-Belastung, verschiedene Lösungsmittel.

Ab 29. Lj.: Chronische Hämaturie.

Mit 30 J.: Fehlgeburt im 2. Monat.

Mit 34 J.: C.M.L.-Zufallsbefund, während sie wieder schwanger war. Sie ließ, auf Anraten ihres Arztes, das Baby abtreiben.

Miasmatische Analyse: Hereditärer Krebs mit iatrogener Krankheit.

Mit BENZIN. LM 6 und Ceanothus in der Urtinktur fielen die Leukozyten innerhalb von ein paar Monaten von 18000 auf 4900. Keine Blasten mehr zu finden. Die Milz war wieder

völlig normal in ihrer Größe. Sie war jetzt zumindest in einer Remission, wenn man mit dem Begriff Heilung vorsichtig umgehen möchte. Ihr Arzt war verblüfft, sagte ihr aber, sie sei nicht gesund und nur eine Knochenmark-Transplantation würde sie retten. Die Tatsache, daß es ihr zur Zeit sehr gut geht, wäre der ideale Moment für eine Transplantation. Sie lehnte diesen wissenschaftlichen Vorschlag ab.
Ich gab ihr Carcinosinum, und monatelang blieb das Blutbild normal. Dann kam die Patientin nicht mehr. Ich habe gehört, sie hätte sich doch für eine Knochenmark-Transplantation überreden lassen, obwohl ihr Blutbild wieder völlig normal war und ihr Allgemeinzustand sehr stabil geworden war. Ob diese Patientin noch lebt?

Ich habe diese Fälle ausgewählt, weil sie typische Schemata für die Entstehung einer Krebserkrankung darstellen, und um zu zeigen, daß wir eine weite Sicht haben müssen und den Krebs in all seinen Aspekten betrachten müssen, wenn wir ihn jemals verstehen wollen. Und wie Dr. J. H. Clarke es schrieb: „Wir werden die Krebserkrankung mit Sicherheit nicht dadurch verstehen, daß wir Millionen von Mäusegenerationen impfen.“

DER HEREDITÄRE KREBS

Es ist von vornherein klar, daß das Bestehen einer Krebs-Prädisposition nur durch systematisches Nachforschen bewiesen werden kann. Daher möchte ich dieses Kapitel mit Fällen aus meiner Praxis beginnen. Bei den Fällen werde ich mich auf das Wesentliche und auf das Auffallendste beschränken. Fehlende Angabe bedeutet unauffällig. Diese Auflistung von Fällen dienen nicht in erster Linie der homöopathischen Behandlung von Krebs, sondern dienen einem wissenschaftlichen Studium der Heredität der Krebserkrankung und ihrer Symptomatik bei der Nachkommenschaft.

Wir haben schon die enge Beziehung zwischen Tuberkulose und Krebserkrankung feststellen können. Tuberkulose in einer Generation bedeutet meist Krebs in der nächsten Generation oder beide Erkrankungen treten nacheinander mit ein paar Jahren Abstand auf, wie in diesem Fall aus meiner Praxis:

Frau A. A., 50 J. alt, Französin, Apothekerin.

Mit 30 J. Lungentuberkulose, obwohl regelmäßig und sorgfältig geimpft.

Mit 50 J. Brustkrebs (Menopause! Die Periode und manchmal noch dazu ein Fluor können jahrelang Miasmen in Schach halten. Deshalb so viele Erkrankungen der Frauen im Klimakterium, wobei die Ätiologie dieser Erkrankungen oder Beschwerden nicht in den Wechseljahren selbst liegt, sondern oft in der primären Miasmatik der Patientin). Ihr Vater hatte eine Neigung zum Alkoholismus. Anisokorie. Starb an Darmkrebs. Ihre Mutter starb an Darmkrebs. Eine Schwester der Mutter starb an Uteruskrebs. Eine andere an Tuberkulose. Mütterlicherseits gab es außerdem viele Fälle von Typhus.

Tuberkulose ist ein Vorbote und eine stellvertretende Krankheit für Krebs, deshalb sollte Tuberkulose in einer Familienamnese genauso ernst wie Krebs betrachtet werden.
Krebs entsteht aus einer dreifachen miasmatischen Kombination plus oft das gewisse „Etwas" und ist hereditär. Die unterdrückte Tätigkeit einer miasmatischen Kombination hat nicht nur für den Patienten selbst verheerende Folgen, wie z. B. Krebs, der noch dazu, wie Dr. J.H. Clarke es schreibt, ansteckend ist, sondern die erbliche Übertragung bedeutet das Weitergeben dieses krankhaften Zustandes. Wir werden Fälle antreffen, wo Krebs regelrecht *„tabula rasa"* zu machen versucht, d.h. Fälle, wo Krebs von Generation zu Generation herrscht und junges Leben zerstört. Aber manchmal werden Sie in der Familienamnese keinen Krebs oder keine Tuberkulose (als Haupt-Vorbote) vorfinden, sondern andere spezifische Vorboten, die man gut kennen sollte, weil sie für den Patienten auch hereditärer Krebs bedeuten. In einer Familienanamnese sollte man auch auf folgende Erkrankungen achten, die nichts anderes sind als maskierter Krebs:
- Psychiatrische Erkrankungen.
- Endogene Depression.
- Selbstmordfälle.
- Chronischer Alkoholismus.
- Epilepsie.
- Chronische Migräne.
- Diphtherie.
- Diabetes mellitus.
- Ulcus ventriculi et duodeni.

- Chronische Hepatitis.
- Asthma bronchiale.
- Chronische Colitis mucosa.
- Chronische Gicht.
- Chronischer Rheumatismus.
- Chronische Osteomyelitis mit Fistelbildung.
- Mononucleosis infectiosa.
- Perniziöse Anämie.
- Thallassämie.
- Hypoplastische Anämie.
- Fisteln.
- Psoriasis.
- Neurodermitis.
- Verrucosis.
- Angiome.

Dies bedeutet, daß die miasmatische Kombination auch eine Generation lang anders als Krebserkrankung sich ausdrücken kann, zum Beispiel unter der Maske von Diabetes mellitus, psychiatrischen Erkrankungen, Alkoholismus, Suizid, Epilepsie, perniziöser Anämie, chronischen gastroduodenalen Geschwüren, Colitis mucosa, chronischem Rheumatismus, chronischer Migräne, Warzen, chronischer Gicht, Psoriasis, Neurodermitis, Tuberkulose. Aber bei der nächsten Generation werden Sie mit Sicherheit wieder Krebsfälle vorfinden können.

Dr. P. Schmidt schrieb: „Heute muß man sagen, daß doch die Mortalität gewisser Infektionskrankheiten stark herabgestzt werden konnte, während sich hingegen die Morbidität wenig änderte. Und sind Diphtherie und Tuberkulose nahe daran, als unterjocht zu gelten, so quellen doch die Irrenanstalten fast über von Patienten; der chronische Rheumatismus, Diabetes und vor allem der Krebs nehmen immer mehr zu und dezimieren die Völker".

Krebs entsteht durch die Kombination aller drei Miasmen Psora, Sykosis und Syphilis.

Deshalb werden wir bei dem hereditären Krebs Symptome von allen drei Miasmen antreffen (dazu kommen evtl. noch die von der Vakzinose) und charakteristische Symptome und Zeichen von dieser hereditären verschmolzenen miasmatischen Kombination, die für uns neu sein werden.

Jeder Homöopath sollte lernen, die Krebserkrankung zu erkennen, bevor ein Tumor auftritt, und zwar jahrelang vorher, um sie behandeln zu können. Wie kann er sie erkennen? Durch die Miasmenlehre, durch eine miasmatische Anamnese. Wie kann er sie behandeln? Durch eine entsprechende homöomiasmatische Therapie. Dann ist der Homöopath ein „echter Gesundheits-Erhalter". Anders geht es leider nicht. Sonst behandeln Sie nur Symptome und keine chronische Krankheit (im Sinne der Homöopathie), d.h. Sie behandeln und trotzdem geht die Krankheit weiter. Dr. Voegeli hatte sich derart auf eine Nachfrage über seine Erfolge in der Krebstherapie geäußert, daß er zwar keine besonderen Ergebnisse bei der Behandlung von Krebskranken aufzuweisen hatte, daß aber keiner seiner langjährigen Patienten (im Sinne einer hausärztlichen Betreuung, also quasi von Geburt an) jemals an Krebs erkrankt ist. Dies bedeutet, daß die Homöopathie eine gute Krebs-Prophylaxe ist unter der Voraussetzung, daß eine wissentschaftliche, d. h. miasmatische Homöopathie betrieben wird.

Welche Symptomatik weisen Patienten auf, die hereditär-Krebs belastet sind?

FALL 1: Frau J. D., 55 J. alt, Nonne. Zustand nach Ovarial- und Uteruskarzinom. Wurde operiert und chemotherapiert. Sechs Monate später stiegen die Tumormarker (CA und CEA) wieder an. Erneute Untersuchungen wurden gemacht, inklusiv C.T., aber kein Herd war zu finden.

a) Primäre Miasmatik:
   Väterlicherseits: Vater starb an Gehirn-Tumor.
      Großeltern: Keine Angaben möglich.
   Mütterlicherseits: Mutter starb an Ovarialkarzinom.
      Der Bruder der Mutter starb auch an Krebs.
      Großvater: Starb an Kehlkopf-Karzinom.
      Großmutter: Keine Angaben möglich.
   Geschwister der Patientin:
      Schwester: Litt an Koxarthrose. Starb an Brustkrebs.
      Bruder: Litt an Koxarthrose. Starb an Magenkrebs.

b) Sekundäre Miasmatik (chronologisch):
   Keine Kinderkrankheiten.
   Geimpft gegen: Pocken (mit Erfolg), Polio., Diphth., Tetanus.
   Gerstenkörner.
   Eitrige Mandelentzündungen, mit 11 Jahren Tonsillektomie.
   2 Verrucae vulgaris an einem Finger; eine Dornwarze; wurden entfernt.
   Menarche mit 14 Jahren, keine Dysmenorrhoe.
   Kariöse Zähne.
   Bis vor 10 Jahren Zähneknirschen im Schlaf.
   Coxarthrose rechts.
   Mit 53 J., starke Hitzewallungen.

Nachtschweiß.
Redet und bewegt sich viel im Schlaf.
Verlangen nach Süßigkeiten, Schokolade.

N.B.: In diesem Fall brachte das Mittel Carcinosinum innerhalb von ein paar Monaten die Werte in den Normbereich und diese Patientin ist seit 4 Jahren bis heute wohlauf.

FALL 2: Frau D. K., 61 J. Verdacht auf Brustkrebs links. Möchte vor der Operation eine „konstitutionelle" homöopathische Behandlung. In 3 Wochen soll sie operiert werden.

a) Primäre Miasmatik:
Mütterlicherseits: Mutter starb an Leberkrebs.
Großeltern: Keine Angaben möglich.
Väterlicherseits: Vater starb an Hodenkrebs.
Großvater: Starb an Darmkrebs.
Großmutter: Keine Angaben möglich.
Geschwister der Patientin: Bruder: Suizid.

b) Sekundäre Miasmatik (chronologisch):
Mit 10 J. Scabies und Läuse.
Früh graue Haare mit 25 Jahren.
Chronische Hepatitis.
Chronische Zahnfleischeiterung.
Mit 61 J. Brustknoten links.
Keine Geschlechtskrankheit gehabt.

N.B: In diesem Fall verhinderte das Mittel Scirrhinum die Operation und heilte die Patientin. Im Krankenhaus waren die Spezialisten fassungslos, daß gar kein Tumor mehr zu finden war.

Bei Patienten mit hereditär-Krebs-Belastung kann man eine Anfälligkeit für Hepatitis feststellen, sogar schon in der Kindheit.

FALL 3: Frau A. H., 37 J. alt, kommt wegen chronischer Bronchitiden. Früher litt sie unter chronischer Migräne.

a) Primäre Miasmatik:
   Väterlicherseits: Vater starb an Lungenkrebs.
   Seine Schwester: Suizid.
   Großmutter: Rheumatismus. Suizid.
   Großvater: Lungen-Tuberkulose.
   Mütterlicherseits: Mutter: Chronische Migräne. Hypertonie, Kleinwuchs.
   Bruder der Mutter: Ulcus ventriculi.
   Großvater im Krieg gefallen.
   Der Bruder des Großvaters: Psychiatrische Erkrankung.
   Großmutter: Struma. Starb an Herzschwäche.
   Geschwister der Patientin:
   Bruder: Neurodermitis.
   Bruder: Chronische Bronchitiden.

b) Sekundäre Miasmatik (chronologisch):
   Chronische Zystitiden.
   Eine Nierenbeckenentzündung.
   Eine schwere Pneumonie.
   Migräne.
   Hepatitis A.
   Früher Zähneknirschen.
   Nachtschweiß vor und während der Periode.
   Oft Herpes labialis.

N.B.: Diese Patientin wurde mit Carcinosinum geheilt.

FALL 4: Frau J. J., 44 J. alt. Sehr eitel. Kommt wegen einer Warze am Handteller und winzigen Teleangiektasien am Decolleté, die sie gerne lasern lassen würde, wenn sie nicht von ihrem Mann (den ich wegen Morbus Crohn behandle) gehört hätte, es könnte schädlich sein.

a) Primäre Miasmatik:
Väterlicherseits: Vater: Peritonitis. Zona. Zweimal Hernia disci intervertebralis. Starb an Lungenkrebs.
Großeltern: Keine Angaben möglich.
Mütterlicherseits: Mutter starb an Darmkrebs.
Ihr Bruder starb an Krebs.
Ihre Schwester starb an Lymphdrüsenkrebs.
Großvater starb an Magenkrebs.
Urgroßvater starb an Krebs.
Großmutter: Keine Angaben möglich.
Keine Geschwister.

b) Sekundäre Miasmatik (chronologisch):
Chronische Zystitiden als kleines Mädchen.
Akne vulgaris: Gesicht, Oberkörper.
Chronische Ovaritiden (vom 19. bis zum 24. Lj.). Ob hier erworbene sykotische Ansteckung stattfand?
Viel geimpft.
Bis zum ihrem 44. Lebensjahr hätte sie keine weiteren Erkrankungen gehabt.
Narzismuß. Hypochondrie.

Diese Patientin ist noch in Behandlung.

Ihr Sohn, 14 Jahre alt, wurde auch von mir behandelt. Er litt unter Analjuckreiz, -brennen, -fissuren; Kälteurtikaria und Flechte zwischen den Zehen. Sein Vater leidet an Morbus Crohn mit Fistelbildung. Keine Angaben möglich über die Großeltern.

Sekundäre Miasmatik:

- Ein „café au lait“-Fleck am Hals.
- Wachstumsstop.
- Keine Kinderkrankheiten.
- Kann kein Fieber entwickeln.

N.B.: Thuja und später Carcinosinum heilten ihn. Gleich nach Thuja machte er die Windpocken durch und wuchs wieder. Die Vakzinose verhinderte seine Entwicklung.
Bei Patienten mit Krebsbelastung habe ich beobachten können, daß sie entweder gar keine Kinderkrankheiten durchmachen oder erst im Erwachsenenalter oder mehrfach die gleiche durchmachen. Das Nicht-Durchmachen-Können von Kinderkrankheiten liegt an dem sykotischen Anteil. Wenn diese Kinder doch eine Kinderkrankheit durchmachen, dann meist heftig, wie z.B. schwerer Keuchhusten oder schwere Masern oder Windpocken oder mit Komplikationen (siehe Fall 9). Kinderkrankheiten sind von der primären Miasmatik gesteuert, d.h. da der hereditäre Krebs aus einer miasmatischen Kombination entsteht, werden wir das Auftreten aller möglichen Kinderkrankheiten erleben können. Bei vielen anderen Fällen von Kindern habe ich das Auftreten aller Kinderkrankheiten kurz hintereinander erlebt, was für den Organismus schwer zu verkraften war. In solchen Fällen möchte die Lebenskraft (egal was es kostet) soviel und so schnell wie möglich genetische Reparaturen durchführen.

FALL 5: Frau I. M. B., 30 J. alt; generalisierte Psoriasis. Leidet seit ihrem 18. Lebensjahr an Psoriasis. Hat 2 Kinder. Während der Schwangerschaften war eine Besserung der Psoriasis festzustellen. Sonnenallergie seit dem 17. Lebenjahr. Überreaktion auf Bienenstiche.

a) Primäre Miasmatik:

Väterlicherseits: Vater: Hodenkrebs und Prostatakrebs.

Eine Schwester des Vaters ist an Brustkrebs gestorben.

Großvater starb an Ösophaguskrebs.

Großmutter starb an Lungenkrebs.

Mütterlicherseits: Mutter: Chronische Nasennebenhöhlenentzündungen. Arthrose. Herzschwäche.

Schwester der Mutter: Angeborene Kopfverformung.

Schwester der Mutter: Schwere Allergien. Neurodermitis.

Großvater: Prostata-Adenom. Starb an Embolie nach der Operation.

Großmutter: Ödeme. Starb an Herzinsuffizienz.

Schwester der Patientin: Litt von Kind an unter Neurodermitis. Diese Neurodermitis wurde allopathisch weggetrieben, daraus entstand ein Bronchialkarzinom, woran sie mit 25 Jahren starb. Sie hatte niemals geraucht.

b) Sekundäre Miasmatik (chronologisch):

Chronische Durchfälle.

Pseudo-Krupp.

Gerstenkörner.

Nasenpolypen-Operation.

Tonsillektomie.

Mit 12 J.: Viele Warzen an den Fingern und Füßen. Operative Entfernung.

Verspätete Menarche: Erst mit 16 Jahren.

Bronchitis-Anfälligkeit bis zum 25. Lj.

Nimmt die Pille ein; ohne Pille, starke Dysmenorrhoe seit der Menarche bis heute.

Keine Geschlechtskrankheit oder Kondylome gehabt; ihr Mann auch nicht.
Ab 17.Lj. bis heute: Sonnenallergie.
Ab 18. Lj. Psoriasis.
Mit 21 und 25 J.: Zystitiden.
Zwischen dem 23. und 27. Lj.: Anfällig für Vaginalpilze.
Mit 28 J., bei der zweiten Schwangerschaft, bekam sie Dellwarzen, die operativ entfernt wurden.
Viel geimpft worden.
Aphthen im Mund.
Kann kaum schwitzen.
Zähneknirschen im Schlaf. Preßt die Zähne zusammen im Schlaf.
Speichelfluß nachts.
Streckt die Füße außerhalb der Bettdecke wegen Hitze.

In diesem Fall sehen wir deutlich, daß Psoriasis eine stellvertretende Erkrankung für Krebs repräsentiert, genauso wie die Neurodermitis bei ihrer Schwester. Psoriasis (wie Neurodermitis) hat eine enge Beziehung zur Krebserkrankung. Psoriasis-Unterdrückung löst oft Krebs aus.

FALL 6: Frau G. O., starb an Brustkrebs mit 52 J. nach mehreren Operationen,
Bestrahlungen und Chemotherapien.

a) Primäre Miasmatik:
Väterlicherseits: Vater starb an Leberkrebs.
Großmutter starb an Grippe.
Mütterlicherseits: Mutter: Eine Fehlgeburt gehabt. Starb an Brustkrebs.
Großmutter starb an Brustkrebs.

b) Sekundäre Miasmatik (chronologisch):
Mit 1 Jahr Diphtherie.
Mit 20 Jahren: Wieder Diphtherie.
Mit 50 Jahren: Schwere Pneumonie.
Mit 51 Jahren: Totale Operation wegen Myomen.
Mit 52 Jahren: Mamma-Ca links.

Auffällig in diesem Fall ist das zweifache Auftreten einer Diphtherie. Bei Patienten mit hereditärer Krebsbelastung habe ich beobachtet, daß sie oft zweimal eine bestimmte Infektionskrankheit durchmachen können, z.B. zweimal Windpokken oder Diphtherie usw...

FALL 7: Mädchen, J. A., starb mit 17 Jahren an Lungenmetastasen nach Osteosarkom-Operation und mehr als 20 verschiedenen Chemotherapien.

a) primäre Miasmatik:
Mütterlicherseits: Mutter: Rachitis. Hilusdrüsen-Tuberkulose.
Großmutter: Brustkrebs.
Bruder des Großvaters: Starb an Lungenkrebs.
Väterlicherseits: Vater: Chronische Nephritiden. Anämie.
Großvater: Starb an Herzinfarkt.
Großmutter: Starb an Herzschwäche.
Geschwister der Patientin:
Bruder: Pseudo-Krupp. Starke Anfälligkeit für Erkältungen.

b) Sekundäre Miasmatik (chronologisch):
Starke Anfälligkeit für Erkältungen.
Viel geimpft worden.

Chronische Mittelohrentzündungen, bis zum 14. Lebensjahr.
Mit 10 Jahren: Schwerer Keuchhusten.
Eingezogene Brustwarzen.
Warzen-Entfernung (Finger und Fußsohlen).
Mit 15 Jahren: Osteosarkom am Knie.
Mit 16 Jahren: Inoperable Lungenmetastasen.
Aphthen im Mund; Nachtschweiß; Zähneknirschen im Schlaf; Brustwarzen eingezogen.

Dieses Mädchen hätte schon als Kleinkind Mittel wie Silicea, Tuberkulinum, Carcinosinum nötig gehabt. Mit einer solchen Familienanamnese wäre für sie ein Impfverbot eine gute Krebsprophylaxe gewesen, plus eine rechtzeitige homöomiasmatische Behandlung. Sie kam am 24.1.95 zum ersten Mal in die Praxis, starb am 20.6.95. Unentwegt wurde chemotherapiert, sogar noch bis kurz vor ihrem Tod. Ich habe leider nicht helfen können.
In diesem Fall kann die Alternierung Tuberkulose / Krebs wieder festgestellt werden.

FALL 8: Mann, M. W., starb mit 64 J. an Darmkrebs.

a) Primäre Miasmatik:
Väterlicherseits: Vater: Malaria. Starb an Darmkrebs.
Großvater: Starb an doppeltseitiger Pneumonie.
Mütterlicherseits: Mutter: Tuberkulose. Offene Beine. Lebt noch.
Großmutter: Starb an Tuberkulose.

b) Sekundäre Miasmatik (chronologisch):
Keine Kinderkrankheiten gehabt.
Vom 15. bis zum 25. Lebensjahr: Starker Fußschweiß.

Mit 20 Jahren: Ulcus duodeni.
Vom 17. bis zum 33 Lj.: Nierensteine, Nierengrieß.
Mit 33 J.: Bandwürmer.
Mit 56 J.: Akute Appendizitis mit Peritonitis und anschließend Fistelbildungen, die operiert wurden.
Mit 63 J.: Darmkrebs mit Metastasen.

Die Fistelunterdrückung ist fatal gewesen. So kann leicht eine Krebserkrankung auftreten. Ob in diesem Fall eine erworbene Sykosis im 2. Stadium unterdrückt wurde? Noch zu beachten ist die Krankheitsgeschichte seiner Mutter, die Tuberkulose hatte und als Schutz vor einer Krebserkrankung offene Beine hat.
Ich habe eine Patientin erlebt, die jahrelang ein offenes Bein rechts hatte, sonst war sie mit ihren 62 Jahren einigermaßen gesund, bis man das offene Bein operativ zumachte, worauf ein Leberkrebs entstand und die Patientin ein Jahr später starb. Ihr Vater war an Lungenkrebs und ihre Mutter an Uteruskrebs gestorben.

FALL 9: A. W., Mann, 32 J.alt, leidet an Heuschnupfen und Katzenallergie.

a) Primäre Miasmatik:
Väterlicherseits: Vater: Chronische Otitiden. Meninigitis. Diabetes mellitus. Alkoholismus. Starb am 4. Herzinfarkt.
Großvater: Alkoholismus. Starb an Leberkrebs.
Großmutter: Mehrere Suizid-Versuche. Starb an Darmkrebs. Ihr Vater starb auch an Krebs.
Mütterlicherseits: Mutter: Tuberkulose.
Schwester der Mutter: Tuberkulose.

Großvater: Typhus. Pneumonie. Starb an Lymphdrüsenkrebs. Seine Mutter starb an Uteruskrebs.
Geschwister des Patienten:
Bruder: Meningitis. Mononucleosis infectiosa. Schlechte Zähne.
Bruder: Meningitis. Schlechte Zähne.

b) Sekundäre Miasmatik (chronologisch):
Mit 6 J.: Beginn des Heuschnupfens.
Mit 7 J.: Mumps, anschließend Meningitis.
Mit 14 J.: Myokarditis nach Röteln.
Fußschweiß; Verstopfung; Nachtschweiß; Zähneknirschen im Schlaf.

Auffallend in diesem Fall ist zuerst die Familienanamnese:
1) Krebs und Tuberkulose alternieren (mütterlicherseits).
2) Hereditär-Krebs kann zum Alkoholismus oder Suizid führen (väterlicherseits).
3) Alle Kinder haben Meningitis gehabt und schlechte Zähne. (Bei einer Patientin mit Hereditär-Krebs-Belastung trat ein totaler Zerfall der Zähne mit 24 J. auf).
4) Das Auftreten von Mononucleosis infectiosa, was eine charakteristische Erkrankung für hereditären Krebs ist.

Dann die sekundäre Anamnese:
1) Kinderkrankheiten mit Komplikationen.
2) Nachtschweiß, Zähneknirschen.

FALL 10: 5 Geschwister von gleichen Eltern wiesen folgende Symptome auf:

1) Mädchen.
Enuresis nocturna.
Sommersprossen.
Vertrug schlecht Impfungen.

2) Mädchen.
   Enuresis nocturna.
   Chronische Bronchitiden.
   Trichterbrust.
   Harnleiter-Stenose.

3) Mädchen.
   Café au lait-Flecken.
   Pes planus.

4) Mädchen.
   Pneumonie als Baby.
   Als Erwachsene: Kaufsüchtig.

5) Bruder.
   Tics nerveux der Augenlider.
   Als Erwachsener: Spielsüchtig.

<u>Primäre Miasmatik:</u>

Mütterlicherseits: Mutter: Pneumonie. Tuberkulose. Struma nodosa. Cholesterinämie.

Eine Schwester der Mutter hatte Diphtherie.

Eine Schwester starb an Krebs.

Großvater war spielsüchtig. Keine Angaben möglich über die Todesursache.

Großmutter starb an Kohlendioxyd-Vergiftung. Ihre Mutter starb an Larynxkrebs.

Väterlicherseits: Vater: Asthma bis 30. Lebensjahr. Plastik der Arterienschläfe wegen Verengung. Katarakt. Herpes am Auge. Homosexualität. Prostata-Ca.

Viele Geschwister: Viele starben an Krebs. Viele hatten auch Asthma.

Großvater: Starb an Magenkrebs.

Großmutter: Ulcus ventriculi. Starb an Asthma.

FALL 11: M.D., Junge Frau, 29 J. alt, leidet unter Keloidbildung an den Fingern, die bei jeder kleinen Verletzung auftreten. Homosexuell. Neigung zur Erkältungen. Vater und Mutter waren an Krebs gestorben.
Carc. XM und später LM heilte sie. Sie ist jetzt sogar verheiratet.

FALL 12: Frau S. H., 34 J. alt, leidet an starker Dysmenorrhoe, Unregelmäßigkeit der Periode, Mastopathie vor der Periode; Flatulenz und Blähungen.

a) Primäre Miasmatik:
Mütterlicherseits: Mutter: Klitoriskrebs.
Schwester: Alkoholismus.
Großvater: Ulcus ventriculi. Starb an Pneumonie.
Großmutter: Gallensteine. Starb an Zungenkrebs. Ihre Mutter starb an Leberkrebs.
Väterlicheseits: Vater: Gelbsucht. Pneumonie. Asthma bronchiale. Kariöse Zähne.
Emphysem.
Großvater: An Asthma gestorben.

b) Sekundäre Miasmatik (chronologisch):
Chronische Zystitiden.
Wiederholte Otitiden.
Eine Nierenbeckenentzündung.
Verstopfung schon im Kindesalter.
Früh Zahnkaries.
Vom 14. bis zum 34. Lj.: Anfällig für Bronchitiden.
Verzögerte Menarche, erst mit 16 Jahren.
Ab 19. Lj. bis zum 34. Lj.: Hausstauballergie.
Mit 20 J.: Röteln trotz Impfung.
Mit 25 J.: Erste Schwangerschaft mit Zystitis.

Mit 28 J.: Fehlgeburt im 2. Monat der Schwangerschaft.
Mit 29 J.: 2. Schwangerschaft. Danach Beginn der Dysmenorrhoe.
Mit 32 J.: Zweimal Myokarditis nach einem Infekt.
Niednägel. Überbein am Knöchel und am Fußrücken.

FALL 13: Herr K. M., 65 J. alt. Zustand nach Rektumkarzinom-Operation. Alkoholiker.

a) Primäre Miasmatik:
Vater starb an Lungenkrebs.
Mutter starb an Magenkarzinom. Die Schwester der Mutter starb an Knochenkrebs.

b) Sekundäre Miasmatik (chronologisch):
Ab 20 Lj.: Alkoholismus.
Mit 50 J.: Pankreatitis.
Mit 55 J.: Uvulakarzinom. Operation.
Mit 65 J.: Rektumkarzinom.

Hereditärer Krebs kann zum Alkoholismus führen, wie ich es sehr oft immer wieder feststellen kann.

FALL 14: Herr K. J. S., 53 J. alt. Zustand nach Lungen.-Ca (Oberlappen links). Operation und Bestrahlungen. Verbrennungen wegen der Bestrahlung. Schlechter A.Z., erschöpfende Nachtschweiße. War bis zum 49 Lj. Raucher.

a) Primäre Miasmatik:
Väterlicherseits: Vater: Malaria. Chronische Bronchitiden. Atherome. Starb an Lungenemphysem.
Großeltern: Tuberkulose.

Mütterlicherseits: Mutter: Asthma bronchiale, Fehlgeburt.
Starb an Unterleibskrebs.
Großeltern: Wahrscheinlich Krebs.

b) Sekundäre Miasmatik:
Bis zum 12. Lj. Stottern.
Mit 12 J.: Furunkel.
Mit 12 J.: Nasenpolypen-Operation.
Vom 12. Lj. bis zum 24 Lj.: Akne.
Mit 16 J.: Schwere linksseitige Pneumonie mit Pleuritis und Pleuraerguß links.
Mit 52 J.: Lungen-Ca. links. Entfernung der linken Lunge und Bestrahlungen. Durch die Bestrahlungen Schädigung der rechten Lunge.

Das Mittel SOL. LM 6 heilte die Verbrennungen.
CARC. LM. 18, später LM. 30 besserte merklich seinen A.Z. und der Nachtschweiß verschwand. Gewichtszunahme. Später bekam er Rad.-Br. bis heute. Bei den letzten Kontolluntersuchungen war alles o.B., sogar die rechte Lunge zeigte keine Strahlungsschädigungen mehr.

Auffallend in diesem Fall ist die Lokalisation des Karzinoms, nämlich in der linken Lunge, die Jahre vorher schwer erkrankt war. Auch wenn das Rauchen in der Krebsentstehung eine Rolle gespielt hat, ist diese Rolle nur nebensächlich, weil das Terrain von Geburt an schon KANZERINISCH war, d.h. dieser Patient war zu Krebs prädisponiert. Deshalb bekommen kaum 9 % unter den Rauchern einen Lungenkrebs, obwohl laut schulmedizinischen Forschungen, Raucher 11 Mal mehr das Risiko eingehen, an Lungenkrebs zu erkranken. Auch bei Vergiftungskrebs, z. B. durch Nikotin, ist das Terrain entscheidend. Sonst würden alle Raucher an Lungenkrebs sterben. Das Krebsproblem auf den Tabakkonsum oder

Umweltverschmutzung zu reduzieren, wie die Schulmedizin es macht, ist einfach lächerlich. Ein großer Teil der Krebsproblematik liegt in der Allopathie selbst. Das allopathische System fördert, ohne es zu wissen oder es wahr haben zu wollen, indirekt die Krebsentstehung.

FALL 15: Herr W. B., 59 J. Endstadium vom Leberkarzinom. Hat mehr als 15 verschiedene Chemotherapien hinter sich. Schlechter A.Z., Gelbsucht. Noch weitere Chemotherapien sind geplant. Bis jetzt waren sie alle erfolglos. Inoperabel.

a) Primäre Miasmatik:
Mütterlicherseits: Mutter starb an Magen-Darmkrebs.
Eine Schwester starb an Krebs, eine andere an Meningitis, eine andere war von Geburt an blind.
Großmutter starb an Herzschwäche.
Keine Angaben über den Großvater möglich.
Väterlicherseits: Vater im Krieg gefallen.
Großmutter starb an Krebs.

b) Sekundäre Miasmatik:
Kam zur Welt mit linksseitigem Klumpfuß.
Ab 30. Lj.: Essentielle Hypertonie. Nimmt Allopathika.
51 J.: Atherome (Kopfhaut)-Operation.
52 J.: Gutartiger Nerventumor am Nacken; Operation.
54 J.: Darmpolypen-Operation. Hämorrhoiden- Operation.
56 J.: Prostata- Operation.
57 J. Struma nodosa links; Operation.
59 J.: Leberkrebs.

Die systematischen operativen Unterdrückungen auf einem kanzerinischen Terrain, d.h. hereditärer Krebs, sind in diesem Fall sehr auffallend.
Die Mißbildung ist auch auffallend (Syphilitischer Stempel).
Der Patient bekommt zur Zeit FERR.-PIC. D 8. Die Prognose ist schlecht.

FALL 16: Frau H. J., 51 J. alt. Reizblase seit Jahren. Brustkrebs; während einer chemischen Amalgam-Ausleitung plötzlich aufgetreten. Hat Operation und Bestrahlungen hinter sich.

a) Primäre Miasmatik:
   Mütterlicherseits: Haut-Tuberkulose.
   Keine Angaben über die Großeltern möglich.
   Väterlicherseits: Vater: Buckel. Nieren-Tuberkulose.
   Knochenfraß. Starb an Ileus.
   Großvater: Alkoholiker.

b) Sekundäre Miasmatik:
   Windpocken mit 22 Jahren.
   Mit 23 J.: Schwangerschaft mit Präeklampsie.
   Mit 25 J.: Tonsillektomie.
   Mit 49 J.: Klimakterium.
   Mit 50 J.: Reizblase.
   Mit 51 J.: Chemische Amalgam-Ausleitung. Brustkrebs.

In diesem Fall sehen wir wieder das Alternieren zwischen Tuberkulose und Krebs. Zu der hereditären Tuberkulose kam noch eine iatrogene Vergiftung mit der chemischen Amalgam-Ausleitung. Diese chemische Belastung war der letzte Reiz. Durch diese unhomöopathische Ausleitung (die sogar manchmal von sogenannten Homöopathen betrieben wird!), wurden schon viele Fälle von Krebs berichtet.

FALL 17: Herr G. K., 63 J. alt. Non-Hodgkin-Lymphom. Leukozyten: 17 000. Schulmedizinisch betreut, noch nicht Chemotherapie-bedürftig. Thorax übersät von Verrucae vulgaris, Verrucae filiformis, Muttermalen; 2 lange Fibrome auf dem Abdomen und mehrere Angiome.

a) Primäre Miasmatik:
Mütterlicherseits: Mutter starb an Brustkrebs.
Väterlicherseits: Vater starb an lymphatischer Leukämie.
Großvater: Starb an Typhus.

b) Sekundäre Miasmatik:
Mit 13 J.: Diphtherie.
Vom 25 Lj. bis zum 27 Lj.: Chronische eitrige Mandelentzündungen.
Mit 31 J.: Leistenbruch links.
Mit 60 J.: Xanthelasma palpebrarum links. Operation.
Mit 63 J.: Non-Hodgkin-Lymphome.

In diesem Fall sehen wir, daß die hereditäre Krebskrankheit lange durch die Hauterscheinungen in Schach gehalten wurde. Die letzte Operation war wahrscheinlich für die Lebenskraft zu viel.
Patient ist noch in Behandlung, bekommt zur Zeit X-Ray LM 18.

FALL 18: Frau H. O., 33 J. alt. Leidet unter rheumatoider Vasculitis mit Atrophie blanche. Struma nodosa: Kalter Knoten; Operation. Chronische Migräne. Brustzysten. Gelenkrheumatismus.

a) Primäre Miasmatik:
Mütterlicherseits: Mutter: Diabetes. Starb an Krebs.
Bruder der Mutter: Starb an Tuberkulose.
Bruder der Mutter: Starb an Darmkrebs.
Großvater: Ulcus ventriculi.
Väterlicherseits: Vater: Ulcus ventriculi. Starb an Apoplex.
Großmutter starb am Kindbettfieber.
Geschwister der Patientin:
Schwester: Starker Gelenk-Rheumatismus.
Bruder: Starb an Herzinfarkt.
Bruder: Starb an Herzinfarkt.
Bruder: Alkoholiker. Osteoporose. Knochenfraß.

Patientin noch in Behandlung.
In diesem Fall sehen wir, daß hereditärer Krebs Durchblutungsstörungen, Knochenkrankheiten (Bruder), Rheumatismus hervorrufen kann.

FALL 19: Frau O. E., 35 J. alt. Azinus-Zell-Karzinom der rechten Parotis seit dem 17. Lj.; seitdem 8 Rezidive.

a) Primäre Miasmatik:
Mütterlicherseits: Mutter: PCP. Chronische Zystitiden. Gallensteine.
Schwester der Mutter: Neurodermitis. Asthma. Hautkrebs.
Großmutter: Starb an Darmkrebs.

Urgroßmutter hatte Tuberkulose.

b) Sekundäre Miasmatik:
Hautausschlag auf den Ellbogen. Salben-Behandlung.
Viele Impfungen.
Entfernung von Warzen an den Fingern.
Vom 7.Lj. bis zum 20. Lj.: Chronische Zystitiden.
Vom 7. Lj. bis zum 10. Lj.: Chonische Bronchitis.
Mit 14 J.: Tonsillektomie.
Mit 15 J.: Schwere Mumps mit schwerer Pankreatitis.
Mit 17 J.: Parotis-Ca. rechts.

FALL 20: Eine Patientin mit Tuberkulose und Krebs in der Familie hat zweimal Keuchhusten gehabt (mit 4 J. und mit 20 J.) und mit 14 J. Mononucleosis infectiosa. Schlechte Reaktion auf die BCG.-Impfung. Mehrere Angiome. Leidet an Hämochromatose.

Geschwister der Patientin:
Schwester: Hämochromatose. Diabetes.
Zwillinge: Einer hat Typhus und Diphtherie gehabt.
Bruder starb mit 58 J. an ALS.
Bruder: Schlechte Reaktion auf die Pockenimpfungen.
Schwester: Schlechte Reaktion auf die Pockenimpfungen.

Patientin ist noch in Behandlung mit Cobaltum nitricum.

Diese 20 – unter vielen anderen – ausgewählten Fälle zeigen deutlich, daß Krebs hereditär ist.

SYMPTOME / ERKRANKUNGEN / ZEICHEN DES HEREDITÄREN KREBSES BEI NEUGEBORENEN / KLEINKINDERN / JUGENDLICHEN

- Mißbildungen: Klumpfuß, angeborene Herzfehler, Zahn-, Kiefer-, Gaumen- und Knochendefekte, Hodenfehlanlage, kongenitale Fisteln.
- Anfällig für akute Tuberkulose.
- Anfällig für Krebserkrankungen.
- Anfällig für Mononucleosis infectiosa.
- Anfällig für Diphtherie.
- Anfällig für Keuchhusten, Masern, Mumps, Windpocken, Röteln.
- Anfällig für Erkältungen.
- Anfällig für Hepatitis.
- Anfällig für Pneumonien.
- Anfälligkeit für Typhus.
- Sie vertragen Impfungen schlecht oder Impfungen sind erfolglos (Vakzinosis).
- Alle Kinderkrankheiten hintereinander.
- Keine Kinderkrankheiten.
- Kinderkrankheiten nach der Pubertät.
- Schwerer Keuchhusten.
- Kommt zur Welt mit Keuchhusten.
- Zweimal Keuchhusten.
- Schwere Masern.
- Heftige Kinderkrankheiten mit Komplikationen.
- Zweimal die gleiche Kinderkrankheit oder Infektionskrankheit.

- Hämochromatose.
- Morbus Wilson.
- Thalassämie.
- Anämie.
- Aplastische Anämie.
- Hypoplastische Anämie.
- Fanconi-Anämie.
- Kugelzellanämie.
- Leukämie.
- Hämophilie.
- Neurofibromatose Recklinghausen.
- Allergien.
- Adipositas bei Kindern.
- Geistig und/oder körperlich zurückgebliebene Kinder.
- Geisteskrankheiten bei Kleinkindern.
- Schizophrenie bei Jugendlichen.
- Kleptomanie.
- Zwergwuchs.
- Wachstumsstop.
- Hirnschädigung.
- Mongolismus.
- Intellektschädigung.
- Suizid bei Jugendlichen.
- Legasthenie.
- Stottern.
- Schulschwierigkeiten.
- Konzentrationsschwäche.
- Gedächtnisschwäche.
- Schlaflosigkeit bei Neugeborenen, Einschlafstörungen oder Durchschlafstörungen bei Kleinkindern.
- Pavor nocturnus.

- Knie-Ellbogen-Lage (Symptom ab 1. Lj. gültig).
- Zähneknirschen im Schlaf.
- Nachtschweiß.
- Jactatio.
- Epilepsie.
- Meningitis.
- Läuse.
- Nächtliche Kopfschmerzen.
- Migräne bei zurückgebliebenen Kindern.
- Onychophagie. Nagelkauen
- Zehennägel-Onychophagie.
- Tics nerveux.
- Zwanghafter Lidschlag.
- Reißt die Haut um die Nägel ab.
- Niednägel.
- Akne juvenilis.
- Blaue Skleren (Symptom ab 2. Lj. gültig; nur beobachtet bei Kleinkindern, deren Mutter Krebs während der Schwangerschaft entwickelte).
- Anfällig für Gerstenkörner.
- Haarwachstum auf der Glabella.
- Lidschwäche.
- Augenmuskelschwäche.
- Asthenopie.
- Chronische Konjunktivitis.
- Blepharitis.
- Chronische Rhinopharyngitis.
- Rhinitis atrophicans.
- Chronische Sinusitis.
- Epistaxis.
- Nasenpolypen.

- Heuschnupfen.
- Chronische Otitis.
- Halsdrüsenschwellung, -Verhärtung.
- Chronische Mandelentzündungen.
- Aphthen im Mund.
- Schlechte Zähne, Karies.
- Fehlstellung der Zähne.
- Haarwachstum auf der Zunge.
- Acetonämisches Erbrechen.
- Pylorus-Stenose.
- Verdauungsstörungen bei Kleinkindern mit Appetitlosigkeit und Gewichtsverlust.
- Pädatrophie.
- Hepatitis.
- Krupp oder Pseudo-Krupp.
- Chronische Bronchitiden.
- Allergisches Asthma: Asthma bronchiale.
- Rezidivierende schwere Pneumonien.
- Spastische Obstipation, Kinder haben Angst auf das Töpfchen zu gehen.
- Chronische Durchfälle.
- Colitis mucosa.
- Zöliakie.
- Rektumprolaps bei Kindern.
- Afterekzem.
- Analfissur.
- Würmer (Taenia).
- Chronische Zystitiden bei kleinen Mädchen.
- Nierenbeckenentzündungen, Nephritis bei Kleinkindern.
- Enuresis nocturna.
- Kryptorchismus.

- Phimosis.
- Onanie bei Kleinkindern.
- Verspätete Menarche.
- Ausfluß bei kleinen Mädchen.
- Rheumatisches Fieber bei Kleinkindern.
- Nacken-, Rücken- und Kreuzschwäche bei Klein- und Schulkindern.
- Muskeldystrophie mit Lähmungen.
- Geburtsmale.
- Café au lait-Teint.
- Café au lait-Flecken.
- Naevi.
- Viele Muttermale.
- Verrucae vulgaris (Ellbogen, Hände, Finger, Fußsohlen).
- Dellwarzen.
- Furunkel.
- Neurodermitis.
- Chronische Ekzeme.
- Scabies.
- Angiome.

SYMPTOME / ERKRANKUNGEN / ZEICHEN DES HEREDITÄREN KREBSES BEI ERWACHSENEN

- Gar keine Kinderkrankheiten.
- Kinderkrankheiten im Erwachsenenalter.
- Schwerer Verlauf einer Kinderkrankheit im Erwachsenenalter.
- Bekommen im Erwachsenenalter eine Kinderkrankheit zum zweiten Mal (z.B. Windpocken, Keuchhusten).
- Bekommen im Erwachsenenalter eine Infektionskrankheit wie Diphtherie zum zweiten Mal.
- Schlechte Reaktion auf Impfungen oder Impfungen erfolglos.
- Können kein Fieber mehr entwickeln.
- Bekommen seit Jahren keine akuten Erkrankungen mehr.
- Anfällig für Tuberkulose.
- Anfällig für Krebs.
- Leukämie, Hodgkin, Non-Hodgkin.
- Anfällig für Mononucleosis infectiosa.
- Anfällig für Diphtherie.
- Anfällig für Typhus.
- Anfällig für Erkältungen.
- Anfällig für Grippe.
- Myokarditis nach Infekten.
- Anfällig für chronische Bronchitis.
- Anfällig für rezidivierende Pneumonien.
- Poliomyelitis.
- Autoimmunerkrankungen.
- Adipositas.
- Allergien.

PSYCHE / ZNS:
- Alkoholismus.
- Psychiatrische Erkrankungen.
- Schizophrenie.
- Anorexia nervosa.
- Bulimie.
- Endogene Depression.
- Zwangsneurose.
- Suizid-Neigung.
- Kleptomanie.
- Spielsucht.
- Kaufsucht.
- Hypochondrie.
- Übertriebene Angst vor Krebs. (*Eine Patientin, die an Tränendrüsen-Ca leidet, wachte jede Nacht auf, in Schweiß gebadet, aus Angst vor Krebs, bis Krebs tasächlich auftrat. In ihrer Familie gab es Tuberkulose und Krebs).*
- Übertriebene Eitelkeit.
- Epilepsie.
- Meningitis.
- Tics nerveux.
- Onychophagie.
- Chronische Migräne.
- Hartnäckige Schlaflosigkeit.
- Zähneknirschen im Schlaf.
- Krebs durch Kummer, Todesfälle, Schock.

GESICHT:
- Akne.
- Schwarze Ringe um die Augen.
- Muttermale.
- Gesichtslähmung.

KOPF:

- Chronische Migräne.
- Atherome.
- Frühes Ergrauen der Haare.

AUGEN:

- Chronische Konjunktivitis.
- Blepharitis.
- Tränendrüsenkarzinom.
- Netzhauttumor.
- Gerstenkörner.
- Lidschwäche.
- Asthenopie.

OHREN:

- Chronische Otitis.
- Mumps im Erwachsenenalter.
- Schwerhörigkeit.

MUND / ZÄHNE / ZUNGE:

- Herpes labialis.
- Blaue Lippen.
- Leukoplakie.
- Chronische Aphthen.
- Schlechte Zähne: Karies. Früh-Ausfall.
- Parodontose.
- Zahnfleischgeschwüre.
- Mundgeruch.
- Haarwachstum auf der Zunge.
- Zungenkrebs.
- Speichelsteine.

- Speichelfistel.
- Parotiskarzinom.

NASE:
- Epistaxis.
- Heuschnupfen.
- Nasenpolypen.
- Chronische Sinusitis.

HALS / ÄUSSERER / THYROID / INNERER:
- Filiformis am Hals, Nacken.
- Lymphknotenschwellung, -Verhärtung.
- Lymphdrüsenfistel.
- Struma nodosa.
- Scharlach im Erwachsenenalter.
- Chronische eitrige Mandelentzündungen.
- Chronische Mandelpfröpfe.
- Anfällig für Diphtherie.

RESPIRATIONSTRAKT:
- Warzen auf dem Brustkorb.
- Akne auf dem Rücken.
- Chronische Bronchitis.
- Rezidivierende Pneumonien.
- Keuchhusten im Erwachsenenalter.
- Asthma bronchiale.
- Tuberkulose.
- Bronchialkarzinom.
- Lungenkarzinom.

HERZ / GEFÄSSE:
- Angeborene Herzfehler.
- Herzklopfen.
- Herzrhythmusstörungen.
- Angina pectoris.
- Herzinfarkt.
- Essentielle Hypertonie.
- Angiome.
- Vaskulitis.

MAGEN:
- Anorexia nervosa.
- Bulimie.
- Ulcus ventriculi.
- Dyspepsie.
- Sodbrennen.
- Magenkarzinom.
- Magenkarzinom durch Schmerzmittel-Abusus, Acetylsalicylsäure.

LEBER / GALLENBLASE / MILZ / PANKREAS:
- Hepatitis.
- Chronische Hepatitis.
- Hypercholesterinämie.
- Hepatomegalie.
- Lebercirrhose.
- Leberkrebs.
- Gallensteine.
- Splenomegalie.
- Milztumor.
- Pankreatitis.

- Pankreaskrebs.
- Diabetes mellitus.

INTESTINALTRAKT:
- Darmkrebs durch Abführmittelabusus.
- Darmkrebs durch Typhus-Impfung.
- Darmkrebs durch Cholera-Impfung.
- Ulcus duodeni.
- Analekzem.
- Analfissur.
- Analabszeß.
- Analfistel.
- Analherpes.
- Würmer.
- Chronische Verstopfung.
- Hämorrhoiden.
- Schwimmende Stühle.

UROLOGIE:
- Chronische Zystitis.
- Eitriger Harnröhrenausfluß.
- Chronische Hämaturie.
- Chronische Nierenbeckenentzündungen.
- Chronische Nephritis.
- Nephrosklerose.
- Nierentuberkulose.

SCHWANGERSCHAFT:
- Besserung der vorigen pathologischen Symptome während einer Schwangerschaft.
- Krebsentstehung während einer Schwangerschaft.

- Symphysendehiszenz.
- Risikoschwangerschaft.
- Präeklampsie.
- Gestose.
- Fehlgeburt.
- Totgeburt.
- Zwillingsschwangerschaften.
- Schwere Dysmenorrhö seit dem Partus.
- Brustkrebs durch medikamentöses Abstillen (Milch-Unterdrückung).
- Brustabszeß in der Stillzeit.
- Brustkrebs durch Brustabszeß-Unterdrückung.

WEIBLICHE GENITALIEN:
- Verspätete Menarche.
- Sterilität.
- Primäre oder sekundäre Amenorrhö.
- Hypomenorrhö.
- Unregelmäßigkeit der Periode.
- Krebs durch Periode-Unterdrückung.
- Chronische Dysmenorrhö.
- Chronische Mastitis.
- Mamma-Zysten.
- Mamma-Karzinom durch Milch-Unterdrückung.
- Mamma-Abszeß.
- Mammakrebs durch Abszeß-Unterdrückung.
- Eingezogene Brustwarzen.
- Portiokarzinom.
- Übelriechender Ausfluß.
- Schleimiger, blutiger Ausfluß.
- Chronischer Ausfluß.

- Krebs durch Ausfluß-Unterdrückung.
- Chronische Entzündung der Gebärmutter.
- Myom.
- Chronische Entzündung der Eierstöcke.
- Uterus-Karzinom.
- Klimakterische Hitzewallungen.
- Masturbation.
- Nachlassen der Libido.
- Krebs durch Sterilisation.

MÄNNLICHE GENITALIEN:
- Prostatakrebs durch Sterilisation.
- Prostata-Adenom.
- Kondylome.
- Hodenfehlanlage.
- Sterilität.
- Masturbation.
- Nachlassen der Libido.
- Impotenz.

BEWEGUNGUNGSAPPARAT:
- Morbus Bechterew.
- Knochentuberkulose.
- Osteomalazie.
- Osteoporose.
- Senile Osteoporose.
- Osteogenesis imperfecta.
- Chronische Osteomyelitis.
- Knochenkaries.
- Knochenfistel.
- Sarkom.

- Coxarthrose.
- Gicht.
- Krebs durch Gicht-Unterdrückung.
- Chronischer Gelenkrheumatismus.
- Krebs durch Rheuma-Unterdrückung.
- Rheumatoide Vaskulitis mit Atrophie blanche.
- Rheumatismus deformans, Gelenkdeformation.
- Primär-chronische Polyarthritis.
- Chronischer Ischias.
- Chronische Myalgie.
- Chronischer Muskelrheumatismus.
- Amyotrophische Lateralsklerose.
- Muskeldystrophie mit Schwäche und Lähmungen.
- Dystrophia musculorum hyperplastica.
- Sudeck-Syndrom.
- Polyneuropathie.
- Lupus erythematodes.

DERMATOLOGIE:
- Pruritus.
- Psoriasis.
- Neurodermitis.
- Furunkel.
- Chronische Ekzeme.
- Akne.
- Dornwarzen.
- Verrucae vulgaris.
- Verrucae filiformis.
- Fibrome.
- Kondylome.
- Dellwarzen.

- Alterswarzen.
- Naevus.
- Angiome.
- Café au lait-Flecken.
- Melanom.
- Lichen ruber planus.
- Schlecht heilende Wunden, Geschwüre.
- Diabetische Gangrän.
- Läuse.
- Scabies.
- Herpes simplex.
- Sonnenallergie.
- Schlechte Reaktion auf Insektenstiche.
- Xeroderma pigmentosa.
- Xanthelasma palpebrarum.
- Durchblutungsstörungen.
- Vaskulitis.
- Varizen mit Purpura.
- Allergien.
- Adenopathie.
- Mononucleosis infectiosa.
- Morbus Hodgkin.
- Lymphdrüsen-Tuberkulose.
- Fistelbildung.
- Keloidbildung.
- Purpura.
- Masern im Erwachsenenalter.
- Windpocken im Erwachsenenalter.
- Röteln im Erwachsenenalter.
- Scharlach im Erwachsenenalter.
- Lipome.

- Teleangiektasien.
- Niednägel.
- Krebs durch Hautausschlag-Unterdrückung.
- Hautkrebs durch U.V.-Bestrahlungen.
- Hautkrebs nach Verbrennung durch radioaktive Bestrahlungen.
- Hautkrebs durch Kosmetika.

SCHWEISS:
- Chronischer Nachtschweiß.
- Nachtschweiß vor und während der Periode.
- Übelriechender Schweiß.
- Kann nicht schwitzen.
- Hitzewallungen im Klimakterium.
- Krebs durch Schweißunterdrückung.

BLUT:
- Perniziöse Anämie.
- Hämochromatose.
- Leukämie.
- Hodgkin.
- Non-Hodgkin.
- Morbus Wilson.
- Thrombozytopenie.
- Hämophilie.
- Thallasämie.
- Mononucleosis infectiosa.

Hiermit beende ich die sicheren klinischen Symptomen, die ich bei meinen Patienten, die eine Hereditär-Krebs-Belastung haben, sammeln konnte. Ich möchte nochmals darauf aufmerksam machen, daß Sie in der primären Miasmatik manchmal keine Krebserkrankung als solche finden werden können, sondern stellvertretende „Krebserkrankungen", manchmal kombiniert oder in der ganzen Familie zerstreut. Ihr Patient ist aber in einem „präkanzerösen" Stadium. Es ist sehr wichtig, sich diese Erkrankungen zu merken; ich möchte deren Auflistung noch erweitern:

Primäre Miasmatik mit:

Tuberkulose.
Fälle von Kinderkrankheiten im Erwachsenenalter oder rezidivierend.
Alkoholismus.
Suizid-Fälle.
Trisomie 21.
Geisteskrankheiten.
Bulimie.
Anorexia nervosa.
Zwangsneurose.
Endogene Depression.
Chronische Migräne.
Diphtherie.
Asthma bronchiale.
Anfälligkeit für Pneumonie.
Lebercirrhose.
Chronische Hepatitis.
Ulcus ventrikuli.
Ulcus duodeni.
Typhus.
Fehlgeburten, Totgeburten.
Zwillingsschwangerschaft.

Gicht.
Lupus erythematodes.
Neurofibromatose Recklinghausen.
Morbus Bechterew.
Chronischer Rheumatismus.
Rheumatismus deformans.
Chronische Osteomyelitis.
Osteoporose.
Poliomyelitis.
Muskeldystrophie.
Diabetes mellitus.
Café au lait-Flecke.
Angiome.
Warzen.
Chronische Ekzeme.
Psoriasis.
Lichen ruber planus.
Neurodermitis.
Xeroderma pigmentosa.
Fistelbildung.
Anämie.
Aplastische Anämie.
Hypoplastische Anämie.
Perniziöse Anämie.
Mononucleosis infectiosa.
Hämophilie.
Thallasämie.
Hämochromatose.
Vakzinosis.
Mißbildungen.

HOMÖOKANZERINISCHE (hereditärer Krebs) – MITTEL (Hauptmittel):

Acet.-ac., Alum., Ananth., Arg.-n., Ars., Ars.-j., Aur., Aur.-m., Aur.-m.n., BAC., BAC.-T., *B.-Gaertner, B.-Morgan, Benzin., Benzol., Calc.-f.,* CARC., *Cadm.-fluo., Cadm.-j., Cadm.-s., Carb.-an., Cobalt.-nit., Cortison., Cupress.-a., Cupress.-l., Fl.-ac., Hippoz., Jod.,* KALI.-J., *Kali.-s., Kreos., Lap.-a.,* MED., *Maland., Merc., Merc.-j.-f., Micrococc., Nat.-m.,* NIT.-AC., *Oscilloc., Phos.,* PSOR., RAD.-BR., *Sabin., Sal.-ac.,* SCIRRH., *Sil., Staph.,* SYPH., THUJ., THUJ.-LOB., *Thyr.,* TUB., *Uran.-n., Urea,* VACC., VARIO., X-RAY.

Dazu kommen weitere:
SPEZIFISCHE KREBSNOSODEN (Dr. J.C. Burnett):
Durum.
Karkinosin.
Masto-haematin.
Dextro-masto-haematin.
Mamillinum.
Sarcominum.
Sarcothoracicum.
Epitheliominum.
Epitheliominum-syphilitikum.
Rodulcerin (Dr. J.H. Clarke).

ALLGEMEINER VERGLEICH ZWISCHEN EINER ERWORBENEN UND EINER HEREDITÄREN CHRONISCHEN KRANKHEIT.

Eine echte, natürliche, erworbene chronische Krankheit

- ist eine Infektionskrankheit,
- ist kontagiös, kann sogar im 2. oder 3. Stadium erworben werden,
- hat einen Ablauf und schreitet unaufhaltsam durch verschiedene, oft geordnete Stadien bis in die Destruktion voran,
- ist eine Krankheit, der gegenüber die Lebenskraft keine Reaktion hervorbringen kann, die wie bei einem akuten Miasma zu einer Krisis und Heilung führen würde, sondern sie kann nur durch die Entwicklung von Lokal-Übeln die chronische Krankheit verlangsamen, „beschwichtigen". Das Lokal-Übel hält die innere Metamorphose der chronischen Krankheit etwas in Schach,
- ist eine Krankheit, deren destruktive Eigenschaft spezifische Lieblings-Körpergewebe hat; so ergreift z.B. die *Sykosis* vor allem das Mesoderm, die weichen Gewebe, die *Syphilis* die weichen Gewebe und die Knochen, die *Psora* alle Gewebe,
- hat ihre spezifischen Symptome, Zeichen und Erkrankungen,
- kann nur durch ganz spezifische homöopathische Mittel – und beileibe nicht durch alle – geheilt werden,

- ist eine spezifische Art von Krankheit, deren „Modell" oder „Typ" die *Syphilis* mit ihren Stadien und Latenzphasen ist,
- kann sich mit einer anderen chronischen Krankheit verbinden, wobei sie aber nicht miteinander verschmelzen (§ 40 des Organon, Fußnote 1).

Die Erforschung der erworbenen gemischten Miasmen und ihrer Auswirkungen bleibt noch ein Forschungsfeld.

Eine echte, natürliche, hereditäre chronische Krankheit

- kann ohne eine Aufnahme und Studium der primären Miasmatik (Krankheiten der blutsverwandten Vorfahren und Familienangehörigen) und ohne die Lehre von den hereditären miasmatischen Zeichen und Erkrankungen von einem Homöopathen nicht erkannt werden,
- ist entweder eine einzelne hereditär-chronische Krankheit (d.h. mit einer teilweise ähnlichen Symptomatik wie die einst erworbene Form) oder eine verschmolzene hereditär-chronische Krankheit (d.h. eine nur hereditäre chronische Krankheit ohne vergleichbare einstige Symptomatik),
- ist immer noch die einstige chronische Krankheit, die nun von Generation zu Generation weitergegeben wird, sie ist immer noch evolutiv,
- ist eine Krankheit, deren „Alter" (Gang durch die Generationen) keine Beziehung zu ihrer Virulenz und Destruktionskraft hat,
- ist erregerlos,
- ist nicht kontagiös,
- verleiht keine Immunität gegen die erworbene Form der Krankheit; sie verleiht im Gegenteil eine entsprechende Hyperergie gegenüber der erworbenen Krankheit,

- hat keine besonderen geordneten Entwicklungsstadien, keine vorhersehbare Metamorphose, wogegen verschmolzene hereditär-chronische Miasmen (z.B. hereditäre Tuberkulose oder hereditärer Krebs), obwohl sie keine klaren Stadien bieten, dennoch eine gewisse vorhersehbare symptomatische und pathologische Metamorphose mit stellvertretenden Erkrankungen bis ins Erwachsenenalter zeigen, was man bei den einzelnen hereditär-chronischen Miasmen nur bei Neugeborenen und Kleinkindern beobachten kann,
- kann ähnliche Symptome, Zeichen oder Erkrankungen wie das erworbene chronische Miasma hervorrufen, hat aber auch ganz spezifische Symptome, Zeichen und Erkrankungen, die nie bei der erworbenen chronischen Form auftreten könnten, und ganz besonders andere Symptome, Zeichen und Erkrankungen, die sich nie bei der erworbenen Form zeigen würden,
- kann gleichzeitig ähnliche Symptome, Erkrankungen und Zeichen aus mehreren verschiedenen Stadien der einstigen erworbenen chronischen Form haben, während verschmolzene hereditär-chronische Miasmen – neben ihrer spezifischen Symptomatik, Zeichen und Pathologie – gleichzeitig Symptome, Zeichen und Erkrankungen von zwei oder drei verschiedenen einzelnen erworbenen chronischen Miasmen hervorbringen können,
- kann durch *„hereditary transmission“* (J.H. ALLEN) völlig mit einer anderen chronischen Krankheit verschmelzen und ein neues hereditäres Miasma produzieren. Diese Arten von Kombinationen sind untrennbar,
- hat bei der Heilung meist keine Retrometamorphose,
- kann – wie die erworbene Form – lange Latenzzustände haben, asymptomatisch und unberechenbar sein,

- kann sowohl aktiv als latent sein,
- hat kein spezifisches Lokal-Übel oder opportunistische Lokal-Übel,
- hat meist Warn-Symptome, -Zeichen oder -Erkrankungen,
- kann aber lange Zeit eine ausschließlich innere Form haben, bei der keine miasmatischen Warn-Symptome oder -Zeichen ausgesendet werden, und plötzlich tritt eine destruktive Erkrankung auf! Deswegen ist das Eruieren der primären Miasmatik so wichtig!
- kann sehr stark die Morphologie prägen, was dem Homöopathen helfen kann, sie zu erkennen. Das eingehende Studium der Morpho-Miasmatik ist daher unerläßlich,
- kann von vornherein destruktiv sein und ruft sofort einseitig-destruktive Zustände hervor, wogegen die heutige Homöopathie mit ihrem Mangel an klinischer Materia Medica und klinischen Repertorien und ihrer negativen Einstellung der Organopathie gegenüber schlecht gerüstet ist,
- erfordert mehr als die erworbene Form das toxikologische und das pathologische Simillimum,
- erfordert u.a. auch oft den nötigen Zugriff zur Organopathie (zur intelligenten Organopathie),
- benötigt auch die Synorganopathie (J. COMPTON BURNETT),
- benötigt viele andere Arzneimittel als die erworbene Form,
- kann nur durch spezifische Mittel ausgerottet werden.
- Die entsprechende Nosode ist hundertmal wirksamer bei der hereditären Form als bei der erworbenen Form (obwohl kein Erreger nachweisbar ist!).
- Hereditäre Syphilis benötigt hereditäre Homöosyphilitika, hereditäre Tuberkulose benötigt hereditäre Homöotuberkulinika, usw.

LUESINUM

(Syphilinum)

PRIMÄRE MIASMATIK: Syphilis, Alkoholismus, Herzinfarkt, Apoplex, Totgeburten, Fehlgeburten, Zwillingsschwangerschaften, Vitiligo, Psoriasis, Pemphigus, Epilepsie, chronische Migräne, Suizid, Mißbildungen, Nanismus, Trichterbrust, Anisokorie, Blindheit, Struma, Ulcus ventriculi, Meningitis, M.S., Lähmungen, Exostosen.

KEY-NOTES:

Hereditäre Syphilis (Calc.-fl., Fl.-ac., Sil., Tub.).
Hereditäre syphilitische Stigmata.
Erworbene Syphilis.
Symmetrische Erkrankungen (Arn., Kali.-j., Lac.-d., Thyr., Tub.).
Symmetrischer Vitiligo.
Bilaterale Exostosen.
Asymmetrisches Gesicht (Calc.-fl.).
Nächtliche Verschlimmerung der Beschwerden (Aur., Merc.).
Schmerzen verschlimmern und bessern sich allmählich (Nat.-m., Plat., Psor., Stann., Sulf.-ac.).
Lineare Schmerzen.
Bei Neuralgien ständiger Lage-Wechsel, ohne Erleichterung.
Chronische Migräne.
Chronische Migräne nach unterdrücktem Masernausschlag.
Folgen von chronischen, schleichenden Entzündungen; Karzinom; Aids.
Geistige, seelische und körperliche Entwicklungsstörungen bei Kindern (Bac., Carc., Med., Thuj., Tub.).

Kleinwuchs (Carc., Med., Tub.).
Gestopptes Wachstum (Med., Thuj., Thyr.).
Kinder mit psychischer Labilität und Charakterstörungen, z.B. mit Bösartigkeit und flüchtigen Zornausbrüchen. Widerspenstigkeit bei der ärztlichen Untersuchung.
Schulschwierigkeiten, Schul- und Lernversagen, Mathematikschwäche.
Gedächtnis- und Charakterschwäche.
Geschwister von gleichen Eltern, die sich nicht ähnlich sehen oder von deutlich unterschiedlicher Größe.
Geistige, seelische, körperliche Degeneration.
Hereditärer Alkoholismus (Carc.).
Chronische Erkrankungen von Säuglingen, gleich von Geburt an, egal welcher Art.
Neugeborene weinen, schreien anhaltend seit der Geburt (Thuj.).
Das Neugeborene sieht alt aus, runzeliges Gesicht.
Chronische Schwäche nach akuter Erkrankung (Carb.-v., Carc., Cypr., Med., Psor., Scut., Tub.).
Chronizität der Symptome.
Vielphasige Symptome.
Große Schwäche mit nur wenigen Symptomen.
Hartnäckige Schmerzen in irgendeinem Körperteil.
Außerordentliche Abmagerung des ganzen Körpers (Abrot., Jod., Nat.-m., Sanic., Sil.).
Progressive Abmagerung, Anorexie, Marasmus.
Hartnäckige Schlaflosigkeit (Carc., Thuj.).
Endogene geistige Erkrankungen (Carc., Thuj.).
Neigung zum Suizid (Aur., Calc.-f., Carc., Nat.-s., Thuj.-lob.).
Unklare Fälle mit vielfachen Symptomen (Kali.-j., Merc., Tub.).
Langsam voranschreitende Hemiplegie.

Chronisches, nächtliches Fieber.

Sterilität (Mann oder Frau) (Carc., Med., Rad.-br., Thuj., Tub., X-ray.).

Erotomanie bei alleinlebenden Frauen.

Periode alle zwei Monate.

Morbus Hodgkin (Carc., Fl.-ac., Lach., Sil.).

Krankheiten des Uterus und der Ovarien mit ausgeprägten Nervenstörungen, besonders bei verheirateten Frauen (Med., Thuj.).

Keuchhusten mit schrecklichem Erbrechen.

GEMÜT:

Hereditärer Alkoholismus (Asar., Carc., Merc., Psor., Sulf.-ac., Sulf., Tub.) .

Suchtneigung (Alkohol, Drogen usw.) (Carc.).

Endogene psychiatrische Erkrankungen (Carc., Med., Thuj., Thuj.-lob.).

Kontrollzwang.

Putzneurose.

Angst vor ansteckenden Krankheiten und Bazillen.

Bedürfnis, sich häufig die Hände zu waschen (Med., Psor.).

Fürchtet, verrückt zu werden oder gelähmt zu werden.

Lacht und weint ohne Grund.

Suizidneigung (Carc.).

Gleichgültigkeit gegen seine Freunde und freut sich an nichts mehr.

Hartnäckige Schlaflosigkeit (Carc., Thuj.).

Nächtliches Delirium.

Gedächtnisschwund (Med., Thuj.).

Gehirnerweichung (Phos., Vanad.).

Geistig zurückgebliebene Kinder.

Erotomanie bei alleinlebenden Frauen, < nachts, verhindert den Schlaf (Lyss., Med., Plat.).
Angst vor dem Ruin.
Angst vor der Nacht (aus Angst vor der Schlaflosigkeit oder den nächtlichen Leiden).
Angst, nicht wieder gesund zu werden (Med.).
Mangel an Selbstvertrauen.
Eifersüchtig, mißtrauisch, egoistisch.
Widerspruch <.
Trost <.
Reizbarkeit während Migräne.

ZNS / PERIPHERES NERVENSYSTEM:
Epilepsie:
– Epileptische Anfälle nach der Periode, < nachts, fürchtet sich, alleine zu sein.
– Epileptische Anfälle während der Zahnung.
Meningitis.
Multiple Sklerose (Aur., Aur.-m., Helod., Med.).
Morbus Parkinson (Merc., Zinc.-cyan.).
Gehirnerweichung (Phos., Vanad.).
Langsam fortschreitende Hemiplegie.
Aphasie.
Amaurose.
Sonnenstich.
Facialislähmung (meist rechts).
Chronische Neuralgien.
Chronische Gesichtsneuralgien (Kreos., Thuj.).
Einseitige Zungenlähmung.
Chronischer Ischias.
Schreiende Säuglinge, die damit unmittelbar nach der Geburt anfangen, unaufhörlich (Thuj.).

Hartnäckige Schlaflosigkeit.
Zähneknirschen im Schlaf.
Reichliche Nachtschweiße, Schlaflosigkeit und Ruhelosigkeit.
Chronisches nächtliches Fieber.
Schlimmste Form von Schwindel.

KOPF / KOPFHAUT:
Fontanellen bleiben zu lang offen (Calc.-c., Merc., Sil.).
Hydrozephalus (Heder., Sil., Tub.).
Hochgradige Empfindlichkeit des Periosts der Schädelknochen.
Schmerzhafte Schädelexostosen.
Scheitelbein- , Occipitalhöcker.
Migräne, chronische (< nachts). Schlägt mit dem Kopf gegen die Wand.
Migräne nachts, zum Verrücktwerden.
Migräne um 16.00 Uhr beginnend, bis Mitternacht allmählich schlimmer werdend, dann allmählich besser, bei Tagesanbruch aufhörend.
Manche Kopfschmerzen dehnen sich geradlinig aus und werden daher als lineare Kopfschmerzen bezeichnet.
Reizbarkeit während Migräne.
Chronische Migräne nach unterdrücktem Masernausschlag.
Migräne mit Haarausfall, Heißhunger, rotem Gesicht und Schlaflosigkeit.
Migräne mit Gedächtnisverlust, Fehler mit Zahlen.
Migräne vor einem epileptischen Anfall.
Ringförmiger Kopfschmerz (Bac., Merc.).
Alopezia diffusa.
Alopezia areata (Bac., Fl.-ac., Thuj.).
Kahler Kopf, aufgeworfene Lippen und dicker Bauch.
Schmutziger Ausschlag auf der Kopfhaut.

GESICHT:

Asymmetrie (Calc.-f.).
Höhenablenkung der Augen.
Vorgewölbte Stirn.
Symmetrische Stirnhöcker.
Stirn in Kielform.
Runzelige Stirn.
Sattelnase.
Sattelartiger, bräunlicher Niederschlag über Nase und Wangen (Sep.).
Chronische Gesichtsneuralgie (Kreos.).
Facialislähmung (besonders rechts).
Akne facialis.
Dicke Lippen.
Aufgeworfene Lippen.
Geschwüre am Kinn, an den Lippen und Nasenflügeln.
Dunkelrote Streifen zwischen den Nasenflügeln und Wangen.
Ohrenmißbildungen.
Angewachsene Ohrläppchen.

AUGEN:

Ophthalmia neonatorum (Arg.-n., Med., Thuj.).
Höhenablenkung der Augen.
Schwellung der Oberlider (Kali.-c.).
Ptosis (Caust., Dipht., Plb., Vario., Zinc.).
Anisokorie.
Strabismus konvergens (Lähmung des M. Obliquus superior) (Kali.-j., Merc., Thuj.).
Sehnervatrophie (Arg.-n., Atoxyl., Aur., Phos., Plb., Strych.-nit.).
Sehnerv-Paralyse (Arg.-m., Aur., Merc., Nux.-v., Oxytr., Phos.-ac., Plb., Zinc.).

Netzhautablösung (Aur., Aur.-m., Napht., Phos., Tamoxifen).
Netzhautatrophie (Arg.-n., Aur., Plb., Sec.).
Iris-Verfärbung.
Irisfarbe, unterschiedliche.
Iritis (Asaf., Aur., Cinnb., Hep., Kali.-bi., Kali.-j., Merc.-c., Tub., Thuj.).
Rezidivierende Phlyktäne.
Hornhautgeschwüre (Aethio.-a., Aethio.-m.).
Hornhautflecke (Aethio.-a., Aethio.-m., Aur., Nit.-ac., Sil.).
Keratitis, interstitielle (Aur., Aur.-m., Merc.-c., Merc.-cyan.).
Bindehautgeschwüre (Asaf., Kali.-bi., Uran.-n.).
Der linke Augapfel ist mit pilzartigen Gewächsen bedeckt (Schmerzen < nachts).
Photophobie.
Amaurose (Aur., Merc., Plb.-acet., Strych., Vanad.).
Myopie (Calc.-c., Calc.-f., Phos., Phys., Thuj., Tub.).
Diplopie (Aur., Pic.-ac.).

OHREN:
Ohrmuschel-Mißbildungen.
Angewachsene Ohrläppchen.
Schwerhörigkeit.
Fortschreitende Taubheit ohne Remission.
Taubheit (Ferr.-pic.).
Lähmung des Gehörnerven.
Karies der Gehörknöchelchen (Asaf., Aur., Fl.-ac., Hep., Jod., Sil.).
Karies des Mastoidwarzenfortsatzes (Aur., Fl.-ac., Nit.-ac., Sil.).
Kalkablagerungen auf dem Trommelfell (Calc.-f.).
Mittelohr-Abszeß (Sil.).
Chronische Ohrabsonderung.

Chronische Otitis (Aethio.-a., Kino , Lap.-a., Psor., Sil., Thuj., Tub.).
Tinnitus aurium.

NASE:
Snuffles bei Neugeborenen.
Sattelnase.
Chronische Sinusitis.
Ozaena (Asaf., Aur.-m., Fl.-ac., Kali.-bi., Kali.-j., Nit.-ac.).
Nasengeschwüre (Aur., Kali.-j., Nit.-ac.).
Geschwüre an den Nasenflügeln (Nit.-ac., Thuj.).
Jucken in den Nasenlöchern (Ars.-j., Aur., Sil.).
Anosmie.

MUND / ZUNGE / ZÄHNE:
Dicke Lippen.
Lippenrhagaden.
Aufgeworfene Lippen.
Zungengeschwüre (Arg.-n., Merc., Nit.-ac., Nit.-mur.-ac.).
Zahneindrücke (Merc.).
Landkartenzunge (Nat.-m., Kali.-bi.).
Rissige Zunge.
Zwei tiefe Risse auf der Zunge, beidseits der Medianlinie.
Einseitige Zungenlähmung.
Aphthen auf der Zunge, im Mund.
Mundgeschwüre.
Geschwüre im Mund bei jeder Periode, runde oder unregelmäßig geformte Geschwüre, < nachts.
Ptyalismus.
Speichelfluß nachts (Merc.).
Fauliger Mundgeschmack.
Fauliger Mundgeschmack vor einem epileptischen Anfall.

Zahnfehlstellungen.
Fehlerhafte Zahnreihe.
Mikrodentismus.
Diastema.
Persistierende Milchzähne.
Alveolarpyorrhoe.
Zahnfleischgeschwüre.
Karies.
Frühzeitiger Zerfall.
Gezähnelte Schneidezähne.
Hutchinson'scher Zahn.
Deformierte, eingekerbte Zähne.
Zähne fleckig verfärbt.
Eingedellte Zähne bei Kindern.
Zähneknirschen im Schlaf.
Chronische Pharyngitis.
Gaumengeschwüre (weicher Gaumen).
Perforation des Gaumens.
Herpes im Mund und Hals.
Stinkender Atem.

HALS / KEHLKOPF / SCHILDDRÜSE:
Schwellung oder Verhärtung der Nackendrüsen.
Schwellung oder Verhärtung der Halsdrüsen (Insul., Tub.).
Halsentzündungen, von rechts nach links (Lyc.).
Chronische Mandelhypertrophie (Bac., Bar.-c., Thuj.).
Chronische Eiterpfröpfe.
Chronische Mandelentzündungen.
Mandelabszeß, -Geschwüre.
Geschwürbildung an den Stimmbändern.
Chronische Laryngitis.
Aphonie.

Aphonie vor der Periode.
Kehlkopfschmerzen, die hauptsächlich nachts auftreten, treiben den Kranken aus dem Bett und zwingen ihn, im Zimmer auf und ab zu laufen.
Kehlkopfknorpel-Karies.
Struma (Thyr., Tub.).
Strumaknoten (Calc.-f., Fl.-ac., Sil., Tub.).
Gestielte Warzen auf dem Nacken (Carc., Nit.-ac, Sil., Thuj.).

HERZ / KREISLAUF:
Angeborene Herzfehler (Carc.).
Hartnäckige essentielle Hypertonie (Aur.-j., Plb.-j., Stront.-j., Thuj.).
Arteriosklerose.
Langsam fortschreitende Hemiplegie.
Herzklappenerkrankungen.
Herzschmerzen (von der Herzbasis zur Herzspitze; umgekehrt: Med.).
Nächtliche Herzschmerzen.
Gefühl, als ob kochendes Wasser in den Venen fließen würde.
Voller, weicher Puls.
Aortitis.
Aneurysmen.

ATMUNG:
Nächtliche Hustenanfälle, trocken, bellend, wecken den Kranken auf, < wenn er auf der rechten Seite liegt, < bei Gewitter, < von 1.00 – 4.00 Uhr.
Chronisches Asthma, besonders im Sommer, bei warmem und feuchtem Wetter, < nachts.

Chronisches Asthma, < feuchtes Wetter, < nachts, < während Gewitter.
Keuchhusten mit schrecklichem Erbrechen.
Hautausschläge auf der Brust.
Trichterbrust.
Fehlen des Prozessus Xyphoideus.
Prozessus Xyphoideus nach vorn herausdrängend.

MAGEN:
Anorexie.
Sodbrennen.
Ulcus ventriculi.
Hereditärer Alkoholismus.
Abneigung gegen Fleisch.

LEBER / MILZ:
Leberatrophie.
Splenomegalie.

DÄRME / REKTUM / ANUS:
Langjährige, hartnäckige Obstipation.
Hämorrhagische Flatulenz.
Rektum-Stenose.
Rektum-Prolaps (Merc., Sulf.).
Rektum-Prolaps bei Kindern.
Rektum-Geschwüre.
Flaches Papillom in der Analregion.
Analfissuren.
Analgeschwüre.
Analstrikturen.
Analkondylome.
Chronische Hämorrhoiden.

Morgendliche, drängende, schmerzlose Diarrhoekrisen gegen 5.00 Uhr, < am Meer, mit schlaffem Rektum, > in den Bergen.
Stühle dunkel, gallig, übelriechend (Nat.-s., Sulf.).

UROLOGIE:
Enuresis nocturna (Carc., Bac.-t., Kreos.).
Schaumiger Urin.
Pollakisurie, < nachts.
Langsames, erschwertes Wasserlassen; muß drücken mit einem Gefühl, als ob die Urethralmündung morgens verstopft wäre.
Jucken an der Harnröhrenmündung.

MÄNNLICHE GENITALIEN:
Herpes genitalis (Med., Merc., Nit.-ac., Phlor., Thuj.).
Kondylome.
Impotenz (Med., Thuj.).
Schmerzen der Genitalien, kann nicht stillsitzen.
Qualvolle Schmerzen in den Samensträngen und Hoden nach unterdrücktem Schanker.
Syphilitischer Schanker (Lac.-c., Merc., Nit.-ac.).
Tumor im Penisschaft (Hirudo , Nit.-ac., Sabin., Thuj.).
Hodenektopie.
Kryptorchismus (Aur.-m.-n., Bac.-t., Carc., Thyr.).
Knötchenbildung in den Hoden.
Hodentumor (Aur., Calc.-f., Ox.-ac., Tub., Vario.).
Hoden- und Samenstrangverhärtung.
Knötchenbildung in den Samensträngen.
Samenstrangneuralgien (Clem., Ox.-ac., Parotid.).
Sterilität (Med., Rad.-br., Thuj., X-ray.).
Homosexualität (Med., Staph.).

GYNÄKOLOGIE, WEIBLICHE GENITALIEN:
Erotomanie bei alleinlebenden Frauen, verhindert den Schlaf.
Herpes genitalis.
Kondylome.
Knötchenbildung an den Labien.
Pruritus vulvae.
Geschwürbildung an der Vulva.
Knötchenbildung in der Vagina.
Atrophische Vaginitis.
Zervixitis.
Zervixverhärtung.
Zervixgeschwüre.
Ausfluß bei kleinen Mädchen (Carc., Med., Merc., Thuj.).
Reichlicher, scharfer, juckender, gelbgrüner Ausfluß.
Scharfwässriger Ausfluß, der nachts durch die Bettwärme verschlimmert wird.
Reichlicher Ausfluß, gelb, übelriechend, läuft durch die Binde die Beine hinunter (Alum., Calc.-c., Graph., Sep., Sil., Stann.).
Nächtliche Ovarienschmerzen.
Linksseitige Ovarialschmerzen vor dem Orgasmus.
Ovarialzysten und -tumoren (Med., Merc., Thuj.).
Sterilität (Med., Rad.-br., Thuj., X-ray.).
Vorgeschichte von Fehlgeburten, Totgeburten.
Uterusmyom (Aur.-m.-n., Calc.-f., Fl.-ac., Plat.).
Abortusneigung (Bac., Sabin., Thuj.).
Mammae berührungsempfindlich, fühlen sich wund an (< während den Menses).
Juckende, schorfige Hautausschläge auf den Mammae.
Verspätete Menarche.
Menses haben den Geruch von verfaultem Fleisch.
Schläfrig zu Beginn der Periode (Bufo).

Chronische Dysmenorrhoe.
Verspätete, spärliche Menstruation.
Periode alle zwei Monate.

ORTHOPÄDIE:
Zwergwuchs.
Schweiß zwischen den Schulterblättern.
Morbus Scheuermann.
Knochenzysten.
Empfindlichkeit der Knochen gegen Druck (Brustbein, WS., Tibia).
Karies der Halswirbel.
Karies der Brustwirbel.
Rückenschmerzen, schlechter nach dem Urinieren.
Wachstumsschmerzen bei Kindern.
Wandernde Schmerzen im ganzen Körper.
Verhärtungen zwischen den Nackenmuskeln.
Deltoid-Rheumatismus.
Starke Schmerzen des rechten Os pisiforme.
Rheumatische Schwellung des linken Handgelenks und der großen Zehe.
Schmerzen im Mittelfinger.
Knie-Zysten.
Bilaterale Exostosen.
Tibia berührungsempfindlich.
Tibiaschmerzen, > durch Hitze.
Tibia-Osteosarkom.
Gelenkrheumatismus mit vorherrschenden nächtlichen Schmerzen.
Muskelrheumatismus.
Knoten in den Muskeln.
Muskelstarre.

Psoasabszeß erst links, dann rechts.
Schmerzhaftes Gefühl von Kontraktion in den Sohlen, als seien die Sehnen zu kurz.
Dumpfe Schmerzen über den Fußrücken zu den Zehen, < nachts.
Röte und Wundheit mit schrecklichem Jucken zwischen den Zehen.
Muskelstarre.

DERMATOLOGIE:
Vitiligo (Bac., Psor., Thuj.).
Pemphigus (Med.).
Psoriasis (Gunp., Rad.-br., X-ray).
Akne facialis.
Fistelbildung (Insul., Sil., Thuj.)
Warzen.
Verrucae filiformis.
Kondylome.
Wiederkehrende Abszesse (stinkender oder grüner Eiter).
Narben werden weiß.
Chronische Ekzeme.
Neurodermitis (Carc.)
Schlecht heilende Geschwüre.
Wanderndes Erysipel.
Ichthyosis.
Keratodermie.
Lichen ruber planus (Carc.).
Keloidbildung (Carc., Nit.-ac., Sil.).
Psoasabszeß erst links, dann rechts.
Haarausfall an den Waden.
Schweiß zwischen den Schulterblättern.
Nachtschweiße.

Widerlicher Geruch des Körpers.
Schwärzliche Verfärbung der Haut.
Pruritus, besser durch heißes Wasser.
Lymphadenopathie.
Morbus Hodgkin.
Onychitis.
Verformte, verkrüppelte Nägel.
Nagelbrüchigkeit infolge Längsfissuren.

MEDORRHINUM

„Die Mutter des Eiters und des Katarrhs“
(Dr. J.C. BURNETT)

PRIMÄRE MIASMATIK:

HEREDITÄRE SYKOSIS: Familiäre Tripper- und Kondylombelastung.
Familiäre Herzerkrankungen (Angina pectoris, Herzinfarkt, Arteriosklerose).
Familiäre Gicht-Belastung.
Familiäre Diabetes-Belastung.
Familiäre perniziöse Anämie.
Familiäre Impfbelastung.
Fehlgeburten.
Chlamydien, Trichomonaden.
Chronische Unterleibsentzündungen.
Endometriosis.
Fluor-Unterdrückung.
Sterilität-Phasen, Sterilität-Fälle.
Sykotische Tuberkulose.
Krebserkrankungen.
Familiäre Down-Syndrom-Fälle.
Verrucae filiformis.
Angiome.
Hämangiome.
Spider Naevi.
Tinea.
Starke Antibiotika-Belastung.

SCHWANGERSCHAFT:
Lange Zeit steril gewesen.
Wiederholte Fehlgeburten (Bac., Merc., Syph., Thuj.).
Hartnäckiges, langwieriges Erbrechen (Cupress.-law., Sabin., Thuj.).
Hartnäckiger Ausfluß (Thuj.).
Vaginalpilze.
Kondylome während der Schwangerschaft (Sabin., Thuj.).
Nephritis während der Schwangerschaft (Merc.).

KINDER:
Zurückgebliebene Kinder (Bac., Syph., Thuj., Tub.).
Down-Syndrom (Calc.-c., Carc., D.N.A., Morg.-pur, Pert., Syph.).
Kleinwuchs (Syph.).
Gedächtnisstörungen.
Legasthenie (Carc., Syph.).
Antizipationsangst (Sil.).
Intellektschwäche.
Suizid bei Kindern.
Mord.
Nervöse, unruhige Kinder.
Furcht im Dunkeln.
Kind nachts in Hochstimmung, möchte spielen; ist tagsüber unerträglich.
Schläft in der Knie-Ellbogen-Lage.
Onychophagie (Ars., Calc.-c., Carc., Lyss., Nit.-ac., Sil., Sulf., Syc.-co.).
Pult (oder beißt) an den Nägeln, bis es blutet.
Zerrt an den Haaren.
Augen weit auseinander.
Sie sehen alt aus.

Blaß, mager, gelbliche Augenränder, übler Mundgeruch.
Verlangen nach Eiswürfeln, Orangen, Mandarinen, Zitronen.
Abmagerung.
Opisthotonus.
Konvulsionen bei Kleinkindern.
Epilepsie.
Meningitis.
Cerebrospinalmeningitis.
Migräne bei Kindern (Tub.).
Anämie.
Leukämie bei Kleinkindern.
Gelbsucht der Neugeborenen.
Fischiger, saurer, übelriechender Körpergeruch.
Ophthalmia neonatorum.
Wimpern- und Augenbrauen-Ausfall.
Snuffles.
Heuschnupfen.
Nasenbluten (Thuj., Tub.).
Chronische katarrhalische Zustände bei Kindern.
Nasenpolypen.
Lippen verdickt durch Mundatmung.
Chronische Mandelvergrößerung.
Aphthen.
Gezähnelte Schneidezähne.
Zahnwurzel-Karies.
Kongenitale Taubheit.
Ohrenpolypen (Thuj.).
Eiterung des Ohrringloches (Lach.).
Onanie (Carc., Thuj.).
Enuresis nocturna (Bac.-t.).
Knie-Ellbogen-Lage oder Bauchlage im Schlaf.
Folgen von Impfungen, Impfschäden (Sil., Thuj., Vacc., Vario.).

Folgen von Antibiotika (Migräne, dermatologische Erkrankungen, Lungenaffektionen.) (Tub.).

Asthma infantile, Bauchlage oder Knie-Ellbogen-Lage >, Seeluft >.

Akute, beginnende Tuberkulose.

Sykotische Tuberkulose (Nat.-s., Thuj.).

Pneumonie.

Chronische Bronchitis.

Chronische Zystitiden bei kleinen Mädchen.

Wundmachender Urin.

Aftervorfall bei Kindern.

Würmer mit Analjuckreiz.

Wundmachender Stuhl.

Chronische Diarrhoe (grünlich, säuerlich, übelriechend).

Perianales und genitales Ekzem der Säuglinge (Thuj.).

Fluor bei kleinen Mädchen (Merc., Sep., Syph.).

Rachitis.

Rheumatismus bei Kleinkindern.

Erkältlichkeit (Tub.).

Verrucae vulgaris.

Verrucae plantaris (Sil., Sulf.).

Dellwarzen (Calc.-c., Kali.-j., Merc., Sil., Thuj., Tub.).

Kondylome (Merc., Nit.-ac., Sabin., Staph., Thuj.).

Verrucae filiformis (Augenlider, Nacken) (Nit.-ac., Thuj.).

Verrucae planae juvenilis.

Spider Naevi (Thuj.).

Angiome (Carc., Fl.-ac., Staph., Thuj.).

Windpocken (Thuj., Vacc., Vario.).

Favus.

Kopfhaut riecht fischig.

Akne (Sil., Thuj., Vacc., Vario.).

Haarwachstum zwischen den Augenbrauen (Thuj.).

ERWACHSENE:

Unterdrückte Gonorrhoe (Merc., Thuj.).
Unterdrückte Kondylome (Merc., Nit.-ac., Staph., Thuj., X-Ray).
Unterdrückter Fluor.
Unterdrückte Ausscheidungen.
Neuralgien (Thuj.).
Übelriechende, fischige Absonderungen.
Folgen von Impfungen (Maland., Mez., Sars., Sil., Sulf., Thuj.).
Folgen von Antibiotika (Tub.).
Folgen von Influenza (Tub.).
Erworbene Sykosis im 2. oder 3. Stadium.
Sykotische Tumore.
Sykotische Krebserkrankung.
Multiple Sklerose (Aur., Aur.-m., Helod., Merc., Plb., Strych.-phos.).
Kontraktion der Musculi sternocleidomastoidei (rechts mehr als links).
Linksseitigkeit der Symptome (Thuj.).
Darandenken verschlimmert die Symptome (Ox.-ac.).
Föhn verschlechtert.
Brennende Schmerzen: In der Nase, Zungenwurzel, Wirbelsäule, Scapula, Hände, Füße, Fußsohlen.
Ameisenlaufen; innerlich.
Taubheit.
Zittern, Vibrieren.
Allgemeine Verschlechterung gegen 3-4 Uhr früh (Thuj.).
Allgemeine Besserung oder Verschlechterung an der See.
Allgemeine Besserung der Symptome durch Essen.
Anfälle von kollapsartiger Schwäche, möchte angefächelt werden.

Ohnmacht nach dem Wasserlassen.
Ohnmacht bei der Periode (Lap.-a.).
Kramphaftes Gähnen, gefolgt von Krampf der Glottis.
Kopfschuppen.
Haar glanzlos, trocken, spröde, elektrisch.
Favus.
Schwindel.
Linksseitige Trigeminus-Neuralgie (Thuj.).
Chronische Migräne, durch Erschöpfung, oder harte Arbeit.
Wimpern- und Augenbrauen-Ausfall.
Schwellung der Unterlider mit runzliger, zerknitterter, gelblicher Haut.
Augenneuralgien.
Iritis.
Blepharitis.
Konjunktivitis.
Skleritis.
Hornhautgeschwüre.
Chronische Nasennebenhöhlenentzündungen.
Nasenpolypen (Calc.-c., Sil., Thuj., Tub.).
Heuschnupfen (Lach., Psor., Tub.).
Anosmie.
Jucken der Nasenspitze (Cobalt.-nit.).
Schweiß auf der Oberlippe.
Herpes labialis.
Stomatitis ulcerosa.
Zungengrund weiß.
Zunge gelb belegt.
Belegte Zunge mit linksseitigem Ischias.
Krebsartige Wunden auf der Zunge.
Zähne weich, zerbröckelnd.
Fadenziehender Schleim kommt im Schlaf aus dem Mund.
Übler Mundgeruch am Morgen.

Wasser schmeckt wie Parfüm.
Kupferartiger Mundgeschmack.
Aphthen, unter der Zunge.
Lockere kariöse Zähne.
Zahnfleischeiterung.
Gesicht gelb an den Haarrändern.
Wächsernes, blasses Gesicht.
Grünliches, graues, glänzendes Gesicht.
Gesicht bedeckt mit Akne.
Akne, < nach den Menses.
Sommersprossen (Bad.).
Dunkle, gelbliche Ringe unter den Augen.
Hitzewallungen in Gesicht und Hals.
Gesichtsseborrhoe.
Chronischer Tuben- und Mittelohrkatarrh.
Chronische Otitiden mit Schwerhörigkeit.
Taubheit.
Chronischer Ohrfluß.
Ohrringloch-Eiterung (Lach.).
Parotitis.
Mandelabszeß.
Chronischer Kehlkopfkatarrh, Heiserkeit, Aphonie.
Leberabszeß.
Hepatomegalie.
Hypercholesterinämie.
Splenomegalie.
Brennen im Epigastrium.
Chronische Gastritis.
Schwangerschaftserbrechen.
Morgendliche Übelkeit.
Heißhunger, selbst unmittelbar nach dem Essen.
Verlangen nach Bier, Tabak, Stimulantien, Salz, Süß.
Abneigung gegen Salz.

Schluckauf.
Herzdilatation mit Wassersucht.
Angina pectoris.
Empfindung wie von einer Höhle in der Brust oder im Herzen.
Das Blut fühlt sich in den Venen heiß an.
Hypertonie.
Lufthunger.
Einatmen leicht, aber keine Kraft auszuatmen.
Husten, < durch Süßigkeiten.
Husten, > durch Bauchlage.
Ununterbrochener, trockener Husten nachts (Con.).
Auswurf zähflüssig, mühsam auszuhusten (Kali.-bi., Kali.-c., Spong.).
Chronische Bronchitis.
Bronchialasthma, > durch Liegen auf dem Gesicht und durch Herausstrecken der Zunge.
Ausgeatmete Luft fühlt sich heiß an.
Lunge: Als ob mit Wolle gefüllt.
Beginnende Tuberkulose.
Sykotische Tuberkulose.
Sykotische Pneumonie.
Druck auf die falschen Rippen ist schmerzhaft.
Diabetes Mellitus.
Nephritis.
Nephritis während der Schwangerschaft.
Nierenkolik.
Blubberndes Gefühl in der Niere.
Urin riecht nach Ammoniak.
Ziegelmehl im Urin.
Flatulenz mit Starrheitsgefühl.
Chronische Diarrhoe.
Kann Stuhl nur ausscheiden, indem er sich weit zurücklehnt.

Zusammenschnüren und Trägheit der Eingeweide mit Bällchen-artigem Stuhl.
Colitis ulcerosa (Kreos., Merc., Sil.).
Proktitis.
Scharfe, nadelstichähnliche Schmerzen im Mastdarm (Nit.-ac.).
Rectum-Prolaps.
Rectum-Polyp.
Fischig riechende Absonderung aus dem After.
Kondylome am After.
Pruritus ani.
Feurig-roter, feuchter, heftig juckender After.
Afterfistel.
Juckende, nässende, schmerzhafte Hämorroiden (fischige Absonderung).
Juckendes Analekzem.
Haut kalt, feucht; glänzt von kaltem, reichlichen, stinkenden Schweiß.
Schweiß mit Fischgeruch. Nachtschweiß.
Schwitzt leicht; gegen morgen.
Brennende Hitze, mit Schweiß; will sich abdecken, aber fröstelt dann.
Kälte und in kaltem Schweiß gebadet.
Haut kalt, trotzdem deckt er sich auf.
Hitzewallungen, nachts.
Hautkälte an der Nasenspitze, auf der Leberregion, auf dem Abdomen, auf der rechten Lumbalregion, am rechten Unterarm und an der rechten Hand, Mammae, Brustwarzen.
Verrucae filiformis.
Verrucae vulgaris.
Verrucae plantaris.
Angiome.
Spider Naevi (rechts).

Akne vulgaris.
Gelbe Flecke auf den Händen.
Haarige Haut (besonders Arme).
Hühneraugen, schmerzhafte.
Epitheliome (Lippen, Nase).
Vitiligo (Muskelpartien) (Ars.-s.-fl., Bac., Psor., Sep., Sil., Syph., Thuj., Tub., X- Ray).
Psoriasis palmaris.
Pemphigus.
Kälteurtikaria.
Chronisch nässende Ekzeme.
Seborrhoische Ekzeme.
Erythema nodosum.
Impetigo contagiosa.
Pruritus, schlechter beim Darandenken.
Intertrigo (Graph.).
Cellulitis (auch an der Glabella).
Kupferfarbige Flecken.
Gangrän.
Drüsenschwellungen.
Wellige Nägel.
Onychoschisis.
Onychophagie.
Querfurchen.
Schwindsüchtige Krümmung der Fingernägel (Löffelförmig).
Brüchige Nägel.
Weiche Nägel.
Prostatitis.
Sykotische Impotenz (Thuj.).
Priapismus (Pic.-ac.).
Herpes Genitalis (Crot.-t., Thuj.)
Sykotische Sterilität (Thuj.).

Ejakulat wäßrig oder zu dick, daher erschwerte Entleerung, mit Fäden und weißer, undurchsichtiger Substanz durchzogen.

Nachtripper.

Eitrige Harnröhrentzündung.

Chronische Urethritis.

Kondylomata acuminata.

Hoden- und Samenstrangneuralgien.

Homosexualität (Staph., Syph.).

Chronische Unterleibsentzündungen bei Frauen.

Körper oder Scheide riecht für sie übel (fischig), kann es nicht wegwaschen.

Zervix-Erosion.

Endometriosis.

Chronische Ovariitiden (besonders links).

Ovarien-Tumor (besonders links).

Bartholinitis (Tub.).

Pruritus vulvae, > durch Reiben.

Chronische Vaginalinfekte.

Chronischer Vaginalpilze (Penizill., Staph.).

Sykotische Sterilität.

Chronischer, übelriechender, fischiger Fluor.

Fluor ruft Bläschen hervor.

Geschwüre an den Schamlippen.

Tumor im linken Labium.

Fehlgeburten.

Brüste und Brustwarzen wund und empfindlich gegen Berührung.

Kälte der Brüste und Brustwarzen bei der Periode.

Gummiartige Absonderung aus der Brustwarze.

Reichliche, dunkle, klumpige, übelriechende Menses (Psor.).

Dysmenorrhoe mit Sakrokokzygealschmerzen.

Dysmenorrhoe, muß die Füße abstützen.

Dysmenorrhoe mit vermehrtem Harndrang.
Metrorrhagien in den Wechseljahren; profus, über Wochen andauernd; gußweise bei Bewegung; bösartige Erkrankung des Uterus.
Nymphomanie bei lediger Frau, weckt sie nachts auf.
Gebeugte Haltung (Sulf., Tub.).
Unruhige Hände und Füße.
Verlangen, die Beine zu strecken oder im Liegen die Beine zu kreuzen.
Schwere Beine.
Beinkrämpfe, > Strecken der Beine.
Kraftlosigkeit in Gelenken.
Gelenke fühlen sich locker an.
Chronischer Gelenkrheumatismus.
Handgelenkrheumatismus.
Heiße Handteller.
Karpaltunnelsyndrom.
Morbus Reiter.
Morbus Bechterew.
Chronischer Muskelrheumatismus.
Chronisch deformierende Arthritis.
Gicht.
Bläuliche Fußsohlen.
Kitzelig an der Fußsohlen.
Schmerzhafte Fußsohlen.
Brennende Füße, Fußsohlen, streckt sie aus der Bettdecke heraus (Calc.-c., Calc.-fl., Fl.-ac., Mag.-fl., Sulf.).
Nachts schlafen die Hände ein.
Fingerspitzen brennen und reißen.
Linksseitiger Ischias.
Neigung zu leichten Knöchelverstauchungen.
Ödeme an den Knöcheln.

Schneiden, Kriebeln, Brennen oberhalb des linken Schulterblattes.
Lumbago.
Hitze in der Wirbelsäule.
Rückenschmerzen (Nierengegend), besser nach dem Wasserlassen.
Wirbelsäule berührungsempfindlich, besonders der 7. Brustwirbel.
Üble Vorahnungen, treffende.
Gedächtnisschwäche, Gedächtnisverlust.
Vergißt Worte, Namen, Aufträge.
Kann Sätze nicht beenden.
Verliert den Faden beim Gespräch.
Erzählt es nochmal von vorn.
Fehler beim Schreiben, läßt Buchstaben aus, besonders die ersten Buchstaben; läßt Silben aus.
Kann sich nicht konzentrieren.
Viele Ideen, aber Ausführung unsicher.
Unverbindlich.
Wildes Gefühl im Kopf (Lil.-t.).
Grausamkeit.
Reizbar bei Kleinigkeiten.
Impulsiv, schroff oder unverschämt.
Nervosität.
Alles regt sie auf.
Antizipationsangst.
Zerrt an den Haaren.
Onychophagie.
Pult (oder beißt) an den Fingern, bis es blutet.
Eile.
Eilig und ängstlich.
Niederträchtigkeit.
Furcht im Dunkeln.

Aufschrecken beim geringsten Geräusch.
Das leichteste Geräusch belästigt.
Hypersensibel, überempfindlich.
Die Berührung von Kleidung oder sogar der Haare eines Menschen, mit dem man nicht harmoniert, wird nicht ertragen.
Weinen beim Erzählen der Symptome.
Traurig, weinerlich und furchtsam.
Selbstmordgedanken, möchte sich erschießen.
Wahnideen: Zeit vergeht zu langsam; jemand sei hinter ihr; Gefühl, weit fort zu sein; alles sei unwirklich, wie in einem Traum; als hätte er eine unverzeihliche Sünde begangen und wäre zur Hölle verdammt; meint, sterben zu müssen, sagt den Tod voraus; fürchtet, verrückt zu werden.
Wäscht sich dauernd die Hände (Psor., Syph.).
Psychiatrische Erkrankungen.
Sieht trostlos in die Zukunft.
Träumt vom Trinken.
Ein kurzes Schläfchen erscheint wie ein langer Schlaf, aber >.

PSORINUM

PRIMÄRE MIASMATIK:

Syphilis.
Tuberkulose.
Gonorrhoe.
Kondylome.
Krebs.
Malaria.
Typhus.
Chronische Tonsillitis.
Asthma bronchiale.
Heuschnupfen.
Allergien.
Chronische Ekzeme.
Phthiriasis.
Scabies.
Furunkulose.
Alkoholismus.
Suizid.

SEKUNDÄRE MIASMATIK:

Hartnäckiges Schwangerschaftserbrechen (Bac., Med., Thuj., Thyr.).
Geistig und/oder körperlich zurückgebliebene Kinder.
Spina bifida (Sil.).
Kinder sind klein, empfindlich, kränkelnd.
Starke Abmagerung bei Kindern.
Kinder mit schlechtem Körpergeruch.
Gereizte, ungesund aussehende Kinder, die einen unangenehmen Körpergeruch ausströmen.

Neinsager.
Kranke Babies wollen Tag und Nacht nicht schlafen, aber stören, quälen sich und die Umgebung, schreien.
Das Kind ist lieb, spielt den ganzen Tag, ist aber nachts ruhelos, lästig, schreiend (Jal.).
Epilepsie.
Epilepsie nach Hautausschlag-Unterdrückung.
Katalepsie durch Würmer.
Nächtliche Ängste bei Kindern, die die ganze Nacht hindurch schreien.
Pavor nocturnus.
Nachtschweiß.
Chronische Ekzeme in der Kindheit.
Chronische Migräne, schon bei Kleinkindern (Syph., Thuj., Tub.).
Milchschorf.
Furunkulose.
Herpesartige Hautausschläge.
Tinea capitis et faciei.
Infektanfälligkeit.
Chronische Otorrhoe nach Masern.
Chronische Otorrhoe nach Scharlach.
Chronische Anginen.
Chronische Mandelhypertrophie (Bar.-c., Hep., Lyc., Plb., Thuj., Tub.).
Nasenpolypen (Calc.-c., Med., Sil., Thuj., Tub.).
Heuschnupfen (Carc., Lach., Med., Tub.).
Heuschnupfen mit Asthma.
Chronischer Husten im Winter alterniert mit Diarrhoe im Sommer.
Asthma bronchiale.
Asthma und Ekzem wechseln miteinander ab, ohne daß die eine oder die andere Krankheit ganz verschwindet.

Alternierende Erkrankungen.
Akute Lungentuberkulose.
Akute abdominale Tuberkulose.
Chronische Obstipation bei Kleinkindern.
Hartnäckige Enuresis nocturna (Bac.-t., Kreos.).
Enuresis nocturna mit Ekzem in der Familienanamnese.
Enuresis nocturna schlimmer bei Vollmond.
Folgen von Biertrinken in der Hitze.
Cholera infantum.
Cholera asiatica.
Typhus.
Diarrhoe beim Zahnen.
Diarrhoe nach schweren akuten Krankheiten.
Chronische Appendizitis.
Peritonitis, tuberkulöse.
Infantile Paralyse.
Kinder fallen ohne Ursache hin.
Neigung zu Verstauchungen (Sil.).
Hautausschläge kehren immer im Frühling zurück (Nat.-s.).
Personen, die zu Erkrankungen von Drüsen und Haut neigen.
Akne vulgaris.
Akne rosacea.
Neigung zu Erysipel.
Psoriasis.
Vitiligo (Ars.-s.-fl., Bac., Sep., Sil., Syph., Thuj., Tub., X-Ray.).
Scabies.
Pediculosis (Tub.).
Folgen von Scabies-Unterdrückung (Sulf.).
Schlechte Heilhaut.
Folgen von Hautausschlag-Unterdrückung.
Melancholie nach unterdrückter Scabies.

Husten kommt jeden Winter wieder, durch unterdrückten Ausschlag.
Chronischer Husten nach unterdrückter Krätze oder Ekzem.
Chronische Bronchitis nach Hautausschlag-Unterdrückung.
Chronisches Asthma nach Hautausschlag-Unterdrückung.
Chronische Diarrhoe nach Hautausschlag-Unterdrückung.
Lähmungen nach Hautausschlag-Unterdrückung.
Chronische Kopfschmerzen durch unterdrückte Hautausschläge.
Folgen von Schweiß-Unterdrückung.
Folgen von Fußschweiß-Unterdrückung.
Chronische Kopfschmerzen durch unterdrückte Menses.
Chronische Migräne.
Morbus Ménière.
Folgen von Fluor-Unterdrückung (Med.).
Brusttumore (Scirrh.).
Brusttumor nach Verletzung.
Brusttumor nach Impfung.
Leukorrhoe im Klimakterium.
Folgen von chronischen, schleichenden Infektionen.
Bei Fiebern mit einer persönlichen oder familiären Vorgeschichte von Ekzem, Halsentzündungen oder Heuschnupfen.
Folgen von Diphtherie.
Folgen von Malaria.
Folgen von Malaria-Unterdrückung.
Folgen von Typhus.
Folgen von Influenza.
Folgen von Impfungen (Carc., Maland., Mez., Thuj., Vacc., Vario.).
Chronische Ekzeme nach Impfung (Kali.-m., Maland., Mez.).
Folgen von Erfrierung.
Folgen von Schlag auf die Brust (Bell.-p.).

Folgen von Verheben.
Chronische Schwäche nach schweren akuten Erkrankungen (Carb.-v.).
Reichlicher Schweiß nach akuten Krankheiten mit Erleichterung aller Beschwerden (Kali.-c., Pyrog., Tub.).
Schwäche durch Verlust von Körperflüssigkeiten (Chin., Stront.-c.).
Extreme Schwäche, ohne weitere klare Symptomatik (Syph.).
Klärt verworrene Fälle auf (Kali.-j.).
Krebsartige Zustände (Rad.-br.).
Tertiäre Syphilis.
Unterdrückte Gonorrhoe.
Chronische Gonorrhoe (Sulf., Tub.).
Kondylome (Nit.-ac., Thuj.).
Dellwarzen (Tub.).
Fühlt sich am Tage vor Ausbruch einer Krankheit ungewöhnlich wohl (Bry., Carc., Nux.-v., Phos., Sep.).
Heißhunger vor einem Anfall (besonders Migräne).
Schmerzen an kleinen Stellen (Kali.-bi., Ox.-ac.).
Mangel an organischem Reaktionsvermögen, bei chronischen Krankheiten.
Lange bzw. verschleppte Rekonvaleszenz.
Nachwirkungen von Infektionskrankheiten, jahrelang anhaltend.
Demineralisation.
Unerträglicher Gestank (Kreos.).
Frösteligkeit (Aran., Sil.).
Talgdrüsen sezernieren im Übermaß.
Hereditärer Alkoholismus (Asar., Carc., Sulf., Sulf.-ac., Syph., Tub.).
Folgen von Gefühlserregung.
Folgen von geistiger Überanstrengung (Kali.-j., Pic.-ac., Sil., Tub.).

Melancholie nach Scabies-Unterdrückung.
Depression im Klimakterium.
Geistes- und Gemütsstörungen aller Art.

GEMÜT:

Selbstmordtendenz (Aur., Calc.-fl., Carc., Nat.-s., Thuj.-lob.).
Braucht Gift um sich umzubringen.
Will sich ertränken.
Wünscht getötet oder aus dem Fenster geworfen zu werden, weil sie selbst nicht den Mut dazu hat.
Psychiatrische Erkrankungen durch Hautausschlag-Unterdrückung.
Religiöse Melancholie.
Hypochondrie mit Blutungen aus dem Rektum.
Will sich nicht bewegen, möchte im Bett bleiben, will nur schlafen.
Depression im Klimakterium.
Sehr ordnungsliebend, sehr exakt, sparsam.
Ist immer angespannt bei allem, was sie tut, immer in Eile (Med.).
Kann sich nicht entspannen.
Ringt mit den Händen.
Wäscht sich dauernd die Hände (Med., Syph.).
Wäscht sich dauernd Hände und Füße.
Karphologie.
Bohrt in der Nase oder in den Ohren.
Möchte allein sein.
Kann es nicht ertragen, wenn sich Gliedmaßen nachts berühren.
Als sei der Kopf vom Körper abgetrennt.
Hoffnungslos.
Zweifelt am Seelenheil (Aur., Lach.).

Wird für ihre Sünden bestraft.
Verzweifelt an Wiedergenesung.
Verzweiflung wegen exzessiven Juckreizes.
Plötzlicher Stimmungswechsel.
Reizbarkeit durch Kleinigkeiten.
Unruhe und Reizbarkeit bei Gewitter, vor und während desselben.
Zorn, Heftigkeit, Grausamkeit, Boshaftigkeit.
Fühlt sich abwechselnd gut und schlecht.
Macht sein Leben und das seiner Umgebung unerträglich.
Misanthrop mit Minderwertigkeitskomplexen.
Abgeneigt zu arbeiten.
Geistige Schwäche mit schwierigem Denken.
Folgen von geistiger Anstrengung (Kali.-j., Pic.-ac., Tub.).
Folgen von Geschäftsandrang.
Kann ihre Gedanken nicht im Zaum halten.
Versteht das Gelesene nicht, merkt das aber erst, wenn er es erklären will.
Was gestern geschehen ist, kommt ihr vor, als wenn es vor vielen Jahren geschehen sei.
Gedächtnisschwund.
Weiß nicht mehr, was er gesagt hat.
Vergißt das Wort, das er aussprechen wollte.
Vergeßlich, kann sich an nichts mehr erinnern.
Kennt ihr Zimmer nicht mehr, wenn sie sich vom Fenster zurückdreht.
Stottern, Stammeln, manchmal plötzliche Anfälle von Unfähigkeit zu sprechen.
Fürchtet zu sterben.
Glaubt, daß er sterben wird.
Fürchtet, bankrott zu machen.
Fürchtet die Zukunft.
Gefühl wie verrückt im Kopf (Lil.-t.).

Fürchtet verrückt zu werden.
Furcht vor einem Schlaganfall.
Furcht vor Feuer.
Furcht vor dem Alleinsein.
Furcht vor dem Tod.
Weinen ohne zu wissen, warum.
Weinen während der Periode.
Weint beim Alleinsein.
Schlechte Vorahnungen.

SCHWINDEL:
Epilepsie.
Ohnmacht während der Periode.
Ohnmacht, wenn nüchtern.
Morbus Ménière (Aur., Lach., Rad.-br., Sil., Streptomyc., Sulfanil.).
Schwindel, sie glaubt, selbst zu groß oder zu klein zu sein, oder die Gegenstände scheinen zu groß oder zu klein.
Schwindel zum Umfallen.
Glaubt, zu einer Seite zu fallen.
Taumeln, kann nicht geradeaus gehen.
Schwindel, wenn er in einer Ebene eine Straße entlanggeht, die auf den Seiten nicht begrenzt ist.
Schwindel mit Aufstoßen.
Schwindel bei Migräne (Carc.).
Als sei der Boden elastisch beim Gehen.
Fallen durch plötzliche Beinschwäche oder Ataxie.

SCHLAF:
Folgen von Schlafmangel (Zinc.-ac.).
Enuresis nocturna.
Enuresis nocturna, schlechter bei Vollmond.

Schlafwandeln (Kali.-br., Luna ., Lyss., Mag.-arct., Merc., Sil.).
Einschlafen, sobald man sich hinsetzt.
Überfallender Schlaf bei Tage (Nux.-m.).
Schläfrigkeit während Migräne.
Nach Migräne ungewöhnlich langer tiefer Schlaf mit leichten Träumen.
Chronische Schlaflosigkeit.
Lebhafte Phantasie und Planen in der Nacht.
Leicht hochschreckend.
Nächtlicher Heißhunger.
Schlaflosigkeit durch Hyperhidrosis.
Schlaflosigkeit durch Pruritus (Chlol., Lyss., Merc., Mez.).
Zähneknirschen im Schlaf (Ars., Merc., Thuj., Tub.).
Lautes Sprechen oder Schreien im Schlaf.
Nachtschweiß.
Das Kind ist tagsüber normal, die ganze Nacht jedoch ruhelos und aufgeregt.
Pavor nocturnus.
Träume scheinen wirklich beim Erwachen.
Wird die Traumgedanken nicht los.
Angstträume: Von Schrecken, von Gefahren, von Dieben.
Träume von Bettbeschmutzung durch Stuhlabgang.
Träume von toten Tieren.
Träume von Toten und Leichen.
Träume von Verfolgtwerden.
Träume von Anthropophagen.
Träume von Tagesangelegenheiten.
Träume von Kindern.
Träume von Feuer.
Träume von Pferden.
Sieht abends beim Augenschließen Gesichter (Calc.-c.).

Kann es nicht ertragen, wenn sich nachts seine Gliedmaßen berühren.
Verträgt das Gewicht der Arme auf der Brust nicht.
Schläft auf dem Rücken, mit den Armen über den Kopf (Carc., Puls.).

KOPFHAUT / HAARE / KOPF / KOPFSCHMERZEN:
Milchschorf.
Tinea capitis.
Psoriasis.
Trockenes Ekzem auf der Kopfhaut.
Feuchtes Ekzem auf der Kopfhaut.
Triefend von einem klebrigen, wundmachenden Sekret (Graph., Mez.).
Fleckweise Haarausfall (Ars., Bac., Calc.-c., Fl.-ac., Hep., Phos.).
Haar: Trocken, glanzlos, bricht leicht, verfilzt sich leicht.
Plica polonica (Bar.-c., Sars., Tub.).
Schuppen.
Weiße Haarsträhne.
Kopfschweiß, übelriechend.
Kopf empfindlich gegen Zugluft, möchte ihn bedeckt haben, sogar im Sommer (Sil.).
Gehirnkongestion, durch Nasenbluten gebessert.
Gefühl wie verrückt im Kopf (Lil.-t.).
Bei Kopfschmerzen glaubt er, eine zweite Kopfhaut zu haben.
Chronische Migräne bei Kleinkindern (Syph., Thuj.).
Chronische Migräne nach unterdrückten Hautausschlägen.
Periodische heftige Migräne vor der Periode (Tub.).
Migräne nach der Periode.
Chronische Migräne nach unterdrückten Menstruationen, besser durch Nasenbluten.

Chronische Migräne (Nat.-m., Syph., Tub.).
Chronische Migräne nach unterdrückter Gonorrhoe.
Migräne mit Aufstoßen.
Migräne mit Depression.
Migräne mit Schläfrigkeit.
Wohlbefinden vor einer Migräne.
Periodische Migräne (Nat.-m., Tub.).
Kopfschmerz täglich zu bestimmten Stunden (Cedr.).
Schmerz auf kleiner Stelle in der rechten Stirnseite, Gefühl als würde dort eingedrückt.
Übelriechender Ohrenfluß bei Migräne.
Schwindel bei Migräne (Carc.).
Sehr stinkender Stuhl vor oder während der periodischen Kopfschmerzen.
Migräne durch Wetterwechsel (Tub.).
Migräne bei Vollmond.
Migräne bei Neumond.
Migräne durch Zucker.
Migräne durch geistige Anstrengung (Nat.-m.).
Migränen alternieren mit anderen Beschwerden.
Migräne alterniert mit Zahnschmerzen.
Wildmachender Schmerz (Nat.-m., Nit.-ac.).
Hämmernder Schmerz.
Fühlt sich am Abend vor einer Migräne immer besser.
Heißhunger vor einer Migräne (Phos., Sep.).
Besserung der Migräne durch Essen.
Besserung der Migräne durch Nachtschweiß.
Besserung der Migräne durch Nasenbluten (Lach., Tub.).
Besserung der Migräne durch kalte Umschläge.
Sehstörungen vor einer Migräne (Kali.-bi.).
Blindheit vor Migräne.
Zucken in den Schläfen.
Chronische Stirnhöhlenentzündungen.

GESICHT:

Gesicht blaß, kränklich, schmutzig, benommen oder aufgedunsen.

Blasse Gesichtsfarbe, dicke Nase, Struma und Drüsenschwellungen.

Blaue Augenringe.

Bläuliches Gesicht.

Fahle und ölige Gesichtshaut mit roter Nase.

Zupfen an den Lippen.

Geschwollene Oberlippe.

Zucken der Unterlippe.

Haarwachstum auf dem Gesicht (bei Kindern).

Öliger Schweiß auf der Stirn (Thuj.).

Gesichts-Seborrhoe.

Ekzema rubrum.

Zwei Muttermale im Gesicht.

Akne simplex, besonders auf der Stirn.

Akne schlechter während der Periode.

Gesichtsausschlag beginnt vor den Menses und dauert bis mehrere Tage danach.

Akne rosacea (Fl.-ac.).

Tinea faciei.

Tinea barbae.

Gesichtserysipel.

Gesichtshautausschläge bei jungen Frauen mit spärlicher Periode.

Wimpern-Ausfall.

Blinzelt immer (Carc.).

Sattelnase (Syph.).

Warzen um den Mund (Cond.).

Fistel der Unterkieferdrüsen.

Kopfkongestion nach dem Essen.

Hitzewellen.
Blutandrang nach dem Mittagessen.

AUGEN / SEHEN:
Blaue Augenringe.
Blinzelt immer (Carc.).
Wimpernausfall.
Verklebte Lider.
Ektropium.
Photophobie.
Photophobie nach unterdrückter Gonorrhoe.
Blepharitis.
Chronische Konjunktivitis.
Chronische Konjunktivitis nach unterdrückter Gonorrhoe.
Rezidivierende Gerstenkörner.
Rezidivierendes Pterygium (Zinc.).
Hornhautgeschwüre.
Glaskörpertrübung (Calc.-fl., Kali.-j., Nat.-m., Phos., Sulf.-j.).
Chronische Iritis (Merc.-c., Nat.-sal., Phos., Plb., Sal.-ac., Thuj.).
Retinitis pigmentosa (Nux.-v., Phos.).
Tränenfistel: Unter dem inneren Winkel des rechten Auges, woraus Eiter und wäßrige Flüssigkeit floß.
Tränensackentzündung.
Strabismus convergens.
Tagblindheit.
Nachtblindheit.
Blindheit.
Blindheit vor Migräne.
Diplopie.
Polyopsie.

Hemianopsie.
Hypermetropie.
Myopie.
Astigmatismus.

OHREN / HÖREN:
Bohrt mit dem Finger in den Ohren.
Schuppen: Ohrmuschel, Ohrläppchen, Gehörgang.
Roter Ohrenschmalz.
Geschwüre am Trommelfell (Jod., Merc., Sil.).
Chronische Otitis.
Mastoidabszeß.
Chronische Otorrhoe nach Scharlach.
Chronische Otorrhoe nach Masern.
Chronische, stinkende, eitrige Otorrhoe.
Stinkende Otorrhoe mit Migräne.
Stinkende Otorrhoe mit übelriechendem, wäßrigem Durchfall.
Schorfiges Ekzem auf den Ohren.
Schorfiges Ekzem hinter den Ohrmuscheln mit stinkender Absonderung.
Chronisches Ekzem am Meatus acusticus externus.
Es ist ihm, als höre er mit fremden Ohren.
Geräuschempfindlichkeit.
Schwerhörigkeit.
Taubheit.
Hörsturz (Arn., Sal.-ac.).

NASE:
Sattelnase (Syph.).
Geschwürige Nasenlöcher.
Nasenpolypen (Med., Sil., Thuj. Tub.).

Heuschnupfen (Carc., Hep., Lach., Med., Thuj., Tub.).
Chronische Sinusitis.
Chronischer Nasenkatarrh.
Chronischer Schnupfen mit Nasenverstopfung und retronasalem Ausfluß.
Nasenbluten bessert Migräne.
Nasenbluten bei Amenorrhoe.
Anosmie.
Höchste Geruchsempfindlichkeit auch für unbemerkbare Gerüche.
Übler Geruch in der Nase.
Blutgeruch.
Eiternde Bläschen in der Nase.
Eiternde Geschwüre in der Nase.
Runder Hautkrebs an der Nase (Lob.-er., Rad.-br.).
Akne rosacea.
Ozaena.

MUND / ZÄHNE / ZUNGE:
Zupfen an den Lippen.
Zucken der Unterlippe.
Trockene Lippen.
Geschwollene Oberlippe.
Hartnäckige Mundwinkelrisse.
Zahnfleischgeschwüre.
Parodontose.
Pyorrhoe.
Zahnfleisch geschwollen, bläulich, leicht blutend.
Stomatitis.
Aphthen (Carc., Merc., Tub.).
Zahnschmerzen abwechselnd mit Kopfschmerzen.
Zähne kleben zusammen.

Zähne locker, Neigung zum Ausfallen.
Zunge steif, kann nicht viel sprechen, kann die Zunge nicht gut herausstrecken.
Mundtrockenheit.
Zunge wie zerrissen.
Juckreiz der Zunge.
Trockenheit der Zunge.
Trockenheit der Zungenspitze.
Zungenspitze wie verbrannt.
Blasen auf der Zunge.
Aphthen auf der Zunge.
Zungengeschwüre.
Zungenbelag weiß, gelblich.
Zunge blaß.
Zunge in der Mitte belegt.
Stinkender Atem.
Süßlicher Geschmack nach Zucker mit stinkendem Atem.
Bitterer Geschmack.
Reichlicher, übelriechender Speichelfluß.
Speichelfluß nachts.
Pharyngitis.

ÄUSSERER HALS:
Geschwollene Halsdrüsen.
Fistelgeschwüre mit stark fließender Eiterung (Insul., Ol.-j., Sil., Tub.).
Struma (Calc.-fl., Fl.-ac., Hedera , Rad.-br., Sil., Tub.).

INNERER HALS:
Folgen von Diphtherie.
Chronische Verdickung und Verlängerung der Uvula.
Chronische Mandelhypertrophie.

Chronische Mandelentzündungen.
Peritonsillarabszeß.
Übelriechende, käsige Mandelpfröpfe.
Klebender, übelriechender Schleim am Gaumensegel.
Reichlich übelriechender Schleim.
Beständiger Räusperzwang.
Hochräuspern von käsigen, erbsenartigen Klumpen von widerlichem Geschmack und Geruch.
Gefühl eines aufsteigenden Klumpens im Hals.
Sprache matt, zitternd.
Seit Tonsillektomie Stimme nicht rein.
Chronische Heiserkeit.
Jeden Herbst Asthma und Heiserkeit.

BRONCHIEN / LUNGEN:
Chronischer Husten nach unterdrückter Krätze oder Ekzem.
Husten kommt jeden Winter wieder, durch unterdrückten Ausschlag.
Chronischer Husten im Winter alterniert mit Diarrhoe im Sommer.
Husten schlechter morgens nach dem Aufstehen und abends beim Hinlegen (Phos., Tub.).
Chronisches Hüsteln seit einer Grippe vor einem Jahr.
Husten beim Berühren des äußeren Gehörganges.
Husten durch Druck auf die Schilddrüse.
Hustet lange vor dem Expektorieren.
Übelriechendes Sputum.
Sputum: gelb-grünlich mit salzigem Schleim; blutig.
Bronchiektasien (Beryll., Rad.-br.).
Chronische Bronchitis.
Chronische Bronchitis nach Hautausschlag-Unterdrückung.
Dyspnoe mit einem Gefühl retrosternaler Geschwürsbildung.

Heuschnupfen mit Asthma (Jod., Kali.-j.).
Asthma bronchiale nach Hautausschlag-Unterdrückung.
Asthma bronchiale: Besserung im Liegen mit weit auseinander gebreiteten Armen.
Asthma bronchiale: Schlimmer im Winter und durch Kälte.
Asthma und Ekzem wechseln miteinander ab, ohne daß die eine oder die andere Krankheit ganz verschwindet.
Akute Tuberkulose.

PANKREAS:
Diabetes mellitus.

LEBER / MILZ:
Chronische Hepatitis.
Hepatomegalie.
Gallenstauung.
Splenomegalie.
Milzverhärtung.
Stechende Milzschmerzen.

KREISLAUF / HERZ:
Hypotonie (Rad.-br., Thyr.).
Herzklopfen, kann nicht auf der linken Seite liegen.
Herzschwäche.
Gluckern am Herzen.
Hauchendes Mitralgeräusch.
Mitralstenose.
Myokarditis mit Schwäche, zyanotischem Gesicht, glasigem Aussehen, rapidem irregulärem Puls.
Rheumatische Pericarditis.

APPETIT / DURST:

Bulimie (Carc., Lyss., Med., Staph., Sulf.).
Folgen von Fasten.
Schnell satt.
Chronische Appetitlosigkeit nach schweren Krankheiten.
Appetitlosigkeit, aber Durst.
Heißhungeranfälle mit Sodbrennen.
Heißhunger nachts.
Heißhunger vor Migräne.
Hunger begleitet Kopfschmerzen.
Essen bessert Kopfschmerzen.
Abneigung gegen Schweinefleisch (Puls.).
Abneigung gegen gekochtes Fleisch.
Abneigung gegen gekochte, warme Speisen.
Abneigung gegen Salz.
Abneigung gegen Süßigkeiten.
Verlangen nach Whiskey.
Verlangen nach Bier.
Durstig.
Verlangen nach kalten Getränken.
Verlangen nach Eiswasser.
Verlangen nach Tabak.
Verlangen nach Kaffee.
Verlangen nach herzhaften Sachen.
Verlangen nach Kartoffeln.
Verlangen nach Roggenbrot mit Butter.
Verlangen nach Sellerie.
Verlangen nach Säuren.
Verlangen nach Sauerkraut.
Verlangen nach hartgekochten Eiern.
Verlangen nach Buttermilch.
Verlangen nach Salz.

Verlangen nach Eis.
Verlangen nach Süßigkeiten.
Verlangen nach Fleisch und Kartoffeln bei einem Baby.
Zucker, Süßigkeiten verschlechtern.
Fette Speisen verschlechtern.
Beschwerden nach Genuß von frischem Obst, besonders wenn es säuerlich ist, oder von Essig.
Unverträglichkeit von Gefrorenem.
Milch-Erbrechen.
Folgen von Biertrinken in der Hitze.

MAGEN:
Hämatemesis.
Aufstoßen wie von schlechten Eiern.
Aufstoßen bei Migräne.
Aufstoßen bei Schwindel.
Übelkeit bei Schwindel.
Übelkeit beim Fasten.
Schreckliche Übelkeit während der ganzen Schwangerschaft.
Übelkeit vor der Periode.
Übelkeit bei, vor oder nach Migräne.
Erbrechen bei, vor oder nach Migräne.
Blutiges Erbrechen bei Migräne.
Erbrechen bei Husten.
Erbrechen nach Milch.
Erbrechen vor der Periode.
Hartnäckiges Erbrechen während der Schwangerschaft (Med., Thuj.).

DARM / STUHL:
Peritonitis, tuberkulöse.
Chronische Appendizitis.

Leistenhernie (Thuj.).
Schwellung der Leistendrüsen, die manchmal in Eiterung übergehen.
Bauchbeschwerden im Klimakterium mit sehr schlechter Laune.
Flatulenz.
Kann wegen Flatulenz nicht urinieren (Nux.-v.).
Atemnot durch Flatulenz.
Eingeklemmte Blähungen.
Übelriechende Blähungen.
Blähungen riechen nach verfaulten Eiern.
Chronische Verstopfung (Syph.).
Verstopfung bei Kleinkindern.
Verstopfung mit Rückenschmerzen.
Vergeblicher Stuhldrang (Thuj.).
Nie fertig nach dem Stuhlgang, muß mehrmals auf die Toilette gehen.
Weicher Stuhl geht schwer.
Harter, schwieriger Stuhl mit Blut aus dem Rektum und brennenden Hämorrhoiden.
Unwillkürlicher Stuhlabgang.
Unwillkürlicher Stuhlabgang nachts.
Rektumprolaps mit Brennen.
Rektumpolypen.
Hypochondrie mit Blutung aus dem Rektum.
Rektum-Hämorrhagien bei älteren Frauen.
Chronische Diarrhoe nach Hautausschlag-Unterdrückung.
Diarrhoe im Sommer alterniert mit chronischem Husten im Winter.
Cholera infantum (Med.).
Cholera asiatica (Thuj.).
Cholera nostras (Phos., Thuj.).
Folgen von Typhus.

Dunkle, herausschießende, entsetzlich stinkende Stühle.
Diarrhoe vor oder während Kopfschmerzen.
Diarrhoe abwechselnd mit Hüftschmerzen.
Diarrhoe durch Wagenfahrt.
Würmer: Taenien, Ascariden.
Pruritus ani.

HARNORGANE:
Diabetes mellitus.
Chronische Nephritis.
Chronische Pyelitis.
Kann wegen Flatulenz nicht urinieren.
Abgang von Prostatasekret vor dem Urinieren.
Nach dem Wasserlassen scheint ein Tropfen zurückzubleiben, der nicht entfernt werden kann.
Nie fertig mit dem Urinieren, muß mehrmals auf die Toilette gehen.
Muß lang warten, bevor der Urin kommt.
Muß den Wasserhahn laufen lassen, damit der Urin kommt.
Der Urin fließt langsam und schwierig.
Nachtröpfeln nach dem Urinieren.
Enuresis nocturna.
Hartnäckige Fälle von Enuresis nocturna (Bac.-t.).
Enuresis nocturna bei Vollmond.
Urinverlust bei Gehen, Husten, Niesen oder Lachen.
Blasenlähmung.
Brennen in der Urethra.
Chronische Urethritis.
Urethra verstopft.
Chronische Hämaturie.
Hämatochylurie (Filariose).
Adnextumor, reichlich Eiter im Urin.

WEIBLICHE GENITALIEN:

Riechende Genitalien.

Hartnäckige Übelkeit während der ganzen Schwangerschaft.

Hartnäckiges Erbrechen während der Schwangerschaft.

Anfallsweise schreckliches Hautjucken ohne Ausschlag während der Schwangerschaft.

Ohnmachten während der Schwangerschaft.

Varizen während der Schwangerschaft.

Schamlippen-Varizen während der Schwangerschaft.

Große Schwäche während der Schwangerschaft.

Schwangerschaft bessert den Allgemeinzustand.

Der Foetus bewegt sich zu heftig (Bell.-p., Sil.).

Vorzeitige Geburt.

Nervöser Zusammenbruch nach einer Entbindung.

Nervöser Zusammenbruch nach einer Abtreibung.

Brustschmerzen bei der Periode.

Brusttumor rechts.

Brusttumor nach Impfung.

Brusttumor nach einem Schlag.

Brustkrebs.

Brustatrophie.

Starke Vergrößerung der Brüste mit Einziehen der Brustwarzen.

Mastitis.

Juckender, feuchter und schuppender Ausschlag um die Brustwarzen herum.

Brust-Erysipel.

Brust-Erysipel beim Stillen.

Bösartiger Beckentumor.

Verwachsungen.

Nächtlicher Ausfluß von Vaginalsekret mit lüsternen Träumen.

Verspätete Menarche (Tub.).
Depression stärker zur Zeit der Periode.
Schlaflosigkeit bei der Periode.
Periode mit Ohnmachten.
Weinen während der Periode.
Frieren vor der Periode (Sil.).
Erschöpfung während der Periode.
Unregelmäßigkeit der Periode.
Periode zu früh, alle 2 oder 3 Wochen.
Blutung dauert nur wenige Stunden oder nur einen Tag.
Periode zu spät.
Periode zu reichlich.
Profuse Blutung bei Dysmenorrhoe.
Periode setzt aus.
Übelriechende Periode.
Chronische Dysmenorrhoe.
Kreuzschmerzen, Beckenschmerzen, Bauchschmerzen bei der Periode.
Übelkeit, Erbrechen bei der Periode.
Heftige Migräne vor der Periode (Tub.).
Akne bei der Periode.
Hautausschlag auf der Stirn bei der Periode (Sars.).
Zwischenblutung alle drei Monate.
Amenorrhoe.
Dysmenorrhoe gegen das Klimakterium zu.
Depression im Klimakterium.
Hitzewallungen im Klimakterium (Rad.-br.).
Verhärtung des linken Ovars nach einem heftigen Stoß.
Ovarialzysten (Med., Syph., Thuj.).
Adnextumor, reichlich Eiter im Urin.
Chronische Metritis.
Chronische Cervicitis.
Übelriechender, reichlicher Fluor.

Leukorrhoe im Klimakterium.
Leukorrhoe anstelle der regulären Menses.
Gonorrhoe.
Chronischer Nachtripper.
Prolapsus uteri.
Uterus-Myom (Aur.-m.-n., Plat.).
Uterusmyom mit Metrorrhagie.
Nach Abort, wochenlang anhaltendes Aussickern von hellrotem Blut.
Polypen in der Scheide.
Kondylome (Nit.-ac., Thuj.).
Geschwüre der Schamlippen.
Syphilis.
Pruritus vulvae (Monilia.-a., Rad.-br.).
Abneigung gegen Coitus, kein Lustgefühl.

MÄNNLICHE GENITALIEN:
Prostata-Vergrößerung.
Prostata-Verhärtung.
Prostatasaft fließt vor dem Urinieren ab.
Absonderung von Prostataflüssigkeit nach dem Urinieren.
Absonderung von Prostataflüssigkeit nach einem schwergehenden Stuhl.
Nächtliche Pollutionen.
Pollutionen.
Üble Folgen von Pollutionen.
Unwillkürlicher Samenabgang, oft ohne Erektion.
Kein Samenabgang beim Coitus.
Impotenz.
Abneigung gegen Coitus.
Sterilität (Med., Merc., Rad.-br., Syph., Thuj., X-ray).
Riechende Genitalien.

Übelriechender Genitalschweiß.
Folgen von unterdrückter Gonorrhoe.
Chronischer Nachtripper (Sulf., Tub.).
Balanitis.
Kondylome.
Syphilis.
Syphilitischer Schanker.
Ziehende Schmerzen in den Hoden und Samensträngen.
Hydrozele.
Sarkozele.
Hodenatrophie (Lyss.).
Skrotum-Hautausschläge.

RÜCKEN / EXTREMITÄTEN:
Spina bifida.
Chronische Rückenschmerzen nach unterdrücktem Ausschlag.
Rückenschmerzen bei Stuhlverstopfung.
Rückenschmerzen bei der Periode.
Rückenschmerzen bei Leukorrhoe.
Rezidivierende Luxationen.
Wiederholte Verstauchungen (Sil., Stront.-c.).
Rheumatismus nach unterdrückter Gonorrhoe.
Chronischer Rheumatismus.
Gicht.
Hitze in Handflächen und Fußsohlen, muß sie aus dem Bett strecken (Fl.-ac., Sulf.).
Handschweiß.
Herpes in den Handflächen.
Zittern der Hände.
Panaritium.
Ischias.

Lähmung der Beine durch Unterdrückung eines Hautausschlages an den Armen.
Kniechondrom.
Varizen.
Varizen-Geschwüre.
Schmerzhafte Varizen.
Frostbeulen.
Hühneraugen.
Übelriechender Fußschweiß.
Folgen von Fußschweiß-Unterdrückung.
Knochen-Karies.
Rachitis.
Osteomalazie.
Osteoporose.
Spina ventosa.

DERMATOLOGIE:
Übelriechender Körperschweiß.
Leberflecken.
Tertiäre Syphilis.
Wassersucht.
Drüsenerkrankungen.
Drüsenerkrankungen mit Fistelbildung.
Tinea capitis.
Tinea faciei.
Tinea barbae.
Chronische Hautausschläge aller Art.
Dermatologische Erkrankungen nach Impfungen.
Hautausschläge-Unterdrückung.
Seborrhoe.
Pediculosis.
Scabies.

Furunkulose.
Akne vulgaris.
Akne rosacea.
Chronische Ekzeme.
Säuglingsekzem.
Rezidivierende Winterekzeme.
Rezidivierende Frühlingsekzeme.
Ekzema rubrum.
Impetigo contagiosa.
Psoriasis.
Urtikaria.
Pemphigus (Med., Syph.).
Erysipel.
Vitiligo.
Chronische Geschwüre.
Fistelbildung.
Talgdrüsenzysten.
Frostbeulen.
Hühneraugen.
Dellwarzen.
Verrucae vulgaris.
Kondylomata acuminata.
Spröde Fingernägel.

TUBERCULINUM KOCH

PRIMÄRE MIASMATIK:

Familiäre Tuberkulose-Belastung: Hereditäre Tuberkulose (Psor.).
Hilusdrüsentuberkulose.
Hydrozephalus-Fälle.
Epilepsie.
Migräne.
Familiäre Asthma-Belastung.
Todesfälle durch Pneumonie.
Chronische Bronchitis.
Heuschnupfen (Med., Psor.).
Allergien.
Struma.
Morbus Basedow.
Morbus Poncet.
Morbus Still.
Morbus Bechterew.
Rheumatismus.
Knochenfistel.
Osteomyelitis.
Morbus Addison.
Chronische Dysmenorrhoe.
Fistel, Analfistel (Sil.).
Dermatitis.
Erythema nodosum.
Lupus vulgaris.
Lupus erythematodes.
Drüsenschwellungen (Hals, Nacken).
Tinea circinatus (Bac., Thuj.).

Tinea versicolor.
Vitiligo (Ars.-s.-f., Bac., Merc., Psor., Sep., Sil., Syph., Thuj., X-Ray.).
Hereditärer Alkoholismus (Asar., Merc., Psor., Sulf.-ac., Sulf., Syph.).
Krebserkrankung-Belastung (Carc., Rad.-br.).
Morbus Hodgkin (Syph.).
Malaria.
Typhus.
Hühnerbrust (Bac.).
Eingesunkene Schlüsselbeingruben.
Glänzende Nägel.
Rücken-Behaarung: Zwischen den Schulterblättern und im Lumbalbereich.
Unregelmäßige Zahnreihe, starke Zahnsteinbildung (Bac.).
Mißbildungen.
Psychiatrische Erkrankungen.

SCHWANGERSCHAFT:
Schreckliche Dysmenorrhoe in der Vorgeschichte.
Wiederholte Aborte in der Vorgeschichte.
Todesfälle von Kindern mit Hydrozephalus.
Sterilitäts-Phasen.
Schwangerschaftserbrechen (Psor.).
Absolutes Wohlbefinden während Schwangerschaft und Stillzeit.
Geburtstermin überfällig.
Gleich wieder Periode nach dem Partus.

KINDER:
Hereditäre Tuberkulose.
Babies mit Flaumbehaarung am Oberkörper und Armen.

Haarwachstum auf Gesicht und entlang der Wirbelsäule.
Zurückgebliebene Kinder (Carc., Med., Syph., Thuj.).
Anämie.
Magerkeit.
Abmagerung trotz Appetit (Abrot., Jod., Nat.-m., Sanic.).
Erkältlichkeit (Hep.).
Ständig müde.
Meningitis.
Epilepsie.
Legasthenie.
Übertriebene Schamhaftigkeit.
Übertriebene Angst vor fremden Personen.
Hysterie bei jungen Mädchen.
Angst vor Hunden.
Schlägt seine Eltern.
Unzufrieden.
Wechselnde Stimmungslage.
Stottern.
Versagen bei Redeübungen.
Unfähigkeit, Sprachen zu lernen.
Geistig frühreif.
Enuresis nocturna (Bac.- t., Kreos.).
Hydrozephalus (Calc.-c., Hedera , Sil.).
Fontanellen bleiben zu lang offen.
Milchschorf.
Tinea capitis.
Alopezia areata durch Tinea.
Läuse-Befall.
Blasses Gesicht, sichtbare Venen.
Hektische Röte.
Akne juvenilis.
Schulkopfschmerz.
Kopfschmerzen nach Fernsehen.

Ekzem der Augenlider (Bac.).
Lange, seidige Wimpern.
Geknickte, gebrochene, unvollkommene Wimpern.
Blaue Skleren (Carc.).
Astigmatismus.
Chronische Konjunktivitis.
Bilaterale Konjunktivitis.
Iritis.
Hornhaut-Geschwüre.
Gerstenkörner (meist rechts).
Dunkle Ringe unter den Augen.
Nasenfurunkel mit grünlichem Eiter.
Epistaxis.
Heuschnupfen (Hep., Lach., Med., Psor., Thuj.).
Nasenpolypen.
Chronischer Schnupfen.
Chronische Otitiden.
Zu große Ohren, fast durchsichtig.
Herpes labialis, hauptsächlich bei Kindern.
Pralle, rote Lippen (Sulf.).
Gezähnelte Schneidezähne.
Zahnschmelzdefekte, Zahnkaries.
Unregelmäßige Zahnreihe.
Kleine Löcher auf den Zähnen.
Starke Zahnsteinbildung.
Spätes, schwieriges Zahnen.
Aphthen.
Belegte Himbeerzunge.
Chronische Mandelvergrößerung.
Chronische Mandelentzündungen.
Struma, bilaterale Schwellung der Schilddrüse.
Halsdrüsenschwellung.
Verlangen nach Fleisch und Kartoffeln.

Chronische Bronchitis.
Wiederholte Pneumonien, Pleuritiden.
Bronchopneumonien.
Asthma bronchiale.
Schwerer Keuchhusten (Carc.).
Chronische Diarrhoe.
Hartnäckige Verstopfung.
Zöliakie (B.-Gaertner, Calc.-c., Calc.-lact., Calc.-ph., Nat.-m., Thuj.).
Cholera infantum.
Würmer (Scirrh.).
Chronische Appendizitis.
Chronische Zystitiden.
Verzögerte Menarche.
Amenorrhoe.
Kryptorchismus (Bac.-t., Carc.).
Hydrozele.
Erektionen bei Kleinkindern (Carc., Lach., Merc.).
Zu schnelles Wachstum.
Rachitis.
Osteochondritis juvenilis.
Morbus Still.
Kleinwuchs.
Hühnerbrust.
Wirbelsäulen-Verkrümmung und Schmerzen bei Schülern.
Durchsichtige Haut, sichtbare Venenzeichnungen.
Schnelle Bräunung.
Dellwarzen.
Urtikaria.
Erythema nodosum.
Vitiligo.
Furunkel.
Tinea circinatus.

Masern.
Schwere Masern.
Scharlachähnliches Exanthem.
Knie-Ellbogen-Lage im Schlaf.
Zähneknirschen im Schlaf (Thuj.).
Nachtschweiß.
Pavor nocturnus.
Reden im Schlaf.
Ungeklärte Fieberschübe.
Schleichendes Fieber.
Folgen von Antibiotika.
Läßt sich nicht untersuchen; lehnt es ab, Medizin herunterzuschlucken.

ERWACHSENE:
Hereditäre Tuberkulose (Bac., Calc.-c., Nat.-m., Phos., Sil., Sulf.).
Blasses Gesicht, dunkle Ringe unter den Augen.
Violettes Ödem in Höhe der Augenbrauen, an den Haarwurzeln.
Irisdiagnose: Koch´sches Seil.
Zahnstein.
Unregelmäßige Zahnreihe.
Schweiß auf der Nase.
Pralle, rote Lippen.
Linksseitiger Schnurrbart-Ausfall.
Abmagerung trotz guten Essens (Abrot., Jod., Nat.-m., Sanic.).
Kälte der Extremitäten, besonders des linken Fußes.
Schwitzende Hände (Calc.-c., Psor., Sil.).
Braune Fingerspitzen.
Gebeugte Haltung (Med., Sulf.).

Schwäche des rechten Musculus supraspinatus.
Hühnerbrust.
Flacher Brustkorb.
Schmerzen unter dem rechten Rippenbogen, in der Brustwarzenlinie.
Meist Lungenatmung, selten abdominale Atmung.
Auf dem Brustkorb kann man oft eine kleine Stelle entdekken, die bei der Atmung sich nicht bewegt; sie ist meist eingedellt und schmerzhaft auf Fingerdruck.
Eingesunkene Schlüsselbeingruben.
Glänzende Nägel.
Keine Lunula unguis.
Behaarung zwischen den Schulterblättern und im Lumbalbereich.
Behaarung entlang der Wirbelsäule.
Schnelle Bräunung.
Zunehmende Erschöpfung und herabgesetzte Vitalität.
Erkältet sich leicht; endet mit Diarrhoe.
Periodizität der Symptome.
Unklare, wechselhafte Indikationen.
Wechselnde Symptome.
Ausgeprägtes Wohlbefinden kurz vor Krankheitsausbruch (Carc., Nux.-v., Psor.).
Paradoxale Zustände.
Symptome plötzlich beginnend und plötzlich aufhörend.
Wandernde Beschwerden, Schmerzen.
Symmetrische Erkrankungen (Arn., Kali.-j., Lac.-d., Syph., Thyr.).
Drohende Gehirnerkrankung durch Hautausschlag-Unterdrückung (Hell., Zinc.).
Folgen von Hautausschlag-Unterdrückung (Psor., Sulf., Zinc.).
Folgen von geistiger Überanstrengung.

Folgen von Föhn (Acon., Gels., Hep., Med., Psor., Rhod., Zinc.).
Folgen von Antibiotika (Med., Penizill., Sulf.).
Folgen von Influenza (Cypr., Med., Psor., Scut.).
Folgen von Pneumonie (Kali.-j., Psor.).
Folgen von Typhus-Impfung.
Folgen von Malaria, chronische Malaria.
Folgen von Typhus.
Maltafieber.
Schwerer Keuchhusten in der Kindheit (Carc.).
Schwere Masern in der Kindheit.
Schwere Pneumonien in der Kindheit (Carc., Pneumococc.).
Chronische Rhinopharyngitiden in der Kindheit.
Allgemeine Besserung in den Bergen (Syph.), durch frische Luft, von Ofenwärme, bei fortwährender Bewegung.
Verschlechterung durch:
  Typhus- Impfung (Bapt.)
  Geschlossenes Zimmer.
  Anfang der Bewegung.
  Anstrengung.
  Wetterwechsel.
  Föhn.
  Zugluft.
  Vor einem Gewitter.
  Kaltfeuchtes Wetter.
  Aufwachen.
  Fernsehen.
  Musik.
  Geräusch.
  Geistige Aufregung.
  Darandenken (Med., Ox.-ac.).
  Druck des Taillengürtels (Lyc.).
Tuberkulöse Meningitis (Bac., Glon., Iodoform.).

Meningitis mit Strabismus.
Epilepsie.
Alopezia areata: Kopfhaare und Bart. (Fl.-ac., Thuj.).
Seborrhoische Ekzeme an der Kopfhaut.
Seidige Haare.
Chronische, periodische Migräne.
Heißhunger vor Migräne (Psor.).
Starke Migräne vor der Periode (Psor.).
Migräne nach Gefühlserregungen (Lyss., Nat.-m., Staph.).
Migräne: Reißt sich die Haare oder schlägt den Kopf gegen die Wand, < durch Bewegung.
Schul-, Studenten- und Kaffeetrinkerkopfschmerz.
Eiterpusteln an der Stirn-Haar-Grenze.
Rotes Gesicht, nachmittags.
Ödematöses, blasses Gesicht.
Akne.
Akne rosacea.
Komedonen auf der Nase.
Seborrhoische Ekzeme an den Ohren.
Otalgie mit Facialislähmung.
Chroniche Otitiden.
Chronische Otorrhoe.
Chronischer, schmerzloser Ausfluß aus beiden Ohren.
Perforation des Trommelfells mit unregelmäßigen Rändern.
Otosklerose.
Tinnitus.
Morbus Ménière (Lach., Rad.-br., Streptomyc.).
Herpes der Lider.
Blepharitis.
Häufige Gerstenkörner.
Iritis und Iridozyklitis.
Phlyktänuläre Keratitis.
Hornhaut-Geschwüre.

Hornhauttrübung.
Chronische Konjunktivitis.
Bilaterale Konjunktivitis.
Amblyopie mit Ungleichmäßigkeit und vollständiger Lähmung der Pupillen (bei einem Alkoholiker).
Epistaxis.
Rezidivierende Nasenfurunkel.
Geschwürbildung im linken Nasenloch.
Ozaena.
Nasenpolypen.
Heuschnupfen.
Chronischer Schnupfen.
Schmerzen in den Wangenknochen.
Parodontose.
Herpes Labialis.
Schwarze Blasen auf den Lippen.
Übelriechender Mundgeruch.
Metallischer Mundgeschmack (Merc., Nat.-c.).
Aphthen.
Himbeerzunge.
Rissige Zunge.
Zunge: roter Mittelstreifen.
Chronische Laryngitis.
Heiserkeit besser durch Reden.
Aphonie.
Glanzlosigkeit des rechten Stimmbandes.
Anschwellung des rechten Stimmbandes.
Schwellung, Ödeme oder Geschwüre im Kehlkopf.
Tuberkulöse Laryngitis.
Vergrößerte Mandeln.
Chronische Mandelentzündungen (Bar.-c., Psor., Sil.).
Struma: Bilaterale Schwellung der Schilddrüse.
Morbus Basedow (Kali.-j.).

Thyreotoxische Herzbeschwerden.
Zyanose.
Herzklopfen.
Arrhythmie.
Herzneurose.
Pericarditis exsudativa.
Pericarditis fibrinosa.
Altersherz (Phyt.).
Puls: Stark beschleunigt; schwach, diskret, frequent, unregelmäßig.
Kardialgie: Lanzinierende oder Gürtelschmerzen.
Leukozytose.
Anämie.
Hämophilie (Ox.-ac.).
Chronische Bronchitis.
Bronchiektasie (Bac., Beryll., Calc.-fl., Fl.-ac., Kreos., Psor., Rad.-br.).
Beginnende Lungentuberkulose (Bac.).
Beginnende Hilusdrüsentuberkulose.
Pleuritis sicca.
Pleuritis exsudativa.
Pneumonie.
Asthma.
Großer Durst auf kaltes Wasser.
Verlangen nach kalter Milch, Geräuchertem, Erfrischendem, Eiscreme, Salz, Delikatessen, Süßigkeiten, Speck, Butter.
Verlangen nach Fleisch, besonders nach geräuchertem Fleisch (Caust., Kreos.).
Abneigung gegen Fleisch (Sanic., Sulf., Syph.).
Abneigung gegen Kaffee-Geruch (Lach.).
Heißhunger, muß etwas essen; steht nachts auf, um etwas zu essen (Chin., Lyc., Phos., Psor.).
Schwangerschaftserbrechen.

Ulcus ventriculi (Cadm.-s., Cobalt.-nit., Cresol., Syph.).
Ulcus duodeni (Rad.-br., Uran.-n.).
Milzschwellung.
Chronische Cholezystitis.
Leberschwellung.
Chronische Hepatitis.
Enterocolitis.
Chronische intestinale Parasitosen.
Typhus.
Bazilläre Dysenterie.
Darmtuberkulose.
Tuberkulöse Peritonitis.
Chronische Appendizitis.
Hartnäckige, langwierige Verstopfung (Syph.).
Verstopfung mit Pruritus ani.
Pruritus ani.
Hämorrhoiden, äußere, große.
Verstopfung mit blutenden Hämorrhoiden.
Verstopfung wechselt mit Diarrhoe ab (Sulf.).
Würmer.
Hämorrhagische Rectocolitis.
Reißen im Rektum beim Husten.
Analfissur (Nit.-ac., Thuj., Syph.).
Analfistel (Sil.).
Tabes mesenterica.
Morgendliche Diarrhoe, treibt ihn aus dem Bett (Sulf.).
Chronische Diarrhoe mit extremem Schwitzen.
Zöliakie.
Chronische Nephritis mit Albuminurie und Hämaturie.
Nierentuberkulose.
Chronische Zystitis.
Klebriges Urin-Sediment.
Muß Stuhlpressen, um Wasser zu lassen.

Schmerzhafte Harnverhaltung.
Urin-Geruch wie Ammoniak; stark.
Sand im Urin.
Abortusneigung (Bac., Plb., Sabin., Syph., Thuj.).
Dunkle Pigmentierung der Vulva- und Analregion.
Uterus-Myom.
Uterus-Prolaps.
Chronische Ovariitis.
Chronische Salpingitis.
Chronische Metritis.
Chronische Zervicitis.
Bartholinitis.
Amenorrhoe.
Menses bald wieder nach der Geburt.
Durch Gefühlserregung Wiederauftreten der Periode (Calc.-c., Sulf.).
Schreckliche Dysmenorrhoe.
Dysmenorrhoe: je mehr Blutung, desto heftiger.
Menses alle 3 Wochen, stark und lang.
Hypomenorrhoe.
Ovarschmerzen mit Ausstrahlung in die Lumbosakralregion.
Chronischer Fluor; scharf; braun.
Fluor reichlich, läuft in großen Mengen bis zu den Fersen hinunter (Alum., Onos., Syph.).
Mastopathie vor der Periode.
Milchabsonderung bei Nicht-Schwangeren.
Brusttumor (Scirrh., Sil., Thuj.).
Brustwarze eingezogen.
Sterilität.
Klimakterische Hitzewallungen (Thyr., Rad.-br.).
Prostata-Schwellung.
Prostatitis.
Flüchtiges Erythem des Penis.

Skrotumekzeme.
Schlaffes Skrotum.
Schmerzhaftes Schwellung des rechten Hodens (auch links).
Hoden: kleine Verhärtungen.
Hydrozele.
Epididymitis.
Hodentuberkulose.
Chronische Gonorrhoe.
Neigung zu Masturbation.
Skoliose.
Spondylitis.
Morbus Poncet.
Morbus Still.
Morbus Kümmel-Verneuil (Spondylopathia traumatica).
Morbus Perthes (Sil.).
Morbus Bechterew (Med.).
Halswirbeltuberkulose (Syph.).
Knochentuberkulose.
Gelenktuberkulose.
Chronische Osteomyelitis mit Fisteln (Asaf., Calc.-fl., Fl.-ac., Pyrog., Sil., Syph.).
Osteogenesis imperfecta (Calc.-fl., Syph.).
Osteoporose (Calc.-c., Calc.-fl., Fl.-ac., Sil., Syph.).
Schwellung der Schienbeine etwa 5 cm unterhalb des Knies.
Akute oder chronische Arthritis.
Chronischer Muskel- und Gelenkrheumatismus.
Schmerzen im Nervus ulnaris.
Lähmige Schwäche der Arme und Hände; kann nicht mehr schreiben oder eine Tasse oder ein Glas heben.
Lähmige Schwäche in den Beinen, als ob sie gelähmt wären, < nach dem Abendessen.
Gicht.
Rachitis.

Rezidivierende Verstauchungen.
Lymphdrüsenschwellungen.
Nachtschweiß.
Schweiß nach leichter Anstrengung.
Schweiß färbt die Wäsche gelb.
Kleider fühlen sich feucht an.
Morbus Hodgkin (Syph.).
Lupus erythematodes.
Lupus vulgaris.
Erysipel.
Frostbeulen.
Pruritus besser durch Ofenwärme.
Nach Kratzen Ortswechsel des Pruritus.
Kleine bronzeartige Punkte, als ob die Haut mit dem Höllensteinstift touchiert wäre.
Psoriasis (Gunp., Rad.-br., Thyr., X-Ray).
Lepra.
Vitiligo (Ars.-s-f., Nit.-ac., Psor., Sep., Sil., Sulf., Thuj., X-Ray).
Epitheliom (Ferr.-pic., Thuj., Rad.-br.).
Chronische, juckende, schuppende Ekzeme mit Fissuren.
Chronische nässende Ekzeme.
Erythema nodosum.
Tinea-Erkrankungen.
Hornhaut-Bildung an den Fußsohlen.
Urtikaria (Calc.-c.).
Dellwarzen (Calc.-ars., Calc.-c., Kali.-j., Med., Nat.-m., Sil., Thuj.).
Kapilläre Aneurysmen (Calc.-fl., Fl.-ac.).
Keloid (Carc., Thiosin., Thuj., Vacc., Vario.).
Weiße Flecken auf den Nägeln.
Nägel löffelförmig.
Eingewachsene Zehennägel.

Gänsehaut über den ganzen Körper mit Frösteln.
Subfebrile Temperatur.
Möchte in allen Fieberstadien zugedeckt sein.
Durst während Frost- und Hitzestadium.
Träume, schrecklich, lebhaft; von beschämenden Dingen; erwacht in Schrecken.
Träume von Schlangen (Lac.-c.).
Zähneknirschen im Schlaf.
Hartnäckige Schlaflosigkeit (Kali.j., Sulf., Syph.).
Zittern, nervöse Schwäche.
Gedächtnisschwäche.
Nennt Gegenstand, den er sieht, statt den er wünscht (Lac.-c.).
Geistige und pulmonale Störungen alternieren (Thyr.).
Hysterie.
Weinen durch Musik (Thuj.).
Wechselhafte Stimmung.
Reizbarkeit, besonders beim Aufwachen.
Reizbarkeit wegen Kleinigkeiten.
Anfälle von Raserei.
Neigung zu üblen Ausdrücken, zum Fluchen und Schimpfen.
Möchte kämpfen.
Wirft Gegenstände.
Hypochondrie (Nat.-m., Phos.).
Melancholie (Aur., Puls., Stann.).
Abneigung gegen geistige Arbeit.
Manisch-depressives Irresein.
Fühlt sich vollkommen häßlich; persönliche Abneigungen steigern sich fast bis zur Manie.
Entfliehen, versucht zu.
Akute oder chronische Geisteskrankheit bei hereditärer Tuberkulose-Belastung.
Empfindlich, jede Kleinigkeit irritiert (Staph.).
Unzufriedenheit; wünscht dauernd eine Veränderung.

Möchte reisen.
Furcht vor Hunden, Katzen.
Alles im Zimmer kommt ihm fremd vor, als wäre er an einem fremden Ort.
Nächtliche Halluzinationen; wacht verängstigt und schreiend auf.

CARCINOSINUM

PRIMÄRE MIASMATIK:

Krebs.
Morbus Hodgkin.
Geisteskrankheit.
Alkoholismus.
Schizophrenie.
Epilepsie.
Suizid.
Leukämie.
Diphtherie.
Asthma bronchiale.
Tuberkulose.
Gonorrhoe.
Syphilis.
Malaria.
Thallassämie.
Perniziöse Anämie.
Hypoplastische Anämie.
Aplastische Anämie.
AIDS.
Diabetes mellitus.
Leberzirrhose.
Peptische oder gastroduodenale Ulcera.
Lupus Erythematodes.
Dystrophia musculorum hyperplastica.
Chronischer Rheumatismus.
Verrucosis.
Psoriasis.
Neurodermitis.

Angiome.
Allergien.

SEKUNDÄRE MIASMATIK:

Schwangerschaft: Präeklampsie, Gestose (Thyr.); Risikoschwangerschaft; Fehlgeburten.
Geburtsmale.
Säugling weint von Geburt an (Syph., Thuj.).
Trisomie 21 (Calc.-c., D.N.A., Med., Morg.-pur , Pert., Syph.).
Überaktive Kinder.
Überbegabte, frühreife Kinder.
Oligophrenie.
Zurückgebliebene Kinder: Zerstörungssucht; Konzentrationsstörungen; Geistesträgheit; Jaktation; Epilepsie; Masturbation; Migräne; Schlaflosigkeit; Pädatrophie; Zwergwuchs.
Azetonämisches Erbrechen.
Chronische Diarrhoe in der Kindheit.
Schwerer Keuchhusten in der Kindheit (Tub.).
Rezidivierende Pneumonien in der Kindheit.
Keine Kinderkrankheiten (Thuj.).
Alle Kinderkrankheiten hintereinander.
Kinderkrankheiten nach der Pubertät.
Wiederholte gleiche Kinderkrankheit.
Trockene Ekzeme in der Kindheit.
Chronisches Fieber unklarer Genese bei Kleinkindern (Tub.).
Starke Infektanfälligkeit in der Kindheit.
Diphtherie.
Chronische Obstipation seit der Kindheit.
Mononucleosis infectiosa.
Folgen von Mononucleosis infectiosa.
Folgen von Impfung (Sil., Thuj., Vacc., Vario.).

Unterdrückte Gonorrhoe.
Folgen von Antibiotika (Med., Sulf., Tub.).
Folgen von Cortison (Phos.).
Folgen von Hormonen (Lach., Thuj.).
Folgen von Drogenabusus (Nux.-v., Thuj.).
Folgen von Hautausschlag-Unterdrückung (Sulf., Psor.).
Folgen von Unterdrückungen (X-Ray).
Folgen von Krebs (Rad.-br.).
Folgen von Malaria.
Folgen von Influenza.

ALLGEMEINES:
Personen, die Krebskranke betreuen oder lang betreut haben (Ansteckung, Kummer, Schlaflosigkeit).
Nach Überstehen einer Krebserkrankung.
Gutes Befinden vor Krankheitsausbruch (Nux.-v., Psor.).
Langsame Genesung nach akuten Krankheiten (Carb.-v., Med., Tub.).
Chronische Schwäche.
Widersprüchliche und alternierende Zustände (Thuj.).
Ständiger Symptomenwechsel (Lac.-c., Sep., Tub.).
Neigung zur Erkältung.
Adipositas bei Kindern.
Adipositas.
Vorzeitiges Altern.
Neurofibromatose Recklinghausen.
Schmerzen bei Krebs (Rad.-br.).
Besserung oder Verschlechterung am Meer (Nat.-m., Sep.).
Besserung durch Bewegung (Fl.-ac., Sep.).
Besserung durch Gegenwart netter, schwächerer Menschen.
Besserung: Freude am Gewitter (Sep.), Tanz (Sep.), an Rhythmen.
Besserung nach einem kurzen Schlaf.

Schlechter: Ansprechen, Annähern, Trost, Musik, Familie.
Schlechter: Nach dem Aufstehen, von 13 – 18 Uhr, Hitze oder Kälte.
Warmblütig oder kälteempfindlich.

GEMÜT:
Selbstmordabsicht (Aur., Calc.-fl., Nat.-s., Thuj.-lob.).
Selbstmordabsicht bei Krebskranken.
Schizophrenie (Aur., Med., Merc.).
Angstneurose.
Anorexia nervosa (Sulf.).
Bulimie (Med.).
Hereditärer Alkoholismus (Syph., Tub.).
Kleptomanie (Calc.-c., Med., Sulf., Syph., Thuj.).
Überaktivität.
Überempfindlichkeit.
Workaholic (Aur., Calc.-c., Tub.).
Perfektionismus.
Eile (Med.).
Innere Unruhe.
Sonderbare verschiedene Tics.
Das Kind schneidet Grimassen.
Onychophagie (Med.).
Reißt die Haut um die Nägel ab.
Fingerbeißen.
Kinder beißen sanft an den Fingerspitzen.
Tippt mit den Fingerspitzen an seinen Schädel.
Das Kind faßt alles an.
Das Kind streichelt Tiere und redet mit ihnen.
Erwartungsspannung (Med., Psor., Sil., Thuj.).
Prüfungsangst (Pic.-ac., Sil., Thuj.).
Gewissenhaft in Kleinigkeiten (Sil.).
Pünktlichkeit.

Mangel an Selbstvertrauen (Sil.).
Übertriebene Schüchternheit (besonders bei Kindern).
Angst um die Gesundheit geliebter Personen.
Furcht vor Krebs.
Furcht vor Hunden (Tub.).
Furcht vor dem Alleinsein.
Furcht vor Dunkelheit.
Mag Gewitter (Sep.).
Folgen von Furcht.
Folgen von Schreck.
Folgen von Tadel, Vorwürfen.
Folgen von Mißerfolg.
Folgen von Schwierigkeiten in der Schule.
Folgen von Kummer.
Kann nicht weinen; bekommt stattdessen Migräne.
Weint beim Erzählen seiner Krankheit (Kali.-c., Med., Nat.-m., Puls.).
Weinen durch Musik (Kreos., Thuj.).
Folgen von Zorn mit stillem Kummer.
Folgen langen Überbehütetseins, Kontrolle.
Das Kind möchte unbedingt gefallen, Angst vor Zurückweisung.
Verlangen nach Harmonie.
Verlangen zu reisen (Tub.).
Arbeitswut vor der Periode (Lach., Sep.).
Reizbarkeit wegen Kleinigkeiten.
Mitleidig, mitfühlend (Phos.).
Liebesbedürftige Menschen.
Trost verschlechtert (Nat.-m.).
Schreckliche Dinge ergreifen ihn tief (Calc.-c.).
Ideendrang.
Masturbation bei Kindern.
Folgen von Masturbation.

Homosexualität.
Gedächtnisschwäche.
Legasthenie.
Stottern.

SCHLAF:

Hartnäckige Schlaflosigkeit bei Kleinkindern (Syph.): Kinder möchten getragen, geschaukelt werden (Med.).
Schlaflosigkeit durch Ideendrang.
Schlaflosigkeit durch Migräne.
Schlaflosigkeit vor der Periode.
Schlaflosigkeit bei alten Menschen.
Jaktation im Schlaf.
Hartnäckige Schlaflosigkeit (bei Erwachsenen) (Sulf., Syph., Thuj.).
Schlaf unerquicklich (Lach.).
Durchschlafstörungen.
Pavor nocturnus.
Schreien im Schlaf.
Knie-Ellenbogen-Lage (Symptom ab 1 Jahr gültig) (Calc.-ph., Lyc., Med., Phos., Sep., Tub.).
Schläft auf dem Rücken mit den Händen über dem Kopf (Puls.).
Bauchlage (Med.).
Träumt von Krebs, erwacht in Schweiß gebadet.
Träumt von Reisen.
Erotische Träume.
Nachtschweiß (Thuj., Tub.).
Nachtschweiß durch Alpträume.
Zähneknirschen im Schlaf (Thuj., Tub.).
Erwachen durch Auffahren, Erschrecken, mit einem Ruck (Mag.-m., Manc.).

Erwachen von Muskelzucken.
Enuresis nocturna.

FIEBER:
Schleichendes, chronisches Fieber.
Periodisches Fieber; Malaria.
Wiederkehrende Fieberschübe unklarer Genese bei Kindern (Tub.).
Mononucleosis infectiosa.
Schwäche nach Mononucleosis infectiosa (Nat.-m., Sep.).
Fieber durch Impfung.

BLUT:
Anämie.
Perniziöse Anämie (Pic.-ac.).
Aplastische Anämie.
Hypoplastische Anämie.
Thallasämie.
Hämophilie (Hirudo, Ox.-ac., Phos., Tub., X-Ray.).
Hämorrhagische Diathese.
Purpura.
Krebs.
Leukämie.
Morbus Hodgkin (Fl.-ac., Lach., Scroph.-n., Sil., Syph.).
Diabetes mellitus (Med.).
Azidose.
Autoimmunerkrankungen.
Allergien.

SCHWINDEL:
Schwindel bei Kopfschmerzen.

KOPF / KOPFHAUT:
Folgen von Kopfverletzung (Arn., Lob.-acet., Nat.-m., Nat.-s.).
Chronische Migräne.
Nächtliche Migräne.
Migräne mit Schlaflosigkeit.
Migräne vor oder während eines Gewitters.
Migräne mit Schlaflosigkeit bei zurückgebliebenen Kindern.
Epilepsie.
Frühes Ergrauen der Haare.

AUGEN:
Blaue Skleren (Symptom ab 2. Lj. gültig).
Blaue Punkte auf den Skleren.
Netzhautblutungen (Aur., Crot.-h.).
Chronische Konjunktivitis.
Blepharitis.
Dunkle Ringe um die Augen.
Haarwachstum auf der Glabella (Med., Thuj.).
Gerstenkörner.
Zucken der Lider.
Unwillkürliches Blinzeln, Zwinkern der Lider.
Lidschwäche.
Augenmuskelschwäche.
Asthenopie.
Sehschwäche bei Kopfschmerzen.

OHREN:
Furunkel im Ohr.
Chronische Otitis.
Chronische Schwerhörigkeit.
Mumps als Erwachsener.

NASE:
Heuschnupfen (Hep., Lach., Med., Psor., Tub.).
Chronische Rhinitis.
Chronische Sinusitis.
Nasenpolypen (Calc.-c., Sil., Thuj., Tub.).

GESICHT:
Ölige Gesichtshaut.
Sichtbare Venen.
Dunkle Ringe um die Augen.
Gesichtszuckungen.
Zusammengewachsene Augenbrauen.
Gesichtslähmung (Merc.).
Milchkaffee-Teint.
Café-au-lait-Flecken.
Akne.
Muttermale.
Angiome (Abrot.).
Warzen.
Blaue Lippen.

MUND / ZÄHNE / ZUNGE:
Kiefer-, Gaumendefekte.
Leukoplakie (BCG.).
Chronische Aphthen.
Geschwüre.
Parodontose.
Zahnfehlstellung.
Vorzeitige Karies bei Kindern.
Lockerung der Zähne.
Haarwachstum auf der Zunge.
Zunge an der Spitze ohne Papillen.

Zunge dick, weiß, gelb belegt.
Mundgeruch.

ÄUSSERER HALS:
Verhärtete Lymphknoten.
Verrucae filiformis (Nit.-ac., Sil., Thuj.).

INNERER HALS:
Chronische Mandelentzündung.
Chronische Mandelvergrößerung.
Chronische Mandelpfröpfe.
Diphtherie.
Scharlach als Erwachsener.
Chronische Heiserkeit.
Räusperzwang.

HERZ / GEFÄSSE:
Angeborene Herzfehler.
Starkes Herzklopfen (sichtbar).
Angina pectoris (Med.).
Einschnürungsgefühl in der Herzregion (Cact.).
Rheumatisches Fieber.
Blaue Lippen.
Kollaps-Neigung.
Kollaps durch Schock.
Durchblutungsstörungen.
Purpura.
Angiome.
Kalte Hände und Füße.

BRUSTKORB / ATMUNG:
Warzen auf dem Brustkorb (Chel., Nit.-ac.).
Hautausschlag auf dem Sternum (Card.-m.).

Übelriechender Achselschweiß.
Schwerer Keuchhusten in der Kindheit.
Keuchhusten als Erwachsener.
Chronische Bronchitis.
Chronischer Bronchialkatarrh.
Schwere Pneumonien in der Kindheit.
Neigung zu Lungenentzündungen.
Akute Tuberkulose.
Chronisches Asthma: besser am Meer und in Knie-Ellbogen-Lage.
Nächtliches Asthma.
Druckgefühl in der Brust, mit Verlangen tief einzuatmen.

RÜCKEN:

Nacken-, Rücken- und Kreuzschwäche, besonders bei Klein- und Schulkindern.
Morbus Bechterew.
Chronische Steißbeinschmerzen.
Akne auf dem Rücken.
Hautausschlag zwischen den Scapulae.
Zucken der Rückenmuskeln.

MAGEN:

Angstgefühl in der Magengrube.
Peptische oder rezidivierende gastroduodenale Ulcera.
Anorexia mentalis.
Bulimie.
Abwechselnd Abneigung und Verlangen nach einem bestimmten Nahrungsmittel (Salz, Eier, Milch, fettes Fleisch, Früchte).
Verlangen nach Geräuchertem (Calc.-ph., Caust., Kreos., Tub.).
Verlangen nach Zucker.

Verlangen nach Butter.
Großer Durst und Durstlosigkeit.
Aufstoßen.
Übelkeit oder Erbrechen am Beginn der Periode.
Erbrechen abwechselnd mit Diarrhoe.
Morgenerbrechen.
Erbrechen vor Aufregung.
Periodisches Erbrechen.
Erbrechen bei Kopfschmerzen.
Pylorusstenose (Dys.-co.).

LEBER / MILZ:
Chronische Hepatitis (Phos.).
Hepatomegalie.
Hepatosplenomegalie (Cean).
Cholesterinämie (Med.).

DARM:
Ulcus duodeni.
Zöliakie (Calc.-lact., Thuj.).
Colitis ulcerosa.
Flatulenz.
Abwechselsend Durchfall und Verstopfung.
Hartnäckige, langwierige Verstopfung (Syph.).
Verstopfung ohne Drang.
Vergeblicher Stuhldrang (Thuj.).
Stuhldrang um 23 Uhr.
Spastische Obstipation, Kinder haben Angst, auf das Töpfchen zu gehen.
Chronische Diarrhoe.
Rektumprolaps bei Kindern.
Analekzem.
Analfissur.

Analfistel.
Beschwerden von Würmern (Scirrh.).
Schwimmender Stuhl.

NIEREN / BLASE:
Chronische Nephritis.
Nephrosklerose.
Chronische Zystitis (Tub.).
Eitriger Harnröhrenausfluß.
Enuresis nocturna.

MÄNNLICHE GENITALIEN:
Phimosis (Sulf.).
Kryptorchismus (Bac.-t.).
Kondylome.
Neigung zu Masturbation.
Starkes oder vermindertes Sexualverlangen.
Impotenz.
Sterilität (Rad.-br., Syph., X-Ray.).

WEIBLICHE GENITALIEN:
Mammacarcinom (Scirrh.).
Mammaknoten.
Chronische Mastitis.
Mamma-Abszeß (Bac.).
Flatus aus der Vagina.
Kondylome.
Sterilität.
Risikoschwangerschaft.
Fehlgeburten (Aur.-m.-n., Bac., Med., Syph., Thuj.).
Chronische Ovaritis.
Chronische Endometritis.
Uterus-Myom (Aur.-m.-n., Plat.).

Ausfluß bei kleinen Mädchen (Merc., Syph., Thuj.).
Chronische übelriechende Leukorrhoe.
Onanie.
Hitzewallungen im Klimakterium (Rad.-br., Tub.).

EXTREMITÄTEN:
Kleinwuchs.
Schwäche des rechten Musculus supraspinatus.
Schwäche des linken Deltoideus.
Muskel-Dystrophie.
Ganglion (Calc.-fl., Sil., Thuj.).
Adipositas.
Rheumatisches Fieber.
Chronischer Rheumatismus.
Gelenkdeformation.
Knochentuberkulose.
Osteomalazie.
Osteoporose.
Senile Osteoporose.
Spondylose.
Chronische Osteomyelitis mit Fistelbildung (Asaf., Calc.-fl., Fl.-ac., Sil., Syph., Tub.).
Hartnäckige Knochenkaries.
Knochensarkom (Syph.).
Knochenmetastasen (Rad.-br.).
Chronischer Ischias.
Sichtbare geschwollene Venen der Hände.
Warzen an Händen, Fingern.
Varikosis.
Übelriechender Fußschweiß.
Warzen an den Füßen (Thuj.).
Warzen an den Fußsohlen (Med., Sil.).

HAUT:
Café au lait-Flecken.
Akne.
Neurodermitis.
Psoriasis.
Chronische Ekzeme.
Furunkulose.
Fistelbildung.
Lichen ruber planus.
Purpura.
Varikosis.
Schlecht heilende Wunden.
Schlecht heilende Geschwüre.
Diabetische Gangrän (Kreos.).
Keloidbildung (Graph., Nit.-ac., Sil., Thiosin., Vacc., Vario.).
Geburtsmale.
Muttermale.
Angiome (Abrot., Fl.-ac., Med., Phos., Rad.-br., Thuj., Tub.).
Melanom.
Verrucae vulgaris.
Verrucae filiformis.
Alterswarzen.
Kondylome.
Windpocken als Erwachsener.
Röteln als Erwachsener.
Scharlach als Erwachsener.

NÄGEL:
Niednägel.
Onychophagie.

Band 5
Die Venenerkrankungen
speziell Venosität, Varikozele, Hämorrhoiden, variköse Venen und ihre Behandlung mit Arzneimitteln
von J. Compton Burnett, M.D.
(Übersetzung: Henner Kohl)

Band 6
Repertorium miasmatischer Symptome
Yves Laborde

Band 7
Siebenhundert Kardinalsymptome
von J. W. Hutchinson, M.D.
(Übersetzung: Clemens Ginten)

Band 8
Zarte, zurückgebliebene, schwächliche und im Wachstum behinderte Kinder
von J. Compton Burnett, M.D.
(Übersetzung: Dr. med. Carsta Schumacher-Giese)

Band 9
Die Wechseljahre der Frauen · Organerkrankungen der Frauen
von J. Compton Burnett, M.D.
(Übersetzung: Regine Beckmann und Gerhard Risch)

Band 10
Die Lebererkrankungen
von J. Compton Burnett, M.D.
(Übersetzung: Claudia-Maria Vorwerk)

Band 11
Die Gicht und ihre Heilung
von J. Compton Burnett, M.D.
(Übersetzung: Kristina Drews)

Band 12
Erkrankungen der Haut
von J. Compton Burnett, M.D.
(Übersetzung: Karlheinz Reinke und Gerhard Risch)

Band 13
Dr. Skinners Hauptcharakteristika der Materia Medica – Teil 1
von John H. Clarke, M.D.
(Übersetzung: Yves Laborde)
Radium als innerliches Mittel – Teil 2
von John H. Clarke, M.D.
(Übersetzung: Gisela Pütz)

Band 14
Klinische Materia Medica der Krebsmittel in 3 Bänden – Teil 1
Aalserum – Hydrocotyle
von Yves Laborde

Band 15
Klinische Materia Medica der Krebsmittel in 3 Bänden – Teil 2
Ignatia – Ozon
von Dr. Wolfgang Mettler

Band 16
Klinische Materia Medica der Krebsmittel in 3 Bänden – Teil 3
Pankreatinum – Zincum
von Roland Methner